Third Edition

산부인과 내시경학

Endoscopic Surgery
in Obstetrics and Gynecology

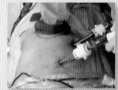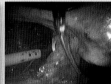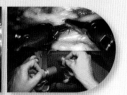

대한산부인과내시경학회

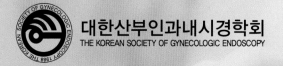
대한산부인과내시경학회
THE KOREAN SOCIETY OF GYNECOLOGIC ENDOSCOPY

군자출판사

산부인과 내시경학 E-book

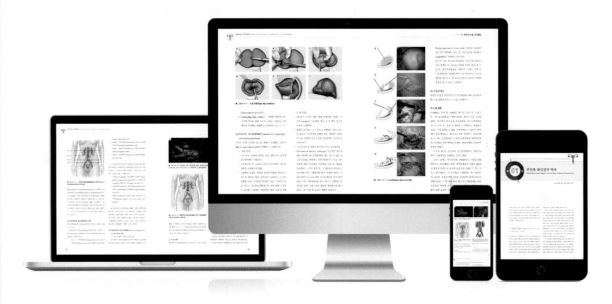

모바일, 테블릿, PC와 함께하는 **E-book 시스템**.
도서를 구매하시면 무료로 E-book을 이용할 수 있습니다.

 E-book을 사용해보세요.

❶ http://ebook.ksgendo.or.kr 혹은 QR코드로 접속해주세요.

❷ 책에 제공된 코드번호를 입력합니다.

❸ 코드번호를 제대로 입력하면 바로 **E-book**을 확인 하실 수 있습니다.

E-book 코드

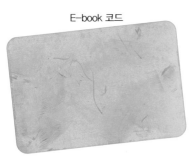

* E-book은 2018년 11월 24일부터 볼 수 있습니다.

Third Edition

산부인과 내시경학

Endoscopic Surgery
in Obstetrics and Gynecology

Third Edition

산부인과 내시경학
Endoscopic Surgery in Obstetrics and Gynecology

첫째판 1쇄 발행 | 2003년 5월 20일
둘째판 1쇄 발행 | 2011년 1월 10일
셋째판 1쇄 인쇄 | 2018년 11월 10일
셋째판 1쇄 발행 | 2018년 11월 15일
셋째판 2쇄 발행 | 2020년 3월 10일

지 은 이   대한산부인과내시경학회
발 행 인   장주연
출 판 기 획   이성재
편 집   박미애
편집디자인   박은정
표지디자인   김재욱
일 러 스 트   유학영
발 행 처   군자출판사(주)
     등록 제 4-139호(1991. 6. 24)
     본사 10881) **파주출판단지** 경기도 파주시 회동길 338(서패동 474-1)
     전화 031) 943-1888 | 팩스 031) 955-9545
     홈페이지 | www.koonja.co.kr

ISBN 979-11-5955-387-5
정가 100,000원

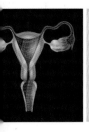

집필진

편집위원
(가나다 순)

김용범	서울의대	노재홍	서울의대	이택상	서울의대
김태훈	서울의대	서동훈	서울의대	임가원	서울의대
김희승	서울의대	이마리아	서울의대		

감수책임
(가나다 순)

김기형	부산의대	김태진	단국의대	이기환	충남의대
김석모	전남의대	박노현	서울의대	이재관	고려의대
김석현	서울의대	박중신	서울의대	최중섭	한양의대
김영태	연세의대	배상욱	연세의대	허수영	가톨릭의대
김용범	서울의대	오성택	전남의대		
김종혁	울산의대	유상영	원자력의학원		

집필책임
(가나다 순)

김대연	울산의대	김태중	성균관의대	이윤순	경북의대
김상운	연세의대	노주원	동국의대	이정원	성균관의대
김성훈	연세의대	배재만	한양의대	정경아	이화의대
김영태	연세의대	신정호	고려의대	주 웅	이화의대
김정식	순천향의대	이사라	이화의대	최중섭	한양의대
김종혁	울산의대	이승미	서울의대		

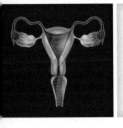

집필진

집필진

(가나다 순)

김대연	울산의대	성석주	차의대	이정윤	연세의대
김도균	포항성모병원	송재윤	고려의대	이철민	인제의대
김문홍	원자력의학원	송태종	성균관의대	이택상	서울의대
김미란	가톨릭의대	신소진	계명의대	임가원	서울의대
김병재	서울의대	심승혁	건국의대	임명철	국립암센터
김상운	연세의대	엄정민	한양의대	장석준	아주의대
김선민	서울의대	유은희	경희의대	전명재	서울의대
김슬기	서울의대	윤주희	가톨릭의대	전종관	서울의대
김용범	서울의대	이규섭	부산의대	정근오	경북의대
김태중	성균관의대	이근호	가톨릭의대	정대훈	인제의대
김태훈	서울의대	이대우	가톨릭의대	정언석	한양의대
김희승	서울의대	이마리아	서울의대	정현훈	서울의대
노재홍	서울의대	이산희	연세의대	조연진	동아의대
노주원	동국의대	이상훈	고려의대	주원덕	차의대
박정열	울산의대	이성종	가톨릭의대	지용일	인제의대
박중신	서울의대	이승미	서울의대	최민철	차의대
박지윤	서울의대	이승미	계명의대	최중섭	한양의대
박찬욱	서울의대	이승호	가천의대	최철훈	성균관의대
배종운	동아의대	이용석	가톨릭의대	홍진화	고려의대
서동훈	서울의대	이원무	한양의대		
서상수	국립암센터	이정렬	서울의대		

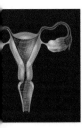

대한산부인과내시경학회가 "부인과 내시경학"교과서 초판을 발행한 지 15년, 제2판을 발간한 지 8년이라는 세월이 흘렀습니다. 모든 의학 분야와 마찬가지로 산부인과 내시경학도 급속한 발전을 이룸에 따라 선판에서는 다소 생소한 분야로 간단히 다루었던 단일공 복강경 수술이나 로봇 수술 등이 더욱 향상된 기술과 동반된 많은 수술장비의 개선 등으로 더욱 보편화되었습니다. 수술과 관련된 각종 기구 및 장비들도 많은 개량과 변화가 있었으며 각종 지혈제, 유착방지제, 호르몬 치료제 등 관련 약제들도 수술 중 또는 수술 전후에 많이 사용되고 있습니다.

이러한 부인과 내시경 수술의 변화와 발전에 부응하여 신판 교과서에 대한 요구와 필요성이 제기되었으며 이러한 회원들의 요구에 부응하여 3판 교과서의 출간을 추진하게 되었습니다. 단일공 수술, 로봇수술, 새로운 장비 및 관련된 약제 등의 내용을 보강하였으며, 태아 내시경에 대한 내용도 새로 추가하였습니다. 여러 산부인과 내시경 수술 전문 선생님들이 내시경 수술을 하시면서 축적해온 각종 질환들에 대한 최신 연구 내용과 술기들에 대한 자료와 영상들을 공유할 수 있도록 하였습니다. 특히 이번 3판에서는 국내에서는 새로운 시도인 진보된 형태의 E-book을 함께 출간함으로써 내용뿐 아니라 수술 동영상이나 그림을 컴퓨터나 모바일기기로도 쉽게 접근할 수 있도록 함으로써 다양한 수술 술기를 터득하고 발전시키는 데 도움이 될 수 있도록 하였습니다. 또한 교과서의 구성체계를 인체 장기나 질환별로 구분하지 않고 수술방법 중심으로 단원을 재분류함으로써 각종 수술법에 해당하는 적응증과 술기를 쉽게 접근하고 학습할 수 있도록 하였습니다.

본 산부인과 내시경학 교과서가 출판되기까지, 노고를 아끼지 않으신 집필진과 단원별 감수를 맡아 주신 교수님, 그리고 휴일을 할애하면서까지 편집에 힘써주신 편집위원 선생님들께 깊은 감사를 드립니다. 또한 개인들의 소중한 수술 영상과 사진 및 자료 등을 기꺼이 내어 주신 여러 교수님께도 깊은 존경과 감사를 드립니다. 도움이 될 수 있는 좋은 책과 E-book을 만들기 위해 최선의 노력을 하였으나 변화된 내용이 많고 새로운 형태를 시도하다 보니 아직은 부족한 점이 많다고 생각됩니다. 독자 여러분들의 아량을 부탁드리며 앞으로 발전적 조언 및 충고를 바탕으로 더욱더 알찬 책자로 거듭 개정 출간되기를 기대합니다.

마지막으로 본 출판 사업을 비롯하여 항상 학회 활동에 아낌없는 충고와 격려를 주시는 학회 명예회장님들과 상임위원들께도 감사의 말씀을 드리며, 부디 이 책이 산부인과 내시경 수술을 공부하는 모든 선생님께 좋은 길잡이가 되고 향후 우리나라의 산부인과 내시경학의 발전에 기여할 수 있기를 희망합니다.

2018년 가을
대한산부인과내시경학회 회장 박 노 현

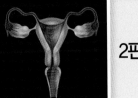

2판 머리말

부인과 내시경학 제2판의 출간을 축하합니다.

초판이 출간된 지 8년이 지나는 동안 부인과 내시경 수술은 괄목할만한 급속한 발전을 이루어 왔습니다. 특히 우리나라는 이러한 발전의 선두에 자리하고 있으며 질적인 그리고 양적인 면에서 세계적인 수준을 갖추었다고 자부하고 있습니다.

현재 자궁부속기 수술에서의 내시경의 적용은 말할 것도 없고, 전자궁절제술의 48%가 내시경으로 행하여지고 있으며, 근치적수술의 경우도 29%가 내시경 수술로 대체되고 있습니다.

최근 일반화되고 있는 추세의 단일공 내시경 수술, 그리고 점차 그 시도가 확대되고 있는 자연공을 이용한 내시경 수술은 그동안 불가능하리라고 여겨졌던 흉터를 남기지 않는 수술(scarless operation)의 가능성을 눈앞에 두고 있을 듯합니다. 근자에 또한 발전된 기술과 동반된 많은 수술 장비의 개선으로 문자 그대로 미세침습수술의 극치로 내닫고 있습니다. 국내에서 활발하게 진행되는 로봇 수술은 아직까지는 일반적이지는 않으나, 선두에 나선 많은 경험을 축적하신 몇 분들의 노력으로 우리나라가 이 기술의 주도적 역할을 하고 있다고 생각됩니다.

이러한 시점에 우리의 응축된 지식과 술기를 한 권의 책으로 정리해 보는 것은 매우 시기적절하며, 뜻깊은 일이라 생각되어 본 책자를 개정, 출간하게 되었습니다.

책자의 개정은 이전 학회에서 구상되었으며, 본 학회에서 이어받아 열매를 맺게 되었습니다. 여러 해에 걸쳐 갈고 닦아진 노력의 결실이라, 소요된 시간만큼 광범위하고, 알찬 내용을 담고 있다고 생각됩니다.

본 내시경 교과서가 출판되기까지, 노고를 아끼지 않으신 집필진과 기꺼이 단원을 감수하여 주신 단원 책임저자분들께 감사를 드립니다. 그리고 자신의 동영상을 기꺼이 제공해 주신 여러 선생님께도 감사를 드립니다.

아울러 책이 출판되기까지 항상 학회에 아낌없는 충고와 격려를 주셨던 명예 회장님들께도 다시 한번 감사의 말씀을 올립니다.

본 "부인과 내시경학"이 향후 우리나라의 내시경학 및 최소침습수술의 발전에 진정으로 크게 기여하기를 믿고, 기대해 봅니다.

2010년 가을
대한산부인과내시경학회 회장 남 주 현
대한산부인과내시경학회 회장 박 형 무
부인과내시경학 편찬위원장

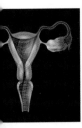

초판 머리말

우리나라에서 1980년대부터 신부인과 수술 영역에서 본격적으로 내시경이 도입된 이래 내시경 수술은 점점 그 임상적 중요성이 증대되고 있으며 여러 영역에서 종래의 개복 수술 방법을 대체해 나가고 있습니다.

국내에 내시경 시술의 도입 이후 수술 기술과 장비의 발전 속도는 비약적인 발전을 거듭하여 그 임상 수준은 외국과 별 차이가 없음에도 불구하고 한글 교과서 하나 없이 내시경 시술의 이론적 바탕을 외국 교과서로부터 얻어야만 했던 것이 현실이었습니다. 이에 공감하던 선배, 동료, 후배의 권유와 격려에 힘입어 산부인과 전공의는 물론 전문의도 쉽게 참조할 수 있는 한글 내시경 교과서 집필을 시작할 수 있었습니다. 이 책은 내시경 수술의 기본적인 술기와 최신 지견 및 국내에서 축적된 복강경 시술과 관련된 경험을 전공의 뿐만 아니라 개원의에 이르기까지 쉽게 참조할 수 있도록 만들어진 최초의 한글 교과서입니다. 각 장은 내시경과 관련된 기초 학문적 바탕을 다루고 있을 뿐 아니라 해당 분야의 여러 전문가로부터 얻은 지식과 경험을 충분히 반영하고 있으며 최근 출판된 외국의 교과서와 논문을 최대한 참고하여 내시경 수술의 최신 경향도 독자에게 제공할 수 있도록 하였습니다. 또한 인용되는 데이터나 참조 그림은 국내의 것을 최대한 이용하였습니다.

초판인 관계로 부분적으로 미흡한 부분이 있겠지만 미비한 부분에 대하여서는 독자 여러분의 끊임 없는 지도 편달을 바라며 재판, 3판을 거쳐 수정 보완되리라 믿습니다. 아무쪼록 이 책이 산부인과를 공부하는 모든 선생님께 많은 도움이 되어 내시경 수술의 길잡이가 되기를 기대해 봅니다. 자료의 정리 및 편집, 원고의 교정에 수고하신 집필진과 학회 임원 여러분의 노고도 잊을 수 없으며, 출간을 위해 애써주신 군자출판사에도 깊은 감사를 드립니다. 아무쪼록 이 책이 산부인과 내시경을 익히려는 여러분께 많은 도움이 되었으면 하는 바람입니다.

2003년 5월
대한산부인과내시경학회 회 장 이효표
명예회장 허 민

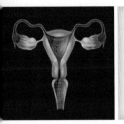

목 차

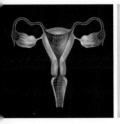

목 차

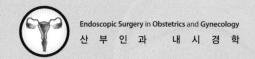

제 **01** 장

부인과 내시경의 역사
(Minimally Invasive Surgery in Gynecology: Historical Perspectives)

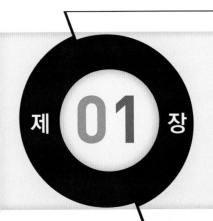

제 01 장 부인과 내시경의 역사
(Minimally Invasive Surgery in Gynecology: Historical Perspectives)

김종혁, 김영태, 김용범, 김대연, 김희승, 이마리아

복강경 수술을 위한 전반적인 개념은 약 1세기 전에 처음 보고되었고 약 100여 년간 발전을 거듭하여 오늘날에 이르러 로봇팔을 통해 더욱 비 침습적이고 정밀한 수술이 가능하게 되었다. 이번 장에서는 지금 사용되고 있는 내시경 기술과 기구의 발전 과정과 부인과 내시경 수술의 역사를 고찰하려 한다.

I. 복강경 수술의 역사(Worldwide history of laparoscopic surgery)

인류 최초의 최소침습수술의 증거는 1만 2000년 전, 부분적으로 원형 절개를 한 유인원의 두개골을 통해 알 수 있다.[1] 상고(上古) 이전의 역사라 당시 시행한 두개골 천공술의 정확한 목적과 그 결과는 알 수 없지만, 최소 부위를 도려내어 인체의 병을 치료하려는 의도는 분명해 보인다. 그러므로 최소침습수술의 역사는 의사라는 직업이 생기기도 전, 인간이 병자의 고통에 대해 공감을 가졌을 때부터 시작했다고 해도 과언이 아니다.

인체의 체강을 검사하고자 하는 인류의 욕구는 다양한 내시경 기구와 기술 발명을 낳았다. 문헌상 최초로 시도된 내시경은 히포크라테스(Hippocrates)로 검경(speculum)을 통해 직장 검사를 하였고, 이를 통해 장폐색증 환자에게 항문으로 대량의 공기를 주입하여 치료하였다고 한다.[2] 인공적인 빛을 이용하는 원리의 내시경 기구는 10세기경 아라비아의 의사 Albukasim에 의해 처음 발명되었다.[3] 그는 반사된 빛과 특별한 기구를 이용하여 자궁 경부를 비롯한 다양한 내부 장기를 검사하였다고 하지만 아쉽게도 그가 정확히 어떤 기구를 어떻게 이용하였는지에 대한 기록은 남아 있지 않다.

긴 관과 빛을 이용하여 체강을 검사하는 내시경의 개념은 19세기에 들어와서 확인할 수 있다. 1805년 프랑크푸르트 출신의 Phillip Bozzini(그림 1-1-1)는 거울판이 달린 얇은 내시경 기구를 동물의 요도에 삽입한 후 촛불을 이용하여 장기의 구조를 투영시켰고 이를 기록하였다.[3] 하지만 당시 이러한 기술은 의학적으로 이용되기

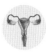

보다 신기한 장난감 정도로만 취급되었다. 이후 1800년 대 중반까지 여러 발명가들에 의해 내시경 기구의 발전이 이루어졌다. 미국인 의사인 Fisher와 프랑스의 과학자 Segales는 비슷한 시기에 각각 촛불의 불빛을 거울에 반사시켜 체강을 탐사하는 원리를 갖춘 근대적인 내시경 기구를 발명하였다.[3] 프랑스 외과의사인 Antonin Jean Desormeaux(그림 1-1-2)는 Fisher와 Segal이 고안한 기구에 알코올과 테레빈유 혼합물을 사용하는 고화력 버너

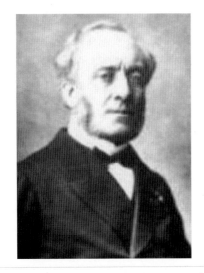

■ 그림 1-1-1. Phillip Bozzini(1773-1809)

를 장착하여 환자 진료에 활용함으로써 본격적인 의료용 내시경의 역사가 시작되었다.[3] Desormeaux는 이를 통해 환자의 요로와 방광 내 요석이나 종양을 시각적으로 관찰할 수 있었지만 환자들은 달구어진 관에 의해 자주 요관의 화상을 입었다고 한다.

20세기에 들어와서는 복강에 내시경을 이용하는 시도가 생겨났다. 1901년 베를린의 의사 George Kelling은 공기 노출에 대한 복강 내 장기의 변화를 관찰하기 위해 개의 복강에 기복(pneumoperitoneum)을 형성한 후, 방광경을 이용하여 복강 안을 관찰하였고 이를 기록하면서 문헌상 최초로 복강경(독일어 coelioskope)이라는 표현이 등장하게 되었다.[3] 또한 그는 여과된 공기를 복강에 주입하여 기복을 만든 후 자궁 외 임신, 궤양에 의한 출혈, 췌장염 등에 대해 복강 내 출혈을 멈추게 하는 시도를 하였으며, 이러한 기술을 'air-tamponade'(독일어 Luft-tamponade)라고 명명하였다. 스톡홀름 출신의 의사 Hans Christian Jakobaeus는 기존의 복강경에 안전성을 확립하여 인간의 몸에 널리 사용하였다. 1910년경 Jakobaeus는 저서를 통해 투관침(trocar)과 Laparothora-koskopie라는 용어를 사용하였는데 그의 기술과 안전성은 학계에서도 인정받아 현재 쓰이고 있는 복강경의 영

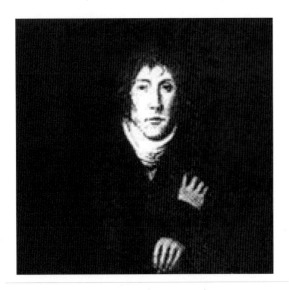

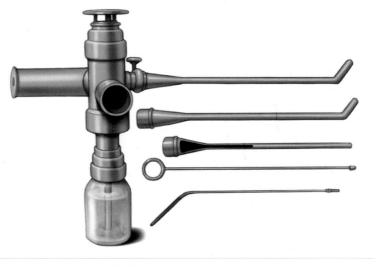

■ 그림 1-1-2. Antonin Jean Desormeaux (1815-1894)와 그가 사용한 내시경 기구

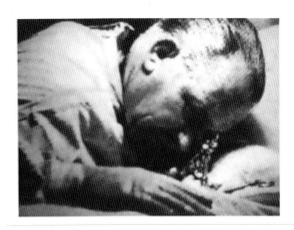

■ 그림 1-1-3. Heinz Kalk(1895-1973)

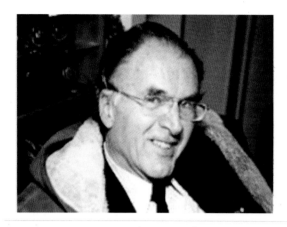

■ 그림 1-1-4. Kurt Semm(1927-2003)

어 표현인 Laparoscopy의 전신이 되었다.[4] 1920년 스위스의 의사 Zollikofer는 기복을 형성할 때 여과된 공기(filtered air)나 질소 가스보다는 이산화탄소(CO$_2$)가 가지는 장점에 대해 서술하였는데 복막으로 재흡수가 빨라 통증이 빨리 경감되며 다양한 수술 후 발열 증상이 상대적으로 낮은 것을 발견하였다.[5] 1929년 독일 의사인 Heinz Kalk(그림 1-1-3)는 135도 렌즈 시스템과 이중 투관침 접근(dual trocar approach)으로 간 담도 질병을 진단하는 목적으로 복강경을 시행하였다.[6] 또한 자신의 경험 2000 증례를 통해 복강경에 대한 21개의 논문을 발표하여 현대적인 복강경 기술과 개념을 성립하였다. 하지만 실제로 치료에 복강이 이용된 것은 1930년대의 일로, 독일의 의사 Fervers는 복강경을 통해 최초로 복막 유착과 복강 내 조직 생검을 시행하였다.[4] 1938년 헝가리 의사 Janos Veress는 당시에 결핵 치료를 위해 기흉을 내는 스프링 달린 침을 발명하였고 이를 기복을 만드는 데도 사용하였다.[3] 1939년 Richard W. Telinde는 쇄석위(lithotomy position)에서 복강경의 더글라스와를 통한 접근을 시도하였고 이러한 기술에 더해 1944년 Raoul Palmer는 골반강에 공기가 모이도록 트렌델렌버그 체위(Trendelenburg position)를 이용한 부인과적 복강경을 시행하여 1986년에 250예를 시행한 논문을 보고하였다.[7]

1950년대 들어와서 기존의 복강경에 여러 가지 공학적 기술을 접목시키기 시작하였다. 1952년, 차가운 빛이라고 불리는 유리 섬유 조명기술은 기존의 백열 전구를 대체하여 조명열에 의한 합병증을 감소시켰고 여기에 1953년 Hopkins 박사에 의해 도입된 rigid rod lens system을 더해 비디오내시경(videoscope) 수술이라는 아이디어가 창시되는 큰 변혁을 가져왔다.[3] 1960년대와 1970년대에서 복강경은 최소침습수술의 중요한 부분이 되었다. 1967년 영국의 Steptoe가 영어로 쓰여진 최초의 복강경 교과서를 발표하였고 이를 통해 세계적으로 복강경에 대한 관심이 크게 증가하였다.[3] 독일 산부인과 의사이자 공학자인 Kurt Semm(그림 1-1-4)는 현대적인 복강경에 대해 많은 기여를 하였다. 그는 1960년에 자동 공기주입기(automatic insufflators)와 1966년에 복강 내 기압을 모니터링 할 수 있는 장치를 발명하여 기복 형성 시 위험성을 감소시켰고 이를 통해 더욱 안전한 복강경 수술을 할 수 있도록 하였다.[8] 그는 이외에도 현재 사용되고 있는 복강경용 전기 소작기, 가위, 흡입기와 같은 대부분의 기구를 디자인하였다. 또한 1977년 최초로 복강경을 통한 endoloop suturing technique를 선보였고 1983년에는 복강경 충수절제술을 성공적으로 시행하였다.[9] 그가 개발한 복강경 기법 중 많은 부분이 오늘날에도 여전히 사용되고 있으므로 미세침습수술 영역에 있어서 그의 업적은 매우 크다 할 수 있다.[10] 복강경 기법은 다양한 질환과 장기에 응용되어 복강경 혈관 봉합술(Clarke, 1972), 복강경 담낭절제술(Erich Mühe, 1985), 서혜부 탈장수술(Ger, 1987)이 최초로 시행되었고 1992년 미국에서 행해진 150만 건의 담낭 절제술 중 절반 이상은 복강경 수술로 시행되었다.[3]

II. 부인과 복강경 수술의 역사(History of laparoscopic surgery in gynecology)

1. 부인과 최소침습수술의 역사

부인과 영역에서 복강경이 가장 먼저 이용이 되었던 것은 난관불임수술이었다. 개복하여 시행하는 난관불임수술은 이미 1880년 Lundgren에 의해 보고된 이래 시행되고 있었고, 복강경을 이용한 난관불임수술은 1919년 초기에 시도가 있었던 것으로 여겨지나, 문헌상으로는 1936년 스위스 의사 Boesch P. F.에 의해 처음으로 시행되었고 실제적으로 이 시기에 부인과 영역의 복강경 수술의 역사가 시작되었다고 평가받고 있다.[1] 이어서 1941년 Power와 Barnes는 복강경을 이용하여, 처음으로 난관의 잘룩(isthmus) 부분을 전기 소작(coagulation)하여 난관불임수술을 성공적으로 시행한 사례를 보고하였다.[2] 같은 시기에 Anderson은 부인과 영역에서 진단뿐 아니라 보다 넓은 목적에서 복강경의 유용성에 대해서 기술하였으며, 간략하지만 난관불임시술에 대해서도 언급하였다. 영국 산부인과 의사인 Patrick Steptoe는 Two puncture technique으로 불임 수술을 하도록 고안하였으며[3], Loeffler F. E.는 1974년에 처음으로 복강경을 이용한 Pomeroy sterilization를 보고하였다.[4] 이후 1979년 독일의 Semm K가 복강경 자궁근종절제수술, 난소낭종절제수술, 난소난관절제수술을 보고하였다.[5]

최초로 문헌에 보고된 질식 자궁절제술은 1507년 Berengarivs da Carpi에 의해서 행해졌다. 이후 최초의 복강경을 이용한 자궁절제술은 1989년 Harry Reich에 의해 처음으로 보고되었다.[6] 1991년에는 Semm K가 복강경을 이용하여 자궁경부를 제외한 자궁절제술을 처음으로 발표하였으며[7] 현재에는 세계 각국에서 복강경 질식 자궁절제술(laparoscopically assisted vaginal hysterectomy, LAVH)이 시행되고 있다.

현재 부인암 영역에서도 복강경을 이용하여 수술이 진행되고 있다. 1987년 Daniel Dargent가 자궁경부암 환자의 수술적 치료로 광범위 질식 자궁절제술과 함께 복강경을 이용한 골반림프절절제술을 처음으로 시도하였고[8], 같은 해 Harry Reich는 난소암 환자에서 복강경 림프절절제술을 시행하였다. 그 뒤 1990년대 초반 Denis Querleu, Joel M. Childers와 Nicola M. Spirtos 등이 복강경 골반 및 대동맥주위 림프절절제술을 자궁경부암 및 자궁내막암의 수술적 병기 결정에 사용함과 동시에 개복술을 대치하는 수술 기법으로 새롭게 조명되기 시작하였다.[9-12]

2000년대 초부터 로봇수술이 도입되어 2002년 세계 최초의 로봇 자궁절제수술이 미국의 Diaz-Arrastia[13]에 소개되었고 이후 국내에는 2005년도에 연세대 세브란스 병원에 첫 도입되어 최초의 로봇수술이 시행되었다. 이후 기존의 복강경 수술에서 절개 부위를 줄인 단일공 복강경 수술이 등장하였다. 2008년 우리나라 최초의 단일공 복강경 자궁절제수술이 김용욱 교수에 의해 소개되었고[14], 2009년에는 최초의 단일공 복강경 자궁근종절제수술이 시행되었다.[15] 같은 해에 세계 최초로 자궁경부암 환자 대상으로 단일공 복강경 광범위 자궁절제수술이 국내 의료진에 의해 시행되었다.[16] 2011년 다빈치 단일공 수술 시스템(da Vinci Single-Site Instrumentation and Accessories (Intuitive Surgical, Sunnyvale, CA, USA))이 미국 FDA의 승인을 받고 시판됨에 따라 같은 해에 우리나라에서도 단일공 로봇 광범위 자궁절제수술이 시행되었다.[17]

2. 부인암 영역에서의 최소침습수술
1) 자궁내막암
현재까지의 무작위 연구, 메타 분석 연구, 코크란 데이터 베이스를 통한 체계적 문헌 고찰, 인구 기반 연구 등은 조기 자궁내막암에서 복강경 수술을 통한 병기설정 수술을 지지하고 있다. 최소침습수술로서 복강경 수술은 무 진행 생존기간, 전체 생존기간 같은 종양학적 결과를 저해시키지 않으면서도, 수술 상처 부위의 감염, 수혈,

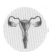

정맥 혈전 색전증, 재원기간을 유의하게 감소시키는 이득이 있다. 가장 대표적인 제3상 무작위 연구인 GOG-LAP2는 총 2,616명의 자궁내막암 I, II기 환자를 복강경 병기설정수술과 개복 병기설정수술로 무작위 배정하여 수술 시간, 수술 중 합병증, 수술 후 합병증, 생존 예후 등을 비교하여 2009년 발표하였다. 그 결과, 14.6%에서 복강경 수술로 시도하였으나 개복 수술로 전환하였고, 복강경 수술 그룹에서 개복 수술 그룹 대비 수술 시간이 유의하게 길었다. 하지만, 복강경 수술 그룹에서 수술 후 합병증과 재원 기간이 유의하게 감소하였으며, 동일한 무 진행 생존기간과 전체 생존기간을 확인하였다.[18,19]

네덜란드의 Mourits 등은 2010년 또 다른 무작위 연구결과를 발표하였는데, 합병증의 발생 측면에서 GOG-LAP2와 유사한 결과를 보고하였다.[20] Kornblith 등은 2009년 무작위 연구인 GOG-2222를 기반으로 한 삶의 질 비교 연구 결과를 발표한 바 있다. FACT-G 설문지로 평가하였을 때, 복강경 수술 그룹에서 개복 수술 그룹 대비 신체적 기능, 신체 이미지, 통증 면에서 더 나은 결과를 보였으며, 일상 생활과 직장으로의 복귀 또한 더 빠름을 보고하였다.[21] 메타 분석 연구[22,23]와 코크란 데이터베이스를 통한 체계적 문헌 고찰 연구[24]뿐만 아니라 미국의 ACS-NSQIP 평가[25]에서도 자궁내막암에서 복강경 수술을 지지하는 근거들을 제시한 바 있다.

한편 로봇 수술을 통한 자궁내막암의 병기설정수술 또한 많은 비교 연구가 있었는데, 대부분 긍정적인 결과를 보였다. 이에, SGO와 AAGL은 로봇 수술이 개복 수술 대비 합병증과 재원 기간의 감소 측면에서 유리하나, 전통적인 복강경 수술과의 비교는 아직 더 연구되어야 한다고 권고하였다. 하지만 로봇 수술 장비의 높은 가격과 유지 보수 비용은 일종의 진입 장벽으로 작용하고 있다고 지적하였다.[26,27] 추후 로봇 수술의 사용이 증가하면서 로봇 수술의 비용이 감소할 것으로 기대된다.

2) 자궁육종

동력 세절술(power morcellation)은 복강경 자궁절제수술 또는 자궁근종절제수술 시 검체를 체외로 손쉽게 빼내기 위해 사용되어 왔다. 2013년 SGO는 동력 세절술이 숨은 악성 종양의 복강 내 파종을 유발할 수 있다는 가능성 때문에, 자궁육종이 강하게 의심되는 고위험군에서는 사용을 지양할 것을 권고한 바 있는데 이러한 우려에 대한 반응으로 미국 FDA에서는 2014년 자궁과 자궁근종 제거 시 동력 세절술의 사용을 경고하는 발표를 하였다. 2014년 ACOG는 special report를 통해 세절술 시행 시 면밀한 환자군 선택과 사전동의를 강조하였고 대한부인종양학회 부인암 진료권고안에서도 자궁육종 진단 및 치료 시 동력 세절술은 생존율을 감소시키므로 지양할 것을 권고하고 있다. 동력 세절술의 대안으로, mini-laparotomy를 통해 검체를 체외로 빼내거나 복강경 bag 내에서의 세절술이 소개되고 있다.

3) 자궁경부암

1992년 Nezhat CR이 조기 자궁경부암 환자를 대상으로 복강경 근치적 자궁절제수술과 골반 및 대동맥주위 림프절절제수술을 최초로 선보인 이래[28], 자궁경부암에서의 최소침습수술 역시 그 사용이 크게 증가하여 왔다. 미국 Memorial Sloan-Kettering Cancer Center 와 M. D. Anderson Cancer Center는 각각 2003년과 2006년에 복강경 광범위 자궁절제술의 경험을 발표하였다.[29,30] 다양한 후향적, 전향적 비교 연구와 메타분석 연구를 통해 자궁내막암과 마찬가지로, 복강경 수술과 로봇 수술의 경우 개복 수술 대비 합병증이 적고 재원 기간이 짧으며 회복이 빠르다는 장점이 있다.[31-33] 종양학적 결과 측면에서도 최소침습수술 시 개복 수술 대비 동일한 무 진행 생존기간과 전체 생존기간을 확인하였다.[34-36]

최근 조기 자궁경부암에서 로봇 광범위 자궁절제술과 복강경 광범위 자궁절제술을 비교하는 연구들이 발표되었다. 2015년 Shazly 등이 시행한 메타분석 연구 결과, 로봇 광범위 자궁절제술의 경우 기존 복강경 수술과 대비 수술 중 및 수술 후 합병증이 동등하였다.[37] 2017년 Nevis 등이 시행한 메타분석 연구와 같은 해 Park DA 등이 시행한 메타분석 연구에서도 유사한 결과가 관찰되었다.[38,39] 종양학적 결과 측면에서도 로봇 수술과 복강경 수술 두 그룹 간 무 진행 생존기간과 전체 생존기간의 차이가 없었다.[40]

한편 2018년 SGO annual meeting에서 자궁경부암 환자를 대상으로 광범위 자궁절제술을 시행함에 있어 개복과 복강경/로봇 수술을 비교하는 제3상 무작위 연구인 LACC trial의 결과가 발표되었는데, 기존 연구들과 다른 결과를 보여 큰 반향을 낳았다. 연구에 따르면, 복강경/로봇 광범위 자궁절제술의 경우 개복 수술 대비 사망률이 유의하게 증가하였다. 하지만, 이 연구 결과를 받아들이기에는 논란의 여지가 있는 것으로 보인다. Park JY 와 Nam JH 은 그 이유에 대해, 1) 개복 수술 그룹의 재발율이 기존 연구 대비 매우 낮았으며, 2) 최소침습수술 그룹의 경우 수술자의 수술 기술과 숙련도에 문제가 있을 가능성, 3) 하위 그룹 분석이 없었다는 점 등을 열거하였다.[41]

4) 난소암

난소암의 경우 복강경 수술은 수술과 항암치료로 구성된 1차 치료 종료 후 "second-look surgery" 개념으로 적용된 바 있다. 난소암이 의심되거나, 새로이 진단받은 난소암의 경우 최대 종양감축수술 달성 가능성을 진단 복강경으로 타진해볼 수 있다.[42]

수술 전 영상검사에서 난소에 국한된 것으로 의심되는 I기 난소암 환자와 같이, 선택된 환자군에서 병기설정을 위해 개복 수술 대신 복강경 수술을 고려할 수 있겠다.[43-46] 복강경 병기설정 수술 시에도 개복 병기설정 수술 시와 동일하게 복막세척, 대망절제, 골반 및 대동맥 주위 림프절 절제를 시행할 수 있다. 하지만 복강의 모든 복막과 장기를 검사하는 데 한계가 있다는 점에서 복

강경 병기설정 수술에 대한 논란의 여지가 있다. 이러한 연유로 진행성 병기에서는 복강경 수술에 한계가 있다.

미국 NCCN 가이드라인은 조기 난소암에서 숙련된 수술자가 선택된 환자에 한정해서 복강경 병기설정수술을 시도할 수 있으나, 최대 종양감축수술 달성이 불가능한 경우 개복 수술로 전환할 것을 권고하고 있다.[47] 추후 개복 수술 대비 복강경 수술과 로봇 수술을 비롯한 최소침습수술의 위험과 이익, 장기적인 예후를 비교하는 난소암 영역에서의 무작위 연구 등, 보다 정밀한 임상 연구가 필요한 실정이다.

유전성 유방암 난소암 증후군의 가장 주요한 원인 유전자인 BRCA1,2 유전자의 배선 돌연변이를 보유하고 있는 여성에서 암 발생 위험도를 낮춰주는 양측 난소난관 절제수술(risk-reducing salpingo-oophorectomy)을 예방적으로 시행할 것을 권고하고 있다. 이때 복강경 수술을 통해 미용적이면서도 효과적이고 안전하게 절제할 수 있다.

5) 외음부암

서혜부 림프절절제술은 외음부암의 수술적 치료 일환으로 시행된다. 기존의 고식적인 서혜부 림프절절제술의 주요한 합병증으로 수술 후 상처의 파열, 림프낭종 및 림프부종 발생이 있다. 이러한 합병증을 감소시키기 위한 대안으로, 내시경을 이용한 서혜부 림프절절제술이 개발되었다. 2003년 Bishoff 등이 음경암에서 내시경을 이용한 서혜부 림프절절제술을 최초로 발표한 바 있으며[48], 2006년 브라질의 Tobias-Machado 등이 음경암 환자의 서혜부에 직접 투관침을 삽입하고 CO_2 가스를 주입하여 복강경 수술 기구를 진입시켜 림프절절제술을 하는 "Video endoscopic inguinal lypmhadaenectomy (VEIL)"의 개념을 소개하였다.[49]

외음부 암에서는 2011년 Xu H 등이 최초로 복강경을 이용한 서혜부 림프절절제술을 발표하였다.[50] 하지만 이것은 VEIL과 다르게 복강으로 진입하는 것이었고, 최

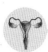
초의 VEIL은 Naldini 등이 2014년 발표하였다.[51] 2015년 Liu CE 등이 발표한 체계적 문헌 고찰 연구는 총 9개 연구, 138명의 외음부 환자를 대상으로 249건의 VEIL 결과를 분석하였다. 수술 후 상처의 파열, 림프낭종, 림프부종은 각각 1.2%, 0.4%, 3.6%의 환자에서 발견되었는데, 이는 매우 낮은 수치들로 VEIL의 안전성과 함께 기존의 고식적인 서혜부 림프절절제술 대비 합병증의 감소를 시사하였다.[52]

Ⅲ. 한국 산부인과 내시경의 역사(History of laparoscopic surgery in Korea)

우리나라 복강경 시술의 역사는 서울대학교 병원의 장윤석 교수의 손끝에서 시작한다. 1972년 미국 존스홉킨스대학에서 실시한 국제 산부인과 연수 프로그램(JH-PIEGO, Johns Hopkins Program for International Education in Gynecology and Obstetrics) 과정을 연수받고 귀국한 이후, 1973년 5월 한국 최초로 복강경을 통한 난관 결찰술을 성공적으로 실시하였다. 당시 복강경은 단순 난관 결찰술과 같은 불임시술에 주로 이용되었으나, 이후 점차 영역이 확대되어 불임의 진단 및 자궁 외 임신 등의 진단에 널리 이용되었으며, 그 안정성과 유용성이 널리 알려지면서 최초로 복강경을 통한 난관결찰술이 시행된 지 5년 만에 무려 1500 증례를 시행한 것으로 보고되었다. 나아가 1980년도에는 당시 서독의 쾰른에서 열린 세계보건기구 주최 여성불임술 연수와 미국의 존스홉킨스대학에서 미세수술 연수를 받고 귀국하여 국내 최초로 미세수술을 이용한 난관불임복원술을 시행하여 성공적인 결과를 이끌어 내었다.

산부인과 내시경학에 관한 기초 및 임상연구가 진척되고 산부인과 진료영역에 있어 산부인과 내시경술의 영역이 확대됨에 따라 관련 학회의 창립이 절실히 요구되었다. 이에 서울대 장윤석 교수, 고려대 구병삼 교수, 이화여대 우복희 교수, 연세대 김재욱 교수, 중앙대 허민 교수, 서울대 문신용 교수 외 여러 분들이 발기인이 되어 1988년 가을에 가칭 "대한산부인과내시경학회"의 발기인 대회를 갖고, 1988년 12월 1일 서울대학교 소아병원 강당에서 창립총회 및 제1차 학술대회를 개최하면서 '대한산부인과내시경학회'가 발족되었고 그 다음해 1989년 11월에는 국내 산부인과 내시경 연구 성과를 모은 최초의 내시경 학회지인 "대한산부인과내시경학회지"가 발간 되었다(그림 1-3-1).

학회가 창립된 지 얼마 되지 않아 1989년 11월 24일

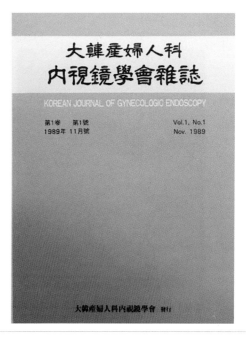

■ 그림 1-3-1. 1989년 11월에 발간된 내시경 학회 1권 표지

에 Dr. Kurt Semm 및 L. Mettler 박사의 특별 강연이 성황리에 개최되었고, 1992년 5월 21~24일에는 산부인과 영역에서의 내시경에 관한 국제적인 학술대회인 International Congress of Gynecologic Endoscopy (ICGE) 국가 내외 600여 명의 석학이 참석한 가운데 서울에서 개최되었다. ICGE를 계기로 우리나라의 산부인과 내시경 연구는 활기를 띄게 되었다. 1990년대 중반부터 골반경을 이용한 자궁절제술에 대한 논의가 본격적으로 이루어졌고, 이어서 복강경 질식 자궁절제술과 복강경 전자궁절제술에 대한 다양한 비교 연구가 이루어졌다. 또한 2000년대 들어서는 복강경을 이용한 다양한 최소침습수술들이 시도되었는데, 2008년에는 세계 최초로 단일공을 이용한 복강경 자궁절제수술을 성공하였고 다음 해인 2009년에는 단일공을 통한 자궁경부암 광범위 자궁절제수술을 성공리에 실시하였다.

2000년대는 본격적으로 산부인과 로봇 수술의 시대가 막을 올렸다. 2006년 국내 최초로 로봇 수술을 통한 자궁 절제술이 시행된 이래로 2008년에는 로봇 수술을

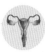

통한 자궁경부암 제거 및 림프절절제술을 최초로 시도하였다.[1] 나아가 2016년에 이르러서는 세계 최초로 자궁내막암 환자를 대상으로 로봇 단일공 대동맥주위 림프절절제술을 성공적으로 시행하게 되었다.

■ 참 고 문 헌

[I. 복강경 수술의 역사]

1. Nikova A, Birbilis T. The Basic Steps of Evolution of Brain Surgery. Maedica (Buchar) 2017;12:297-305.

2. Riskin DJ, Longaker MT, Gertner M, Krummel TM. Innovation in surgery: a historical perspective. Ann Surg 2006;244:686-693.

3. Spaner SJ, Warnock GL. A brief history of endoscopy, laparoscopy, and laparoscopic surgery. J Laparoendosc Adv Surg Tech A 1997;7:369-373.

4. Radojcic B, Jokic R, Grebeldinger S et al. [History of minimally invasive surgery]. Med Pregl 2009;62:597-602.

5. Himal HS. Minimally invasive (laparoscopic) surgery. Surg Endosc 2002;16:1647-1652.

6. Litynski GS. Laparoscopy between the world wars: the barriers to trans-atlantic exchange. Spotlighting Heinz Kalk and John C. Ruddock. Jsls 1997;1:185-188.

7. Litynski GS. Raoul Palmer, World War II, and transabdominal coelioscopy. Laparoscopy extends into gynecology. Jsls 1997;1:289-292.

8. Semm K. [Laparoscopy in gynecology]. Geburtshilfe Frauenheilkd 1967;27:1029-1042.

9. Semm K. Endoscopic appendectomy. Endoscopy 1983;15:59-64.

10. Semm K. [Hysterectomy via laparotomy or pelviscopy. A new CASH method without colpotomy]. Geburtshilfe Frauenheilkd 1991;51:996-1003.

[II. 부인과 복강경 수술의 역사]

1. Boesch PF. Laproskopie. Schweiz Z Krankenh Anstaltw 1936;6:62

2. Power FH, Barnes AC. Sterilization by means of peritoneoscopic tubal fulguration. Am J Obstet Gynecol 1941;41:1038.

3. Steptoe PC. Laparoscopic sterilization during termination of pregnancy. Proc R Soc Med. 1969 Aug;62(8):833-4.

4. Loeffler FE. Letter: Laparoscopic tubal ligation. Br Med J 1974;2(5916):444.

5. Semm K. New methods of pelviscopy (gynecologic laparoscopy) for myomectomy, ovariectomy, tubectomy and adnectomy. Endoscopy. 1979;11(2):85-93.

6. Reich H. New techniques in advanced laparoscopic surgery. Baillieres Clin Obstet Gynaecol. 1989 Sep;3(3):655-81.

7. Semm K. Hysterectomy via laparotomy or pelviscopy. A new CASH method without colpotomy. Geburtshilfe Frauenheilkd. 1991 Dec;51(12):996-1003.

8. Dargent D, Mathevet P. Radical laparoscopic vaginal hysterectomy. J Gynecol Obstet Biol Reprod (Paris).1992;21(6):709-10.

9. Querleu D. Laparoscopic radical hysterectomy. Am J Obstet Gynecol. 1993A May;168(5):1643-5.

10. Querleu D. Laparoscopically assisted radical vaginal hysterectomy. Gynecol Oncol. 1993B Nov;51(2):248-54.

11. Childers JM, Hatch K, Surwit EA. The role of laparoscopic lymphadenectomy in the management of cervical carcinoma. Gynecol Oncol 1992;47(1):38-43.

12. Spirtos NM. Laparoscopic radical hysterectomy with paraaortic and pelvic lymph node dissection? Am J Obstet Gynecol. 1993 May;168(5):1643.

13. Diaz-Arrastia C, Jurnalov C, Gomez G, Townsend C, Jr. Laparoscopic hysterectomy using a computer-enhanced surgical robot. Surgical endoscopy. 2002;16(9):1271-3.

14. Kim YW. Single port transumbilical total laparoscopic hyterectomy (TLH): initial experience in Korea. Korean J Obstet Gynecol. 2009;52:480-6.

15. Kim YW. Single port transumbilical myomectomy and ovarian cystectomy. J Minim Invasive Gynecol. 2009:16:S74.

16. Hahn HS, Kim YW. Single-port laparoscopic pelvic lymph node dissection with modified radical vaginal hysterectomy in cervical cancer. Int J Gynecol Cancer. 2010 Nov;20(8):1429-32.

17. Nam EJ, Kim SW, Lee M, Yim GW, Paek JH, Lee SH, Kim S, Kim JH, Kim JW, Kim YT. Robotic single-port transumbilical total hysterectomy: a pilot study. J Gynecol Oncol. 2011 Jun 30;22(2):120-6.

18. Walker JL, Piedmonte MR, Spirtos NM, Eisenkop SM, Schlaerth JB, Mannel RS, et al. Laparoscopy compared with laparotomy for comprehensive surgical staging of uterine cancer: Gynecologic Oncology Group Study LAP2. Journal of clinical oncology : official journal of the American Society of Clinical Oncology. 2009;27(32):5331-6.

19. Walker JL, Piedmonte MR, Spirtos NM, Eisenkop SM, Schlaerth JB, Mannel RS, et al. Recurrence and survival after random assignment to laparoscopy versus laparotomy for comprehensive surgical staging of uterine cancer: Gynecologic Oncology Group LAP2 Study. Journal of clinical oncology : official journal of the American Society of Clinical Oncology. 2012;30(7):695-700.

20. Mourits MJ, Bijen CB, Arts HJ, ter Brugge HG, van der Sijde R, Paulsen L, et al. Safety of laparoscopy versus laparotomy in early-stage endometrial cancer: a randomised trial. The Lancet Oncology. 2010;11(8):763-71.

21. Kornblith AB, Huang HQ, Walker JL, Spirtos NM, Rotmensch J, Cella D. Quality of life of patients with endometrial cancer undergoing laparoscopic international federation of gynecology and

obstetrics staging compared with laparotomy: a Gynecologic Oncology Group study. Journal of clinical oncology : official journal of the American Society of Clinical Oncology. 2009;27(32):5337-42.

22. He H, Zeng D, Ou H, Tang Y, Li J, Zhong H. Laparoscopic treatment of endometrial cancer: systematic review. Journal of minimally invasive gynecology. 2013;20(4):413-23.

23. Wang HL, Ren YF, Yang J, Qin RY, Zhai KH. Total laparoscopic hysterectomy versus total abdominal hysterectomy for endometrial cancer: a meta-analysis. Asian Pacific journal of cancer prevention : APJCP. 2013;14(4):2515-9.

24. Galaal K, Bryant A, Fisher AD, Al-Khaduri M, Kew F, Lopes AD. Laparoscopy versus laparotomy for the management of early stage endometrial cancer. The Cochrane database of systematic reviews. 2012(9):CD006655.

25. Scalici J, Laughlin BB, Finan MA, Wang B, Rocconi RP. The trend towards minimally invasive surgery (MIS) for endometrial cancer: an ACS-NSQIP evaluation of surgical outcomes. Gynecologic oncology. 2015;136(3):512-5.

26. Ramirez PT, Adams S, Boggess JF, Burke WM, Frumovitz MM, Gardner GJ, et al. Robotic-assisted surgery in gynecologic oncology: a Society of Gynecologic Oncology consensus statement. Developed by the Society of Gynecologic Oncology's Clinical Practice Robotics Task Force. Gynecologic oncology. 2012;124(2):180-4.

27. Guidelines for privileging for robotic-assisted gynecologic laparoscopy. Journal of minimally invasive gynecology. 2014;21(2):157-67.

28. Nezhat CR, Burrell MO, Nezhat FR, Benigno BB, Welander CE. Laparoscopic radical hysterectomy with paraaortic and pelvic node dissection. American journal of obstetrics and gynecology. 1992;166(3):864-5.

29. Abu-Rustum NR, Gemignani ML, Moore K, Sonoda Y, Venkatraman E, Brown C, et al. Total laparoscopic radical hysterectomy with pelvic lymphadenectomy using the argon-beam coagulator: pilot data and comparison to laparotomy. Gynecologic oncology. 2003;91(2):402-9.

30. Ramirez PT, Slomovitz BM, Soliman PT, Coleman RL, Levenback C. Total laparoscopic radical hysterectomy and lymphadenectomy: the M. D. Anderson Cancer Center experience. Gynecologic oncology. 2006;102(2):252-5.

31. Lowe MP, Chamberlain DH, Kamelle SA, Johnson PR, Tillmanns TD. A multi-institutional experience with robotic-assisted radical hysterectomy for early stage cervical cancer. Gynecologic oncology. 2009;113(2):191-4.

32. Nezhat FR, Datta MS, Liu C, Chuang L, Zakashansky K. Robotic radical hysterectomy versus total laparoscopic radical hysterectomy with pelvic lymphadenectomy for treatment of early cervical cancer. JSLS : Journal of the Society of Laparoendoscopic Surgeons. 2008;12(3):227-37.

33. Wang YZ, Deng L, Xu HC, Zhang Y, Liang ZQ. Laparoscopy versus laparotomy for the management of early stage cervical cancer. BMC cancer. 2015;15:928.

34. Cantrell LA, Mendivil A, Gehrig PA, Boggess JF. Survival outcomes for women undergoing type III robotic radical hysterectomy for cervical cancer: a 3-year experience. Gynecologic oncology. 2010; 117(2):260-5.

35. Chen Y, Xu H, Li Y, Wang D, Li J, Yuan J, et al. The outcome of laparoscopic radical hysterectomy and lymphadenectomy for cervical cancer: a prospective analysis of 295 patients. Annals of surgical oncology. 2008;15(10):2847-55.

36. Nam JH, Park JY, Kim DY, Kim JH, Kim YM, Kim YT. Laparoscopic versus open radical hysterectomy in early-stage cervical cancer: long-term survival outcomes in a matched cohort study. Annals of oncology : official journal of the European Society for Medical Oncology. 2012;23(4):903-11.

37. Shazly SA, Murad MH, Dowdy SC, Gostout BS, Famuyide AO. Robotic radical hysterectomy in early stage cervical cancer: A systematic review and meta-analysis. Gynecologic oncology. 2015;138(2):457-71.

38. Nevis IF, Vali B, Higgins C, Dhalla I, Urbach D, Bernardini MQ. Robot-assisted hysterectomy for endometrial and cervical cancers: a systematic review. Journal of robotic surgery. 2017;11(1):1-16.

39. Park DA, Yun JE, Kim SW, Lee SH. Surgical and clinical safety and effectiveness of robot-assisted laparoscopic hysterectomy compared to conventional laparoscopy and laparotomy for cervical cancer: A systematic review and meta-analysis. European journal of surgical oncology : the journal of the European Society of Surgical Oncology and the British Association of Surgical Oncology. 2017;43(6):994-1002.

40. Mendivil AA, Rettenmaier MA, Abaid LN, Brown JV, 3rd, Micha JP, Lopez KL, et al. Survival rate comparisons amongst cervical cancer patients treated with an open, robotic-assisted or laparoscopic radical hysterectomy: A five year experience. Surgical oncology. 2016;25(1):66-71.

41. Park JY, Nam JH. How should gynecologic oncologists react to the unexpected results of LACC trial? Journal of gynecologic oncology. 2018;29(4):e74.

42. Fagotti A, Vizzielli G, Fanfani F, Costantini B, Ferrandina G, Gal-

lotta V, et al. Introduction of staging laparoscopy in the management of advanced epithelial ovarian, tubal and peritoneal cancer: impact on prognosis in a single institution experience. Gynecologic oncology. 2013;131(2):341-6.

43. Chi DS, Abu-Rustum NR, Sonoda Y, Ivy J, Rhee E, Moore K, et al. The safety and efficacy of laparoscopic surgical staging of apparent stage I ovarian and fallopian tube cancers. American journal of obstetrics and gynecology. 2005;192(5):1614-9.

44. Park JY, Kim DY, Suh DS, Kim JH, Kim YM, Kim YT, et al. Comparison of laparoscopy and laparotomy in surgical staging of early-stage ovarian and fallopian tubal cancer. Annals of surgical oncology. 2008;15(7):2012-9.

45. Liu CS, Nagarsheth NP, Nezhat FR. Laparoscopy and ovarian cancer: a paradigm change in the management of ovarian cancer? Journal of minimally invasive gynecology. 2009;16(3):250-62.

46. Brockbank EC, Harry V, Kolomainen D, Mukhopadhyay D, Sohaib A, Bridges JE, et al. Laparoscopic staging for apparent early stage ovarian or fallopian tube cancer. First case series from a UK cancer centre and systematic literature review. European journal of surgical oncology : the journal of the European Society of Surgical Oncology and the British Association of Surgical Oncology. 2013;39(8):912-7.

47. Morgan RJ J, Armstrong DK, Alvarez RD, Bakkum-Gamez JN, Behbakht K, Chen LM, et al. Ovarian Cancer, Version 1.2016, NCCN Clinical Practice Guidelines in Oncology. J Natl Compr Canc Netw. 2016;14:1134-1163.

48. Bishoff JT BJ, Teichman JM Endoscopic subcutaneous modified inguinal lymph node dissection (ESMIL) for squamous cell carcinoma of the penis. J Urol. 2003;169:78.

49. Tobias-Machado M, Tavares A, Molina WR, Jr., Zambon JP, Medina JA, Forseto PH, Jr., et al. Video endoscopic inguinal lymphadenectomy (VEIL): initial case report and comparison with open radical procedure. Archivos espanoles de urologia. 2006;59(8):849-52.

50. Xu H, Wang D, Wang Y, Li Y, Chen Y, Liang Z. Endoscopic inguinal lymphadenectomy with a novel abdominal approach to vulvar cancer: description of technique and surgical outcome. Journal of minimally invasive gynecology. 2011;18(5):644-50.

51. Naldini A, Rossitto C, Morciano A, Panico G, Campagna G, Paparella P, et al. The first leg video endoscopic groin lymphadenectomy in vulvar cancer: A case report. International journal of surgery case reports. 2014;5(8):455-8.

52. Liu CE, Lu Y, Yao DS. Feasibility and Safety of Video Endoscopic Inguinal Lymphadenectomy in Vulvar Cancer: A Systematic Review. PloS one. 2015;10(10):e0140873.

[III. 한국 산부인과 내시경의 역사]

1. Kim YT, Kim SW, Hyung WJ, Lee SJ, Nam EJ, Lee WJ. Robotic radical hysterectomy with pelvic lymphadenectomy for cervical carcinoma: A pilot study Gynecol Oncol. 2008;108(1):312-316.

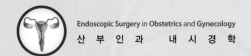

Endoscopic Surgery in Obstetrics and Gynecology
산 부 인 과   내 시 경 학

제 **02** 장

최소침습수술을 위한 기본 해부학
(Basic Anatomy for Minimally Invasive Surgery in Gynecology)

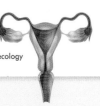

제 02 장

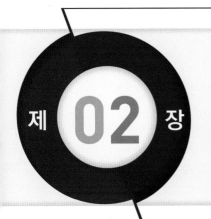

최소침습수술을 위한 기본 해부학
(Basic Anatomy for Minimally Invasive Surgery in Gynecology)

──── 노주원, 김문홍, 이성종, 최민철

모든 수술자들은 해부 구조를 깊이 있게 알고 있어야 한다. 능력 있는 수술자는 해부 구조와 그 변형에 대해 전문가가 되어야 한다. 그러므로 해부 구조에 대한 지식은 그것을 공간적으로 분석하는 능력과 결부된다. 복강경 수술 또는 개복술을 하는 과정에서의 좋은 수술적 술기는 정확한 해부학적 지식에 기초하게 된다. 복강경 수술 집도의는 기복형성(pneumoperitoneum), 트렌델렌버그(Trendelenberg) 체위, 자궁 조작기에 의한 당김에 의해 변화된 복강 내 해부학적 상황에 적응해야 한다. 일반적으로 수술 시에 보이는 골반구조는 해부학적 골반구조와 여러 가지 요인들에 의하여 상당한 차이가 있다. 우선 골반 내 염증, 자궁내막증 및 자궁근종, 난소종양 등에 의해 해부학적인 구조가 수술 전부터 변형 되어 있을 수 있다. 또한 수술 시 수술 시야 확보를 위해 일부 골반구조를 견인시키거나 제거함으로써 원래의 해부학적 구조가 변형될 수 있고, 출혈 등으로 해부학적 구조 파악에 어려움이 있을 수 있다. 더욱이 개복술 시에 볼 수 있는 골반구조와 부인과 내시경 수술 시에 보이는 골반구조에는 커다란 차이가 있다. 우선 개복술 시에는 3차원적인 시야를 통해 해부학적 골반구조를 파악하므로 어려움이 없으나 부인과 내시경 수술 시에는 화면을 통해 보이는 2차원적인 시야이므로 거리감이 둔해져 해부학적 골반구조의 파악에 어려움이 있다. 3차원의 수술 공간이 2차원인 비디오 모니터에 투사되기 때문에, 모니터의 상부 구조물이 환자 복강의 전벽이고, 모니터 하부 구조물이 환자의 복강 후벽임을 이해해야 한다. 또한 부인과 내시경 수술 시에 보이는 골반구조는 전체적인 골반구조물 보다는 확대된 좁은 시야를 통해 보기 때문에 이에 익숙하지 않을 시에는 해부학적 구조를 혼동하거나 외과적인 판단의 오류를 범할 수 있다. 이에 반해, 부인과 내시경을 통한 수술은 상대적으로 확대되고 집중된 시야를 보이기 때문에 골반기저의 해부학적 구조물들을 개복술보다 더욱 정확하게 관찰할 수 있다. 또한 최근 개발된 로봇수술은 3차원적 영상을 제공하기 때문에 기존의 부인과 내시경 수술의 단점을 극복할 수 있다. 본 장에서는 골반 해부 구조에 대해 논하고 여성 골반의 고

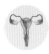

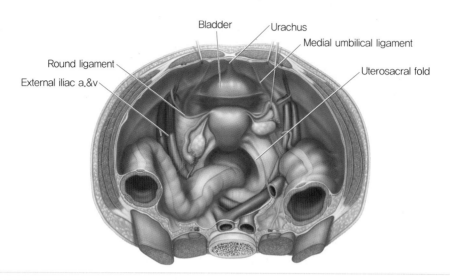

Bladder
Urachus
Medial umbilical ligament
Round ligament
External iliac a.&v
Uterosacral fold

■ 그림 2-1-1. 골반의 표재해부학

난도의 복강경 수술(advanced endoscopic surgery) 시 해부 구조의 박리에 대한 개념을 소개하겠다.

I. 복강내 해부학(Intraperitoneal anatomy)

1. 복강내 표재 해부학(후복막 구조물의 지형지물)

골반 내의 표재 복강내 표식은 후복막 공간에서 핵심적인 해부학적 구조를 집도의에게 알려준다(그림 2-1-1). 배꼽은 환자의 체중, 복부 피하지방의 유무 및 수술대에서 환자의 위치에 따라 다르지만 L3-L4 수준에 위치한다(앙와위 대 쇄석위). 복부 대동맥은 80%에서 L4-L5에서 이분된다. 전복벽의 체벽 복막은 5개의 배꼽주름을 나타내는 5개의 부위에서 시작한다. 방광의 돔에서 배꼽까지 달리는 중앙 배꼽주름이 퇴화된 요막굴(urachal)을 덮고 있다. 요막굴에 측방, 양쪽에 안쪽배꼽인대(medial umbilical ligament)가 있고, 이것은 퇴화된 배꼽동맥(obliterated umbilical artery, obliterated hypogastric artery)을 덮고 있다. 각 안쪽배꼽인대의 바깥쪽에 가쪽배꼽인대(lateral umbilical ligament)이 있는데, 이는 아래복벽혈관(inferior epigastric vessel)이 복직근막(rectus fascia)

에 들어가기 전에 복벽혈관을 덮는 복막에 의해 형성된다. 아래복벽혈관은 머리 쪽으로 진행하여 위복벽혈관과 합류한다. 대부분의 경우, 이런 구조물들은 복강경을 통해 위치를 시각적으로 확인할 수 있으며, 투관침 삽입 중 부상을 피하면서 확인이 가능하다. 직장자궁와(cul-de-sac)의 양쪽에는 복막이 자궁천골인대(uterosacral ligament)를 형성한다. 자궁천골주름에서 약간 외측, 상측으로 또 다른 복막 주름이 있고 이는 요관(ureter)을 덮고 있는 요관주름(ureteral fold)이다.

많은 추가 구조물들이 절개를 하기 전에 복막 표면을 통해서 확인이 가능하다. 내장골동맥(internal iliac artery)은 요관과 평행하고 요관 바로 뒤쪽으로 이동한다. 바깥장골동맥(external iliac artery)은 허리근(psoas muscle) 위에서 요관과 몇 센티미터 정도 떨어져 있다. 바깥장골동맥과 내장골동맥을 천천히 위쪽으로 따라가면 천장관절(sacroiliac joint) 위의 골반 위 끝부분에서 장골동맥 분기점을 찾을 수 있다. 이것이 골반에 들어갈 때 분기 지점을 가로지르는 요관을 식별하기 위한 이상적인 위치이다. 우측 장골동맥을 위로 따라가면 대동맥 갈림(bifurcation)까지 다다르고, 그곳은 대략 4번 요추 높이에 해당한다. 왼쪽 장골동맥은 구불창자의 장간막

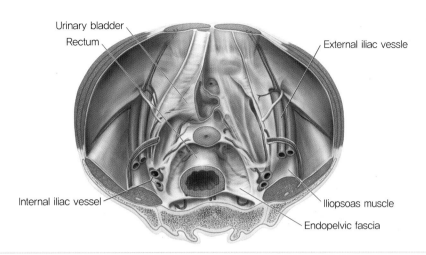

Urinary bladder
Rectum
External iliac vessle
Internal iliac vessel
Iliopsoas muscle
Endopelvic fascia

■ 그림 2-1-2. 내골반근막(endopelvic fascia) 및 골반측벽

(mesentery)이 덮고 있어서 식별하기가 더 어렵다.

2. 골반 위 가장자리

여러 중요한 구조들이 골반 위 가장자리 높이에서 골반 강으로 들어가면서 층별로 파악할 수 있다(그림 2-1-2). 복강 표면에서 천장관절을 향해 표면적으로 시작하여 다음 구조가 서로 근접하여 발견되며 복강경으로 표재 복강 지형지물로 인식될 수 있다. 복막, 난소 혈관, 요관, 장골동맥 및 장골정맥의 분기점. 깊은 층을 해부하면, 허리근의 안쪽 가장자리, 폐쇄신경(obturator nerve), 그리고 천장관절의 캡슐 위에 있는 내골반근막(endopelvic fascia)이 노출된다.

3. 골반 측벽

골반의 측벽은 앞쪽으로 원형인데, 내측으로는 누두골 반인대(infundibulopelvic ligament), 옆으로는 장골동맥을 경계로 하는 복막을 개방함으로써 시작된다. 무혈관층에 따라 해부하면 세 가지 수술층(surgical layer)이 있다(그림 2-1-2).

1) 골반 측벽의 첫 번째 층

내측으로, 첫 번째 층은 자신의 근막에 요관이 부착된

체벽복막(parietal peritoneum)이다. 요관은 이 복막을 절개하여 내측으로 당겨질 수 있거나 비절개박리(blunt dissection) 또는 수력분리술(hydrodissection)로 분리될 수 있다.

2) 골반 측벽의 두 번째 층

두 번째 수술 층은 내장골혈관과 앞내장가지(anterior visceral branch)로 구성된다. 자궁혈관, 퇴화된 배꼽동맥으로 이어지는 위방광혈관(superior vesical artery), 아래방광혈관(inferior vesical artery), 질동맥, 중간직장동맥(middle rectal artery)이 있다.

3) 골반 측벽의 세 번째 층

전방에서 후방으로 1) 내측 측면에서 허리근과 외장골동맥, 2) 내측과 후방으로 외장골정맥, 3) 폐쇄신경과 함께 속폐쇄근 아래의 외장골정맥, 그리고 그것의 전방 경계를 따라 폐쇄구멍을 향한 혈관이 있다.

4) 골반림프절

외장골림프절(external iliac lymph node)은 상방으로는 외장골동맥 및 정맥을 따라 장골 혈관의 분기점에서부터 하방으로는 심부장골회전정맥(deep circumflex iliac

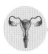

vein)까지 발견된다. 폐쇄림프절(obturator lymph nodes)은 폐색오목(obturator fossa)에서 발견되며, 이는 아래복벽동맥에 의해 내측으로 경계 지어진다. 외장골정맥, 속폐쇄근 및 근막에 의해 외측으로 경계 지어지고, 폐쇄신경과 혈관에 의해 앞쪽 경계가 지어진다. 하복벽 혈관을 따라 장골동맥과 정맥의 분기점까지 있는 림프절들이 하복벽 림프절 그룹을 구성한다.

5) 자궁넓은인대의 기저부

자궁넓은인대(uterine broad ligament)의 밑면은 Mackenrodt 인대, 주인대(cardinal ligament)라고도 하며, 종양학에서는 자궁목곁조직(paracervical tissue)이라고 명명한다. 때로는 자궁주위조직(parametrium)도 혼용된다. 골반 측벽 해부를 하면 이 지역으로 다다른다. 내장골동맥이 위방광동맥으로 이어지고, 퇴화된 배꼽동맥으로 이어진다는 것을 이해하는 것이 중요하다. 안쪽 배꼽주름을 당기면 내장골동맥을 확인하는 데 도움이 되며, 요관 위로 지나는 내측 분지는 자궁동맥이다. 자궁목곁조직의 상부는 자궁동맥 바로 아래로 이동하면서 요관에 침투되며, 자궁협부(isthmus) 측방 1~2 cm 거리에 있고, 자궁천골인대의 바로 측방에 있다. 이곳은 부인과 수술에서 요관 손상이 가장 많이 발생하는 부위이다.

자궁넓은인대의 기저부는 두 개의 중요한 공간을 구별되게 한다. 전방으로는 방광옆 공간이 되고, 뒤쪽으로, 천골 방향으로는 직장옆 공간이 된다. 주인대를 얼마나 골반 측벽에 가까운 위치에서 절제하느냐에 따라 근치적 자궁절제술의 종류를 결정하게 된다.

6) 대동맥주위 영역

대동맥 구역은 신장 혈관에서 아래로는 장골동맥 분기점까지 이르는 영역이며, 후복강 영역이다. 이 구역은 두 영역으로 나뉜다. 하부 대동맥 영역은 대동맥 분기점부터 위로는 아래장간막동맥 높이까지를 말하며, 측방으로는 허리근이, 하방으로는 장골동맥의 분기점이 경계가 된다. 자궁경부암의 근치적 수술 시 이 구역의 림프절 절제술이 포함이 된다. 상부 대동맥 영역은 아래장간막동맥 수준에서 좌측 콩팥정맥 수준까지 확장된다. 난소 동맥은 이 구역 대동맥의 전면에서 기시한다. 우측 난소 정맥은 우측 요관 옆에서 주행하여 대정맥으로 합류한다. 좌측 난소 정맥은 좌측 요관을 따라 주행하여 좌측 콩팥정맥으로 합류한다. 이 구조들은 허리근의 전면에 위치한다.

대동맥주위 림프절절제술의 경우 오른쪽에서 왼쪽으로 염두에 두어야 할 표식은 허리근, 난소 혈관, 우측 요관, 허리근의 내측면과 대정맥의 외측면, 대정맥, 대동맥의 우측면, 그리고 대동맥, 양측 장골동맥이다. 대동맥 분기점 아래에는 표층에 상부 하복벽 신경총과 천골앞(presacral) 림프절이 있고, 그 밑으로는 좌측 장골정맥이 좌우로 넘나드는 구조가 있다. 대동맥의 왼쪽에는 위장간막동맥, 구불창자 및 장간막이 있다. 더 깊은 평면에는 요추 정맥과 동맥이 내측에 있고, 좌측 요관이 외측으로 있는데 이는 림프절제거술 후에 보이게 된다. 더 왼쪽으로는 좌측 허리근이 있다.

Ⅱ. 후복강 해부학(Retroperitoneal anatomy)

1. 큰 혈관들(Large vessels)

1) 외장골동맥(External iliac artery)

총장골동맥(common iliac artery)은 복부대동맥이 네 번째 요추(L4) 위치에서 양분된 것으로 우측 총장골동맥은 좌측보다 약간 길다. 좌측 총장골정맥은 우측 총장골정맥보다 길며 왼쪽 총장골동맥 밑을 주행한다. 외장골혈관(external iliac vessel)은 허리근(psoas muscle)위로 주행한다. 외장골동맥은 2개의 복부 내 분지를 내는데 그 중 하나인 아래복벽동맥(inferior epigastric artery)은 대퇴륜(femoral ring) 근처에서 분지되어 복벽으로 상행하여 복직근(rectus muscle) 옆을 따라 주행하다가 궁상선(arcuate line)에서 복직근초(rectus sheath)로 들어가는 혈관으로 하복부의 외측벽에 투관침 삽입 시 꼭 피해야 하는 중요한 혈관이다. 외장골동맥의 또 다른 분지는 장골회전동맥(circumflex iliac artery)이다. 대퇴신경(femoral nerve)은 허리근 아래로 지나가기 때문에 하복부동맥의 기원부위를 박리할 때 보호될 수 있다. 외장골혈관의 림프절은 외장골동맥과 정맥 사이로 허리근 앞에 있다.

2) 내장골동맥(Internal iliac artery, hypogastric artery)

내장골동맥과 이의 분지들은 부인과 수술의 주된 혈관들이다. 이들은 골반벽과 장기, 자궁, 질, 둔부 그리고 허벅지의 내측에 혈액을 공급하며 요추천골 교합(lumbosacral articulation)부위에서 총장골동맥의 분지에서 기원한다. 이는 큰궁둥구멍(greater sciatic foramen)의 상부경계에서 앞가지와 뒷가지로 이분된다. 앞가지는 골반구조물의 대부분에 피를 공급한다. 이 혈관의 첫 번째 분지는 폐쇄동맥(obturator artery)이다. 폐쇄동맥은 뒷가지에서 기원하기도 하지만 앞가지에서 기원이 더 흔하다. 그 이후의 분지는 배꼽동맥(umbilical artery), 자궁동맥(uterine artery) 등이 있다. 배꼽동맥은 태아에서 배

표 2-2-1. 내장골 동맥의 분지들

전분지	후분지
내장분지	벽분지
자궁	장골요부
위방광	측천골
중간방광	상둔
아래방광	
중간치핵	
아래치핵	
질	
벽분지	
폐쇄	
하둔	
내음부	

꼽동맥의 기능적 잔여물(functional remnant)이며 위방광동맥(superior vesical arteries)을 분지한 후 안쪽배꼽인대(medial umbilical ligament)로 이행되어 복벽을 따라 상행한다. 이외의 분지는 다음의 표 2-2-1과 같다.

3) 자궁동맥(Uterine artery)

내장골동맥의 앞가지에서 기원한 자궁동맥은 올림근(levator muscle)의 내측으로, 요관의 앞쪽에서 평행하게 주행한다. 골반벽 박리 시 자궁동맥과 요관을 혼동하기 쉽다. 요관은 기계적 자극에 의해 연동운동(peristalsis)을 유발하여 확인함으로써 두 구조물을 구분할 수 있다. 자궁동맥은 자궁경부 위에서 자궁벽에 이르기 2 cm 전에서 요관과 교차한다. 자궁외벽에 이르러 작은 자궁내림동맥(descending uterine artery)과 좀 더 큰 자궁오름동맥(ascending uterine artery)으로 분지된다. 오름동맥(ascending artery)은 난소동맥과 측부순환(collateral circulation)을 형성하고 내림동맥(descending artery)은 질동맥(vaginal artery)과 측부순환을 형성한다.

2. 요관(Ureter)

요추 부위 요관은 허리근에 놓여 있고, 난소 혈관의 내측에 있다. 요관은 골반강에 들어가서 장골동맥의 분기

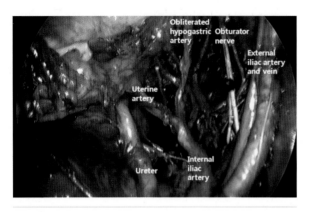

■ 그림 2-2-1. 골반 내 후복막 중요 구조물(우측 골반)

점보다 표층에, 골반 가장자리에 있는 누두골반인대에 있는 난소 혈관보다 깊숙한 층으로 들어간다. 요관은 자궁넓은인대의 앞쪽 중간 잎에 있으며 방광을 향해 진행하며 그 특징적인 연동 운동에 의해 인식될 수 있다. 그 다음 요관은 자궁넓은인대의 기저부에 있는 주인대 상부를 통해 좌골극에서 약 2 cm 정도 내측에 있는 자궁천골인대 쪽으로 측면을 지나가게 된다. 여기서 요관은 자궁동맥 바로 아래에 있으며 자궁경부의 옆쪽 1.5~2 cm 거리를 두고 지나간다. 요관은 이 지점에서 "무릎"을

형성하고 방광 쪽으로 질의 상측 1/3의 외측 측면을 통과하기 위해 내측 및 전방으로 이동한다. 골반내 후복막 중요 구조물들은 그림 2-2-1과 같다.

3. 골반 내 후복강 공간(Retroperitoneal space of the pelvis)(그림 2-2-2)

1) 중앙 공간(Central space)

(1) 방광앞 공간(Retzius' space 또는 prevesical space)

박리되는 부위이다.

(2) 방광질 공간(Vesicovaginal space)

방광과 전질벽사이의 무혈관 공간으로 복막의 방광자궁주름(vesicouterine fold)를 절개하면 얻을 수 있는 공간이다.

(3) 직장질 공간(Rectovaginal space)

직장과 후질벽사이의 공간으로 뒤쪽 직장자궁와(cul-de-sac)와 자궁천골인대(uterosacral ligament) 사이를 박리하여 이 공간으로 들어갈 수 있다.

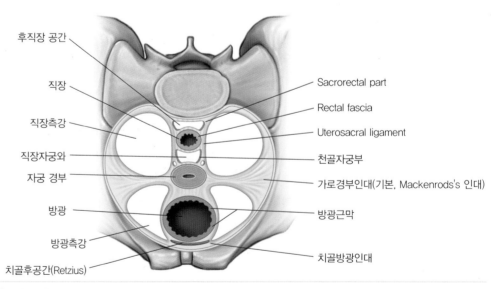

■ 그림 2-2-2. 골반 내 후복막 공간

(4) 천골앞 공간(Presacral space)

Retro-rectal(후직장) 공간이라고도 하며, 직장과 천골사이의 공간이다. 구불창자의 장간막을 통해 들어가거나 직장옆 공간을 통해 이 공간으로 접근할 수 있다.

2) 가쪽 공간(Lateral space)

골반 후복막 공간은 주인대(cardinal ligament)를 경계로 하여 전방에는 방광옆 공간(paravesical space)이 있고 후방에는 직장옆 공간(pararectal space)이 존재한다.

(1) 직장옆 공간(Pararectal space)

전방은 주인대, 외측으로는 내장골동맥 및 요관, 후방은 자궁천골인대로 경계 지어지는 삼각꼴 모양의 공간이다. 자궁동맥 기시부의 뒤쪽과 요관의 바깥쪽 방향으로 비절개박리(blunt dissection)로 쉽게 열리는 공간이다.

(2) 방광옆 공간(Paravesical space)

전방은 치골, 후방은 주인대, 외측은 외장골혈관들로 경계 지워지는 공간이다. 방광옆 공간으로 내장골동맥이 주행하면서 위방광동맥(superior vesical artery)을 방광 외벽 쪽으로 분리시킨다. 안쪽배꼽인대를 경계로 내측 공간을 안쪽 방광옆 공간(medial paravesical space), 외측공간을 가쪽 방광옆 공간(lateral paravesical space)이라고 한다. 간혹 환자의 40%에서 부 폐쇄혈관(accessory obturator vessels)이 폐쇄관(obturator canal) 주위에 존재하는 경우도 있으므로 수술자는 이를 항상 확인할 필요가 있다.

4. 후복막의 박리(Dissection of the retroperitoneum)
1) 골반복막의 절개(Opening the pelvic peritoneum)

골반의 후복막 박리를 위한 골반 복막의 절개는 원인대(round ligament), 누두골반인대(infundibulopelvic ligament), 외장골혈관으로 경계되는 골반측벽삼각(pelvic side wall triangle)을 확보하는 것이 필요한데 자궁거상기를 이용하여 박리하고자 하는 반대편으로 자궁을 위치하게 함으로써 이 삼각을 확보하는 것이 가능하다. 이 골반측벽삼각 중앙의 복막을 박리한 후 절개하여 원인대까지 절개를 확장시킨 후 자궁넓은인대(broad ligament)쪽으로 박리한다.

좌측 후복막 박리는 구불창자의 유착으로 우측 후복막 박리에 비해 용이하지 않다. 좌측 후복막 박리 시 골반 복막의 절개는 좌측 골반측벽삼각의 후방 선단(apex) 즉, 곧창자구불창자(recto-sigmoid colon)를 골반연의 복막에 고정시키는 유착 부위를 절개 분리시키는 것부터 시작하여야 용이하다. 이후 절개를 원인대쪽으로 확장시켜 좌측 자궁넓은인대 안으로 박리해 들어간다. 우측에 비해 복막의 절개를 충분히 하여야 향후 박리 및 시야 확보가 용이하다.

2) 골반의 후복막 박리(Dissection of the pelvic retroperitoneum)

항상 일정한 최상의 방법으로 골반 후복막 박리를 시행하기 위해서는 해부학적 표지(anatomic landmark)를 기준으로 하여 박리 순서를 정해야 가능하다. 복강경 수술 시 골반강 내에서 가장 훌륭한 해부학적 표지는 안쪽배꼽인대(medial umbilical ligament)이다. 특히 복강경 광범위 자궁절제술이나 기타 이유로 골반 후복막 박리를 할 때 안쪽배꼽인대를 우선 확인하여 시야를 확보하는 것이 중요하다. 이것을 표지자로 하여 박리해 나가면 자궁동맥 및 주인대를 용이하게 찾을 수 있고 방광옆 공간 폐쇄오목(obturator fossa), 폐쇄신경(obturator nerve) 및 혈관 등의 박리가 용이해진다(그림 2-2-1). 안쪽배꼽인대가 해부학적 표지자로 좋은 이유는 크게 4가지로 볼 수 있겠다.

첫째, 아무리 비만한 환자라도 대부분의 경우에서 안쪽배꼽인대를 복벽으로부터 추적하여 박리하면 확인이 가능하다. 둘째, 안쪽배꼽인대는 방광옆 공간에 있으므로 이를 기준으로 주위의 무혈관조직의 박리가 용이하여 쉽게 폐쇄오목 안의 신경, 혈관, 림프절을 박리할 수 있게끔 한다. 셋째, 안쪽배꼽인대는 내장골동맥의 마지막 분지이므로 이를 추적하여 박리하면 앞가지의 중요한 분지인 자궁동맥을 용이하게 박리할 수 있는 점이다. 넷째, 이렇게 자궁동맥이 박리되면 이는 주인대 바로 윗쪽을 주인대와 평행하게 주행하므로 주인대의 확인 및 박리가 용이해진다는 점이다. 또한 주인대 뒷쪽은 직장옆 공간이므로 비교적 쉽게 출혈을 피하면서 정확한 조직을 통하여 박리할 수 있게 된다. 직장옆 공간은 내장골동맥 뒷쪽으로 내장골정맥의 여러 분지들이 골반저(pelvic floor)를 향해 불규칙하게 주행하므로 이곳의 박리 시 각별한 주의가 필요하다. 직장옆 공간 주위 골반저의 내장골정맥 분지의 손상으로 인하여 출혈이 유발될 경우 출혈병소의 확인 및 시야 확보가 불가능하여 대량 출혈을 유발할 수 있다. 그러므로 반드시 안쪽배꼽인대를 기준으로 방광옆 공간을 박리 후 직장옆 공간을 박리하는 것이 중요하다. 만약 요관을 기준으로 하여 직장옆 공간을 방광옆 공간이나 주인대 박리에 선행하여 시행한다면 부적절한 조직면을 박리해 들어가기가 쉬워 내장골정맥 및 그 분지 되는 혈관의 손상으로 대량출혈을 유발할 가능성이 많다.

3) 대동맥 주위 후복막의 절개(Dissection of the paraaortic retroperitoneum)

우측 총장골동맥 부위 복막을 절개하기 시작하여 대동맥갈림(aortic bifurcation)을 거쳐 좌측 콩팥 정맥까지의 후복막을 절개한다. 복막 바로 아래 위치한 성근 조직(areolar tissue)을 박리하면서 후복막 절개를 진행하면 혈관 구조물을 명확하게 관찰할 수 있다(그림 2-2-3).

복막 절개 후 후복막을 복부 방향으로 들어올리면 소장이 수술 시야 안으로 들어오는 것을 방지할 수 있다. 이때 구불창자 장간막을 좌측 방향으로 당겨주면 좌측 콩팥정맥(renal vein), 좌측 난소정맥, 아래장간막동맥 등의 혈관 구조물이 쉽게 관찰된다(그림 2-2-4).

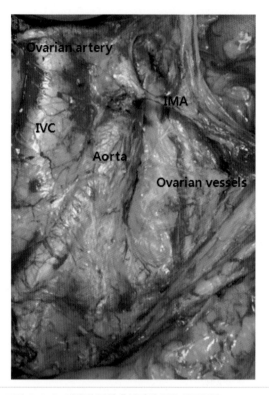

■ 그림 2-2-3. 대동맥 주위 후복막의 중요 구조물들.
(IMA, inferior mesenteric artery; IVC, inferior vena cava)

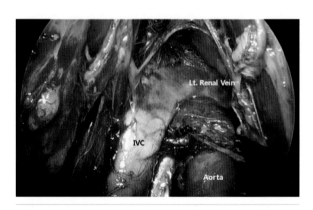

■ 그림 2-2-4. 좌측 신장정맥까지의 대동맥 주위 후복막의 중요 구조물들.(IVC, inferior vena cava)

대동맥 분지 복막 절개를 시작하여 좌측 총장골동맥 부위의 후복막 절개를 시행하면 좌측 요관과 허리근(psoas muscle)이 관찰된다. 이후 대동맥과 대정맥주위 림프절 및 우측 난소정맥 기시부 부위 림프절까지 관찰이 가능해진다. 좌측 콩팥아래 림프절(infrarenal lymph

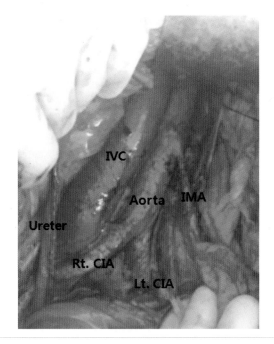

■ **그림 2-2-5. 대동맥 주위 림프절 절제 이후의 후복막 구조.** (IVC, inferior vena cava; IMA, inferior mesenteric artery; CIA, common iliac artery)

node) 부위는 혈관 기형이 많아 수술 시 각별한 주의가 요구된다. 대동맥과 대정맥 뒤쪽 사이사이에 위치한 허

리동맥 및 정맥(lumbar artery and vein)도 관찰이 가능하다. 대동맥 및 대동맥갈림(aortic bifurcation) 앞쪽으로 주행하는 위아랫배신경얼기(superior hypogastric nerve plexus)가 있으므로 림프절 박리 시에 손상되지 않도록 주의해야 한다. 대동맥 주위 림프절 절제 후의 후복막 구조물은 그림 2-2-5와 같다.

4) 방광자궁인대 주위 절개(Dissection of vesicouterine ligament)

자궁경부 근처의 요관은 방광으로 진입하기 전에 방광자궁인대에 의해 전후 방향으로 덮여 있다. 앞방광자궁인대(anterior vesicouterine ligament)는 1) 자궁동맥, 2) 표재자궁정맥, 3) 자궁동맥의 요관 분지, 4) 위방광정맥, 5) 자궁경부방광혈관을 포함하고 있다. 뒤방광자궁인대(posterior vesicouterine ligament)는 1) 중간방광정맥, 2) 아래방광정맥을 포함하고 있으며, 이 두 정맥은 심부자궁정맥과 연결이 되어있다. 후방광자궁인대 절개 후에 아래에서 아래아랫배신경얼기(inferior hypogastric nerve plexus)를 관찰할 수 있다.

III. 골반신경해부학(Pelvic neuroanatomy)

산부인과적 수술 시 후복강에 대한 수술이 필요한 경우, 특히 암 등으로 인해 광범위한 수술이 필요할 경우, 수술 후 합병증의 상당 부분이 수술 중 만나는 신경에 대한 손상으로 인하여 발생함은 잘 알려진 사실이며, 또한 최근 광범위자궁절제술의 분류에도 신경보존술(KGOG type C1)이 따로 분리될 정도로 후복강 수술 시 신경보존의 중요성은 이미 잘 인식되어 있으며, 이로 인해 골반

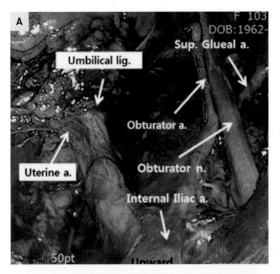

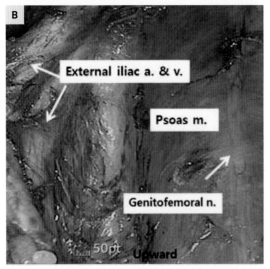

■ 그림 2-3-1. 골반수술 중에 흔히 관찰이 가능한 몸신경

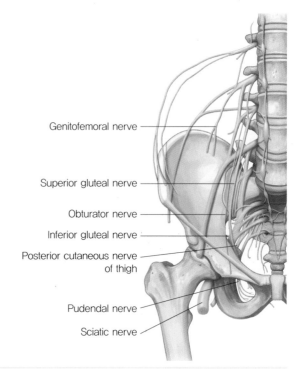

■ 그림 2-3-2. 대동맥갈림 부위에서 관찰 가능한 위아랫배신경얼기

의 신경해부에 대한 정확한 지식이 내시경 수술에 매우 중요하다 생각되어 새롭게 추가된 부분이며, 다른 부분과 분리하여 체계적으로 기술하여 이에 대한 이해를 돕고자 한다.

1. 몸신경(Somatic nerve)

후복강 수술 시에 접할 수 있는 가장 대표적인 신경은 폐쇄신경(obturator nerve)이며, 이 신경은 가쪽배꼽인대(lateral umbilical ligament), 위방광동맥(superior vesical artery), 자궁혈관(uterine vessels), 폐쇄동맥(obturator artery)에 둘러싸여 있다(그림 2-3-1A). 허리근(psoas muscle) 위에서 음부대퇴신경(genitofemoral nerve)(그림 2-3-1B)도 흔하게 관찰되는 몸신경이며, 이외의 골반과 생식기관의 운동과 신경을 담당하는 몸신경은 표 2-3-1에서 보는 바와 같으나, 폐쇄신경을 제외하고는 정상적인 골반 수술 시에 흔히 관찰되는 신경은 아니다(그림 2-3-2).

표 2-3-1. Somatic nerve of the pelvic and genitalia

Nerve	Innervation
Obturator nerve	· Motor: gracilis, adductor brevis and longus · Sensory : inner thigh, groin
Pudendal nerve	· Motor: external anal sphincter, external urethral sphincter · Sensory : genitalia, anal region
Superior gluteal nerve	· Motor: gluteus medium, gluteus minimus, tensor fasciae latae
Inferior gluteal nerve	· Motor: gluteus maximus
Posterior cutaneous nerve of thigh	· Sensory: skin of the lower gluteal region, skin of the dorsal thigh
Sciatic nerve	· Motor: ischiocrural muscles, all muscles distal to the knee joint · Sensory: lateral calf and foot

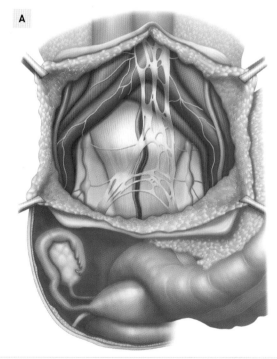
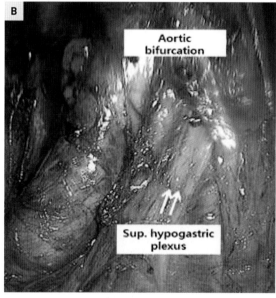

■ 그림 2-3-3. 골반의 자율신경의 구조와 복강경 수술 중에 관찰되는 신경의 모습

2. 자율신경계통(Autonomic nervous system)

수술 후 골반장기의 기능의 변화에 중요한 것은 자율신경의 손상 때문이다. 복강신경얼기(celiac plexus)에서 시작된 신경섬유는 대동맥을 타고 아래로 내려오다가 아래창자간막신경절(inferior mesenteric ganglion)과 허리교감신경줄기(lumbar sympathetic trunk)에서 나오는 신경섬유와 합하여 대동맥갈림(aortic bifurcation)에서 위아랫배신경얼기(superior hypogastric plexus)를 형성한다(그림 2-3-3). 이는 양쪽으로 갈라져 아랫배신경(hypogastric nerve)이 된 후 직장의 양쪽 측벽을 따라 내려가고, 자궁목곁조직(paracervix)의 깊은 부위에서 S2~4에서 기원한 골반내장신경(pelvic splanchnic nerve)의 신경섬유와 합하여 아래아랫배신경얼기(inferior hypogastric plexus)를 형성하고, 자궁, 방광, 직장에 분포한다(그림 2-3-4).

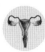

■ 참고문헌

1. Camran Nezhat, Farr Nezhat, Ceana Nezhat. Nezhat's Operative Gynecologic Laparoscopy and Hysteroscopy 3rd edition. Cambridge University Press. 2008:77-82.

2. Morrow CP, Curtin JP. Surgical anatomy. In: Gynaecologic Cancer Surgery. New York: Churchill Livingstone. 1996:67-139.

3. Nezhat F, Brill AI, Nezhat CH, et al. Laparoscopic appraisal of the anatomic relationship of the umbilicus to the aortic bifurcation. J Am Assoc Gynecol Laparosc. 1998;5:135-40.

4. Robert E Bristow, Beth Y Karlan, Dennis S Chi. Surgery for ovarian cancer. 2nd edition. Informa healthcare. 2010:122-139.

5. Shingo Fujii, Kentaro Sekiyama. Nerve-sparing surgery in cervical carcinoma. Textbook of Gynaecological Oncology. 2016:455-462.

6. Smith JR, Del Priore G, Curtin, Monaghan JM. An Atlas of Gynecologic Oncology. London: Martin Dunitz;2001.

7. Querleu D, Morrow CP. Classification of radical hysterectomy. Lancet Oncol 2008;9:297-303.

8. Lee M, Choi CH, Chun YK, Kim YH, Lee KB, Lee SH, et al. Surgical manual of the Korean Gynecologic Oncology Group: classification of hysterectomy and lymphadenectomy. J Gynecol Oncol. 2017;28(1):e5.

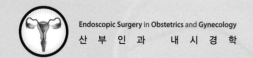

Endoscopic Surgery in Obstetrics and Gynecology
산 부 인 과   내 시 경 학

제 **03** 장

복강경 수술의 준비
(Setup in Laparoscopic Surgery)

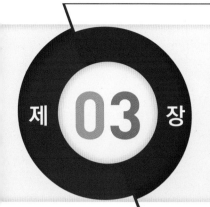

제 03 장 복강경 수술의 준비
(Setup in Laparoscopic Surgery)

김정식, 서상수, 윤주희, 이대우, 이승미, 이원무

I. 고식적 필수 장비와 기구(Conventional instruments)

복강경 수술을 하기 위한 필수 장비로는 광원, 광케이블, 비디오카메라, 모니터, 이산화탄소 주입기기, 기복에 필요한 바늘, 투관침, 내시경, 흡인 세척기 등이 있다. 필수 장비들을 적재하여 이동장으로 사용하거나 또는 천장에 매달아 사용하기도 한다.

1. 필수 장비
1) 광원
선명하고 좋은 시야를 확보하기 위해서는 좋은 광원이 확보되어야 한다. 150, 175, 300 watt의 할로겐, 제논, 수은 광원이 개발되어 있다. 안정적이고 수명이 긴 300 watt의 제논 광원이 선호된다.

2) 광케이블
광원으로부터 카메라로 빛을 전달하는 광케이블은 유리 섬유 다발 또는 액체를 이용할 수 있다. 액체 광케이블은 빛을 더 많이 전달할 수 있으나 무겁고 구부려지지 않으며 고압소독을 할 수 없어서 유리섬유 광케이블이 선호된다. 유리섬유다발은 과도하게 꺾이면 손상되어 영상이 불량해질 수 있으니 사용 시 주의해야 한다.

3) 비디오카메라
내시경의 화상이 디지털 영상으로 전환되어 비디오 프로세서로 전달되어 비디오모니터, 프린터, 영상저장기기로 전송된다. 2D, 3D 비디오카메라가 있으며 수술자의 선호와 수술실 상황에 따라 적절한 장비를 선택 사용한다.

4) 모니터
모니터의 주사선은 카메라의 주사선보다 더 높아야 화질의 해상도가 훼손되지 않고 더 선명하게 보여줄 수 있으므로 장비 선택 시 주의를 요한다.

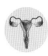

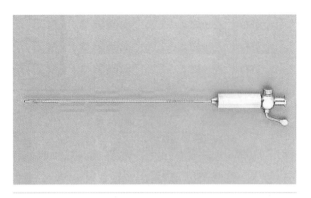

■ 그림 3-1-1. 기복을 형성하는 데 사용되는 베레스바늘(veress needle)

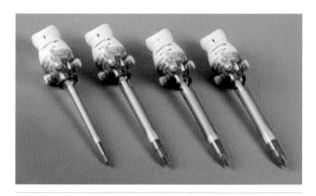

■ 그림 3-1-2. 투관침 첨단부에 수술용 날이 들어 있는 일회용 투관침

5) 이산화탄소 주입기

이산화탄소 기복을 형성하고 유지하기 위해서는 허용하는 최대 기복압을 유지하면서 이산화탄소를 규칙적으로 주입할 수 있는 장비가 필요하다. 또한 이산화탄소를 적절히 데워 가습화시켜 주입함으로써 찬 수액제로 복강 내를 세척할 때 복강 내 찬 온도를 완화시킬 수 있다.

6) 기복에 필요한 바늘

기복을 형성하기 위하여 2가지 방법이 선호된다. 복강 내로 베레스바늘(veress needle)을 삽입하고 이산화탄소 가스를 주입하는 방법과 투관침 직경 정도로 개복을 하고 투관침 삽입 후에 투관침을 통해 가스를 복강에 채우는 방법이 있다(그림 3-1-1).

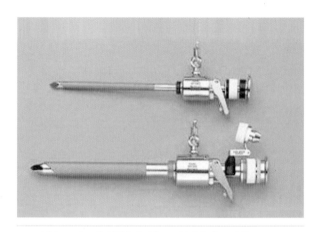

■ 그림 3-1-3. 재사용할 수 있는 스틸제품의 투관침

7) 투관침(Trocar)

투관침에는 일회용 플라스틱제품(그림 3-1-2)과 재사용할 수 있는 금속제품(그림 3-1-3)이 있다. 직경 또한 2 mm, 3 mm, 5 mm, 10 mm, 11 mm, 12 mm가 있다. 재사용 가능한 투관침의 끝은 원뿔형 또는 다이아몬드형이 있다. 일회용 플라스틱 투관침의 끝이 칼날이 들어있는 다이아몬드형인 것은 삽입부위의 탈장의 위험이 있어, 절개부위를 확장해서 들어갈 수 있게 예리한 원뿔형이 더 선호되고 있다(그림 3-1-4). 수술기구를 삽입하는 투관침을 삽입할 때도 바로 삽입하는 것이 아니라 확장장치를

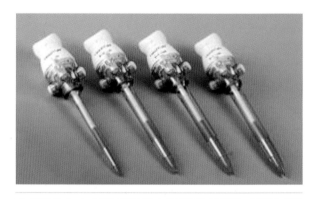

■ 그림 3-1-4. 피부절개부위를 확장해서 삽입하는 원뿔형 첨단부를 가진 그림

사용하여 삽입부위의 탈장위험도를 감소시킬 수 있는 투관침도 있다(그림 3-1-5). 투관침을 통해 내시경 및 수

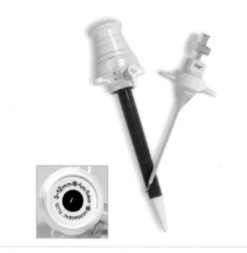

■ 그림 3-1-5. 피부절개 부위 확장장치를 이용한 일회용 투관침

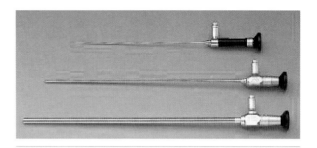

■ 그림 3-1-6. 0° 2 mm, 5 mm, 10 mm 내시경

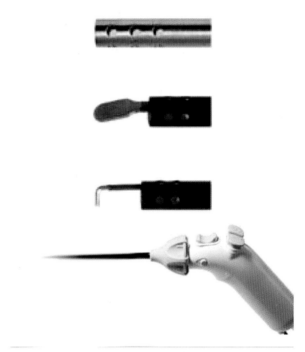

■ 그림 3-1-7. 단극성 전류를 이용하여 지혈 및 절개를 할 수 있는 장비가 부착되어 있는 일회용 흡인 세척기

술기구를 넣어 수술시야를 확보하고 수술장비를 조작할 수 있게 된다. 투관침 삽입 시에 장기 손상을 최소화하기 위하여 일회용 투관침은 복벽을 통과한 후 투관침이 오그라들거나 또는 복벽을 통과한 후의 압력 차이에 의해 스프링이 작동하여 투관침 칼날이 투관침 안으로 되돌아가게 하는 안전장치를 지닌 것도 있다. 여러 안전장치가 적용되고 있으나 투관침 삽입 시 복강 내 장기 손상을 완벽하게 예방해주지는 않으므로 항상 안전에 유의해야 한다.

8) 내시경

수술자의 눈과 같은 역할을 하는 내시경의 직경은 2 mm, 5 mm, 10 mm 등이 있고, 렌즈의 각도는 0°, 30°, 45°, 70° 등이 사용되고 있다(그림 3-1-6). 가장 선호되는 내시경은 0°, 10 mm이다. 내시경의 직경이 클수록 큰 렌즈부착이 가능해서 시야가 더 선명해지지만 작은 창상을 만들기 위해 작은 투관침만 사용하거나 단일공 복강경 수술 시 기구 간의 충돌을 줄이기 위해서 30°, 5 mm 내시경을 사용하기도 한다. 5 mm 내시경을 사용하는 경우에는 내시경 길이를 줄이고 더 강한 광원과 고해상도 카메라를 사용하여 10 mm와 비슷한 선명도의 영상을 얻을 수도 있다. 장유착이 있거나 골반종물의 크기가 큰 경우에는 렌즈의 각도가 큰 것을 사용하면 시야가 더 많이 확대되고 기구 간 충돌을 줄일 수 있다.

9) 흡인 세척기

복강을 수액제를 사용하여 세척하고 흡인하는 장비로 혈액이나 조직편을 흡인해내고 따뜻하게 데운 생리 식염수로 복강 내를 세척하여 수술시야를 확보할 수 있다. 일회용 흡인 세척기에는 조직을 절개하고 지혈을 할 수 있는 전기장비가 같이 부착되어 있는 기구가 개발되어 있어 세척하면서 지혈을 할 수 있다(그림 3-1-7).

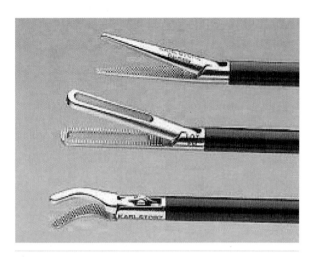

■ 그림 3-1-8. 조직을 상처내지 않고 신중히 다룰 수 있는 비외상성 겸자

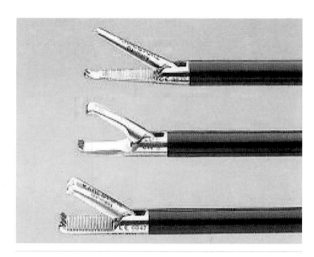

■ 그림 3-1-9. 조직을 단단히 견인하거나 제거할 수 있는 외상성 겸자

2. 고식적 수술 기구

적절한 복강경 수술을 하기 위해서는 광원, 광케이블 등 필수장비만으로는 부족하다. 목표하는 장기의 박리, 분리, 혈관 결찰, 절제, 지혈 및 봉합 등의 일련의 수술을 하기 위한 수술기구들이 추가적으로 요구된다. 에너지 기구 이외의 복강경용 겸자 및 가위 복강경용 바늘 집게, 복강경용 비닐 주머니, 조직세절기 그리고 자궁거상기에 대해 이하처럼 소개한다.

1) 복강경용 겸자 및 가위

복강 내 조직을 잡고 당길 수 있는 기구로 여러 가지 종류가 있다. 난관채 또는 요관을 손상 없이 신중하게 다룰 수 있는 비외상성 겸자(atraumatic forceps), 조직을 단단히 잡아당기거나 제거할 수 있는 외상성 겸자(traumatic forceps)로 크게 두 종류로 분류할 수 있다(그림 3-1-8, 3-1-9). 기구의 손잡이는 잠금 기능 여부를 선택할 수 있으며, 기구의 끝을 교체하여 여러 종류의 겸자로 교환하여 쓸 수 있는 기능을 가진 것도 있다(그림 3-1-10). 조직의 절개를 위해 가장 흔히 사용되는 가위는 5 mm hook scissors로 절단에 이용되며, 세밀한 절개가 필요할 때는 미세가위(microscissors)가 사용된다(그림 3-1-11).

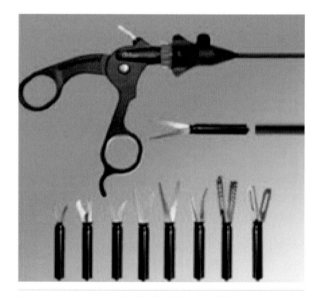

■ 그림 3-1-10. 겸자의 종류에 따라 끝을 교환할 수 있는 손잡이

2) 지혈을 위한 기구

일회용 기구로 조직의 절단과 동시에 절단된 면의 가장자리를 지혈하는 격선형 자동 절제봉합기(linear stapler)가 사용되고 있다(그림 3-1-12). 혈관 또는 조직을 결찰하여 지혈하기 위해 클립, 루프를 사용하기도 한다(그림 3-1-13, 3-1-14).

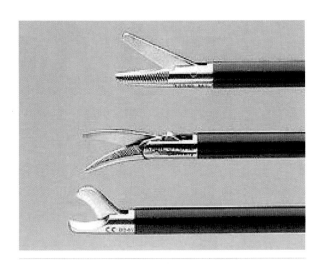

■ 그림 3-1-11. 복강경용 가위

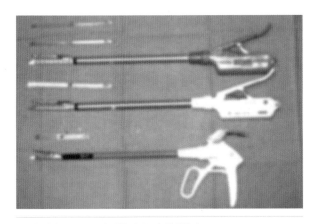

■ 그림 3-1-12. 격선형 자동 절제봉합기

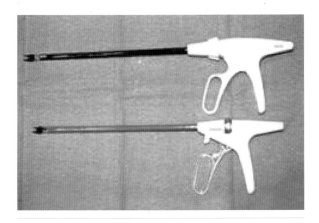

■ 그림 3-1-13. 내시경용 클립

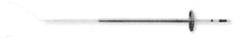

■ 그림 3-1-14. 루프결찰

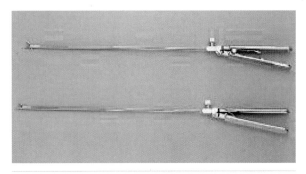

■ 그림 3-1-15. 복강경용 바늘 집게

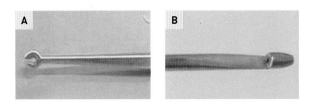

■ 그림 3-1-16 결찰 밀대. A) 개방형, B) 폐쇄형

3) 봉합을 위한 기구

복강경용 바늘 집게(needle holder)로 개복용 또는 복강경용 바늘을 잡아서 원하는 부위를 봉합한다(그림 3-1-15). 바늘을 잡는 부위가 직선형 또는 곡선형으로 되어 있어 봉합하고자 하는 부위에 따라 바늘을 좀 더 견고히 잡아 조작을 용이하게 할 수 있다. 봉합사의 결절을 결찰밀대(knot pusher)를 사용하여 결찰한다(그림 3-1-16). 얇은 조직을 간단하고 손쉽게 봉합할 수 있는 복강경용 Endo Stitch도 사용할 수 있다(그림 3-1-17).

4) 복강경용 비닐 주머니(Laparoscopic endo-pouch)

복강경용 비닐 주머니를 투관침을 통하여 삽입한 다음 제거된 조직을 비닐 주머니에 넣고 조직을 잘게 잘라 제

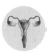

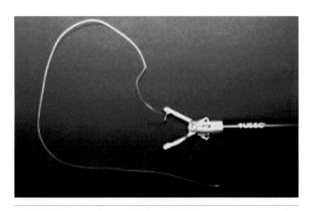

■ 그림 3-1-17. 엔도 스티치(Endo Stitch)

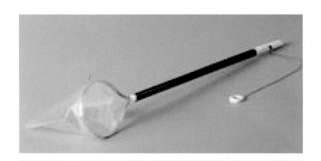

■ 그림 3-1-18. 복강경용 비닐 주머니(laparoscopic endo-pouch)

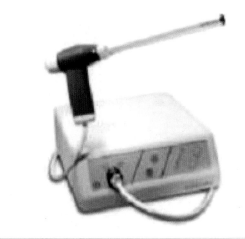

■ 그림 3-1-19. 조직 세절기

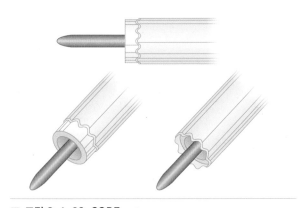

■ 그림 3-1-20. CORE set

거함으로써 조직을 복강 내에 흩뜨리지 않고 제거할 수 있다(그림 3-1-18).

5) 조직 세절기(Morcellator)

자궁근종 또는 절제한 자궁은 조직 세절기(morcellator)를 이용하여 제거할 수 있다(그림 3-1-19). 자궁절제술 중 classic intrafascial SEMM hysterectomy용으로 자궁경부–자궁내막–자궁의 저부를 잇는 중심속을 잘라내는 CORE set가 있다(그림 3-1-20). 2013년 미국부인종양학회의 조직 세절기 사용에 대한 의견 발표와 2014년 미국 식품의약국(FDA)의 조직 세절기 사용 제한 조치 이후 복강 내 조직 세절 시 조직의 복강 내 파종 가능성이 부각되었다. 조직 세절기 사용시 사전에 환자에게 사전설명 및 사전동의를 얻은 후 사용할 것이 추천된다.

6) 자궁거상기(Uterine manipulator)

자궁 내에 자궁거상기를 삽입하여 자궁을 상하좌우로 조작이 가능함에 따라 복강경 수술의 시야를 확보할 수 있고 조직을 견인하는 효과를 얻어 수술이 용이하게끔 한다(그림 3-1-21). 또 자궁경부의 윤곽이 드러나게끔 colpotomizer를 자궁거상기에 같이 장착하여 자궁절제술에 사용된다(그림 3-1-22). 악성자궁질환인 자궁경부암이나 자궁내막암 수술 시 자궁경관을 관통하여 자궁강 내 거치되는 자궁거상기 사용은 부담이 있을 수 있다. 이러한 경우 그러한 단점을 줄인 자궁거상기(BUMI, Bora's Uterine Manipulation Instrument)가 사용될 수도 있다(그림 3-1-23).

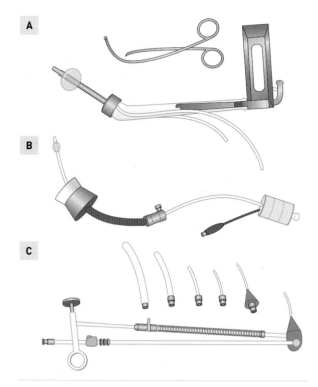

■ 그림 3-1-21. **자궁거상기.** A) RUMI TM (Cooper Surgical, Shelton, CT), B) VCure TM (ConMed Corp Utica NY), C) Valchev TM (Konkin Surgical Instruments Toronto Canada)

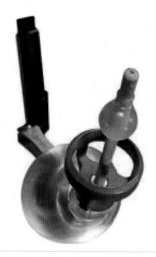

■ 그림 3-1-22. 고씨(Koh's) colpotomizer와 자궁거상기

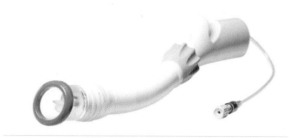

■ 그림 3-1-23. BUMI (Bora's Uterine Manipulation Instrument, Sejong Medical, Korea)

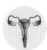

II. 전기수술장비(Electrosurgical units)

1. 서론

전기를 이용한 수술(electrosurgery)은 고주파 전류를 이용하여 조직을 절단하거나 응고하는 것을 말한다.[1] 따라서 이러한 전기 기구를 이용하여 수술하는 의사들은 수술 과정 중에 발생할 수 있는 합병증을 예방하고 관리하는 것에 대해서 충분히 알고 있어야 한다.[2] 뿐만 아니라 작용 원리와 장비의 사용 중 문제가 어떻게 발생하는지에 대해 충분히 이해하고 있어야 한다.[3] 복강경을 이용한 수술은 전기를 이용한 수술이고, 이러한 합병증이 잘 발생하기 때문에 전기를 이용한 수술의 원리에 대한 교육은 매우 중요하다.[2,3]

2. 기본 원리

전류는 전자의 이동에 의해서 만들어지고, 전압은 이 운동을 일으키는 힘을 의미한다. 전류에는 두 가지 유형이 있는데, 전자가 항상 같은 방향으로 흐르는 직류(DC, direct current)와 전류가 주기적으로 변경하는 교류(AC, alternating current)가 있다. 사이클은 전류 또는 전압이 완전한 양수 또는 음수로 바뀌는 데 걸리는 시간을 의미하며, 주파수는 1초의 사이클 수를 말하고, 헤르츠(Hz)로 측정된다. 수술실에서 이용되는 전기수술장비들은 벽면의 50~60 Hz 표준 주파수를 500,000~3,000,000 Hz로 변환한다. 이는 10,000 Hz 이하의 전류에서 발생하는 신경과 근육의 자극을 최소화하기 위해 중요하다. 전기를 조직에 사용할 때 발생할 수 있는 영향들은 출혈(fulguration), 건조(desiccation)/응고(coagulation), 기화(vaporization)/절제(ablation) 등이다.

1) 단극성(Monopolar)과 양극성(Bipolar)

전기를 이용한 수술은 단극성 또는 양극성 기구를 사용할 수 있다. 이 두 가지의 차이점은 전류의 경로이다. 단극성 기구는 전기 수술 장비에서 생성된 전류를 단일 전극을 통해 조직으로 전달되어 조직 효과를 일으킨다. 전극의 거리가 멀어짐에 따라 전자의 밀도가 급속히 감소하기 때문에 조직 효과는 전극의 근처에서만 발생하게 된다. 그러나 사이클을 완료하려면 현재 환자를 완전히 빠져 나가야 하며, 지면과 같은 전자 저장소로 되돌아 갈 수 있는 최소한의 저항 경로를 준비해야 하며, 이런 역할을 하는 것이 분산 패드이다.

반면에 양극성 기구는 전기 수술 장비에서 생성된 전류가 수술 기구의 두 전극 사이의 조직에 국한되어 전달된다. 따라서 전류 복귀를 위한 별도의 장비가 필요하지 않다.

(1) 절단 모드(Cutting mode)

절단 모드에서 전기수술장비는 연속적인 낮은 전류를 생성하여 좁은 부위에 에너지를 집중시킨다. 절단 모드는 응고 모드보다 조직 가열을 더 빠르게 하며 교류 전류의 진동이 세포 내에서 열을 발생시켜 폭발 및 연기를 유발한다. 이러한 과정을 기화(vaporization)라고 하고, 조직을 자르기 위한 메커니즘에 해당한다.[4] 조직을 자르기 위해서는 전극의 끝이 조직 가까이에 있어야 하고, 이때 전류가 팁에 집중되고 조직과 직접 접촉하지 않아야 한다.

(2) 응고 모드(Coagulation mode)

응고 모드에서 전기수술장비는 큰 표면적에 걸쳐 분산된 고전압 전류를 생성한다. 변형된 전류는 조직을 약간 냉각시키기 때문에 조직 가열은 절단 모드에 비해 느리다. 이는 기화보다는 탈수 효과인 응고를 초래한다. 탈수는 조직 절개를 위해 기화보다 효과적이지 않지만 혈관을 봉합하는 데는 더 이상적이다.

2) 열 확산(Thermal spread)

서로 다른 전기수술장비를 사용하여 수술을 하는 경우 장비에 따라 열 확산의 정도가 모두 다르다. 열 확산은 적용 부위의 조직 괴사를 유발하고 이로 인해 치료가 지연되고, 수술 후 회복도 지연될 수 있다. 뿐만 아니라 열 확산은 인접 장기(요관, 방광 또는 장)에 상해를 입힐 수도 있다. 따라서 수술의는 특정 전기 장치들의 잠재적인 열 확산의 원리를 충분히 이해하는 것이 중요하다. 측면 열 확산의 정도는 장비 종류, 전력 설정 및 사용 시간에 따라 달라진다. 한 연구 결과에서는 단극성 전기기구가 최고 온도와 가장 큰 열 확산을 나타냈다.[5]

각각의 전기기구의 예상되는 열 확산 정도는 다음과 같다.[6-13]

① 전통적인 양극성 전기기구(Bipolar device): 2~22 mm

② 초음파 절단 및 응고장치(Ultrasonic cutting and coagulation device): 0~3 mm

③ 혈관 응고장치(Vessel sealing devices)

  i) EnSeal®: 1.1 mm

  ii) Ligasure®: 1.8~10 mm

  iii) Gyrus Plasma trissector®: 6.3 mm

3. 임상 적용

1) 단극성 전기수술(Monopolar electrosurgery)

절단(저전압) 또는 응고(고전압)모드를 사용하여 원하는 조직 효과를 얻을 수 있다. 절단 모드는 열 확산으로 인하여 주변 장기가 근접해 있어서 손상이 예상될 때 안전하게 사용할 수 있다. 절단 모드에서 전류가 조직 깊숙이 침투하기 때문에 자궁내막증과 같은 깊은 병변을 제거할 때도 안전하게 사용할 수 있다.

단극성 전기 수술 시 예상하지 못한 효과를 최소화하기 위해 다음을 조심해야 한다.[1,2,14]

– 가장 낮은 전원 설정을 사용한다.

– 절단 시 저전압 파형을 사용한다.

– 기구의 사용 시간은 짧고 간헐적으로 한다.

– 개방 회로에서 활성화하지 않는다.

– 다른 기구와 직접 접촉하거나 가까운 곳에서 작동시키지 않는다.

– 적절하게 양극성 전기 기구를 사용한다.

– 금속–플라스틱으로 이루어진 하이브리드 투관침을 사용하지 않는다.

– 리턴 전극 및 능동 전극 모니터링 시스템을 사용하여 수술 중 절연 실패 및 정전 용량 결합과 관련된 합병증을 예방한다.

2) 양극성 전기수술(Bipolar electrosurgery)

양극성 전기 수술은 두 전극의 근접성으로 인해 조직의 임피던스가 상대적으로 낮기 때문에 저전압(절단 모드)에서 수행된다. 이러한 이유로 적절한 기화가 이루어지지 않아 조직 절단에는 덜 효과적이다. 조직 절단을 시도하면 기화가 아닌 과도한 탈수가 생겨 조직이 수술 도구에 달라 붙는 현상이 발생한다. 이를 예방하고 더 나은 조직 침투력을 얻기 위해서는 에너지를 박동 방식으로 사용하고 전류 흐름을 멈추기 직전에 조직을 없애는 것이 도움이 된다. 양극성 전기 수술은 자궁 동맥과 같이 3~7 mm 크기의 혈관 부위를 다룰 때 이상적으로 사용할 수 있다.

양극성 전기 수술 시 예상하지 못한 효과를 최소화하기 위해 다음을 조심해야 한다.[1,2,14]

– 기화가 끝날 때 전류를 종결한다.

– 전류는 박동 방식으로 사용한다.

– 인라인 전류계를 사용하지 않는다.

4. 안전성 향상

1) 전극 모니터링

대부분의 수술실에는 수술 부위에 근접하여 환자에게 부착된 분산형 전극패드가 있는 발전기 시스템을 사용한다. 이 시스템은 환자의 몸에서 전류가 빠져 나갈 수 있는 경로를 만든다. 분산패드는 표면적이 넓기 때문에 부착 부위의 전류 밀도가 낮아 피부 화상의 위험을 최소화할 수 있다. 그러나 패드가 떨어져 있는 경우 전류 밀도가 높아져 피부화상의 위험이 높아진다. 안전을 극대화하기 위해 패드는 큰 근육의 건조하고 체모가 없는 피부에 부착되어야 한다. 이때 뼈나 피부에 금속 임플란트가 있는 부위는 피해야 한다.[14]

2) 절연불량 검사

수술 전에 기구의 절연 불량 상태를 육안으로 확인해야 한다. 그러나 미세한 절연 불량은 발견되지 않을 수 있으며, 이럴 경우 높은 전류 밀도로 인해 심각한 화상을 유발할 수 있다.[15]

3) 피부에 부착되어 있는 금속은 제거한다.

신체 피어싱과 관련하여 전기 수술로 인한 상해는 보고되지 않았지만 배꼽이나 소음순 등 몸에 있는 금속물체는 제거한 뒤 수술하는 것을 권장하고 있다.[15] 이론상으로 장비의 절연 상태가 불량한 경우 수술 도구에서 금속물체로 전류가 흐르게 되어 피부 화상을 유발할 수 있다.

4) 전자기 간섭 방지

전류를 사용하는 심장 이식 장치(cardiac pacemaker, implantable cardioverter defibrillator (ICD), cardiac resynchronization device, ventricular assist device), 신경 또는 척수 자극 장치 또는 위 신경 장치 등은 전기 수술의 사용에 영향을 받을 수 있다. 전자기 간섭으로 인하여 장치 손상, 장치 작동 불능, 납 조직 인터페이스 손상, 페이싱 동작 변경 등이 발생할 수 있다. 양극성 전기수술을 사용하는 경우, 전류는 환자를 통하지 않고 두 전극의 팁 사이를 흐르면서 누설 전류가 최소화된다. 단극성 전기 기구를 사용하는 경우 전류는 휴대용 기기와 분산 패드 사이를 이동하기 때문에 수술 절차, 환자의 자세 등에 따라서 다양하게 빠져 나갈 수 있다. 따라서

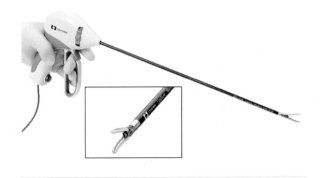

■ 그림 3-2-1. 리가슈어(LigaSure®)

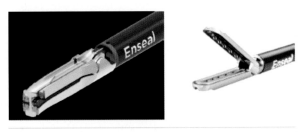

■ 그림 3-2-2. 엔실(Enseal®)

정규 수술인 경우 이러한 간섭을 방지하기 위해 양극성 전기, 초음파 절단 및 응고 장치 등과 같은 다른 전기기구를 사용해야 한다.[16-18]

5. 고급전기장치

1) 리가슈어(LigaSure®)(그림 3-2-1)

양극성 혈관 응고 시스템은 혈관벽 내 콜라겐과 엘라스틴을 융합시키기 위해 에너지의 정확한 양과 압력을 적용한다.[19] 그 결과 정상 수축기 압력의 3배를 견딜 수 있어 혈관을 최대 7 mm까지 영구적으로 밀봉할 수 있다.[20]

2) 엔실(Enseal®)(그림 3-2-2)

이 시스템은 양극성 기구를 통해 열 에너지 제어와 압축 메커니즘을 결합하여 혈관 밀봉을 만들어 낸다.[21] 이 장비는 최대 수축기 혈압의 최대 7배까지의 밀봉 강도를 만들어 최대 7 mm까지의 혈관을 밀봉할 수 있다.[22]

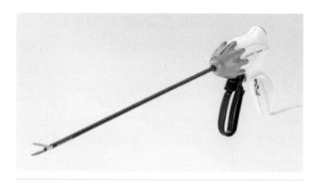

■ 그림 3-2-3. 카이만(Caiman®)

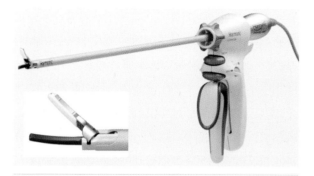

■ 그림 3-2-4. 하모닉(Harmonic ACE®)

3) 카이만(Caiman®)(그림 3-2-3)

Jaw 전체에 똑같은 압력이 전달되어 보다 안정된 혈관 밀봉 효과와 Jaw가 닫힐 때 조직이 미끌려나오는 현상을 피하고, Shaft 회전이 360도 가능하여 조직 및 혈관을 밀봉하고 절단할 때 사용자가 다양한 각도로 사용이 가능한 장점이 있다. Jaw의 길이가 길어서 밀봉은 26.5 mm, 절단은 23.5 mm 범위를 가진다.

6. 대체 에너지원

1) 초음파 절단 및 응고 장치(Ultrasonic cutting and coagulation device)(그림 3-2-4)

초음파를 이용한 절단 및 응고 수술 도구는 기구의 끝에서 초음파 에너지를 기계 에너지로 전환한다. 핸드피스의 압전 결정(piezoelectric crystal)은 50~100 마이크로 미터의 가변적인 편위에서 초당 55,500번의 진동을 활성 블레이드의 끝 부분에서 생성한다.[23] 그 결과 수소 결합의 붕괴를 초래하고 열을 발생시켜 단백질의 변성으로 이어지고, 결국 조직 분리를 유발한다. 이러한 과정 중에 조직의 온도는 60~80℃에 도달하며, 80℃ 이상의 온도로 인하여 건조 및 채링 없이 응고된다.[24] 이 기구의 장점은 열 확산을 최소화하고, 전통적인 전기 수술 기구와 비교할 때 조직의 특성과 연기 형성을 감소시키며, 환자의 복강 내에서 전기 전류가 만들어지지 않기 때문에 전기적 손상을 받을 위험이 없다. 또한 한 가지 기구로 박리, 절단, 응고 등을 모두 할 수 있다는 장점이 있다.[25,26]

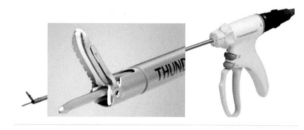

■ 그림 3-2-5. THUNDERBEAT®

이 기구의 단점은 3~5 mm보다 큰 혈관을 밀봉시키는 데 제한이 있고, 일회용 기구 사용에 따른 비용 증가, 5초 이상 사용할 때 높은 에너지 수준의 광범위한 열 확산 가능성 그리고 기기 사용자의 능력에 의존적이라는 점 등이다.[27]

2) 양극성과 초음파 절단 에너지 기구(Integrated bipolar and ultrasonic energy device)(그림 3-2-5)

최근에는 양극성 에너지로 혈관을 결찰하고, 초음파 에너지로 빠르게 조직을 절단할 수 있는 시스템이 개발되었다. 약 7mm정도의 혈관결찰이 가능하고, 주변부로의 열전달을 최소화하며, 절달이 비교적 빠르게 이루어지는 장점이 있다. 또한 기존의 고급전기장치보다 안개가 덜 발생하고, 내구성이 비교적 좋다.

3) 레이저(LASER, Light Amplification and Stimulated Emission of Radiation)

레이저는 일반적인 수술 중 측면 조직 손상 및 표류 전

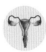

류의 고유 없이 에너지를 정확하게 적용할 수 있다. 레이저 에너지는 핵 주변의 회로에서 전자가 높은 에너지 레벨에서 낮은 에너지로 점프할 때 생성된다. 생성된 에너지는 표적 조직과의 접촉 시 분자 진동 및 열에너지를 유도한다. 매질의 유형(이산화탄소(CO_2), 아르곤(Argon), 네오디뮴: 이트륨 알루미늄 가닛(NdYAG))에 따라 방출되는 파장이 달라진다.[28] CO_2 레이저는 거울을 통해 생성기에서 표적 조직으로 전달되고 수술자의 원하는 효과를 보기 위해 스폿 크기를 변경할 수 있다.[29] 아르곤 및 NdYAG 레이저는 빔 전달을 위해 석영 섬유를 사용한다. 레이저가 안과 및 피부과 수술에 널리 사용되고는 있지만 부인과 수술에서는 자궁절제술, 자궁내막증 및 외음부 상피내병변의 치료 등에 제한적으로 사용되고 있다.[30-32]

Ⅲ. 복강경 수술 시 봉합과 매듭술(Laparoscopic suturing and knot typing)

수술을 하고자 하는 외과의사에 있어서 가장 기본적인 술기 중의 하나는 역시 절개술과 함께 봉합을 들 수 있다. 수술 도중 발생하는 합병증을 해결할 수 있는 길은 오로지 봉합술 밖에 없기 때문이다. 자궁적출을 포함한 대부분의 부인과 수술이 절개를 통해 제거해 가는 과정이기 때문에 봉합기술 없이도 수술은 가능할 것으로 생각되지만 만약에 발생할 수 있는 합병증, 특히 방광손상이나 장, 요관 손상 등의 발생 시 내시경적 봉합기술이 없다면 개복 외에 선택이 없을 것으로 생각된다. 결과적으로 복강경 수술의 실패율과 합병증 비율이 증가될 것이다. 이러한 의미에서 내시경적 봉합 술기는 매우 중요하며 기술이 어려운 만큼 더 많은 노력과 시간이 요구된다.

1. 기구

복강경 봉합을 시행하기 위한 도구에는 바늘 집게(needle holder), 겸자, 가위 및 결찰밀대 등이 필요하다. 바늘 집게는 바늘을 안전하게 잡고 미끄러지지 않도록 하면서 바느질이 올바른 위치에 놓일 수 있도록 하는 역할을 하며 고정된 locking jaw 메커니즘을 이용한 Cook 바늘 집게와 고정되지 않은 diamond pattern jaw 메커니즘을 이용한 Levine 바늘 집게 그리고 바늘을 놓치지 않도록 견고히 잡을 수 있도록 고안된 needle blocker가 있다. 일반적인 개복 수술에 이용되는 바늘 집게는 손잡이로부터 바늘을 잡는 부분까지 3배의 힘으로 전달이 되지만 복강경 수술에 이용되는 바늘 집게는 거꾸로 술자의 힘이 바늘을 잡는 부분까지 1/3밖에 전달되지 않으며, 기구가 길기 때문에 술자는 복강경으로 동일한 봉합 수술을 하는 경우 개복에 비해 6배 정도 힘들다고 한다. 겸자는 조직을 잡고 조직을 통과한 바늘을 놓치지 않도록 유지시키면서 내부에서 매듭을 만들 때 이용된다. 비

외상성(atraumatic)과 외상성(traumatic)의 두 종류가 있다. 가위는 유착조직 및 봉합실을 자르는 데 이용되며 항상 날이 날카롭게 유지되도록 주의해야 한다. 조직을 자르는 데는 직선 모양의 가위가 주로 이용되며 최근에는 일회용 가위가 이용되고 있다. 결찰밀대는 1972년 Clarke에 의해 처음 도입되었는데 말안장 모양으로 생긴 이 기구는 체외에서 매듭을 만든 후 매듭을 복강 내로 밀어 넣어 주는 역할을 한다. 흔히 쓰이고 있지는 않지만 루프결찰이나 external fisherman's knot를 적용한 후 3 mm의 플라스틱 제제의 preload knot pusher를 이용할 수 있다.

2. 바늘 삽입법

복강경을 이용한 봉합술이 처음 도입되었을 때는 루프결찰과 직선 바늘만이 이용되었으나 기술이 발달하면서 곡선형 바늘이 이용되기도 한다. 봉합을 위한 재료 및 원칙은 일반적인 수술과 같다. 많은 의사들이 10~11 mm 투관침을 통해 삽입할 수 있는 CT-1, CT-2, HS, or ski 바늘을 주로 이용한다. 체외매듭을 시행하기 위해서는 실의 길이가 적어도 36 cm 이상 되어야 하며, 체내매듭을 시행할 경우 봉합사의 길이가 10~12 cm 정도이면 충분하다. 이 때 이용되는 실은 크로믹보다는 단섬유 혹은 땋은 형태의 합성 봉합사를 이용한다. CT-1 or CT-2 바늘의 경우 5 mm 겸자로 바늘을 잡고 투관침을 통해 삽입하게 되면 바늘 집게를 삽입하여 바늘의 위치를 바꿀 때 바늘을 다루기가 더 용이하다(그림 3-3-1, 3-3-2). 직선 형태의 20~30 mm 크기의 바늘의 경우, 겸자로 바늘로부터 2 cm 떨어진 부위를 잡아 복강 속으로 밀어 넣어 복강 내에서 바늘이 자유롭게 움직이게 되고 이것을 바늘 집게로 잡아 봉합을 시작하게 된다(그림 3-3-3, 3-3-4).

3. 루프결찰술(Loop ligature)

루프결찰법은 난소, 나팔관과 같이 한 쪽이 redundant

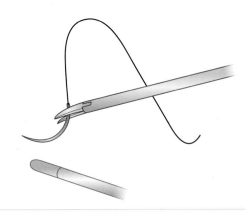

■ 그림 3-3-1. 바늘 집게로 바늘에서 약 2 cm 떨어진 부위의 실을 잡고 복강 내로 밀어 넣는다.

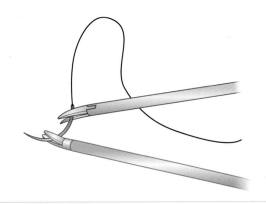

■ 그림 3-3-3. 바늘집게로 바늘 귀쪽 1/3부위를 잡는다.

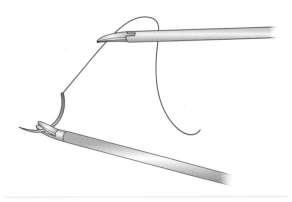

■ 그림 3-3-2. 왼쪽의 겸자로 바늘의 중간부위를 바늘 끝이 왼쪽을 향하도록 잡는다.

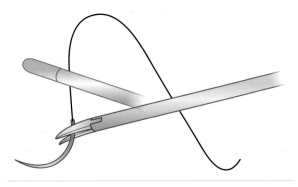

■ 그림 3-3-4. 바늘을 잡았던 겸자를 풀고 봉합을 실시한다.

하고 다른 한쪽은 stalk에 의해 부착된 기관에 적용되는 결찰법이다. 복강경 결찰술은 Semm K 교수에 의해 처음 시행되었으며 Roeder slip knot가 있는 루프결찰을 이용하였다. 루프결찰은 몇몇 제한점이 있는데 pedicles의 끝이 열려 있는 경우에만 적용이 가능하다는 것과 매듭이 헐거워지기 쉽다는 한계가 있다. 이것은 앞부분의 루프 모양의 실과 이를 지지하는 막대로 구성되며 루프는 용도에 따라서 그 크기가 다르게 제작되며 잡아당길 때 잘 미끄러지도록 매듭이 만들어져 있다. 연결된 플라스틱 막대를 잡아당기면 루프 크기가 작아지면서 조여지게 되는데, 한번 조여진 루프는 다시 원래 크기로 잘 느슨해지지는 않지만 안심할 수는 없다. 특히 PDS재질의 루프는 질기고 잘 끊어지지 않으며 오랫동안 체액에 노출

돼도 부풀려지지가 않아 애써 어렵게 걸어 놓은 루프가 조여지지 않는 일이 없어 초심자들이 좋아하지만 반대로 잘 미끄러져 이완되는 경향이 있어 결찰이 느슨해지는 경우가 자주 발생한다. 이를 방지하기 위해서는 별도의 security knot가 필요한데 즉 루프의 매듭의 한 쪽 끝의 실을 길게 남겨서 루프를 조인 후 느슨해지지 않도록 두 번 더 매듭을 만들어 주는 것이다. 루프결찰을 시행하는 방법은 3 mm 직경의 tube applicator 내로 루프결찰을 삽입한 후 5 mm 투관침에 tube applicator를 다시 삽입한 후 플라스틱 결찰 밀대와 결찰을 복강 내로 밀어주고 루프가 복강 내로 삽입된 것이 확인되면 겸자를 이용하여 결찰하고자 하는 조직을 루프 안쪽에 위치하도록 잡고 루프의 plastic push rod의 근위부쪽을 부러뜨리고 플라스틱 결찰 밀대를 이용하여 결찰을 밀어서 조직

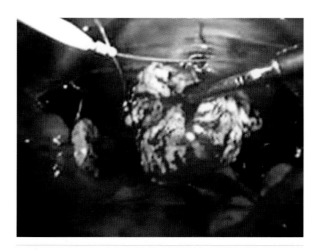

■ 그림 3-3-5. 루프결찰술

을 결찰한다(그림 3-3-5).

흔히 이용되는 루프는 크로믹 결찰, 0 vicryl 및 0 polydioxane (PDS) 등의 재료로 만들어져 나오고 있으며 PDS loop의 경우 loop의 모양이 잘 유지되어 loop를 위치 시키기가 편리하므로 pedicle이 큰 조직의 결찰에 많이 이용된다. 만일 루프결찰이 준비되지 않은 경우 체외매듭술을 이용하여 즉석에서 루프 모양을 만든 후 applicator를 이용하여 결찰을 복강 내로 밀어 넣어 루프처럼 이용할 수도 있다.

4. 봉합결찰술(Suture ligature)

루프를 사용하여 결찰할 수 없는 경우 봉합결찰을 하여야 한다. 여러 가지 변형된 방법들이 소개되어 있으나 여기서는 가장 기본적인 고식적인 방법만을 기술하겠다. 먼저 3 mm 바늘 집게로 바늘 부착 부의 1 cm 상방의 실을 잡고 루프 applicator에 바늘 집게를 밀어 넣은 후 이 루프 applicator를 왼쪽 투관침을 통해 복강 내에 삽입한다. 오른쪽 투관침을 통해 5 mm 바늘 집게 또는 바늘 blocker를 넣고 이것으로 바늘의 끝을 잡고 봉합을 실시한다. 바늘이 조직을 관통해서 그 끝이 보이면 안쪽의 3 mm 바늘 집게를 이용하여 관통한 바늘을 잡아 당겨 빼낸 후 다시 5 mm 바늘 집게로 바늘을 옮겨 잡고

3 mm 바늘 집게로 실을 잡아 투관침을 통해 몸 밖으로 빼낸다. 보조의가 한 손으로 막대가 연결된 실을 팽팽하게 잡아당기고 한 손으로는 루프 applicator의 구멍을 막아 공기가 새나가는 곳을 방지한다. 체외매듭을 만들고 막대 끝을 부러뜨려 실을 잡아당기면서 막대를 루프 applicator의 구멍을 통해서 밀어 넣는다. 이처럼 복강경 봉합결찰을 시행해야 하는 경우 두 개의 바늘 집게 또는 하나의 바늘 집게와 하나의 겸자가 필요하다. 겸자는 봉합을 시행할 조직을 잡거나 혹은 바늘 집게로 잡은 바늘이 조직의 외측으로부터 조직을 통과하고자 할 때 조직을 잡아 조직이 밀려나지 않도록 저항할 수 있는 힘을 주는 데 이용된다. 또한 조직을 통과한 후에는 바늘 집게로부터 바늘을 잡는 데 이용된다. 바늘 집게는 봉합이 필요한 조직을 통하여 바늘이 통과할 수 있도록 한다. 바늘 집게는 바늘과 바늘 집게의 몸체가 90도가 되도록 유지해야 하며 바늘은 바늘 집게의 몸체에 수직축을 유지하면서 그 축을 중심으로 방향을 회전할 수도 있다. 복강경 수술에서는 기구의 움직임에 제한이 많고 조직을 통과하여 바늘이 움직이는데도 투관침 내에서만 움직임이 가능하여 바늘 집게의 축을 따라 180도 회전만 가능하기 때문에 무엇보다 바늘 집게로 바늘을 단단히 잡을 수 있어야 하며, 바늘이 불필요하게 회전하지 않도록 유지하는 것이 중요하다. 복강경 수술에서 봉합을 시행할 때 중요한 원칙은 가능한 한 조직에 90도 방향으로 접근함으로써 바늘 집게의 몸체가 봉합선의 몸체와 평행하도록 위치시키는 것이다. 만일 의사가 오른손잡이라면 봉합의 방향은 오른쪽에서 왼쪽 방향으로 시행될 것이다. 이렇게 하기 위해서는 투관침을 통과한 바늘 집게가 봉합을 시행하고자 하는 부위에서 근접한 위치에 놓이도록 해야 한다. 일단 바늘이 조직을 통과하면 다른 투관침을 통하여 삽입된 겸자의 도움으로 실이 양쪽 조직을 통과하게 되고 이렇게 되어 자유롭게 매달려 움직이는 바늘을 다시 바늘 집게로 잡아 투관침 밖으로 바늘을 꺼낸다(그림 3-3-6). 양쪽 조직의 봉합이 안

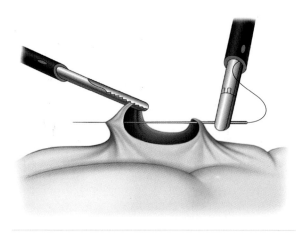

■ 그림 3-3-6. 봉합결찰술(suture ligation)

전하게 시행된 이후에는 체외매듭을 만들어 결찰한다. 이 후 체내매듭을 2번 만들어 이를 보강하기도 한다.

5. 매듭술(Knot tying)

Knot tying에는 몸체 밖에서 매듭을 만든 후 복강 내로 투관침을 통해 밀어 넣는 체외매듭술과 복강 내에서 복강경 기구를 이용하여 매듭을 만드는 체내매듭술 두 가지가 있다. 두 가지 방법 모두 안전하고 믿을 만한 술기이며 상황에 따라 각각의 방법을 이용할 수 있다.

1) 체외매듭술(Extracorporeal knot)

1972년에 Clarke에 의해 발표된 단순 체외매듭술은 체외에서 한 번 또는 몇 번 매듭을 만든 후 결찰밀대를 이용하여 매듭을 복강 내로 밀어 넣어 매듭이 조직까지 접근되도록 하며, 이때 한 손으로는 결찰밀대를 밀고 다른 손으로는 봉합한 실의 양끝을 잡아 조여주는 방법이다. 두 번째 혹은 세 번째 매듭은 첫 번째 시행한 매듭을 보강해주는 역할을 한다. 봉합을 시행하는 데 있어 polyglyconate, PDS 혹은 polypropylene과 같은 monofilament 봉합사가 많이 이용되는데, 일부 polyfilament 재료들 즉, silk 및 catgut과 같은 재료들은 쉽게 미끄러지지 않기 때문에 결찰밀대가 제대로 기능을 못하기도 한다. 이때 이용되는 투관침은 trumpet valve가 없는 것을 이용하거나

혹은 applicator를 이용하여야 한다. 보조자는 매듭을 만드는 동안 봉합사가 나오는 투관침으로부터 가스가 새어나가지 않도록 손가락으로 막고 있어야 한다. 이 술기는 매우 간단하고 믿을 만하나 술자의 숙련도에 따라 다르다. Roeder knot 혹은 external fisherman's knot는 봉합사를 투관침을 통해 체외로 빼낸 후 매듭을 만들고 이 매듭을 실에 달려있는 플라스틱 결찰밀대를 이용하여 복강 내로 밀어 넣어준다. 이러한 술기의 장점은 pedicle을 결찰하는 데 있어 단 한 번의 매듭으로 충분하다는 것이다. 단점은 미끄러지는 형태의 매듭이기 때문에 미끄러져 빠질 가능성이 있다. 따라서 출혈의 가능성이 있는 곳에 시행하기 위해서는 두 번 또는 세 번의 매듭을 만들어 주어야 한다. 체외매듭을 형성하여 적용한 다음 혹은 루프를 적용한 이후에 단순 체내매듭을 추가로 시행함으로써 Roeder knot의 힘을 보강해줄 수 있다.

2) 체내매듭술(Intracorporeal knot)

체내매듭술은 조직에 장력을 가하지 않는다는 장점이 있다. 체외매듭술에 가해지는 힘이 전달되지는 않으므로 주로 지혈 목적보다는 조직을 고정시키기 위한 목적으로 이용되며, running suture가 필요한 경우, 즉 복강을 닫는다거나 찢어진 방광을 봉합하거나 혹은 장력이 가해지면 찢어지기 쉬운 조직을 봉합하는 데 이용된다. 이 기술은 결찰을 시행하기 위한 기구와 숙련된 기술, 그리고 인내심을 필요로 한다. Running suture를 시행할 목적이 아니라면 10~14 cm의 ligature를 이용할 수 있다. 만일 ligature의 길이가 너무 길다면 매듭을 만드는 데 오히려 어려움을 겪을 수 있기 때문이다. 앞서 기술한 대로 봉합이 복강 내로 들어가서 시행된 이후에는 복강 내에서 기계 tie를 시행한다. 체내매듭술에는 두 가지 종류가 있는데 하나는 고전적인 square knot로서 미세수술에 이용되는 기술과 유사하며 다른 하나는 twist knot로서 복강경 기구를 이용하여 시행하기에는 두 번째 방법이 좀 더 쉽다.

(1) Square knot

이 방법은 미세수술 기법에 쓰이는 방법을 이용한 결찰술이다. 바늘이 조직을 통과한 이후 거의 모든 봉합을 잡아당기고 약 1~2 cm 정도의 길이만 바늘이 들어간 입구에 남겨놓는다. 실의 긴 부분을 바늘 집게를 이용하여 시계방향으로 회전시켜 겸자의 끝 주변에 루프를 형성한다. 겸자로 짧은 쪽의 실을 잡아 형성된 루프를 통과 시킨 후 바늘 집게의 반대 방향을 향해 당기면 첫 번째 매듭이 형성된다. 같은 방법으로 시계방향으로 실을 돌려 두 번째 locking knot를 형성하고 세 번째 매듭은 선택적으로 만들어 줄 수 있다(그림 3-3-7~9).

(2) Twist knot(그림 3-3-10)

체외매듭을 형성하는 또 다른 방법으로 바늘이 조직을 통과한 후 바늘 끝부분을 needle holder로 잡고 바늘 집게의 축을 중심으로 실을 3번 감아서 3개의 루프를 만들어준다. 루프가 형성된 이후에 루프가 감겨있는 바늘 집게에서 바늘을 놓아준 후 겸자로 바늘부분의 실을 잡고 바늘 집게로는 실의 짧은 꼬리 부분을 잡은 다음 루프를 통과하도록 실을 잡아당긴다. 양쪽 끝을 잡아당겨 장력을 줌으로서 미끄러지지 않도록 하고 square knot로 추가적인 매듭을 만들어주기도 한다.

(3) Fisherman's knot

이 방법은 일명 Thompson's knot라고도 불린다. 바늘이 조직을 통과한 후 바늘 집게를 이용하여 바늘을 applicator내에 매달려 있는 실을 중심으로 3~4회 회전시킨 후 이 때 형성된 루프를 통해 바늘을 통과시켜 knot tying을 시행한다. 양쪽 끝을 잡고 반대 방향으로 당기면서 매듭을 조여준다.

(4) Dundee slipknot

이 방법은 slip knot를 체외에서 형성한 후 루프를 봉합선의 약 1 cm 거리에 자유롭게 놓은 후 실과 바늘을

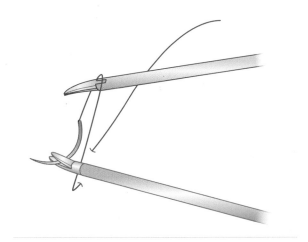

■ **그림 3-3-7. 체내매듭술.** 바늘 집게를 이용하여 실을 시계방향으로 한번 감는다.

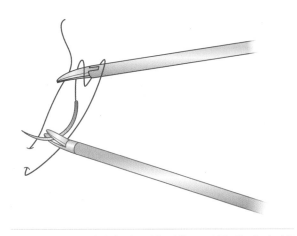

■ **그림 3-3-8. 체내매듭술.** 같은 방향으로 실을 한 번 더 감은 후 바늘 집게로 실끝을 잡는다.

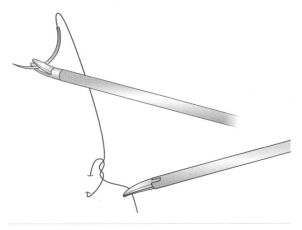

■ **그림 3-3-9. 체내매듭술.** 실의 양쪽을 잡아당겨 매듭을 완성한다.

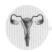

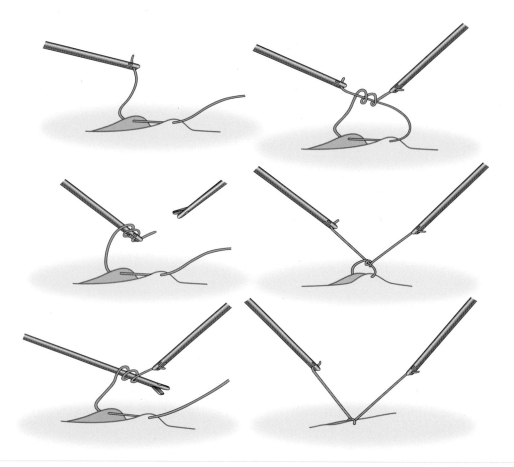

■ 그림 3-3-10. Twist technique

cannula sleeve로 넣어 바늘을 봉합할 부위로 통과하도록 한다. 이후 바늘이 이미 형성되어 있던 루프를 통과하여 나오게 한 후 실의 양쪽 끝을 반대방향으로 잡아당겨 조여준다. 매듭이 조여진 이후에는 체내로 square 매듭을 형성하여 미끄러지는 것을 방지할 수 있다. 편의를 위해서 이미 루프가 만들어져 있는 루프 매듭 봉합을 이용할 수도 있다.

(5) Aberdeen knot

이 방법은 running suture를 끝내고자 할 때 이용되는 방법이다. 복강경 수술에서 running suture가 흔히 이용되지는 않지만 방광을 고정시킨다거나 방광을 봉합한다거나 혹은 근종 절제술 후 자궁장막(uterine serosa)을 재

건할 때 이용될 수 있다. running suture의 시작은 기존의 방법대로 standard square knot 혹은 Dundee knot를 이용하고 running stitch의 마지막은 다른 매듭법을 이용하여 끝내는 것이다. Running suture가 절개 부위의 양쪽 끝에서 시작되어 2회 시행된 경우에는 standard suturing technique으로 tie를 시행하지만 running suture가 1회만 시행되는 경우에는 마지막 매듭을 Thomson's knot 또는 Aberdeen knot법으로 마무리하는 것이 좋다. Aberdeen tie는 마지막 running stitch 주변에 2번의 slip knot를 만드는 방법을 이용한다. 마지막 running stich의 실 밑으로 겸자를 집어넣어 바늘에서 약 10 cm 떨어진 부위의 실을 잡고 당겨서 final stitch 밑에 일차 루프를 만들어 놓는다. 일차 루프가 만들어지면 겸자를 일차 루

프를 통해 통과시킨 후 바늘 끝의 약 5 cm 떨어진 부위의 실을 잡아 이차 루프를 만든다. 이차 루프를 통해 바늘을 통과시킨 후 실을 잡아당김으로써 매듭이 미끄러져 제 위치에 놓이도록 한다.

6. 클립과 자동 봉합 기구(Clips and staples)

시간을 줄이고 복잡한 봉합선을 피하기 위해 많은 복강경 클립 및 자동 봉합 기구가 개발되었다. 이러한 기구들의 일차적인 목적은 지혈 및 조직의 고정을 확실히 하기 위함이지만 모든 봉합을 대신할 수는 없다는 것을 유념해야 한다. 직경이 큰 혈관을 결찰하거나 자동봉합선 상에 있는 결손을 메우거나 vaginal cuff를 닫거나 혹은 비뇨부인과 수술을 위해서는 봉합이 필요하다.

클립은 복강경 수술에서 혈관의 pedicle이 잘 박리되었을 때 혈관을 폐쇄시키는 데 이용된다. 대부분의 클립들이 금속으로 만들어졌으며 직경 약 3 mm 정도까지의 혈관에서 지혈 목적으로 이용된다. 일반적으로 재생 가능한 applicator를 이용하여 쓰지만 여러 개의 클립을 이용할 수 있는 일회용 applicator가 쓰이기도 한다. 클립들은 움직이기 쉬우므로 suturing처럼 지혈에 있어 안전하지는 못하다. 용해성 클립들은 polydioxanone으로 만들어져 있으며 5 mm, 10 mm size가 있다. 이것은 녹는 데 약 6개월 정도 걸린다. 금속 클립처럼 pedicle을 결찰하는 데 이용되지만 안전하게 이용되기 위해서는 끝부분에 걸쇠를 걸어줘야 하는 주요 단점이 있어 pedicle이 두꺼운 경우에는 이용할 수 없다. Continuous running suture를 시행한 이후 running suture ligature의 양쪽 끝에 클립을 적용하여 고정시키는 특별히 고안된 클립이 개발되어 복잡한 knot tying의 필요성을 덜어주기도 한다.

자동봉합기(Staplers)는 10 mm applicator를 이용한 것이 가장 많이 이용되며 종이에 쓰이는 스태플러와 같은 원리하에 작동된다. 주로 일반외과의 서혜부 탈장 수술과 부인과 수술의 경우 retropubic bladder suspension 수술에 이용된다.

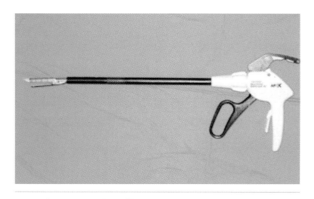

■ 그림 3-3-11. 자동봉합기

일부 applicator의 경우 끝부분의 tip이 관절처럼 움직이고 회전이 가능하여 쿠퍼인대 같은 부위에 적용하는데 쉽게 이용할 수 있다.

Endo GIA와 같은 linear stapler cutters는 티타늄(titanium)으로 만들어진 3~6 cm의 지혈용 staple을 많이 이용하며 staple line 사이에 날카로운 knife가 있어 staple line 사이의 조직을 자르게 된다. 일회용 형태로만 사용이 가능하며 12~18 mm의 투관침이 필요하다. Applicator는 4~8개 cartridges의 staples을 1~1.5 mm의 깊이와 1.2 cm 너비로 찍어 낼 수 있도록 고안되어 있다. 난소절제술 시 누두골반인대의 처리, 혹은 자궁절제술 시 주인대(cardinal ligament) 및 자궁동맥을 처리할 때 linear stapler cutter를 적용함으로써 수술시간을 단축할 수 있다. 그러나 자궁동맥에 이용하는 경우 자궁동맥이 요관과 매우 근접해 있어 staple의 너비로 인해 요관에 손상을 주는 경우가 있으므로 주의해야 한다(그림 3-3-11). Linear stapler는 수술 시간을 단축시키지만 수술비용을 상당히 증가시키므로 일부 선택적인 경우에서만 계획적으로 이용되어야 한다.

7. 결론

내시경적 봉합술은 배우고 익히기에 어렵다는 단점은 있으나, 다른 방법들에 비해서 연기 발생이 없어 수술시야가 깨끗하고 조직손상이 적으며, 복강 내 이물질을 남기

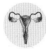

지 않으며 가장 안전하고 확실한 지혈 방법인 것이다. 또 한 처음에는 시간이 오래 걸리는 것 같지만 숙달이 되면 이 방법을 이용한 수술방법이 다른 방법에 비해 수술 시 간에 있어서 큰 차이는 없을 것이다.

IV. 최소침습수술을 위한 트레이닝 셋과 가 상현실(Training set and virtual reality for MIS)

1. 서론

현대의학의 수술기술은 장비의 발전과 더불어 빠른 속도로 발달되고 있다. 수술기술의 교육은 실제 환자의 수술을 통하여 상급 지도의사로부터 배우거나 이미 녹화된 수술동영상을 통해 배우는 것과 같은 방법이 있었지만, 수술기술이 다양해지고 복잡해짐에 따라 기존의 교육방법으로는 한계가 있으며, 사체(cadavers)를 통한 수술교육 또한 시설과 비용의 문제를 가지고 있다. 따라서 수술자의 훈련과 교육을 위한 가상현실 기반 수술 훈련 장치의 개발은 환자를 직접 수술하면서 발생할 수 있는 사고의 위험도를 줄이고 수술의 정확도를 높이기 위한 기초가 될 수 있다.

미세침습수술은 전통적인 절개술보다 회복시간이나 통증을 줄이는 장점이 있으나 수술기구의 조작이 어려운 단점이 있다. 모니터를 통한 영상은 원근감이 없어 현실감이 떨어지며, 수술부위를 기구를 통해 접촉하기 때문에 절개술에 비해 미세한 촉감의 전달이 어렵다. 이러한 문제점들을 해결하기 위해 가상공간에서의 수술 시뮬레이션을 통한 교육이 필요하며, 이를 통해 환자의 위험부담 없이 수술교육을 할 수 있다.

가상현실(virtual reality, VR)은 어떤 특정한 환경이나 상황을 컴퓨터로 만들어서, 그것을 사용하는 사람이 실제 주변 상황 또는 환경과 상호작용을 하고 있는 것처럼 만들어 주는 인간과 컴퓨터 사이의 인터페이스(interface)를 말한다. 의료분야에서 VR기술이 적용되는 분야는 수술기술교육, 해부학교육, 재활의학, 통증조절, 정신의학치료 등이 있으나 현재의 의료현실에 가장 적합하고 필요한 부분은 수술기술교육을 포함한 의학교육영역이라고 할 수 있다. 또한 최근에는 증상현실(augmented reality, AR) 기술의 발달로 사용자의 시각을 통해 가상의 영상정보를 결합하여 다양한 정보를 동시에 얻을 수

있게 되었다. 즉 수술 시뮬레이션으로 환자의 장기 혹은 조직을 구분하여 표현하고 조작하거나 수술 시 가장 효과적인 수술방법을 제시하여 수술하고자 하는 부위의 내부를 보여주거나 촬영된 영상을 보여줌으로써 정확한 시술을 도와주는 기법으로 적용될 수 있다.

2. 수술 술기 교육 시뮬레이터의 비교[1-36]

최소침습수술 술기 수련을 위한 트레이닝 셋(training set)들은 각기 장단점을 가지고 있다. 이를 간단히 요약해 보자면 표 3-4-1과 같다.

여러 트레이닝 모델 중에서도 기초 스킬 습득을 위해 최근 중요도가 증가하고 있는 것은 VR시뮬레이터이다. VR시뮬레이터는 안전하고, 윤리적인 문제가 없으며, 반복적으로 사용이 가능하다. 또한 수행한 것에 대하여 객관적인 지표를 제공할 수 있으며, 수련생에게 실시간 피드백이 가능하다. 촉각 피드백이 부족한 것이 VR시뮬레이터의 단점이긴 하지만, Alaker 등에 따르면 VR시뮬레이터와 박스 트레이너, 비디오 트레이너를 메타분석으로 비교하였을 때 비디오 트레이너와 비교하였을 때만 유의미한 차이가 있었을 뿐 그 외에는 트레이닝 결과에 있어서 차이를 보이지 않았다.

3. 가상현실(virtual reality, VR) 기술을 이용한 트레이닝

(그림 3-4-1)

현재까지 발표된 연구의 대부분은 MIST-VR, LapSim (Surgical Science, 링크주소: https://surgicalscience.com/systems/lapsim/), Simsurgery, LapMentor (Simbionix, 링크주소: http://simbionix.com/simulators/lapmentor/), Sinergia, LapVR (CAE, 링크주소: https://caehealthcare.com/surgical-simulation/lapvr/) 등 다양한 VR시뮬레이터를 이용하여 VR시뮬레이터 트레이너가 평가 도구로서 가지는 타당성에 대하여 연구하였다. MIST-VR은 초창기 형태의 모델로 기본적인 복강경 수술 술기(기구 조작)가 가능했고, 이후 LapSim 및

표 3-4-1. 복강경 수술 스킬 습득을 위한 트레이닝 모델들의 장단점 비교

트레이닝 모델	효과	장점	단점
박스트레이너(Box trainers)	손과 눈의 동작을 일치시키는 연습, 깊이 지각, 매듭(knot-tying)하는 것과 같은 기본적인 복강경 기술의 습득	싼 가격, 사실적인 촉각(haptic) 피드백을 제공함.	객관적 평가가 불가능함
하이브리드 트레이너(Hybrid simulators), 비디오 트레이너(Video trainer)	기본적인 복강경 술기 및 고급 술기 습득	복강경을 이용한 과제 수행에 객관적인 지표를 제공	촉각(haptic) 피드백 부족
가상현실 시뮬레이터(Virtual reality simulators)	기본적인 복강경 술기 및 고급 술기 습득	복강경을 이용한 과제 수행에 객관적인 지표를 제공, 숙련 과제에 대한 설명 제공. 재사용이 가능함. 준비시간이 적음.	비용, 촉각(haptic) 피드백 부족. 3D 구현이 사실성이 높지 않음.
증강현실 시뮬레이터(Augmented reality simulator)	기본적인 복강경 술기 및 고급 술기 습득, 복강경 봉합(suturing) 트레이닝에 이상적임	사실적인 촉각피드백과 수련생의 성과에 대한 객관적인 평가	비용, 제한적인 수련만 가능
동물실험(Laboratory animals)	절개(dissection), 절단(cutting), 지혈(coagulation), 봉합(stitching) 과 같은 고급 복강경 술기 습득	사실적인 경험을 제공	비용, 인체와 해부학적 구조가 다름. 윤리적인 문제.일회성임.
인체 카데바 모델(Cadaver models)	절개(dissection), 절단(cutting), 지혈(coagulation), 봉합(stitching) 과 같은 고급 복강경 술기 습득	완벽한 해부학적 구조, 사실적인 경험 제공	인체 카데바의 수가 제한적임. 일회성임.조직 변형이 있음.

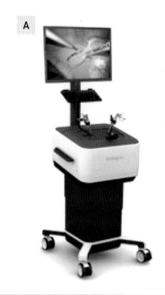
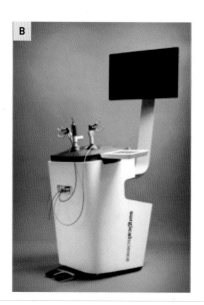
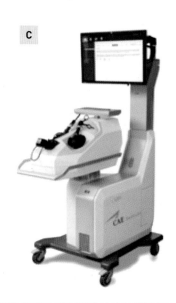

■ 그림 3-4-1. 현재 출시되어 있는 가상현실 시뮬레이터. A) LabMentor, B) LapSim, C) LapVR

Simsurgery는 실제 복강경 수술에 필요한 기본 기술(카메라 조작, 기구 조작, 클립 사용, 복강 내 결찰, 혈관 박리 등)의 교육이 가능하다. LapMentor는 이런 기본 술기 외에도 복강경 수술의 시뮬레이션을 제공한다.

지금까지 VR시뮬레이터 트레이닝의 효과에 대해서 연구된 분야는 복강경 수술의 기본적인 술기 습득, 로봇 수술의 기본적인 훈련과 그 외 다른 최소침습수술들이 있다. 그러나 VR시뮬레이터 트레이닝이 시각적 공간 인식 및 심리적인 기술 습득에 미치는 영향과 고급 복강경 술기 수행에 대한 VR시뮬레이터 트레이닝 효과에 대해서는 아직 데이터가 부족한 상황이다. VR시뮬레이터는 교육 전후 테스트를 통하여 기초 복강경 수술 및 최소침습수술 기술과 고급 봉합 기술 부분에서 그 효율성이 입증되어 있다. 그러나 VR시뮬레이터 교육의 유효성을 입증하지 못한 연구도 있다. 몇몇 연구에서 VR시뮬레이터의 수행 능력이 복강경 술기 숙련자와 초보자 사이에 차이를 보이지만 숙련자와 초보자를 구분하는 객관적인 표준 없이 각 연구마다 임의로 구분되어 연구가 진행되었으며, VR시뮬레이터 훈련이 임상 결과에 미치는 영향에 대해서는 아직 발표된 연구가 없다. 이렇듯 VR시뮬레이터에 대하여 현재까지는 제한적이고 모순된 결과가 있으며, VR시뮬레이터 훈련이 물리적인 시뮬레이터와 비교하였을 때 기본적인 외과적 기술의 습득에 미치는 영향에 차이가 있는지의 여부가 아직 확실하게 증명되지 않았다.

4. 수술 시뮬레이션 복강경 술기의 평가

1) 객관적 평가(objective assessment): 표준화된 채점 시스템을 도입하여 수행 성과를 정확하게 계량화한다는 장점이 있지만, 수행 성과를 지켜보는 관찰자가 필요하며, 평가에 의해 편차가 발생하게 되는 단점이 있다.
2) 수술자 동작기록을 통한 평가: 관찰자의 평가가 객관성을 유지하기 쉽지 않은 점을 고려하여 수술자의 동작을 특수장비를 이용하여 움직임을 정확하게 기록하는 시스템이다.
3) 가상현실 시스템의 도입: VR을 이용한 수술 시뮬레이터를 사용하는 것으로 수술자의 실수가 환자에게 해를 끼치지 않아 안전한 환경에서 교육을 할 수 있으며 오류를 포함한 수행 성과를 계량화할 수 있는 장점이 있다.
4) Motion analysis 장비를 통한 술기 평가: 수술 경험

에 의한 3개의 그룹으로 분리하여 motion capture 시스템에 수집된 술기 동작의 motion data를 통해 평가한다.
5) Principal components analysis (PCA)를 이용한 술기 평가: 동작분석을 통해 수집된 data를 통계분석을 통해 평가한다.

5. 가상현실 장비의 활용과 임상 적용

미세침습수술에서 VR기술이 적용될 수 있는 분야는 수술 계획(surgical planning), 수술 네비게이션(surgical navigation), 수술 교육(surgical education)으로 나눌 수 있다. 또한 단순히 VR을 통해서 수술이 진행되는 장면을 지켜보는 것만으로는 실제 손과 수술 도구를 사용하거나 특정 부위를 절제하고 봉합하는 술기에 대한 교육에 한계가 있기 때문에 인공적인 촉각을 만들어 내는 햅틱 장갑 등을 통해서 향후 이러한 기능까지도 가능하게 될 것으로 예상된다. 즉 시각적으로는 VR을 보면서 손으로는 실제 장기를 만지는 것 같은 촉감을 전달할 수 있으면 수술 시뮬레이션이 좀 더 용이할 것이다.

1) 수술 계획(surgical planning): 가상 그래픽, 햅틱 장치 등을 통하여 수술 전 단계 및 수술 과정의 확정을 위해 수술 방법을 시각화(pre-visualization)하는 기술
2) 수술 내비게이션(surgical navigation): 수술도구의 위치, 대상과의 거리를 의료영상(MRI, CT 등) 위에 표시하여 수술 방향을 안내하는 기술
3) 원격 협업기술: 의사가 원격장소에서 증강현실 시스템을 통해 실제 수술 장소에 있는 것처럼 느끼며 시술하는 기술

복강경 수술의 VR시뮬레이터 훈련은 실제 환자를 대상으로 하지 않고도 술기를 연습할 수 있는 환경을 제공한다. 이러한 방법의 훈련은 의료 분야에서 팀 기반 학습 및 통합적 접근법을 촉진할 뿐만 아니라 복잡한 문

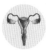

제, 중요한 문제, 드문 상황에 대하여 위험 없이 학습할 수 있는 수단을 제공한다. 이렇듯 VR시뮬레이터는 복강경 수술 훈련에 있어 유망한 방법 중 하나이다. 현재 진행형으로 발전하는 최소침습수술 분야에서는 전공의, 신입 전문의 및 경험 있는 전문의 모두 기본 술기 및 고급 술기를 배울 필요가 있다. 그러나 가상 현실 시뮬레이션 훈련에는 시간과 비용이 투자되므로 훈련 방법으로서의 효과를 입증이 필요하다. Gurusamy 등은 수술 술기 경험이 없는 수련생을 대상으로 VR시뮬레이터 훈련이 기존 복강경 술기 교육을 보완하거나 대체할 수 있는지 조사하였는데, VR시뮬레이터와 비디오 트레이너, 일반적인 복강경 트레이닝, 훈련 받지 않은 군을 대상으로 교육효과를 비교하였을 때 VR시뮬레이터 훈련이 최소한 비디오 트레이너만큼은 효과를 보이며, 일반적인 복강경 트레이닝을 향상시킨다고 보고하였다.

VR시뮬레이터는 수술 술기의 훈련과 평가에 대하여 여러 가지 장점이 있다. 통제된 환경에서 교육을 할 수 있으며, 교육자가 지도자가 필요 없이 항상 이용할 수 있어 관련된 시간 비용이 절감된다. 또한 VR시뮬레이터는 의사의 학습 성과를 모니터링 하기에 이상적이며, 교육 효율성 및 질에 대하여 객관적인 평가에 사용할 수 있는 다양한 측정 기준을 제공한다. 더 중요한 것은, 수련생에게 결과와 오류에 대한 건설적인 피드백을 즉시 전달할 수 있다는 것이다. 그러나, 실제 임상 적용에 대한 제한점으로 수련생들의 경우 이미 다른 일정이 쌓여 있어 연습을 위한 시간이 거의 없다는 것과 VR시뮬레이터 비용의 든다는 문제가 있다. 또한, 가상현실 환경은 현실과 상호작용에 있어서 한계가 존재하여 이는 수련생들에게 있어 VR시뮬레이터의 유용성에 대한 의문을 일으킬 수 있다. 일부에서는 VR시뮬레이터를 교육적 가치가 없는 비디오 게임으로 생각하는 것과 같은 편향된 인식이 존재하고 있어, 실제적인 적용을 위해서는 해결해야 할 문제 중 하나이다.

6. 결론

미세침습수술 시뮬레이터로 교육된 의사의 경우 수술 속도가 빠르고, 수술 실수도 적고, 수술 기구의 움직임도 더 효율적이라는 것이 여러 연구 경과들로 입증되어 있다. 즉, 환자에게 위험하지 않으며, 교육자의 실수가 인정되어 학습효과가 높아지고, 실제와 같은 임상 상황을 다른 교육자에게 동일하게 재현 가능하고, 반복적이고 표준화된 교육이 가능하다는 장점이 있어 학생 및 의료진의 교육 및 성취도 평가, 자격시험과 같은 분야에서 활용이 가능하다.

현재 미세침습수술의 대부분은 내시경 및 복강경을 이용하여 시야를 확보한 후에 수술용 기구를 사용하여 이루어지고 있으나, 앞으로 증강현실 기술의 발전을 통해 수술 중 복강경 또는 내시경 화면과 진단의학 영상 자료와의 동시 해석을 통해 최소침습수술의 효율과 범위가 넓어질 것으로 예상된다. 또한 가상현실 기술을 기반으로 개발된 수술 시뮬레이터가 수술 술기 교육의 새로운 패러다임을 제시하고 있지만, 앞으로 가상 현실 시뮬레이션 훈련이 복강경 수술 술기나 지식 기반 행동(knowledge based behavior), 임상 결과에 미치는 영향에 대한 연구가 필요하며 가상현실 시뮬레이션 훈련의 표준화, 이미지 트레이닝과 가상현실 시뮬레이션 동시 훈련할 경우 상승효과와 개인 맞춤 훈련 등이 앞으로 가상현실 시뮬레이션 교육의 발전을 위하여 연구되어야 할 것이다.

■■■ 참고문헌

[I. 고식적 필수 장비와 기구, II. 전기수술장비]

1. Feldman LS, Brunt LM, Fuchshuber P, et al. Rationale for the fundamental use of surgical Energy™ (FUSE) curriculum assessment: focus on safety. Surg Endosc 2013;27:4054.

2. Massarweh NN, Cosgriff N, Slakey DP. Electrosurgery: history, principles, and current and future uses. J Am Coll Surg 2006;202:520.

3. Tucker RD, Schmitt OH, Sievert CE, et al. Demodulated low frequency currents from electrosurgical procedures. Surg Gynecol Obstet 1984;159:39.

4. Wu MP, Ou CS, Chen SL, et al. Complications and recommended practices for electrosurgery in laparoscopy. Am J Surg 2000;179:67

5. Sutton PA, Awad S, Perkins AC, et al. Comparison of lateral thermal spread using monopolar and bipolar diathermy, the Harmonic Scalpel and the Ligasure. Br J Surg 2010;97:428.

6. Matthews BD, Pratt BL, Backus CL, et al. Effectiveness of the ultrasonic coagulating shears, LigaSure vessel sealer, and surgical clip application in biliary surgery: a comparative analysis. Am Surg 2001;67:901.

7. Landman J, Kerbl K, Rehman J, et al. Evaluation of a vessel sealing system, bipolar electrosurgery, harmonic scalpel, titanium clips, endoscopic gastrointestinal anastomosis vascular staples and sutures for arterial and venous ligation in a porcine model. J Urol 2003;169:697.

8. Hefermehl LJ, Largo RA, Hermanns T, et al. Lateral temperature spread of monopolar, bipolar and ultrasonic instruments for robot-assisted laparoscopic surgery. BJU Int 2014;114:245.

9. Goldstein SL, Harold KL, Lentzner A, et al. Comparison of thermal spread after ureteral ligation with the Laparo-Sonic ultrasonic shears and the Ligasure system. J Laparoendosc Adv Surg Tech A 2002;12:61.

10. Phillips CK, Hruby GW, Durak E, et al. Tissue response to surgical energy devices. Urology 2008;71:744.

11. Emam TA, Cuschieri A. How safe is high-power ultrasonic dissection? Ann Surg 2003;237:186.

12. Abstracts of the Global Congress of Minimally Invasive Gynecology, 34th Annual Meeting of the American Association of Gynecologic Laparoscopists, Chicago, Illinois, USA, November 9-12, 2005. J Minim Invasive Gynecol 2005;12:S1.

13. Campbell PA, Cresswell AB, Frank TG, et al. Real-time thermography during energized vessel sealing and dissection. Surg Endosc 2003;17:1640.

14. Vancaillie TG. Active electrode monitoring. How to prevent unintentional thermal injury associated with monopolar electrosurgery at laparoscopy. Surg Endosc 1998;12:1009.

15. Jacobs VR, Morrison JE Jr, Paepke S, et al. Body piercing affecting laparoscopy: perioperative precautions. J Am Assoc Gynecol Laparosc 2004;11:537.

16. American Society of Anesthesiologists. Practice advisory for the perioperative management of patients with cardiac implantable electronic devices: pacemakers and implantable cardioverter-defibrillators: an updated report by the american society of anesthesiologists task force on perioperative management of patients with cardiac implantable electronic devices. Anesthesiology 2011;114:247.

17. Purday JP, Towey RM. Apparent pacemaker failure caused by activation of ventricular threshold test by a magnetic instrument mat during general anaesthesia. Br J Anaesth 1992;69:645.

18. Bernstein AD, Irwin ME, Parsonnet V, et al. Report of the NASPE Policy Conference on antibradycardia pacemaker follow-up: effectiveness, needs, and resources. North American Society of Pacing and Electrophysiology. Pacing Clin Electrophysiol 1994;17:1714.

19. Kennedy JS, Stranahan PL, Taylor KD, et al. High-burst-strength, feedback-controlled bipolar vessel sealing. Surg Endosc 1998;12:876.

20. Dubuc-Lissoir J. Use of a new energy-based vessel ligation device during laparoscopic gynecologic oncologic surgery. Surg Endosc 2003;17:466.

21. Sahin DA, Kusaslan R, Sahin O, et al. Comparison of Ligasure, SurgRx, and suture techniques in intra-abdominal adhesions that occur after liver resection in rats: an experimental study. Int Surg 2007;92:20.

22. Sahin DA, Kusaslan R, Sahin O, et al. Histopathological effects of bipolar vessel sealing devices on liver parenchyma and comparison with suture method: an experimental study. Eur Surg Res 2007;39:111.

23. McCarus SD. Physiologic mechanism of the ultrasonically activated scalpel. J Am Assoc Gynecol Laparosc 1996;3:601.

24. Amaral JF. The experimental development of an ultrasonically activated scalpel for laparoscopic use. Surg Laparosc Endosc 1994;4:92.

25. Amaral JF, Chrostek C. Depth of thermal injury: Ultrasonically activated scalpel vs electrosurgery. Surg Endosc 1995;9:226.

26. Kandil T, El Nakeeb A, El Hefnawy E. Comparative study between clipless laparoscopic cholecystectomy by harmonic scalpel versus conventional method: a prospective randomized study. J Gastrointest Surg 2010;14:323.

27. Emam TA, Cuschieri A. How safe is high-power ultrasonic dissection? Ann Surg 2003;237:186.

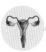

28. Verdaasdonk RM, van Swol CF. Laser light delivery systems for medical applications. Phys Med Biol 1997;42:869.

29. Kandil T, El Nakeeb A, El Hefnawy E. Comparative study between clipless laparoscopic cholecystectomy by harmonic scalpel versus conventional method: a prospective randomized study. J Gastrointest Surg 2010;14:323.

30. Ueda M, Ueki K, Kanemura M, et al. Diagnostic and therapeutic laser conization for cervical intraepithelial neoplasia. Gynecol Oncol 2006;101:143.

31. Sutton CJ, Ewen SP, Jacobs SA, et al. Laser laparoscopic surgery in the treatment of ovarian endometriomas. J Am Assoc Gynecol Laparosc 1997;4:319.

32. Penna C, Fallani MG, Fambrini M, et al. CO_2 laser surgery for vulvar intraepithelial neoplasia. Excisional, destructive and combined techniques. J Reprod Med 2002;47:913

[III. 복강경 수술 시 봉합과 매듭술]

1. Clarke HC. Laparoscopy-New instruments for suturing and ligation. Fertil Steril 1972;23:274-277.

2. Semm K, Mettler L. Technical progress in pelvic surgery via operative laparoscopy. Am J Obstet Gynecol 1980;138:121-127.

3. Pasic R, Levine RL. Laparoscopic suturing and ligation techniques. J Am Assoc Gynecol Laparosc 1995;3:67-78.

[IV. 최소침습수술을 위한 트레이닝 셋과 가상현실]

1. Ahlberg G, Heikkinen T, Iselius L, et al. Does training in a virtual reality simulator improve surgical performance? Surg Endosc 2002;16:126-9.

2. Alaker M, Wynn GR, Arulampalam T. Virtual reality training in laparoscopic surgery: A systematic review & meta-analysis. Int J Surg 2016;29:85-94.

3. Botden SM, Buzink SN, Schijven MP, at el. Augmented versus virtual reality laparoscopic simulation: what is the difference? A comparison of the ProMIS augmented reality laparoscopic simulator versus LapSim virtual reality laparoscopic simulator, World J Surg 2007;31:764-72.

4. Bric JD, Lumbard DC, Frelich MJ, et al. Current state of virtual reality simulation in robotic surgery training: a review. Surg Endosc 2016;30:2169-78.

5. Brinkman WM, Havermans SY, Buzink SN, et al. Single versus multimodality training basic laparoscopic skills, Surg Endosc 2012;26:2172-8.

6. Chellali A, Zhang L, Sankaranarayanan G, et al. Validation of the VBLaST peg transfer task: a first step toward an alternate training standard, Surg Endosc 2014;10:2856-62

7. Diesen DL, Erhunmwunsee L, Bennett KM, et al. Effectiveness of laparoscopic computer simulator versus usage of box trainer for endoscopic surgery training of novices, Surg Endosc 2011;68:282-9.

8. Feifer A, Al-Ammari A, Kovac E, et al. Randomized controlled trial of virtual reality and hybrid simulation for robotic surgical training, BJU Int 2011;108:1652-56.

9. Feins RH, Burkhart HM, Conte JV, et al. Simulation-Based Training in Cardiac Surgery. Ann Thorac Surg 2017;103:312-21.

10. Gavazzi A, Bahsoun AN, Van Haute W, et al. Face, content and construct validity of a virtual reality simulator for robotic surgery (SEP Robot), Ann R Coll Surg Engl 2011;93:152-6.

11. Grantcharov TP, Kristiansen VB, Bendix J, et al. Randomized clinical trial of virtual reality simulation for laparoscopic skills training. Br J Surg 2004;91:146-50.

12. Gurusamy K, Aggarwal R, Palanivelu L, et al. Systematic review of randomized controlled trials on the effectiveness of virtual reality training for laparoscopic surgery. Br J Surg 2008;95:1088-97.

13. Gurusamy KS, Aggarwal R, Palanivelu L, et al. Virtual reality training for surgical trainees in laparoscopic surgery, Cochrane Database Syst 2009;1:CD006575.

14. Hung AJ, Zehnder P, Patil MB, et al. Face, content and construct validity of a novel robotic surgery simulator, J Urol 2011;186:1019-24.

15. Jamieson ES, Chandler JH, Culmer PR, et al. Can virtual reality trainers improve the compliance discrimination abilities of trainee surgeons? Conf Proc IEEE Eng Med Biol Soc 2015;2015:466-9.

16. Jensen K, Ringsted C, Hansen HJ, et al. Simulation-based training for thoracoscopic lobectomy: a randomized controlled trial: virtual-reality versus black-box simulation, Surg. Endosc. 2014;28:1821-9.

17. Khan MW, Lin D, Marlow N, et al. Laparoscopic skills maintenance: a randomized trial of virtual reality and box trainer simulators, J Surg Edu. 2014;71:79-84.

18. Kim J. Virtual reality, In: Oropesa I, Lamata P, Sánchez-González P, et al. Virtual reality simulators for objective evaluation on laparoscopic surgery: Current trends and benefits Rijeka: Intech Open Access Publisher, Rijeka;2011:361-86

19. Larsen CR, Soerensen JL, Grantcharov TP, et al. Effect of virtual reality training on laparoscopic surgery: randomised controlled trial. Bmj 2009;338:b1802.

20. Loukas C, Nikiteas N, Kanakis M, et al. Deconstructing laparoscopic competence in a virtual reality simulation environment, Surgery 2011;149:750-60.

21. Loukas C, Nikiteas N, Schizas D, et al. A head-to-head comparison between virtual reality and physical reality simulation training for basic skills acquisition, Surg Endosc 2012;26:2550-8.

22. McCloy R, Stone R. Science, medicine, and the future. Virtual reality in surgery. Bmj 2001;323:912-5.

23. Moyano-Cuevas JL, Sanchez-Margallo FM, Sanchez-Peralta LF, et al. Validation of SINERGIA as training tool: a randomized study to test the transfer of acquired basic psychomotor skills to LapMentor, Int J Comput Assist Radiol Surg. 2011;6:839-46.

24. Mulla M, Sharma D, Moghul M, at al. Learning basic laparoscopic skills: a randomized controlled study comparing box trainer, virtual reality simulator, and mental training, J Surg Educ 2012;69:190-5.

25. Munro MG, Behling DP. Virtual reality uterine resectoscopic simulator: face and construct validation and comparative evaluation in an educational environment, JSLS 2011;15:142-6.

26. Munz Y, Kumar BD, Moorthy K, et al. Laparoscopic virtual reality and box trainers: is one superior to the other? Surg Endosc 2004;18:485-94.

27. Nagendran M, Gurusamy KS, Aggarwal R, et al. Virtual reality training for surgical trainees in laparoscopic surgery. Cochrane Database Syst Rev 2013:Cd006575.

28. Nagendran M, Toon CD, Davidson BR, et al. Laparoscopic surgical box model training for surgical trainees with no prior laparoscopic experience. Cochrane Database Syst Rev 2014:Cd010479.

29. Nomura T, Mamada Y, Nakamura Y, et al. Laparoscopic skill improvement after virtual reality simulator training in medical students as assessed by augmented reality simulator. Asian J Endosc Surg 2015;8:408-12.

30. Panait L, Hogle NJ, Fowler DL, et al. Completion of a novel, virtual-reality-based, advanced laparoscopic curriculum improves advanced laparoscopic skills in senior residents, Surg Endosc 2011;68:121-5.

31. Pellen M, Horgan L, Roger BJ, et al. Laparoscopic surgical skills assessment: can simulators replace experts? World J Surg 2009;33:440-7.

32. Schreuder HW, Hove van PD, Janse JA, et al. An "intermediate curriculum" for advanced laparoscopic skills training with virtual reality simulation, J. Minim Invasive Gynecol 2011;18:597-606.

33. Seymour NE, Gallagher AG, Roman SA, et al. Virtual reality training improves operating room performance: results of a randomized, double-blinded study. Ann Surg 2002;236:458-63;discussion 63-4.

34. Sinitsky DM, Fernando B, Berlingieri P. Establishing a curriculum for the acquisition of laparoscopic psychomotor skills in the virtual reality environment, Am J Surg 2012;204:367-76.

35. Willis RE, Gomez PP, Ivatury SJ, et al. Virtual reality simulators: valuable surgical skills trainers or video games? J. Surg Educ 2014;71:426-33.

36. Yiannakopoulou E, Nikiteas N, Perrea D, et al. Virtual reality simulators and training in laparoscopic surgery. Int J Surg 2015;13:60-4.

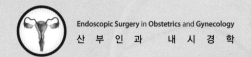

제 **04** 장

복강경 수술: 양성질환
(Laparoscopic Surgery: Benign Disease)

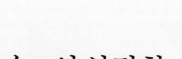

제 04 장 복강경 수술: 양성질환
(Laparoscopic Surgery: Benign Disease)

── 배재만, 김도균, 김태훈, 노재홍, 송태종, 이승호, 이택상, 정현훈, 최철훈

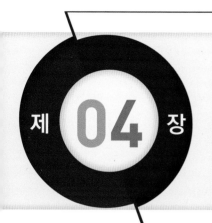

I. 플랫폼과 기구(Platforms and instrumentation)

성공적인 복강경수술을 위해서는 어려운 술기들을 기술적으로 가능하게 하는 적절하면서도 특화된 기구들이 필요하다. 대부분의 수술들은 2개 혹은 3개의 겸자, 세척 흡입기(Irrigation-Suction Unit), 양극성 전기소작기(bipolar electrocoagulator) 등으로 수행이 가능하다. 수술적 복강경의 비약적인 발전으로 1회용 기구를 포함하여 재사용이 가능한 다양한 기구들이 사용 가능하게 되었다. 목표로 하는 수술에 맞는 적절한 기구를 선택하기 위해서는 가격과 효용성을 고려해야 한다.

1. 기본 장비와 기구
1) 내시경(Telescopes)

내시경은 복강을 관찰할 수 있게 하는 복강경수술의 가장 중요한 기구로, 최적의 조건으로 유지되어야 한다. 직경은 2~12 mm로 다양하고 시야각도 0°~90°로 다양하다. 수술채널을 내재한 내시경은 렌즈 시스템의 직경과 fiberoptic bundles의 수를 줄여 화질을 감소시킬 수 있다. 카메라와 scope를 하나의 기구로 합친 'chip-on-a-stick' 기술에 의해 보다 적은 빛으로도 복강경의 화질을 유지할 수 있게 되었다.

복강경에 사용되는 내시경은 다양한 방향에서 시야를 확보할 수 있는데, 시야각의 차이에 따라 구분되기도 하고(그림 4-1-1) 기구 채널이 있는 경우와 없는 경우로 구분되기도 한다.

(1) 0° straightforward 내시경
지향하는 방향과 시야가 일치하여 일반적인 경우와 부인과 수술에 가장 많이 사용된다.

(2) 30° forward-oblique 내시경
회전을 통하여 시야의 확대가 가능하여 직장오목부위 분리를 시행할 때 장점이 있다.

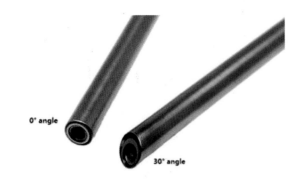

■ 그림 4-1-1. 산부인과 복강경 수술에 사용되는 내시경

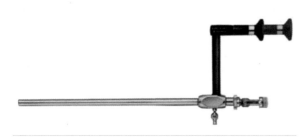

■ 그림 4-1-2. 기구 채널이 있는 내시경

(3) 45° 내시경

기구 채널이 없는 내시경이 시야가 좋고 해상도도 높아 부인과 수술에서 주로 사용된다. 하지만, 일부의 경우에서 통합된(integrated) 기구 채널이 있는 내시경을 사용하는 것이 보다 유리하다(그림 4-1-2). 이러한 내시경은 대부분 0° straightforward 내시경이며, 기구 채널의 직경은 5~7 mm이다.

추가적인 기구들이 이 채널을 통해 연결될 수 있는데, biopsy specimens이나 tissue fragments 등이 grasping forceps의 도움을 통해 내시경 투관침을 통해 배출될 수 있다. 하지만, 기구 채널이 없는 내시경에 비하여 비디오카메라의 광도(light intensity)가 낮아 영상의 질이 열등한 단점이 있다. 복강 내로의 접근이 어려운 경우들이나 소개복술을 수행하기 위하여 Veress optical needle이 사용될 수도 있다.

2) 투관침

투관침은 복벽 절개를 통해 작은 통로들을 형성할 수 있도록 한다. 복강경 수술에서는 다양한 직경의 투관침이 사용되는데, 5.5, 11, 12, 15, 22 mm가 표준적인 직경이다.

구형(spherical)과 flap valve는 밸브 메커니즘의 활성화 없이 수술기구들의 신속한 교환을 가능하게 한다. 내시경은 trumpet 밸브를 누르는 작용을 통해 혈액이나 조직 등에 의한 오염으로부터 보호된다.

투관침 끝은 매우 다양하다. 날카롭거나 피라미드 모양의 투관침 끝은 상대적으로 용이하게 전진할 수 있는 반면 작은 혈관이나 장기들에 손상을 줄 수 있는 위험성이 있다. 구형이나 평평한 투관침 끝을 사용할 경우 혈관이 투관침 끝에 의해 밀려나면서 손상으로부터 보호될 수 있지만, 경우에 따라 삽입과정에서 보다 많은 압력이 필요하다. 보조 투관침 삽입을 위한 피부절개는 투과조명하에 시행하고, 삽입 자체는 전 시야하에서 이루어지므로, 이 경우는 투관침 끝의 선택이 보다 자유로울 수 있다. 복강 안에서 밖으로 미끄러지는 경우를 예방하기 위하여 screw threading이 있는 sheath를 사용하기도 하지만, 복벽과 복막에 보다 많은 외상을 일으키게 된다.

재사용 또는 일회용 투관침은 금속과 플라스틱 재질 단독 혹은 두 재질의 조합으로 제조된다. 투관침의 밸브는 flapper 혹은 trumpet의 형태로 구성되는 것이 대부분인데, 이는 각종 내시경이나 수술기구가 투관침을 통해 복강으로 들어가거나 나올 때 가스누출을 방지하기 위한 것이다.

Radially expanding trocar sheath는 적절하게 고정되었을 경우, 기존 일회용 투관침에 비하여 50% 정도 상처가 감소하고 날카로운 투관침에 비하여 삽입에 의한 출혈과 절개탈장을 포함한 상처 합병증 발생이 감소한 것으로 보고된 바 있다(그림 4-1-3). 하지만, 평평한 투관침 사용이 혈관 손상을 감소시키는지에 대한 결과는 알려져 있지 않다.

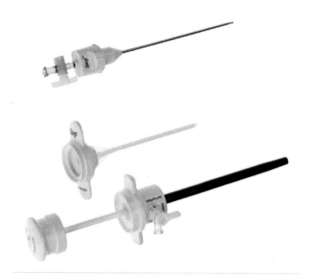

■ 그림 4-1-3. Radially expanding cannula & dilator

일차 투관침 삽입의 안전성을 높이기 위한 다른 방법으로 광(optical) 투관침이 있다. 투명한 플라스틱으로 obturator가 구성되며, 5 mm 혹은 10 mm의 0° straight-forward 내시경을 투관침 내에 삽입하여 직접 육안으로 조직을 확인하며 시야를 확보하는 것이다. 베레스바늘을 이용한 방법에 비하여 안전한 방법이 될 수 있지만, 별도의 훈련과 경험이 필요한 단점이 있다.

2. 이산화탄소 가스 기복기(CO_2 gas insufflator)

복강을 적절하게 관찰하고 장기와 조직들을 서로 분리하며 수술기구의 접근이 용이하게 하기 위하여 기복은 필수적이다. 수술적 내시경을 시행하기 위해서는 high-performance irrigation-aspiration units을 이용하여 세척액을 자주 흡입하므로 신속한 기복이 필요하다. 전기적으로 조절되는 high-flow CO_2 insufflator는 수술적 복강경에서의 수술시간을 줄이는데 필수적이다. 자동화된 전기 기복기는 복강 내 압력의 변화를 보상하여 일정한 복압이 유지되도록 한다. 피하기종 등의 합병증을 방지하기 위하여 복강 내 압력은 15 mmHg를 초과하지 않도록 해야 한다.

집도의는 언제나 기복기의 표시창을 확인할 수 있어야 하며, 이 표시창에는 다음의 연속적인 정보들이 제공된다.

(1) 환자의 복강 내 압력: 사전에 정해진 최대 복강내 압력인 15 mmHg를 넘지 않도록 조절
(2) Flow rate: 환자의 복강 내 압력과 maximum flow rate는 사전에 미리 정해져야 함
(3) 주입된 이산화탄소 총 부피
(4) 가스 잔류량(Gas reserve)

최신의 insufflators는 insufflated gas를 체온과 같이 유지할 수 있도록 integrated preheating elements를 구비하여 환자의 체온이 하강하는 것을 방지하고 endoscope fogging을 감소시킨다. CO_2 주입에 따른 부작용을 피하기 위하여 gasless laparoscopy를 제한적으로 선택할 수 있다.

3. 세척 흡입기(Irrigation-suction unit)

진단적 혹은 수술적 복강경 모두에서 병변을 적절하게 관찰하고 깨끗하게 하기 위한 세척과 fluid의 배액이 필요하다. 효과적인 세척은 유착박리에서도 사용될 수 있는데, 수력분리술(hydrodissection)이 그 예가 될 수 있다.

두드리듯 세척하는 것은 수술 부위의 응고된 혈액을 보다 효과적으로 세척하고 수술시야를 확보할 수 있게 한다. 흡입은 중앙 진공 공급 시스템(central vacuum supply system) 혹은 별도의 흡입펌프를 이용하여 사용할 수 있다. 중요한 것은, 이러한 세척액이 체온에 맞게 사전에 준비되어야 한다는 것이다.

4. 연기흡입(Smoke evacuation)

신선한 이산화탄소의 복강 내 유입을 위하여 이산화탄소 가스 기복기 배관이 필요하다. 기복기로부터의 이산화탄소의 유입은 복강 내의 연기를 대체하고 시야를 확보하며 복압을 유지하는 데 필요하다. 자동화된 연기흡입기기가 있을 경우 유출되는 이산화탄소에 맞게 신선한

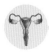

이산화탄소가 유입되어 시야와 기복을 유지할 수 있다.

5. 수술방 설정(Operating room setup)

잘 갖추어지고 계획된 수술방은 성공적인 복강경 수술의 필수조건이다. 수술팀과 수술방의 의료진은 수술기구들과 그 기능들에 대하여 익숙해져 있어야 한다. 각 기구들은 주기적으로 검사하여 최적의 조건을 유지하도록 해야 한다. 가위, 겸자, 투관침 등이 느슨해진 부분이나 파손된 부분이 없는지 확인해야 한다. 새로운 기구가 사용되기 전에는 집도의가 반드시 시험해 보아야 한다.

6. 수술 전 평가

복잡한 수술적 내시경은 주요한 복강 내 시술이다. 철저한 수술 전 평가를 통하여 최적의 수술 결과를 얻을 수 있고 합병증의 발생 위험성을 낮출 수 있다. 수술 전에 환자에게 예상하고 있는 수술결과와 발생 가능한 합병증에 대하여 충분히 설명해야 한다.

7. 환자 준비와 자세

수술침대는 쇄석위 자세가 가능해야 하며, 마취유도 후에는 자세와 패딩(padding)에 유의해야 하는데, 종아리 신경(peroneal nerve) 주위에 대한 패딩과 상완신경총(brachial plexus) 주위에 대한 패딩에 특히 유의해야 한다. 신경이 눌리지 않도록 하기 위해 하지의 관절은 60° 이상 extension하지 않도록 한다. 자궁 조작을 위하여 엉덩이는 침대의 가장자리에서 수 cm 더 나오도록 자세를 유지한다. 환자의 양 팔은 환자의 몸 옆으로 위치시키되 마취의가 쉽게 접근할 수 있도록 해야 한다.

8. 베레스바늘 삽입

베레스바늘, 일차 투관침, 이차 투관침 삽입은 복강경 수술의 중요한 과정이다. 이 과정에서 심각한 합병증과 장기손상이 발생할 수 있다. 다음의 사항들은 손상의 위험성을 증가시킨다.

- 기존 복부와 골반에 대한 수술
- 체중(비만 혹은 저체중)
- 큰 자궁과 골반 종괴

베레스바늘과 일차 투관침 삽입의 적절한 위치는 배꼽인데, 피부가 근막층과 앞쪽 벽쪽복막(anterior parietal peritoneum)에 부착되고 지방이나 근육이 존재하지 않기 때문이다. 배꼽을 통한 접근이 피부와 복강 사이의 최단거리를 이용할 수 있으며, 이는 비만 환자에서도 마찬가지이다. 자궁근종이나 임신으로 인하여 자궁의 크기가 큰 경우, 또는 부대동맥 림프절 절제를 위하여 일차 투관침을 배꼽에서 4~6 cm 상방에 삽입하기도 한다.

바늘 삽입 전 일차 투관침의 진입을 보다 원활하게 하기 위하여 가로 또는 세로로 피부 절개를 하는데, 세로 배꼽 절개가 미용적으로 보다 우수한 결과를 보인다.

바늘 삽입 전 patency를 반드시 확인해야 한다. 전통적으로 삽입각도는 환자가 수평으로 누워있을 경우 피부와 약 45°의 각을 이루도록 한다. 환자는 완전히 수평으로 누워있도록 하고, 집도의가 최상의 상태로 상체의 조절을 할 수 있도록 침대 높이는 충분히 낮춘 상태에서 바늘 삽입을 해야 한다. 혈관이나 장기의 손상을 피하기 위하여 비만한 환자에서는 바늘을 삽입하는 초기에는 90°의 각도를 유지해야 하고, 매우 마른 환자에서는 복벽을 충분히 들고 바늘의 일부분만 들어가도록 조심해야 한다.

1) 베레스바늘의 적절한 삽입을 확인하는 방법들

(1) 베레스바늘을 통하여 수액을 넣거나 흡인
(2) Hanging drop test: 베레스바늘 hub에 생리식염수 한방울을 위치하여 들어감 확인
(3) 복벽을 거상하여 베레스바늘을 통하여 공기가 들어가는 소리 확인
(4) 베레스바늘을 통하여 공기가 자유롭게 흘러 들어감 확인

(5) 호기와 흡기에 따른 pressure gauge의 fluctuation 확인

2) 대체 삽입 부위

Left subcostal margin과 midclavicular line이 만나는 곳을 베레스바늘 삽입 위치로 정할 수도 있다. 이 위치는 이전 여러 번의 복강수술을 받은 경력이 있는 환자에서 특히 유용하다. 비만한 환자에서는 베레스바늘 삽입이 어려울 수 있는데, 이 경우에는 타월클립(towel clips)을 이용하여 복벽을 충분히 거상한 후 90°로 바늘과 투관침을 삽입해야 한다. 베레스바늘이 적절하게 삽입되었다는 확신이 없을 경우에는 high flow를 사용하지 말아야 한다.

3) 심한 복강 내 유착을 의심할 수 있는 경우

- Generalized peritonitis
- Bowel resection after intestinal obstruction
- Oncologic procedure with omentectomy
- Previous radiation and intraperitoneal chemotherapy
- Previous adhesions

9. 골반 탐사(Pelvic exploration)

복강경수술 초기에는 질병의 정도를 파악하고 사진이나 비디오 레코딩을 통해 기록하며, 해부학적 구조물에 대한 확인을 해야 한다. 방광, 요관, 대장, 직장, 자궁천골인대(uterosacral ligament) 그리고 주된 혈관들에 대하여 기술해야 한다. 충수돌기의 상태도 확인하며, 복벽, 담낭, 횡격막 등 상복부도 확인하여 이상이 없는지 여부와 환자의 증상에 기여할 수 있는 병변이 있는지 확인해야 한다. 망(omentum)과 장에 대하여도 베레스바늘과 투관침 삽입과정에서 손상되지 않았는지 확인해야 한다.

직장자궁와(cul-de-sac)에 대한 확인과 양측 부속기에 대한 확인도 하며, 난관을 들어 난소의 후방과 난소와(ovarian fossa)도 평가한다. 요관을 확인하고 그 주행을 골반 가장자리(pelvic brim)에서부터 방광까지 확인한다. 자궁을 거상하여 자궁천골인대, 직장자궁와, 직장을 확인한다. 이 경우 30° 트렌델렌버그 자세를 하여 소장을 상복부로 이동시켜 시야를 확보한다. 정상 장기의 적절한 위치에 대한 평가를 통하여 유착을 평가하고 수술을 계획하며, 복강경으로 수술을 지속할지 개복술로 전환할지에 대한 여부도 결정한다.

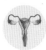
Ⅱ. 복강경 자궁부속기 수술(Laparoscopic adnexal surgery)

현재 부인과 영역에서 복강경 수술이 가장 많이 적용되는 분야는 난소 병변에 대한 수술이다. 난소의 양성 종양에 있어 서 복강경 수술은 점차 표준치료로 확립되어 가고 있고, 악성 종양에서도 향후 복강경 수술의 역할이 증대될 가능성이 있다. 초음파는 병변의 초기 파악과 수술 전 악성 여부를 예측하는데 가장 중요한 검사이다. 이 외에도 전산화단층촬영, 자기공명영상, 종양표지자 검사 등을 함께 이용함으로써 수술 전 치료계획 수립에 도움을 받을 수 있다. 초음파와 종양표지자 검사 등을 이용하여 수술 전에 난소병변의 악성 여부를 예측할 수 있는 다양한 방법들이 제시되고 있다. 이러한 검사를 이용하여 악성 가능성이 높은 경우 부인종양 전문의에게 보내어 적절한 치료를 받도록 해야 한다.

1. 부속기 종양의 감별진단

부속기 종양이 발견되었을 시 적절한 수단을 이용하여 감별진단 및 악성 가능성을 판단하고 수술 여부를 결정하여야 한다. 감별진단 시에는 난소암 위험인자, 골반 진찰 소견을 포함한 이학적 검사 소견, 초음파 검사를 비롯한 영상 검사 소견 및 CA 125 등의 종양 표지자(tumor marker) 검사 소견 등을 활용한다. 부속기 종양은 다양한 질환에 의해 발생한다(표 4-2-1).

1) 난소암의 위험요소(표 4-2-2)

나이가 가장 중요한 위험인자이다. 대부분의 난소암은 폐경 후 여성에서 발생한다. 폐경 후 여성에서 발견되는 부속기 종양은 대부분 양성이며 가장 흔한 것은 낭샘종(cystadenoma)이다.

2) 골반 진찰 소견

종괴가 일측성(unilateral), 낭성(cystic)을 보이고 잘 움직

표 4-2-1. 부속기 종양의 감별진단

부인과	양성	기능성 낭종(functional cyst)
		자궁내막종(endometrioma)
		난관난소농양(tubo-ovarian abscess)
		장액성 낭샘종(serous cystadenoma)
		점액성 낭샘종(mucinous cystadenoma)
		유피낭(mature teratoma, dermoid)
		물자궁관증(hydrosalpinx)
		난소결체낭종(paratubal cyst)
		근종(leiomyomas)
		뮬러리안 기형(mullerian anomalies)
	악성	상피성 암종(epithelial carcinoma)
		생식세포종양(germ cell tumor)
		전이성 암(metastatic cancer)
비부인과	양성	게실 농양(diverticular abscess)
		충수 농양 또는 점액낭종(Appendiceal abscess or mucocele)
		신경초 종양(nerve sheath tumor)
		요도 게실(ureteral diverticulum)
		골반 내 신장(pelvic kidney)
		방광 게실(Bladder diverticulum)
	악성	위장관 암(gastrointestinal cancers)
		후복막 육종(retroperiotoneal sarcomas)
		전이성 암(metastatic cancer)

표 4-2-2. 난소암의 위험인자

난소암 증가	45세이상의나이
	백인종
	미분만부
	불임
	자궁내막암이나유방암의기왕력
	난소암의가족력
난소암 감소	많은출산 회수
	경구피임약복용력
	모유수유, 난관결찰, 자궁절제술의기왕력

이며(mobile) 표면이 매끈할 경우(smooth) 대부분 양성 소견을 보이고, 양측성, 고형, 고착성(fixed), 불규칙한 모양, 복수의 존재, 더글라스와 결절, 크기의 빠른 증가 소견은 악성의 가능성을 높인다. 그러나 이러한 소견들

표 4-2-3. 초음파 상 부속기 종양의 형태학적 감별 요점

양성 종양	고형 성분과 내벽의 불규칙성이 없음
기능성 낭종	
난포 낭종(follicular cyst)	얇은 낭종 벽을 가진 3~8 cm 크기의 단방성 종괴
출혈황체(hemorrhagic corpus luteum cyst)	· 두꺼운 과에코성(hypercho)의 낭종 벽 · 출혈 급성기에는 고음영의 고형종 형태이나 시간이 지나면 거미줄 모양의 망상형태 · 내부의 혈액 응고로 인해 유두성 돌출이나 고형 부분이 관찰되어 악성 종양으로 오인 쉬움
유피낭(mature cystic teratoma)	· 모발이나 피지로 이루어진 백색 구(white ball) 소견 · 머리카락이 액체 내용물에 떠다니면서 생기는 길고 고에코의 선형 또는 도드라진 여러 개의 점 소견 · 후방에 그림자 에코(shadowing echodensity) 소견
자궁내막종(endometrioma)	내부가 매우 균일한 음영로 젓빛유리모양(ground glass appearance)으로 보이며 종양의 벽이 두껍게 관찰
장액성 낭샘종(serous cystadenoma)	무에코(anecho)성의 단방성(unilocular)혹은 쌍방성(bilocular) 종괴증식(vegetation) 소견이 없는 균일한 외연 두꺼운 낭종벽
점액성 낭샘종(mucinous cystadenoma)	점성의 내용물로 채워진 단방성(unilocular) 혹은 다방성(multilcular) 낭성 종괴 증식(vegetation) 소견이 없는 균일한 외연 두꺼운 낭종벽
물자궁관증(hydrosalpinx)	소시지 모양의 구조나 톱니 바퀴 모양 또는 구슬을 꿴 모양(beads-on-a-string appearance)
난소결체낭종(paraovarian cyst)	정상난소 주변으로 뚜렷이 구분되는 낭종
복막가성낭종(peritoneal pseudocyst)	난소 주변 골반 주위를 따라 낭종이 존재하거나 종종 중심부나 주변조직에 유착이 의심되는 소견
섬유종(fibroma), 난포막종(thecoma)	자궁근종과 유사하지만 자궁과 분리되어 관찰
난관난소 농양(tubo-ovarian abscess)	단일 낭종 구조를 띄거나 두꺼운 격벽의 다방성 구조를 가지며 내부는 젖빛음영을 가진 물질로 균일하게 채워진 구조를 가짐
악성 종양	두껍고 불규칙한 격막이나 낭종벽, 불규칙한 경계부, 고형성 부위

은 반드시 악성 종양에 특이한 것은 아니며 자궁내막증 등의 양성 질환에서도 발견될 수 있다.

3) 초음파 검사

난소 종괴의 평가에 있어서 우선적으로 고려해야 하는 비 침습적인 영상 검사 방법은 질초음파검사(transvaginal ultrasonography)이다. 초음파검사를 통해 종양의 크기, 내부구성, 위치, 격막, 벽의 결절(mural nodule), 유두상 돌출, 골반 내 수액 저류 등을 확인한다. 복부초음파(abdominal ultrasonography)는 골반을 벗어난 종괴와 어린 여성에서 유용하다.

(1) 형태학적 평가

부분의 유무와 불규칙성은 악성 난소 종괴를 구분하는 중요한 변수이다. 고형성 부분이 없고 변연의 불규칙성이 없는 난소 종괴는 악성 가능성이 떨어지는 반면, 변연이나 에코의 불규칙성이 존재하거나, 고형성 부분이 있는 난소 종괴의 경우 불규칙성이 심할수록, 고형성 부분이 클수록 악성 가능성이 높아진다. 초음파 검사 소견은 병변의 치료 방법과 시점을 결정하는 데 중요한 역할을 하므로 우선 중요 패턴을 숙지해 두는 것이 중요하다 (표 4-2-3). 그러나 악성 병변을 예측하는 데에 있어서 단순히 형태학적인 소견을 통한 평가 방법은 위양성 결과 때문에 제한점이 있다. 예를 들어 두껍고 불규칙한 격막이나 낭종벽, 불규칙한 경계부, 고형성 부위 등의 악성을 시사하는 소견들은 양성 종양에서도 드물지 않게 관찰될 수 있는 소견들이다. 따라서 특이도를 증가시킬 수 있는 다양한 부가 검사방법이 연구되고 있다.

표 4-2-4. 부속기 종양의 수술전 악성 예측 모델

모델	개발연도	변수	판정
RMI	1990	폐경 상태, CA 125, 단방형 낭종, 고형 부분, 전이, 복수, 양측성	회귀분석
ROMA	2009	CA 125, HE4, 폐경 상태	회귀분석
IOTALR2	2005	나이, 복수, 유두상돌기의 혈류, 고형부위 크기, 불규칙 격막, 그림자 음영	회귀분석
IOTA Simple Rules	2008	악성 소견 - M1 불규칙 고형 종괴 - M2 복수 - M3 4개 이상의 유두상 돌기 - M4 10 cm 이상의 다방성 고형 종괴 - M5 도플러 상 매우 강한 혈류되는 경우 양성 소견 - B1 단방형 - B2 7 mm 미만의 고형 부분 - B4 후방 그림자 음영 - B4 10 cm 미만의 매끄러운 다방성 종괴 - B5 도플러상 혈류 없음	악성: 1개 이상의 M 소견 양성: M소견이 없으며 1개 이상의 B 소견 미분류: M과 B 소견이 동시에 존재 또는 M과 B 소견 모두 없음.
IOTA SRRisks	2016	IOTA Simple Rules의 10개 변수, 기관 타입	회귀분석
IOTA ADNEX	2014	나이, CA 125, 전체 크기, 고형 종괴의 크기, 10개 이상의 다방성 낭종, 유두상 돌기 개수, 후방 그림자 음영, 기관 타입(CA 125 불포함 가능)	회귀분석

(2) 도플러(Doppler)

도플러 분석의 역할에 관하여는 아직 논란의 여지가 있다. 전향적 연구들에 의하면, 도플러 초음파가 악성을 감별하는 데 결정적인 역할을 하지는 않는다고 알려져 있다. 대부분의 부속기 종괴가 단순 초음파에 의해 충분히 감별이 된 결과를 도플러 초음파에 의하여 바뀌는 경우는 드물다. 그러나 도플러 초음파 소견이 감별 결과의 확정에 보탬이 될 수는 있다. 현재 흔히 이용되는 RI (Resistance index)와 PI (Pulsatility index)는 악성 종괴에서 수치가 더 낮고 PSV (Peak Systolic Velocity)는 더 높은 경향을 보인다.[1]

(3) 악성을 시사하는 초음파 소견

악성을 시사하는 부속기 종양의 초음파 소견은 10cm 이상의 크기, 유두상 돌기(papillary projection), 고형 부분(solid component), 불규칙 격막, 복수, 도플러상 높은 혈류 등이 있다. 악성을 시사하는 초음파 소견을 객관적으로 평가하여 수술 전 악성 여부를 예측하는 모델이 다양하게 존재하며 International Ovarian Tumor Analysis (IOTA)가 가장 대표적이다.[2-4] 현재 IOTA에서는 3가지 모델이 존재한다(Logistic Regression model 2, Simple Rules, ADNEX)(표 4-2-4).

4) 컴퓨터단층촬영(CT)/자기공명영상(MRI)

초음파 검사가 치료에 필요한 대부분의 정보를 제공하기 때문에 컴퓨터단층촬영(CT)과 자기공명영상(MRI)은 부속기 종양의 1차 진단 수단으로 시행되지 않는다. CT는 악성이 의심될 때 대망, 림프절, 복막, 림프절, 간 등에 대한 전이 평가, 요로 폐색, 타 장기 암 여부 판단에 매우 유용하다. MRI는 초음파 검사에 비해 연부조직의 내용물을 감별하기 쉽고, 관찰자의 주관에 따른 영향이 적다. 또한 임신 중인 환자에 있어서는 전리방사선을 사용하지 않는다는 점에서 CT보다 우수하다. MRI는 부속기 종괴의 악성을 감별하는 데 있어서 88~93%의 정확도를 보이는 우수한 검사이다.[5]

5) 종양 표지자 검사

난소 종양 감별에 있어 가장 대표적인 종양 표지자는 CA 125 이다. CA 125는 정상 난소조직 또는 난소암의 세포표면에서 표출되며 정상 에서 35 U/mL 이하이다. 난소의 상피세포암의 85%에서 증가되어 있지만 난소암 1기에서는 50%에서만 상승되어 있어서 난소암의 조기 진단에는 한계가 있다.[6] CA 125는 유방암, 폐암, 췌장암, 위암, 대장암에서도 상승할 뿐 아니라, 골반염, 자궁 내막증, 임신, 혈액성 난소 종양, 간 질환 등 복막을 자극할 수 있는 다른 어떤 양성 질환에서도 상승할 수 있다. 폐경 후 여성에게서 검사결과의 민감도와 특이도가 상승하는 경향이 있어, 부속기 종괴가 있고 CA 125>200 IU/mL인 폐경기 여성의 경우 난소암의 예측도는 96%까지 증가한다. 최근 human epididymis protein 4 (HE4)가 난소 종양의 감별에 있어 우수하다고 밝혀졌다.[7] 그 외 ß-hCG, L-lactate dehydrogenase (LDH), alpha-fetoprotein, inhibin 등이 생식세포 종양 등 빈도가 낮은 질환의 감별에 사용된다.

악성 감별 능력을 높이고자 여러 개의 종양표지자를 종합한 패널이 개발되었다. 두 개의 패널검사가 미국 식약청에 의해 성인 난소암 감별목적으로 승인되었다.[8,9]

① the multivariate index assay (MIA): 5개의 혈청 바이오마커(CA 125 II, transferrin, transthyretin [prealbumin], apolipoprotein A-1, and b 2-microglobulin)를 활용 알고리즘[10]

② the Risk of Ovarian Malignancy Algorithm (ROMA): 2개의 바이오마커(CA 125, human epididymis protein 4 (HE4))와 폐경 상태를 활용한 알고리즘[11]

6) 다중 검사 모델

종양 표지자와 임상정보, 초음파 소견을 종합한 진단 모델이 개발되었다(표 4-2-4). 1990년 Jacob 등은 초음파 소견(다방성 종괴, 고형부분, 전이, 복수, 양측성 병변 중 none=0; one=1; two to five=3), CA 125 수치, 폐경 여부의 3가지를 조합한 악성위험지수(risk of malignancy index: RMI)를 제시하였다.[12] 2014년 수술 전 악성 예측 정확성을 비교한 메타분석에서 여러가지 모델 중 IOTA Simple Rules 모델이 악성 종양 예측에 대해 93% 의 민감도와 81%의 특이도로 가장 높은 정확도를 보였다.[13]

7) 부인종양 전문의에게 의뢰해야 하는 경우

악성이 의심되는 경우 부인종양 전문의에게 의뢰하는 것이 바람직하다. 앞서 다룬 악성을 예측하는 모델을 부인종양 전문의에게 환자를 의뢰하는 기준으로 사용할 것이 권장된다.[14]

2002년 ACOG/SGO (American College of Obstetrics and Gynecology/Society of Gynecologic Oncologists) 연합위원회에서는 다음과 같은 경우 환자를 부인종양 전문의에게 의뢰하도록 권하고 있다(표 4-2-5).[15]

8) 수술 없이 관찰

무증상의 부속기 종양에서 초음파상 양성으로 판단되거나 악성을 배제할 수 없지만 수술 위험도가 큰 상황에서는 관찰이 권고된다.[16] 수술 없이 관찰이 가능한 양성 종양으로는 자궁내막종, 유피낭(mature teratoma), 물자궁관증(hydrosalpinx) 등이 있다. 수개월 또는 1년 간격으로 초음파를 통해 크기의 형상을 관찰한다.

난소암 검진 프로그램을 받는 폐경 여성의 약 17%에서 난소 낭종이 발생하는 것으로 보고되고 있다. 그러나 단방성(uniocular) 낭종의 60~70%는 자연 소실된다. 악성여부를 감별하는 것이 중요한데 질식 초음파 검사와 혈청 CA 125를 측정하는 것이 환자의 관리 지침을 결정하는 데 도움이 된다. 증상이 없는 폐경 여성의 부속기

표 4-2-5. ACOG/SGO (American College of Obstetrics and Gynecology/Society of Gynecologic Oncologists) 연합위원회 부속기 종양환자의 의뢰지침

폐경 전 여성	폐경 후 여성
혈청 CA 125의 상당한 상승(eg, > 200IU/mL)	혈청 CA 125의 상승
복수(ascites)	복수(ascites)
복부 또는 원격전이가 의심될 때	결절성 또는 고정성 종괴(nodular or fixed pelvic mass)
난소암이나 유방암 병력을 가진 1차 혈연관계인이 한 명 이상 있을 때	복부 또는 원격전이가 의심될 때
	난소암이나 유방암 병력을 가진 1차 혈연관계인이 한 명 이상 있을 때

* 각각의 조건 중 적어도 한 가지 이상 해당되는 경우 악성 난소 종양 의심
IOTA와 같은 악성 예측 모델을 부인종양 전문의에게 환자를 의뢰하는 기준으로 사용할 것이 권장된다.[14]

종양에서 CT, MRI, PET 검사를 통상적으로 하는 것은 비용효과 면에서 바람직하지 않다. van Nagell 등이 제시한 치료 지침을 보면 5 cm 이하의 단방성 낭종이고 정상 CA 125 level의 경우 약 70%에서 2개월 내에 없어지므로 3~6개월 후 재검을 한다.[17] 그러나 5 cm 미만이라도 복합 종괴(complex mass)인 경우는 정상 CA 125 level이라도 1개월 내에 재검하여 CA 125의 상승이나 크기나 복합성(complexity)이 상승하는 경우 바로 수술적 치료를 시행한다. 그리고 CA 125가 상승되어 있는 경우나 5 cm 이상의 복합 종괴는 수술을 하는 것이 바람직하다.

2. 부속기 종양의 수술적 치료

양성 부속기 종양은 복강경과 같은 최소침습수술이 권장된다. 수술 접근 방법과 관련없이 청소년이나 출산을 완료하지 않은 폐경 전 여성에서 가임력 보존이 우선되어야 한다. 큰 낭종이라 하더라도 정상 난소 조직을 보존하면서 낭종만을 제거할 수 있다. 일반적인 부속기 수술의 종류로는 난관난소절제술(salpingo-oophorectomy), 난소낭종절제술(ovarian cystectomy), 난관절제술(salpingectomy), 난소꼬임풀기(detorsion) 등이 있다. 이러한 부속기 수술은 상대적으로 간단하므로 단일공 복강경 수술의 주요한 적응증이다. 악성 가능성을 배제할 수 없는 경우 모든 난소종양은 수술 중 동결절편조직검사를 시행하여야 한다.

1) 자궁거상기

복강경 부속기절제술 시행시 자궁거상기 삽입이 필수적이지는 않다. 자궁거상기를 삽입하지 않는 경우에는 환자를 앙와위로 수술이 가능하다. 수술 시 자궁거상기를 이용하여 자궁을 제거하려는 부속기 반대편으로 밀어줌으로써 수술에 용이한 시야 및 공간을 확보할 수 있고, 요관 손상의 위험성을 낮출 수 있다.

2) 난관난소절제술

먼저 누두골반인대(infundibulopelvic ligament)를 결찰하고 절단한다. 이 때, 누두골반인대와 요관이 가까우므로 요관 손상이 일어나지 않도록 주의해야 한다. 누두골반인대를 잘 노출시키고 요관 손상을 방지하기 위하여, 부속기를 복강경 집게(forcep)를 사용하여 환자의 반대측 다리 방향으로 밀어준다. 누두골반인대를 양극 전기소작기(bipolar electrocautery) 등을 사용하여 결찰 및 절단 후, 부속기 원위부부터 자궁넓은인대(broad ligament)에서 박리한다. 이 때, 원인대(round ligament) 손상이 일어나지 않도록 주의해야 한다. 최종적으로 난소인대(ovarian ligament)를 결찰 및 절단한다. 누두골반인대 및 난소인대 절단시 출혈 방지를 위해 충분한 소작시행 후 절단해야 한다(그림 4-2-1). 혈관결찰은 전기소작 외에도 봉합, 클립, 복강경용 자동봉합(staplers) 등을 이용할 수 있다.

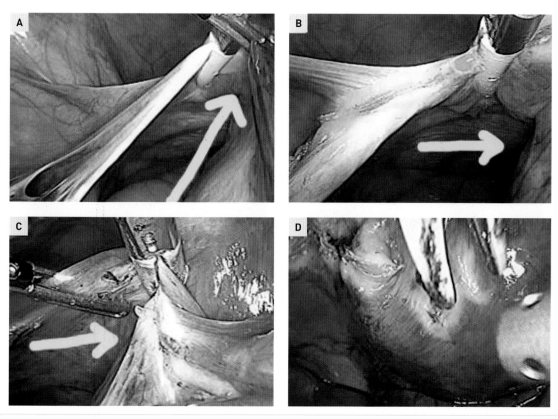

■ 그림 4-2-1. **왼쪽 난관난소절제술.** 화살표 방향으로 밀어주며 시행한다. A) 누두골반인대 결찰 및 절단 B) 난관간막 결찰 및 절단 C) 난소인대 및 난관근위부 결찰 및 절단 D) 난관난소절제술이 완료된 모습

3) 난관절제술

난관절제술(salpingectomy)은 난관난소절제술과 유사하다. 난소보존을 위해서 누두골반인대와 난소인대를 보존시켜야 한다. 제거하려는 난관원위부를 복강경 집게를 사용하여 환자의 반대측 다리 방향으로 밀어주어 난관간막(mesosalpinx)을 노출시킨 후, 양극전기소작기 등을 사용하여 결찰 및 절단을 시행한다. 최종적으로 난관근위부를 절단하여 자궁으로부터 난관을 분리한다.

4) 난소낭종절제술(Cystectomy)

자궁내막종과 유피종 등이 가장 흔한 낭종절제술의 적응증이다. 난소낭종절제술은 다음과 같은 방법으로 시행한다.

(1) **난소 표면 절개(incision):** 절개 부위는 혈관이 분포되어 있는 mesentery를 피하고 낭종이 가장 의심되는 부위 표면을 낭종의 표면이 노출될 때까지 세심히 관찰하며 절개한다.

(2) **낭종 분리:** 두개의 비외상성 겸자(atraumatic forcep)로 낭종 벽과 건강한 난소조직을 서로 반대방향으로 잡아당겨 분리한다. 절제(resection)보다는 비절개박리(blunt dissection)와 껍질 벗기기(stripping)가 권장된다.

(3) **지혈:** 양극성 겸자를 이용한 전기소작술, 봉합, 국소지혈제 등을 사용한다. 난소 기능 보전을 위해 전기소작을 최소화해야 한다(그림 4-2-2).

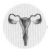

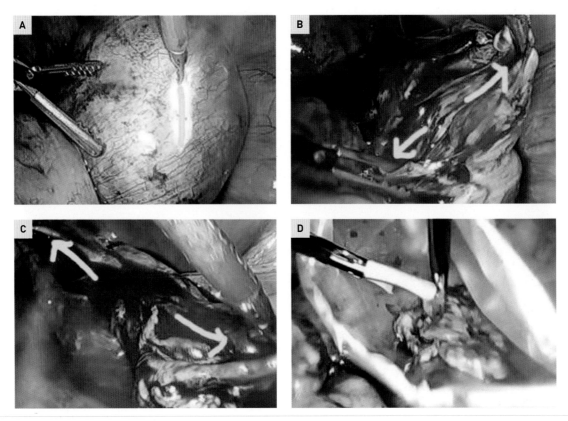

■ **그림 4-2-2. 오른쪽 난소낭종절제술.** A) 난소표면 절개 B) 난소낭종과 난소표면을 반대방향으로 당겨주면서 분리시작함 C) 난소낭종과 난소표면의 분리가 진행됨 D) 적출된 난소낭종을 꺼내기 비닐백에 넣음

난소낭종절제는 난소 기능의 저하를 수반한다. 젊은 여성에서 수술 후 난소 기능의 저하는 조기난소부전(premature ovarian insufficiency, POI) 또는 배란유도 시 반응 저하(poor ovarian responder, POI), 난소 예비력 감소(diminished ovarian reserve)로 이어질 수 있다. 조기난소부전은 4개월 이상의 무월경, 혈중 에스트로겐 농도 감소, 연속 2회 이상에서 FSH가 25 IU 이상으로 측정될 때 진단한다.[18]

낭종절제술 후 난소 기능 저하는 나이가 많을 수록, 낭종 크기가 클수록, 양측성인 경우, 반복된 수술인 경우 더 위험도가 높다. 난소기능이 저하되는 이유는 껍질벗기기(strpping) 중 건강한 난포의 소실, 전기소작에 의한 열 손상, 수술자체에 의한 염증반응 등으로 설명된다.[19] 수술 전후 난소 기능은 혈중 FSH, estradiol, AMH

(anti-mullerian hormone) 등으로 평가할 수 있으며 AMH 가 가장 신뢰할 수 있는 검사이다.

낭종 절제술 후 지혈을 위해 사용하는 전기소작술은 난소의 기능을 감소시킨다. 껍질벗기기 중 난포의 소실과 지혈 중 정상 난소에 대한 열 손상을 최소화하여야 한다. 특히 난소 피질(cortex)과 난소문(hilum) 부위 혈관에 주의를 기울여야 한다.

난소 낭종에 대한 수술 시 난소 기능 손상을 최소화하기 위한 방법은 다음과 같다.

(1) 낭종절제를 하지 않고 낭종 내용물만 배액 후 낭종 내벽에 전기소작
(2) 낭종절제 시 난소문 부위의 낭종벽을 남겨두기
(3) 봉합을 통한 지혈
(4) 국소지혈제를 이용한 지혈

자궁내막종에서 낭종배액술은 낭종절제술에 비해 재발율이 높았고 수술 후 임신율도 낮으므로 권고되지 않는다. 봉합과 국소지혈제를 이용한 지혈은 전기소작술에 비해 난소 기능 저하가 적다.[19,20]

3. 난소 질환 별 치료

1) 난소꼬임(Ovarian torsion)

갑작스런 극심한 복통을 호소하면서, 영상의학적검사에서 난소낭종 소견이 관찰되는 경우 난소꼬임을 의심해야 하고 복강경 수술이 시행될 수 있다. 낭종의 꼬임은 낭기형종 또는 점액성낭종에서 흔히 발생한다. 과거 꼬인 낭종은 난소정맥에 발생한 혈전의 색전증을 예방하기 위하여 난소를 제거해 왔다. 하지만 가임력을 유지하고자 하는 여성에서 꼬임이 발생할 경우 꼬임을 풀고 낭종만을 절제하는 것이 권장된다. 수술 당시 괴사 또는 허혈이 확인되었더라도 꼬임을 풀고 보존할 경우 90%에서 난소 기능이 유지되었다.[21] Chew 등은 체외수정 및 배아이식 과정에서 발생한 과자극 난소의 꼬임을 제거하였는데 합병증 발생이 없었으며 임신에도 영향이 없었다고 보고하였다.[22]

난소꼬임이 의심될 경우에는 응급수술을 시행하여야 하는데 최근에는 복강경을 주로 이용한다. 수술 시 육안적으로 보이는 난소의 색깔, 크기 그리고 부종의 정도는 실제 난소 기능의 손상 정도를 정확히 파악하기 어렵다. 따라서 괴사의 양상을 나타내는 난소라 하더라도 꼬임을 풀어주는 것이 반드시 필요하다. 난소의 꼬임을 풀어줄 때에는 난소에 손상이 추가적으로 발생하지 않도록 조심스럽게 풀어주어야 한다. 만약 난소 과자극에 의해 생긴 낭종의 꼬임 시에는 꼬임을 풀기 전에 난소의 내용물을 먼저 흡입한 후 풀어주는 것이 필요하다. 경우에 따라서는 꼬임된 방향을 파악하기 어려운 경우가 있는데 양쪽 방향으로 돌려 보아서 잘 돌아가는 쪽으로 계속 돌리면 되는 경우가 많다. 꼬임을 풀어준 후에는 난소의 기능 회복이 88~100%까지 보고되고 있으므로 부속기

절제술은 가급적 피하여야 하며 단지 인대가 탈착되거나 난소가 부패되는 등의 부속기 파괴 증상이 있는 경우에만 제거하여야 한다. 난소의 기능이 회복되는 것은 이후 초음파를 통해 난포가 자라는 것을 통해 확인할 수 있다. 또한 수술 시 난소의 관류를 확인하기 위해 기다릴 필요는 없다. 난소 종괴의 제거는 부종이 심할 수 있으며 대부분의 종괴는 기능성 종괴의 경우가 많으므로 반드시 할 필요는 없다. 난소꼬임이 재발하는 경우는 매우 드물다. 따라서 난소를 복벽에 고정하는 등의 시술은 반드시 할 필요는 없다. 하지만 다낭성난소증후군 환자가 난소꼬임이 재발하는 경우에는 난소 고정술이 권장된다. 기능성 난소 낭종에 의한 난소꼬임을 겪은 환자에게는 피임제가 권장되는데 이는 반복적 기능성 난소 낭종을 예방해 주기 때문이다.

2) 임산부의 부속기 종괴

임산부에서 부속기 종괴가 생기는 유병률은 1~2%이고, 그 중 약 2~3%가 악성 종양이라고 알려져 있다. 산전 초음파 사용의 증가에 따라 부속기 종양 진단의 빈도도 증가해 왔으며 대부분의 임신중 발견되는 부속기 종양은 기능성 낭종이다. 대표적으로 장액성 낭선종(serous cystadenoma)과 양성 기형종(dermoid cyst)이 가장 흔한 것으로 보고되고 있다. 임신중 부속기 종괴가 발견되는 시점도 종괴의 성질을 반영하는데, 16주 이전에 발견된 5 cm 이하 크기의 낭성 종괴는 대부분 기능성이며 자연히 소실된다.[23] 영상검사로는 MRI가 권장된다. CA 125는 정상 임신에서 1 삼분기에 상승하였다가 이후 감소한다는 점을 유념해야 한다. 16주 이후까지 지속되는 종괴의 경우 빈도는 낮지만 악성 가능성이 있고, 꼬임, 파열, 출혈, 분만 장애 등의 합병증을 초래할 위험성이 있으므로 수술적 치료를 고려하여야 한다. 수술하는 시점도 매우 중요한데, 조기 수술(early intervention)은 임신 1기 동안의 합병증을 감소시키고 악성이 존재하는 경우 진단이 지연되는 것을 피하는 장점이 있으나 대부분 자연

소실되는 기능성 낭종을 불필요하게 제거하게 되며, 태반으로 황체호르몬 기능이 전환되는 시기 이전에 황체를 제거하게 됨으로써 유산의 위험성이 증가하는 심각한 문제점이 발생한다. 지연 수술(delayed intervention)의 장단점은 조기 수술의 반대가 된다. 임신 중 부속기 종양의 자연 경과와 조기 및 지연치료의 장단점을 고려할 때 지속되는 부속기 종양의 수술은 급성 증상이 발생하거나 악성의 가능성이 높은 경우가 아니라면 임신 2분기 중간(mid second trimester)까지 수술을 보류하고 임신 16~20주 사이에 시행하는 것이 권고된다. 임신은 복강경 수술의 금기가 아니며 2삼분기의 복강경 수술은 안전하다고 보고된다.[24]

3) 소아의 부속기 종괴

소아에서 발생한 증상이 있는 복부-골반 내 종양 중에서 난소낭종이 가장 흔하다. 소아에서 낭종의 발생은 드물지만 낭종이 발생했을 경우 악성일 가능성은 성인보다 더 높다. 생식세포종양인 경우가 많다. 난소기능보전에 노력을 기울여야 하며 난소절제는 악성 등 불가피한 이유가 있는 경우에만 시행한다.

4) 다낭성 난소(Polycystic ovary)

1935년 Stein과 Leventhal은 다낭난소증후군 환자를 개복하여 난소의 쐐기절제술(wedge resection)을 시행한 결과 정상적인 생리의 회복과 임신의 성공을 최초로 보고하였다. 당시 난소의 쐐기절제술은 다낭난소증후군 여성의 무배란 치료의 유일한 방법으로 널리 사용되었으나 1960년과 1970년 대부터는 거의 시술이 되지 않는데 난관의 유착이 흔히 발생하며, 클로미펜과 생식샘자극호르몬과 같은 배란유도제가 개발되었기 때문이다. 이후 복강경에 의한 최소침습수술이 개발되고 관련 술기가 발전하면서 개복술에 의한 난소의 쐐기절제술은 복강경 난소천공술(drilling)의 형태로 클로미펜 투여에 반응이 없는 다낭난소증후군 여성에서 생식샘자극호르몬을 이

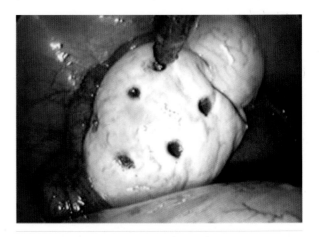

■ 그림 4-2-3. 복강경 난소천공술(drilling)

용한 배란 유도의 대안으로 다시 주목 받게 되었다.[25]

복강경 난소천공술이 배란을 유도하는 기전은 아직 명확히 밝혀지지 않았다. 배란에 불리한 안드로겐 우세 난포내 환경을 에스트로겐 우세의 환경으로 바꿔줌으로써 시상하부-뇌하수체-난소축의 되먹임(feedback) 기전의 부전을 정상으로 회복시켜 생식샘자극호르몬의 적절한 분비를 유도하여 난포의 발달과 배란을 유도할 것으로 추정되고 있다.

복강경 난소천공술은 레이저, 양극 열치료(bipolar diathermy), 단극 또는 양극 바늘전극(needle electrode) 등을 이용할 수 있다. 다낭성 난소에서 배란을 유도하기 위해 얼마나 많은 수의 천공이 필요한지에 대해서는 아직 명확히 밝혀진 바 없다. 여러 연구들에서는 각각의 난소에 4~40개의 다양한 천공 수를 보고하고 있으나 대부분의 저자들은 바늘 전극을 난소의 표면을 통해 기질 조직까지 밀어 넣은 후 각각의 난소에 4~10개의 천공을 시행하였다(그림 4-2-3).[26]

5) 난관난소 농양

난관난소 농양은 일차적으로 광범위 항생제 치료를 시행한다. 항생제 치료 중 수술 여부는 환자의 상태와 농양의 크기에 달려있다. 항생제 사용 중 다음과 같은 경우 수술을 결정한다. 첫 번째, 난관난소 농양이 파열된

경우로 환자는 수 시간 내에 패혈증, 저체온증, 저혈압 등의 발생으로 인해 사망에 이를 수도 있다.[27] 두 번째, 항생제 치료에 48~72시간 내에 반응을 보이지 않는 경우이다.[28] 마지막으로는 충수돌기염, 담낭염 혹은 장천공 등과 감별이 필요한 경우이다.

수술 여부의 결정은 환자의 분만력, 향후 임신 계획 등을 고려하여 각각의 환자에 적합하게 판단하여야 한다. 8 cm 이상의 농양은 항생제 치료에 잘 반응을 안 하여 수술적 치료를 필요로 하는 경우가 많다.[29] 폐경여성에서 발생한 난관난소 농양은 악성종양 공존 가능성이 높으므로 적극적인 수술적 치료가 권장된다.[30]

수술의 범위는 단순 배액부터 전자궁절제술 및 양측 난소난관 절제술까지 다양하다. 효과좋은 항생제의 개발로 보존적인 수술법이 선호된다.[31] 대부분 일측 부속기 절제술과 적극적 항생제 치료로 호전된다. 골반 내 유착과 주변 조직의 염증으로 복강경 수술의 난이도가 높다.

수술 시 화농액을 흡입해낸 후 난소와 나팔관을 박리한 후 흡입한 화농액의 일부는 배양검사를 시행하고 괴사된 조직을 제거한다. 골반강, 상복부 및 장관들 사이의 조직 상태, 그리고 요관을 반드시 확인하여야 한다. 3주 이상 경과한 경우에는 유착이 심한 경우가 많아 장관 및 방광의 손상, 요관 손상 등을 일으킬 수 있으며 이러한 경우 농양의 흡입만을 시행한다. 이후 복강을 식염수로 2~5리터 가량 잘 세척한다.

6) 경계성 난소종양(Borderline ovarian tumor)

경계성 난소종양은 양성 난소종양과 유사한 양상으로 나타난다. 대부분 경계성 난소종양은 수술 중 동결절편 조직검사로 진단된다. 수술 중 동결절편 조직검사로 경계성 난소종양이 진단될 경우 즉시 병기설정술을 시행하여야 하며 병기설정술은 복막 세척술 및 세포검사, 대망절제술, 그리고 복막생검을 포함하여야 한다. 가임력 보존이 필요하지 않은 경우 전자궁절제술, 양측성 난관 난소절제술을 시행한다. 점액성인 경우 충수돌기절제술

또한 추천된다. 점액성 경계성 난소종양은 10%에서 복막가성점액종(pseudomyxoma)과 연관될 수 있으며, 그 기원이 충수돌기일 수 있으므로 위장관계, 특히 충수돌기의 철저한 조사가 필요하다. 하지만, 림프절 전이의 빈도는 낮고, 림프절절제술의 효과는 아직 입증되지 않았기 때문에, 모든 환자에서 림프절절제술을 루틴으로 시행하는 것은 권장되지 않는다. 난소 외 병변이 관찰될 경우 최대종양감축술을 시행하여 잔여종양을 모두 제거(no gross residual)하여야 한다. 수술 후 보조치료는 장액성 경계성종양인 경우와 복강 내 침윤성 병변이 있는 경우에 시행이 권고된다.[32]

복강경 수술은 난소종양의 절제 및 병기설정술 등 모든 수술적 처치에 이용될 수 있어 조기 병기의 경계성 난소종양에 합당한 치료 방법이다. 복강경 수술은 개복수술에 비해 수술 중 종양 파열 가능성이 높고 복강 전체를 확인하기 어렵다는 단점이 있다. 하지만 복강경을 이용한 가임력 보존 수술 후의 재발율은 개복술을 이용한 가임력 보존 수술 후의 재발율과 비교하여 차이를 보이지 않는다는 연구결과가 있다.[33]

일반적으로 경계성 난소 종양은 침윤성 난소암에 비하여 조기에 진단되는 경향이 있으며, 젊은 여성에서 호발하므로 수술적 치료 시 가임력의 보존이 매우 중요한 문제이다. 일반적으로, 가임력 보존 수술은 자궁과 일측 혹은 양측 난소에서 난소조직의 일부를 남기는 수술을 의미한다. 이 때 완전한 병기설정술이 함께 시행되어야 한다. 가임력 보존 수술을 시행하는 경우 대부분 난소난관절제술을 시행하게 된다. 난소낭종절제술은 난소난관절제술보다 가임력을 보존하기에는 더 나은 수술방법이지만 부주의하게 악성 세포를 남길 위험성이 있으며 재발율이 높으므로 이전에 일측성 난소난관절제술을 시행하였거나 양측성으로 병변이 존재하는 경우에서 제한적으로 시행해야 한다.[32] 반대편 난소 생검은 복강 내 유착이나 난소부전을 유발할 수 있어 육안적으로 정상 소견인 반대쪽 난소의 통상적인 생검은 시행하지 않는 것이

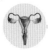

좋다.

복강경 수술과 낭종절제술은 재발율 상승과 관련이 있으므로 수술 중 종양이 파열되거나 내용물이 복강 내로 유출되지 않도록 최대한 노력을 기울여야 한다. 동결절편검사 상 경계성 난소종양으로 진단된 환자 중 약 10%는 최종 조직검사에서 악성종양으로 진단되며 점액성 난소종양의 경우 동결절편검사의 정확도가 매우 낮다.[34] 경계성 난소종양은 재발율이 매우 낮으며 재발하더라도 사망으로 이어지는 경우는 매우 드물다. 따라서 수술 후 경계성 난소종양이 진단된 경우 병기설정술의 필요성에 대해 논란이 있다.[35] 수술 후 장액성 경계성 난소종양으로 진단된 경우 잔여종양 가능성이 높으므로 재수술을 통한 병기설정이 권고된다.[35] 병기설정 목적으로 재수술을 할 경우 복강경 수술이 권고된다.

7) 위험 감소 난소난관절제술
(Risk reducing salpingo oophorectomy, RRSO)

유방암 및 난소암의 고위험군으로 알려진 BRCA1/2 유전자에 대한 돌연변이가 확인된 여성의 경우 적절한 시점에서의 난소난관절제술이 권고되고 있다. 난소에 병변이 없으므로 복강경 수술이 1차적인 선택이다. 현재 난소 및 난관에 육안적 병변이 없더하더라도 난소암 고위험 환자에서 이러한 수술이 시행될 때는 다음과 같은 사항을 유념해야 한다.[36]

(1) 난소암이 이미 발병한 상태를 배제하기 위하여 수술 시 난소, 난관, 자궁, 방광 표면, 직장자궁와 (cul-de-sac) 뿐만 아니라 횡경막, 간, 대망, 위장관, 충수돌기 등을 면밀히 관찰하여야 한다.

(2) 비정상적 부위는 조직검사를 시행한다.

(3) 모든 난소와 난관이 제거되어야 하므로 난소 혈관은 난소 조직으로부터 2 cm 이상 떨어진 곳에서 결찰한다.

(4) 난관은 자궁에서 기시되는 부위에서 난소는 난소 인대의 자궁쪽 부위에서 결찰한다.

(5) 복강경 수술 시 체외로 난소 조직을 꺼낼 때 난소가 온전히 보존될 수 있도록 의료용 백에 넣은 상태로 꺼낸다.

(6) 악성 종양이 발견되었을 경우 즉시 병기설정술을 시행한다.

(7) 숨겨진 종양 가능성을 유념하여 난소와 난관에 대한 면밀한 병리검사가 필요하다.

4. 여성 불임술

피임(contraception)을 위하여 매우 안전하고 효과적인 여러 방법들이 발전하여 왔다. 그러나 가역적인 피임 방법은 피임 효과에 있어서 완벽하지 않은 문제점이 있어 전세계적으로 가장 많이 이용되고 있는 비가역적 피임 방법은 여성 불임술(female sterilization), 즉 난관결찰술 (tubal ligation)이다.

난관결찰술 시술 전 환자 상담의 중요한 목적은 환자와 남편이 비가역적 피임 방법인 난관결찰술에 대하여 올바른 결정을 내릴 수 있게 도와주는 것이며, 난관결찰술을 시행받을 모든 대상 환자에게 시술의 특성, 성공률, 안전성, 합병증, 불임술 이외의 피임 방법 등에 관하여 충분한 설명을 하여야 한다. 특히 난관결찰술은 시술을 일단 받으면 비가역적이라는 사실과 시술 후 피임 실패로 인한 자궁강 내 정상 임신 및 자궁외임신의 발생 가능성을 주지하여야 하며, 이러한 경우 시술 이후 상당한 시간이 지난 후에도 임신이 성립될 수 있다는 것을 강조하여야 한다.

복강경 난관결찰술은 단극성 혹은 양극성 전기소작술 및 부분난관절제술, ring, clip 등과 같은 기계적 도구등을 이용하여 시행될 수 있다.

1) 전기소작술(Electrocautery)

단극성 전기소작술에 의한 난관결찰술은 난관의 협부 (isthmus)를 겸자로 잡아 주위 조직으로부터 들어올린 후 조직이 하얗게 변색되고 파괴(collapse)될 때까지 전기

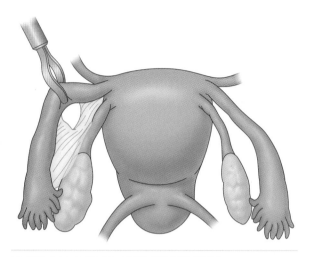

■ 그림 4-2-4. 양극성 소작에 의한 난관 결찰술

소작술을 시행하여 2~3 cm 정도의 난관이 손상될 때까지 자궁 쪽으로 이동하면서 동일한 과정을 반복하게 된다. 또한 난관의 전기소작술과 절제를 병행할 수 있는데, 조직 절제를 위한 복강경 기구를 사용하여야 하며, 출혈의 위험성이 따르고, 전기소작술만을 시행하였을 경우와 비교하여 피임에 실패할 확률이 더 감소하지는 않는다.

양극성(bipolar) 난관소작술은 겸자의 한쪽 끝이 전극 역할을 하고, 다른 한쪽 끝이 접지판의 역할을 하게 되므로 환자에게 접지판을 부착할 필요가 없으며, 전류가 겸자의 양쪽 끝을 따라 흐르게 되어 장 및 골반 내 장기의 손상 가능성을 현저하게 감소시킬 수 있다(그림 4-2-4). 한편 전자의 이동량이 감소되어 동일한 길이의 난관을 소작할 때 단극성에 비하여 겸자를 더 많이 사용하여야 하며, 소작이 되고 있는 부위에서 저항이 높아져 전류의 흐름을 방해하여 완전한 소작이 일어나기 어려우며, 소작된 부위가 겸자에 달라붙을 수 있어 난관에서 겸자를 떼어내기 어렵다는 단점이 있다.[37] 따라서 전기소작술이 불완전하게 되어 피임에 실패할 확률이 단극성에 비하여 높아질 수 있으므로 양측 난관 각각 3군데 이상 소작술을 시행하는 경우에 효과적이라고 보고되고 있다.[38] 또한 단극성에 비하여 다른 조직에 손상을

줄 가능성은 적지만, 역시 전기소작술을 시행할 경우 주의하여야 한다.

2) Clip (Hulka-Clemens spring clip, Filshie clip)

Clip이나 ring을 이용한 난관결찰술은 재료의 재질, 제조상의 하자, 디자인의 오류 등에 의하여 성공 여부가 좌우될 수 있으며, 특히 분만 직후 난관이 팽창되어 있는 경우에는 덜 효과적일 수 있다. Hulka-Clemens spring clip은 2개의 톱니 모양 플라스틱이 핀에 의하여 고정되어 경첩과 같이 움직일 수 있으며, 톱니가 서로 맞물리도록 되어 있다(그림 4-2-5). Clip을 고정할 때에는 난관을 최대한 곧게 편 후 난관 협부의 근위부에서 약간의 난관간막(mesosalpinx)을 포함하여 직각으로 끼우도록 한다. Clip은 3 mm 정도의 난관을 손상시키며, 1년간 1,000명당 2명의 임신율을 보이지만, 10년간 누적 임신율은 가장 높은 것으로 보고되었다.[39,40] Spring clip의 합병증은 기계적인 이유가 대부분이며, 만약 복강 내로 clip을 떨어뜨렸을 경우에는 반드시 꺼내야 하며, clip이 난관에 잘 고정되지 않았을 경우에는 다른 clip을 더 끼울 수 있다. 이러한 clip을 이용한 난관결찰술은 전기소작술에 비하여 난관의 손상이 상대적으로 적으므로 난관복원술 시 더 좋은 예후를 기대할 수 있다.

Filshie clip은 실리콘 고무로 덮인 titanium 소재로서 4 mm 정도의 난관을 손상시키며, 실패율은 1,000명당 1명으로 보고 되어 있다(그림 4-2-6).[41] Filshie clip은 spring clip에 비하여 더 길기 때문에 팽창되어 있는 난관에도 효과적으로 적용할 수 있으며, 난관복원술 시에도 유사한 예후를 기대할 수 있다.

3) Silastic ring (Yoon's ring)(그림 4-2-7)

Silastic ring은 최대 수분간 6 mm 이하로 신전되는 경우 100% 형상 기억이 가능한 소재로서 고정을 위한 2개의 원형 실린더로 이루어져 있다. 난관의 결찰 고정 부위는 근위부와 중간 부위의 접점이며, 겸자로 난관을 잡

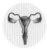

The Hulka–Clemens Spring Clip

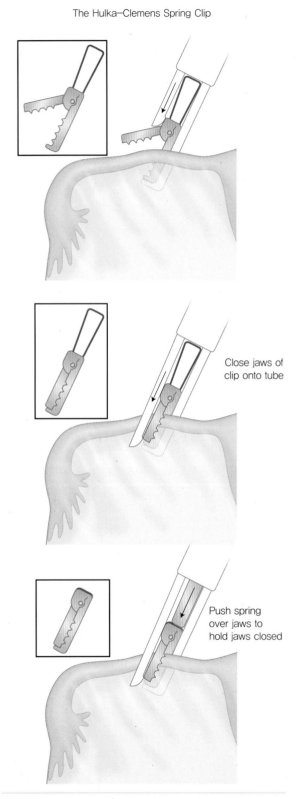

Close jaws of clip onto tube

Push spring over jaws to hold jaws closed

■ 그림 4-2-5. Hulka-Clemens spring clip에 의한 난관 결찰술

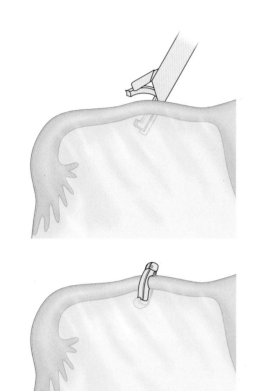

■ 그림 4-2-6. Filshie clip에 의한 난관 결찰술

아서 안쪽 실린더 내로 당기면 난관은 고리 모양으로 되고, 바깥쪽 실린더로 링을 밀어내리면 고리 모양이 된 난관 부위에 링이 끼워지게 된다.

난관 조직은 즉시 괴사 현상이 발생하게 되어 2~3 cm 정도의 난관 손상이 일어나게 된다. 시술 직후 10~15%의 환자는 ring이 단단하게 조여지면서 심한 골반통을 호소하는데, 이는 시술 전 난관에 국소마취를 실시하여 완화시킬 수 있다. 시술 후 실패율은 2년간 1% 정도로 보고되고 있으며[40], 가장 흔한 합병증은 난관간막의 출혈로서 난관뿐만 아니라 난관간막의 혈관 부위까지 포함되었을 때 자주 발생하는데, ring을 하나 더 고정하거나 전기소작술로 지혈이 되지 않으면 개복술이 필요할 수도 있다. Ring을 고정하면서 난관간막 이외에도 다른 부위가 포함될 수 있는데, 대부분의 경우 ring을 쉽게 제거할 수 있지만 제거하기 어려울 경우에는 무리

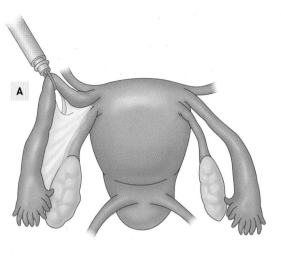

하게 제거할 필요가 없으며, ring이 복강 내로 빠졌을 경우 제거하지 않아도 비교적 안전하다.

4) Pomeroy 방법(그림 4-2-8)

고전적인 Pomeroy 방법은 난관을 고리 모양으로 만들어 흡수성 봉합사로 아랫부분을 결찰한 후 위의 고리 모양 난관을 절제하는 방식이다. 변형 Pomeroy 방법은 절제할 난관 부위의 양끝을 흡수성 봉합사로 결찰한 후 중간 부위를 절제하는 방식이다. 2가지 Pomeroy 방법 모두 실패율은 1,000명당 1~4명으로 보고되고 있다.

5) Irving 방법(그림 4-2-9)

난관의 중간 부위를 절제한 후 자궁 벽에 절제된 난관의 근위부를 매몰한 후 봉합하는 방식이다.

6) Uchida 방법(그림 4-2-10)

난관간막에 생리 식염수와 epinephrine 희석(1:1,000) 용액을 주입하여 난관간막을 박리한 후 절제된 난관의

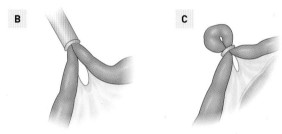

■ **그림 4-2-7. Yoon's ring에 의한 난관 결찰술**

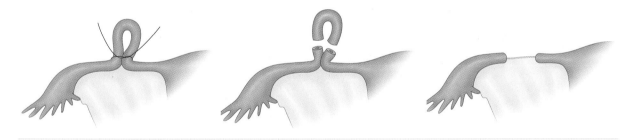

■ **그림 4-2-8. Pomeroy 방법에 의한 난관 결찰술**

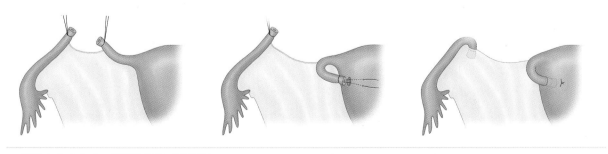

■ **그림 4-2-9. Irving 방법에 의한 난관결찰술**

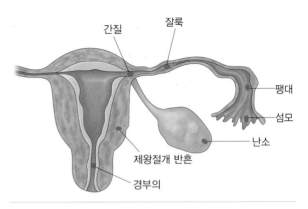

■ 그림 4-2-11. 자궁외 임신의 발생 부위

간질(2.5%), 복강(0.03%) 등에서도 드물게 발견된다.[43,44]

2) 자궁외 임신의 치료

자궁외임신은 정상적인 생식 기능의 보존이 필요한 가임 연령층에서 빈발하고 있기 때문에 치료 전략을 세우는 데 있어서 가장 우선적으로 고려해야 할 사안은 환자가 다음 임신을 원하는지의 여부이다. 자궁외임신의 발생 부위 및 골반장기의 해부학적 상태, 시술의사의 기술적, 이론적 능력 등에 따라 가장 안전하고 효과적인 자궁외 임신의 치료방법을 선택해야 한다.

자궁외임신의 치료는 기대요법, methotrexate (MTX)를 이용한 약물요법, 그리고 수술적 요법이 있다. 무증상의 자궁외임신은 먼저 MTX 등의 비수술적요법을 시도하여야 한다. 파열, 혈역동학적 불안정, 빈혈, 임신낭의 크기가 4 cm 이상, 24시간 이상 지속되는 통증, 내과적 치료의 실패 등의 상황에서는 수술적 치료가 필요하다. 수술적 요법으로는 난관의 손상을 최소화하여 가임 능력을 보존하려는 난관개구술(salpingostomy)과 난관절제술(salpingectomy)이 있다.[45]

난관절제술은 대표적인 근치적 수술방법으로 난관이 파열된 자궁외임신의 가장 효과적인 치료 방법이다.[46,47] 파열된 난소는 심한 경우 심폐 위기 상황에 처할 수 있으므로 난관절제술을 통한 출혈의 신속한 조절이 요구되기 때문이다. 혈역동학적 불안정 상황에서는 개복수

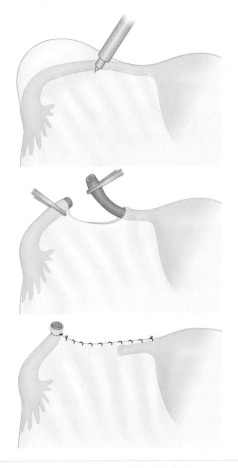

■ 그림 4-2-10. Uchida 방법에 의한 난관 결찰술

근위부를 난관간막 아래로 매몰하여 봉합하는 방식이다.

5. 자궁외임신의 복강경 수술

자궁외임신의 빈도는 증가하고 있다. 이는 성교 전파성 질환과 골반염의 만연, 자궁 내 피임장치의 사용 및 보조생식술의 증가 등에 기인한 것으로 생각된다.

1) 자궁외임신의 부위(그림 4-2-11)

자궁외임신의 약 95%는 난관에서 발생하며, 난관임신의 약 75~80%는 팽대부(ampullary portion)에서, 10~15%는 잘록부(isthmic portion)에서, 약 5%는 난관 끝에서 발생한다.[42]

그 외 자궁외임신은 자궁경부(0.15%), 난소(0.15~3%),

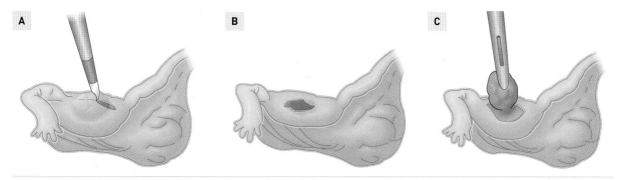

■ **그림 4-2-12. 복강경 난관절개술.** A) 난관간막 반대편 면을 따라 단극 전기소작기로 절개한다. B) 수태산물을 겸자로 제거한다. C) 난관벽을 봉합 없이 자연 치유되도록 한다.

술이 권장된다.

만약 과거 수술이나 치료 등으로 인해 반대측 난관이 비정상적이거나 유착이 심할 경우 정상 임신의 가능성이 매우 낮기 때문에 수술 시 자궁외임신이 이환된 난관과 반대측 난관을 모두 같이 제거하는 것이 권장된다.[48]

난관절개술은 난관절제술에 비해 실패율이 높지만 난관을 보존함으로써 가임력의 악화를 최소화할 것으로 사료되어 왔다. 난관절개술 수술 후 주기적인 β-hCG 검사를 시행하여 실패 여부를 확인하여야 한다. 실제 수술 후 난관절개술의 성공율은 92%이며 실패한 경우 MTX를 사용하여 구제할 수 있다.[49] 지속성 자궁외임신이란 수술 시 태반조직의 불완전한 제거로 남아있는 태반조직이 지속되는 것을 말한다. 난관절개술 후 예방적으로 MTX를 쓰면 지속성 자궁외임신 위험도를 낮출 수 있다.

난관절제술과 난관절개술을 비교한 전향적 무작위 연구에서 난관절개술을 비교한 두개의 전향적 무작위연구에서 반대측 난관이 건강할 경우 난관절제술과 난관절개술 사이에 술후 임신율에 차이가 없었다.[50,51] 즉, 난관절개술이 난관절제술에 비해 가임력을 더 잘 보존한다는 근거는 없다.

3) 수술 방법

(1) 난관절개술(Salpingotomy)(그림 4-6-12)

3개 또는 4개의 구멍을 통해서 내시경 및 내시경 수술

기구를 복강 내로 넣고 먼저 복강 내 출혈이 있는 경우는 흡입을 이용하여 혈액을 제거하여 골반장기를 잘 볼 수 있게 한다. 자궁거상기로 자궁을 좌우로 움직이면서 양측 난관 및 난소 상태를 점검한 다음 자궁외임신 부위를 확인하고 자궁을 자궁거상기로 병소의 반대편으로 위치하게 하고 병소가 있는 난관을 atraumatic forceps으로 고정시킨다. 5 mm 구멍을 통해 삽입된 22 게이지 주사침을 이용하여 출혈을 최소화하기 위해 바소프레신 용액(0.2 IU/ml 생리식염수)을 최대로 팽만된 부위의 난관 간막으로 충분히 주입한다.

난관의 최대로 확장된 부분의 난관 간막 반대편에 레이저, 단극침, 전기소작기 또는 가위를 이용하여 10~15 mm 길이로 절개한다. 절개 후 난관의 양측에서 난관을 압박하여 수태산물을 난관으로부터 배출시키거나 스푼 겸자 또는 생검 겸자로 수태산물을 난관 내로부터 제거한다. 또 다른 방법으로는 높은 압력의 관주 용액으로 난관을 관류하여 수력박리술(hydrodissection)과 흡입관주기에 의한 gentle blunt dissection의 조합을 이용하여 수태산물 전체를 난관으로부터 제거할 수 있다. 이 때 영양배엽세포가 주로 난관 근접 부분에서 잔존할 가능성이 높음으로 이 부분에 대한 철저한 주의가 필요하며, 이 부분의 수태산물을 제거하기 위해 압력 하에 흡입관주기를 사용하는 것이 효과적이다. 난관으로부터 제거된 수태산물은 10 mm 스푼 겸자로 잡아 복강으로부터

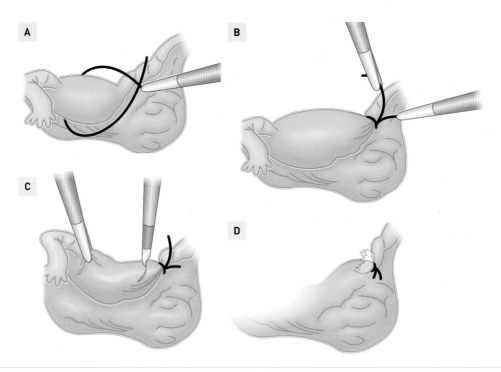

■ **그림 4-2-13. 자궁외 임신의 내시경 난관절제술.** A) 내시경고리를 난관과 난관간막 사이에 위치시킨다. B) 내시경고리를 완전히 조인다. C) 난관을 절제한다. D) 난관절제술을 완료한다.

제거하며, 수태 산물이 복강 내에 떨어질 경우를 대비하여 카메라는 스푼 겸자를 계속 주시하면서 따라간다. 난관을 조심스럽게 관주하고 출혈 여부를 면밀히 조사하여 출혈이 있으면 출혈부위를 양극 겸자나 바스프레신을 추가 주사하여 지혈시킬 수 있다. 만약 출혈이 지속된다면 흡수성 봉합사로 난관 간막에서 혈관을 봉합해야 한다. 이것은 시술의사의 많은 기술을 요구한다.

(2) 난관절제술(Salpingectomy)(그림 4-2-13)

궁극적으로 난관절제술은 난관간막과 자궁으로부터 분리시키는 것으로 여러 가지 방법으로 수행할 수 있다. 이 수술은 심한 유착이 동반된 경우가 아니라면 난관 임신의 대부분의 경우에서 내시경 수술 습득의 초기 단계에서도 수행될 수 있는 수술이다.

출혈이 많은 경우 흡입을 이용하여 혈액을 제거하고 골반 장기를 잘 볼 수 있게 한 다음 난관절개술 방법과

마찬가지로 자궁거상기로 자궁을 병소 난관 반대편으로 거상시키고 난관의 끝을 잡아 병소 난관을 팽팽하게 유지시킨 후 난관간막을 난관의 근접한 부위에 양극 겸자의 지혈과 단극겸자의 절단을 이용하여 난관절제술을 완료한다.

Endoloop을 이용한 편리한 방법으로는 endoloop를 병소 난관 전체에 넣어서 결찰한 다음, 레이저, 단극침, 전기소작기 또는 가위를 이용하여 난관을 잘라나간다. 이때 단단부위의 조직 양이 적으면 남은 조직이 결찰부위에서 빠져나갈 위험성이 있으므로 단단부위가 충분히 남아 있도록 고려해야 한다. 절단된 난관과 수태산물은 난관절개술에서 설명한 바와 같이 10 mm 스푼겸자로 10 mm 투관침을 통하여 복강으로부터 제거한다. 큰 조직을 제거하고자 할 경우 엔도백을 이용할 수 있으나, 이 경우 제거하고자 하는 조직이 임신산물이므로 카메라로 계속 주시하여야 한다. Endoloop으로 결찰한 단단

부위가 너무 클 경우 난관의 협부쪽을 양극겸자로 지혈하거나 단극겸자로 절단하여 난관을 자궁으로 먼저 분리시킨 다음 endoloop 결찰을 이용하는 것도 하나의 방법이다.

수술 부위의 지혈을 확인한 후 복강 내의 출혈을 흡입관주기를 이용하여 완전히 흡입하고, 복강 내 남아 있는 혈액의 배출을 위해서 또는 있을 수 있는 지연 출혈을 조기 발견하기 위해서 배액관(silastic drain)을 5 mm 투관침쪽으로 장치시킨다. 배액관은 하룻밤 지난 후에 제거한다.

4) 자궁각 임신(Interstitial pregnancy)의 치료

(1) 진단

자궁각 임신은 자궁의 근층 벽 내 나팔관의 근위부에 임신낭이 착상되는 임신으로, 모든 자궁외임신의 2~4%로 출생아 2,500~5,000명 당 1명꼴로 발생한다.[52,53] 자궁각이 나팔관보다 더 큰 임신을 수용할 수 있기 때문에 다른 자궁외임신보다 파열로 인한 출혈의 가능성이 증가할 뿐 아니라 그로 인한 치사율 또한 2배 높다.[54]

자궁각 임신은 진단이 매우 여렵다. 초음파 검사에서 임신낭 주위에 얇거나 불완전한 자궁근층을 지닌 임신낭이 기형적으로 위치하고 있으며, 자궁근층을 둘러싸고 있는 두께는 일반적으로 5 mm 이하이다. 자궁 각 임신은 진단하기 어려워 다음 세 가지 조건을 만족하는 진단 기준이 제안되고 있다. ① 빈 자궁강, ② 자궁각의 측면 가장 가장자리로부터 1 cm 떨어져 있는 임신낭, ③ 얇은 자궁근 층에 의해 둘러싸인 임신낭.[55]

(2) 치료

전통적인 치료 방법은 자궁각절제술이나 자궁절제술이다. 최근 복강경 수술의 발달로 비파열성은 물론 파열성 자궁 각 임신에서도 보다 비침습적인 복강경 수술이 적용되고 있다.

보존적 복강경수술은 지혈, 자궁각 부위의 절개, 수태산물의 제거 및 자궁각 부분의 봉합 등 크게 4단계로 나눌 수 있다. 그 중 지혈과 자궁각 봉합이 가장 어렵고 중요한 단계이다. 비파열성 자궁각 임신에 대해 자궁각 부위 절개 시의 지혈을 위해 전기소작법[56,57]이나 다중 봉합결찰[58]법이 제시되었다. 그러나 이러한 소작법은 임신낭의 크기가 작을 때 효과적이나 더욱 진행된 임신으로 임신낭이 클 때는 출혈이 많기 때문에 지혈효과가 큰 방법이 요구된다.

자궁각 임신의 보존적 치료는 가임력을 보존한다는 장점이 있으나 필연적으로 다음 임신 시 자궁파열 발생 가능성을 동반한다.[59,60]

수태산물의 제거 후 절개된 자궁각 부위의 봉합을 위해 비연속봉합술(interrupted suture)이 보고된 바 있다.[58,61] 복강경 수술에 있어서 복강 내 봉합은 상당한 수준의 기술을 요하여 경험이 많지 않다면 봉합 시 많은 어려움이 뒤따른다. 이에 문 등(2000)은 endoloop 결찰만으로 자궁각을 봉합하는 간단한 봉합술을 제시하였다.[62] 또한 지혈과 봉합을 보다 간단히 할 수 있는 수태산물제거전 매듭매기방법(Endoloop before evacuation of conceptus method; 그림 4-2-14)과 수태산물제거 전 원형봉합법(Encircling suture before evacuation of conceptus method; 그림 4-2-15)을 보고하였다. 이들 방법은 자궁각 절개 전 지혈효과를 유도하여 출혈 없이 수태 산물을 제거할 수 있고 수태산물의 제거가 완료됨과 동시에 자연적으로 자궁각이 봉합할 수 있도록 함으로써 수술 방법을 단순화하였다. 그 결과 21명의 환자에서 평균 30분 전후의 수술시간과 평균 50 cc 미만의 출혈을 경험하였으며 자궁각 임신을 치료한 후 만삭 임신한 11명의 환자에서 자궁파열은 없었고 제왕절개술 시 자궁각 부위에 결손이나 유착이 관찰되지 않았다. 그 외 지혈을 위해 바소프레신, 자동봉합기, 에너지 장치(energy device) 등이 지혈을 위해 사용된다.[63]

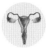
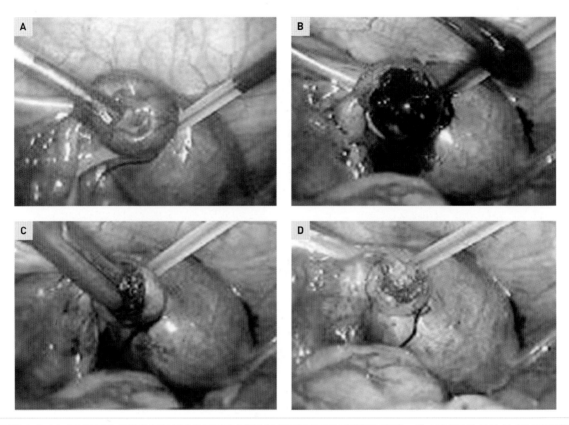

■ **그림 4-2-14. 내시경고리 결찰에 의한 간단한 자궁각 봉합술(수태산물제거전 매듭매기 방법).** A) 수태산물의 흡인 후 내시경고리를 자궁각 부위에 장착시킨다. B) 내시경고리 결찰이 조여지면서 자궁각 부위의 봉합이 완성된다. C) 수태산물이 제거됨과 동시에 내시경고리를 점차적으로 조이면서 출혈을 최소화한다. D) 자궁각 봉합이 수태산물 제거와 동시에 완성된다.

6. 복강경 난관성형술 및 미세난관복원술

여성 불임의 원인중 난관 인자는 상당히 중요한 부분을 차지하고 있다. 체외 수정술이 대중화되지 않았던 과거에는 난관 폐쇄에 의한 불임 환자의 치료로 수술 현미경을 이용한 미세 수술을 시행하였다. 하지만 기술의 발전으로 최근에는 현재 난관 폐색에 의한 불임의 1차 치료는 체외수정(IVF-ET)으로 난관성형술은 거의 시행되지 않고 있다.

과거 난관 불임술을 시행한 여성이 차후에 임신을 원할 때 수술을 통한 미세난관복원술(microsurgical tubal reversal)을 시행하였으나 이 또한 체외수정술의 발달로 필요성이 급감하였다(그림 4-2-16). 미세 난관 복원술

이 필요한 경우는 재혼과 같은 결혼 상태의 변화이며 (>60%), 체외수정 거부, 아이의 사망이나 사고, 정신적인 원인 등 여러 이유가 있을 수 있다.

van Seeters 등이 37개 연구를 종합한 체계적 문헌고찰에 따르면 난관복원술 후 임신율은 42~69%이었다.[64] 자궁외임신 비율은 4~8%이었다. 나이가 수술 후 임신과 가장 관련 있는 요인이었다. 개복술, 복강경, 로봇 등 수술방법에 따른 차이는 보이지 않았으며 다만 미세경을 사용하지 않은 경우 임신율이 낮았다. 비록 전체 대상에서 체외수정과 성공율 비교는 불가능하였으나 나이가 많은 경우 체외수정이 비용 대비 효과적이었다.

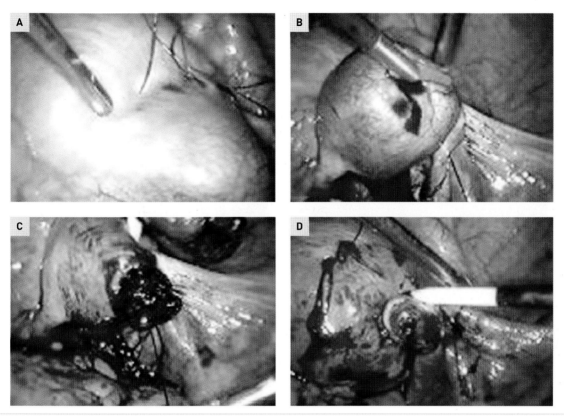

■ **그림 4-2-15. 수태산물제거 전 내시경 고리술(수태산물제거전 원형 봉합법).** A) 자궁각 임신 기저부 주위에 내시경고리를 장착한 후, 내시경고리의 당김의 긴장이 유지된 상태에서 자궁각 부위를 절개한다. B) 수태산물을 제거한다. C) 수태산물이 제거됨과 동시에 내시경고리를 점차적으로 조이면서 출혈을 최소화한다. D) 자궁각 봉합이 수태산물 제거와 동시에 완성된다.

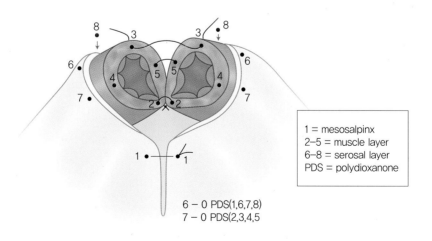

1 = mesosalpinx
2–5 = muscle layer
6–8 = serosal layer
PDS = polydioxanone

6 – 0 PDS(1,6,7,8)
7 – 0 PDS(2,3,4,5

■ **그림 4-2-16. 복강경 난관복원술의 봉합 순서**

III. 복강경 자궁근종절제술
(Laparoscopic myomectomy)

자궁근종은 가장 흔한 자궁 양성종양으로 가임기 여성의 20~25%에서 있는 것으로 알려져 있다. 흔한 증상은 비정상 자궁출혈, 복부압박감, 빈뇨 등이고, 자궁근종이 난임의 유일한 원인인 경우는 드물지만 유산, 조산 등과 관련되기도 한다. 수술적 치료의 여부는 근종의 크기, 개수 및 위치에 따라 결정되는데, 최근 결혼연령 상승과 저출산 등의 사회변화는 피임기구의 대중화와 더불어 임신 시점을 늦추고 있으며, 이로 인해 가임기 여성의 증상적 자궁근종에 대한 자궁근종 절제술이 점점 더 늘어나는 실정이다. 개복하 자궁근종절제술과는 달리 복강경 자궁근종 절제술(laparoscopic myomectomy, LM)이 입원 기간이 짧고, 회복도 빠르며, 수술 후 통증이 적고, 술 후 유착이 적으며, 미용적인 면에서 유리하다는 것은 널리 알려져 있다.

하지만 현재까지 복강경 자궁근종 절제술을 시행하는데 있어 사궁근종의 수와 크기, 수술시간, 설제부위의 완전한 복원, 유착방지, 수술 후 임신 능력 유지, 수술 후 임신기간 내 자궁파열 가능성에 대한 논란은 여전히 있다. 더욱이 복강경 수술에 많은 경험이 없는 초보자의 경우 수술 중 과다한 출혈 발생 가능성, 긴 수술 시간, 근종절제 후 자궁 결손 부위의 철저한 봉합과 관련된 수술 술기의 어려움 등이 발생할 수 있다. 따라서 적절한 환자 선택이 중요하다. 자궁근종이 자궁 앞쪽에 있는 경우가 복강경 수술을 고려할 때 가장 적당한 위치이고, 자궁 후벽에 있는 경우는 수술이 더 어려워서 경험이 많지 않은 술자는 개복 수술을 고려할 수도 있다. 그리고 Donnez 등 일부 저자들은 10~12 cm 이상, 5개 이상의 근종이 서로 다른 위치에 있어, 절개가 여러번 필요한 경우는 복강경 자궁근종절제술의 금기라고 하였지만,[1] 술자의 능력이 허락한다면 적응증을 제한할 필요는 없다고 생각된다.

본 단원에서는 복강경 자궁근종절제술을 시행하는데 필요한 실질적인 수술기법을 기술하고자 한다. 복강경 수술도 개복수술과 비교해서 원칙적으로 같은 방법을 사용해야 하고 그러기 위해서는 많은 술기연습과 경험이 필요하다. 특히 임신 능력을 유지해야 할 때 가장 중요한 사항은 자궁내막 손상이 없어야 하고, 자궁근층을 적절히 봉합하는 것이다.

1. 수술 전 평가

환자의 향후 임신이 필요한지의 여부가 가장 중요하다. 향후 임신이 반드시 필요한 여성의 경우, 자궁의 보존 및 술 후 잔여 근종의 최소화를 위해 근종의 위치를 정확히 파악한 후 수술에 임해야 하며, 이를 위해 골반 초음파를 흔히 사용하고, 근종의 수가 많은 경우에는 MRI(특히 sagittal view 및 coronal view)를 시행한다. 근종이 자궁넓은인대 내에 있거나, 크기가 많이 큰 경우에 요관폐쇄 여부를 확인하기 위해 intravenous pyelogram을 할 수도 있고, 자궁내막하 근종이 있을 경우 자궁 내 시경하 자궁근종설제술노 시행할 수 있다.

생리량이 많은 경우 빈혈의 정도를 평가하고 빈혈이 심하면 수술 전 GnRH agonist를 사용함으로써 빈혈을 교정하고 근종의 크기를 줄이고 수혈을 감소시킬 수 있다.[2] 하지만, 이 방법에 관해서는 여러 의견이 있어서, 자궁근종의 크기를 의미 있게 감소시키고, 경도를 부드럽게 하여 세절을 쉽게 할 수 있으며, 심한 빈혈을 교정할 수 있어 수술 전 사용이 추천되어 왔지만, 근종이 너무 부드러워져서 조작하기가 어렵고, 근종과 피막 사이의 경계구분이 모호해져 박리를 힘들게 하고, 그로 인해 수술시간이 연장될 수 있으며, 자궁육종의 진단이 늦어질 수 있다. 작은 크기의 자궁근종의 경우 GnRH agonist를 사용한 후 크기가 너무 줄어들어 근종 자체가 파악되지 않는 경우도 있어 근종의 재발이 더 흔하다는 보고도 있어서, 수술 전 GnRH agonist의 사용은 득과 실을 따져서 사용해야 한다. 최근에는 ulipristal acetate를 수술

전에 사용해서 수술 전 출혈 감소와 근종의 크기를 감소할 수 있다고 알려져 있다.[3]

이러한 수술 전 준비를 철저히 한 후 주치의는 환자와의 상담을 통하여 다시 한번 복강경 자궁근종절제술 시행에 관하여 상의하여야 한다. 수술 중 및 후 출혈의 가능성, 수혈의 가능성, 개복으로의 전환 가능성, 그리고 드물지만 자궁절제술의 가능성 등에 대해 수술 전 환자에게 충분히 설명하는 것이 중요하다.

2. 수술과정

복강경 자궁근종절제술의 수술과정은 크게 세 단계로 나눌 수 있다. 첫 단계는 좋은 수술시야를 확보하고 출혈을 최소화하면서 자궁근종을 정상 자궁조직에서 박리하는 것이다. 두 번째 단계는 자궁근층의 결손부위를 섬세하고 철저한 봉합을 통하여 자궁형태를 복원하는 것이다. 이는 향후 임신에 미치는 영향을 최소화하는 중요한 요소이며, 술 후 근종 절제 부위의 혈종 방지에 필요조건이다. 세 번째 단계는 제거된 자궁근종을 안전하게 체외로 제거하는 것이다.

첫째, 좋은 수술시야를 확보하기 위하여 투관침의 위치는 자궁과의 거리를 어느 정도 유지하며 traction-countertraction의 원칙을 지켜나갈 수 있는 곳이 가장 적절하다. 첫 번째 복강 내 진입은 주로 배꼽으로 하게 되지만, 배꼽진입이 어려울 경우에는 좌상복부의 mid-clavicular level의 Palmer's point를 이용할 수 있다. 또한 자궁근종의 크기가 배꼽 부위까지 큰 경우 배꼽 상방에 투관침을 삽입할 수도 있다. 2~3개의 보조 투관침은 카메라로 직접 보면서 가장 적절하게 근종을 박리하고 봉합할 수 있는 위치에 삽입한다. 근종절제술은 출혈이 많고 수혈의 위험이 있는 수술이므로, 수술 중 출혈을 감소시키기 위한 여러가지 처치가 있을 수 있어서, 질내 misoprostol을 사용한다거나, vasopressin (20 units in 200 ml of normal saline)을 근종의 하단과 피막하에 주입하면, 출혈을 감소시킬 뿐 아니라, 수술시간을 줄일

수 있다(그림 4-3-1A). 더불어 근종과 정상 근육조직의 구분을 가능하게 하는 이점도 있다. 그 외 마취시작 후 바로 oxytocin을 정맥으로 주입하거나, 다량의 출혈이 예상되는 경우 수술 전 양측 자궁동맥 결찰술을 시행하는 방법도 출혈을 줄일 수 있다.

근종 박리 시 절개의 원칙은 수술 후 유착을 최대한 예방하기 위해 최소한의 절개를 하는 것이다. 근종절제술은 가임력 보존을 위해 시행하는 수술인데, 수술 후 유착은 이러한 수술의 목적을 심하게 방해할 수 있다. 특히 serosa에 suture가 많을 때 유착의 위험은 증가한다.[4] 이를 줄이기 위해 자궁절개를 하기 전에 되도록 한 번의 절개로 최대로 많은 근종을 제거할 수 있는 계획(전략)을 세우는 게 중요하다. 절개에 사용하는 기구로는 단극성 전기소작기나 harmonic scalpel 등이 있고, harmonic scalpel을 사용했을 때 수술시간, 출혈량, 수술 후 통증이 적다는 연구결과도 있지만, 술자가 편한 기구를 사용하면 된다.[5] 횡절개와 종절개는 술자가 선택할 수 있다. 종절개를 시행하면 자궁각이나 난관, 자궁넓은인대와 자궁동맥의 손상을 막고, 혈관과 수직으로 봉합을 함으로써 지혈을 도모할 수 있다. 하지만 자궁근종의 위치나 술자가 선호하는 투관침의 위치에 따라 자궁근종 적출 부위의 봉합이 용이한 방향으로 근종막을 절개할 수도 있다. 예를 들어 하복부에만 보조 투관침을 삽입하는 경우 자궁근종이 전벽에 위치하면 자궁의 좌측 하방에서 우측 상방으로 사선으로 절개하는 것이 좋고, 후벽에 위치하는 경우 종절개를 시행하는 것이 봉합에 용이하다. 자궁 절개시에는 충분한 깊이로 절개를 시행하여 자궁과 근종 사이의 avascular plane을 정확히 박리해야 한다(그림 4-3-1B). 만약 불충분한 깊이로 절개하여 근종 박리를 시행하면 출혈이 많아지게 되므로 주의해야 한다.

둘째, 복강경 자궁근종절제술의 수술과정 중 중요한 것은 근종을 정상 자궁근층과 분리하여 축출하는 것이며, 근종의 위치와 크기에 관계없이 자궁근종을 자유롭

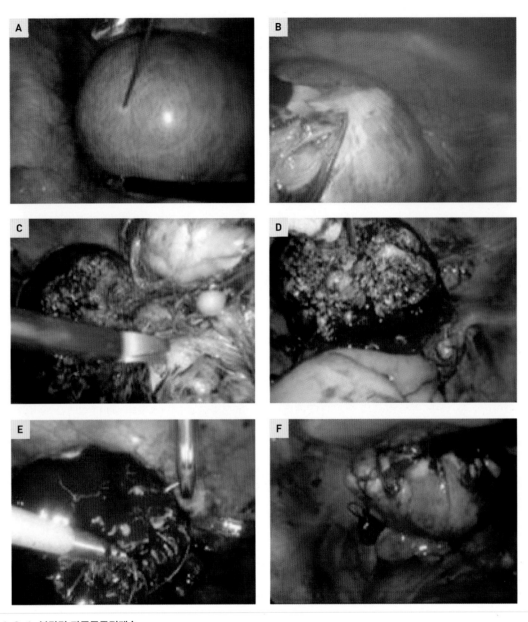

■ 그림 4-3-1. 복강경 자궁근종절제술

게 견인(push/pull)하는 것이 중요하다. 근종을 단단하게 고정하기 위해 tenaculum이나 screw를 이용하고, 박리를 위해서는 단극성 전기소작기나 harmonic scalpel 등을 이용한다. 근종을 너무 심하게 당기면 자궁내막이 손상될 가능성이 있으므로, 근종을 적절한 힘으로 당기거나 rolling하면서 경계면 주위의 조직을 근종과 반대방향으로 밀면서 진행하도록 한다(그림 4-3-1C). 이런 방법으로 내막 손상의 위험을 줄일 수 있으면서 근종의 피막을 쉽게 박리할 수 있다. 어쩔 수 없이 내막 손상이 일어난 경우에는 fine suture를 이용하여 내막을 봉합해줘야 한다. 근종을 제거한 후 irrigation하면서 출혈부위를 전기소작하면 되는데, 전기에너지를 너무 많이 사용하면 조직에 손상이 가해지므로 되도록 피해야 한다.

세 번째 단계인 자궁 근층의 결손부위의 봉합은 자

궁근종절제술에서 가장 중요한 단계 중의 하나이며, 향후 자궁파열의 위험도와 가장 연관성이 높다. 최근, 다양한 형태의 needle holders (Koh suturing set by Storz, Endostitch by Covidien, Laparotie by Ethicon)와 같은 기구의 발전으로 복강경 봉합이 훨씬 수월해졌으며, 봉합 연습 트레이너의 도입으로 다양한 형태의 복강경 봉합술을 배우기가 수월해졌다. 자궁 근층의 결손 부위가 깊지 않은 경우는 polyglycolic acid suture (Lap-suture, Sejong Medical, Seoul, South Korea)로 결손 부위의 전층을 interrupted suture technique으로 봉합할 수 있다. 자궁근층의 결손 부위가 깊은 경우에는 자궁 근층의 내측은 1-0 polyglactin 910 (Vicryl, Ethicon Inc, Somerville, NJ)을 이용하여 interrupted intracorporeal suture technique으로 봉합하고(그림 4-3-1E), 자궁근층 외측과 장막은 polyglycolic acid suture로 봉합한다(그림 4-3-1F). 자궁근층을 봉합할 때는 체내봉합과 체외봉합을 적절히 이용하는 것이 중요하고, 효과적인 지혈 및 향후 임신 시 자궁벽의 장력 유지를 위해 자궁근육의 경계를 잘 맞추어 봉합하고 자궁결손 부위를 복원해야 한다. 그러므로, 복강경 시술자들은 이런 봉합기술을 반드시 습득하여 복강경 자궁근종 절제술을 시행하여야 할 것이다. 최근에는 barbed suture (Quill SRS by Angiotech, V Loc by Covidien)가 사용되기도 하는데, 결찰이 필요없어 수술시간을 줄이고, 지속된 조직장력으로 지혈을 향상시킬 수 있다.[6]

마지막 단계로, 제거된 근종을 안전하게 체외로 빼내는 것으로, 후질벽 절제를 시행하여 질을 통해 빼내는 경우와 12 mm 투관침을 통한 세절기(morcellator)를 이용하여 복부를 통해 빼내는 방법이 있다. 세절기를 이용하여 근종을 제거할 때에는 사과를 깎듯이 근종의 바깥 부위를 둥글게 돌리면서 깎아내면 한 번에 많은 양을 잘라낼 수 있고, 근종의 크기가 너무 큰 경우에는 인내심을 가지고 근종을 깎아내야 한다. 세절기의 절단부위는 항상 환자의 전복벽을 향할 수 있도록 하고, 모니터 상

에 세절기의 절단 부위가 반드시 보여야 세절기에 의한 복강 내 장기의 손상을 막을 수 있다. 특히 세절기를 이용한 경우 일부 근종 조각이 복강 내에 남아있지 않도록 세심히 복강 내를 관찰해야만 한다. 그러나 세절기를 이용한 제거는 수술 과정에 근종 조각이 복강 내에 남을 수 있는 우려가 있다. 이들 남은 조직은 복강 내 어느 곳에서도 자리를 잡을 수 있어서 parasitic myoma로 발전할 수 있다.[7] 최근에는 mini-laparotomy를 통해 Endo bag 안에 근종을 두고 knife를 이용해 근종을 조각내면서 제거함으로써 세절기 사용에서 일어날 수 있는 조그만 조직의 잔류를 예방하는 방법이 제시되고 있다. 2014년 미국 FDA에서는 다음과 같이 기술하였다. "…using power morcellation in women with unsuspected uterine sarcoma, there would be a risk that the procedure will spread the cancerous tissue within the abdomen … For this reason, and because there is no reliable method for predicting whether a women with fibroids may have a uterine sarcoma, the FDA discourages the use of laparoscopic power morcellation during hysterectomy or myomectomy". 그렇지만, 육종의 유병률은 아주 낮고 (≪0.3%), 세절기와 관련된 육종의 유병률은 medicolegal issue 때문에 부풀려진 경향도 있다. 세절기를 사용할 수 있는지, 그리고 어떤 환자에게 사용할 수 있는지에 대한 결론은 좀 더 구체적인 연구결과가 나온 후에 알 수 있을 것이다. 후질벽 절개를 이용하여 근종을 제거할 시에는 보조 수술자나 간호사가 후질벽에 ring forcep에 sponge를 물어 삽입하여 더글라스와를 돌출시키면 안전하게 복강경 후질벽 절개를 시행할 수 있다. 근종 제거 후 술자의 취향에 따라 질식 또는 복강경 질벽봉합술을 시행하면 된다.

특별한 출혈부위가 없으면 복강 안을 생리식염수로 씻어 준 다음, 유착을 방지하기 위해 흡수성 유착 방지물을 자궁절개 및 봉합 부위에 덮어 주는 것이 바람직하다. 아울러 지연출혈을 확인하기 위해 drainage tube를

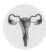

사용할 수 있다.

3. 개복술로의 전환

개복술로의 전환(laparoconversion)의 빈도는 28~29%로 보고되며, 이는 근종의 크기와 위치, 그리고 집도의의 경험과 관련이 있다. 특히 숙련된 집도의의 개복술전환은 약 21%로, 그렇지 않은 집도의(50%)에 비해 절반 이하의 전환율을 보이고 있으며, 이는 숙련된 수술자가 개복술전환을 줄이고 성공적인 복강경 자궁근종절제술을 시행할 수 있음을 뜻한다. 현재까지도 복강경 근종절제술의 금기증에 대한 연구가 발표되고 있지만, 숙련된 의사와 새롭게 발전된 기구 및 방법 도입 등을 통해 임신을 원하거나 자궁을 보존하기를 원하는 여성에게 있어 근종의 크기에 제약받지 않고 효과적이고 안전하게 복강경 자궁근종절제술을 시행할 수 있게 되었다.

Ⅳ. 복강경 선근증절제술(Laparoscopic adenomyomectomy)

1. 서론

1) 정의

선근증(adenomyosis)은 1860년 독일 병리학자인 Carl von Rokitansky에 의하여 최초로 보고되었다. 그는 자궁 근층 내 자궁내막샘(endometrial gland)을 현미경으로 발견하고 이를 자궁의 샘모양 낭선종(cystadenoma adenoids uterinum)으로 언급하였다.[1] 하지만 선근증이란 명칭은 1972년 Bird에 의해 보고되었고, 그는 자궁 근층내 양성 자궁내막조직의 존재를 보고 하였고, 이소성, 양성, 자궁내막샘과 지질(endometrial gland and stroma)이 비대하고 증식된 근육세포층으로 둘러싸여 있다고 묘사했다.[2] 이소성 자궁내막샘과 지질조직은 주변 근층을 자극하여 근층의 비대 및 증식을 일으켜 전반적으로 자궁을 비대하게 한다.[3] 선근증으로 절제된 자궁의 절단면은 경계가 불명확한 선근증병변으로 인하여 전체적으로 두꺼운 근층을 보여주고 있고, 병리조직학적 소견은 이소성 자궁내막조직과 주변의 비대해진 근층으로 구성되어 있다. 병변의 분포 및 형태에 따라 분류하면, 이소성 자궁내막샘과 지질이 자궁근층 전체에 널리 퍼진 경우 diffuse type 선근증이라 하고, 국소적으로 분포한 경우 focal type 선근증 또는 근층 내 원형의 비대하고 변형된 자궁내막조직의 결절 모양이라 하여 선근종(adenomyoma)이라고 표현하기도 한다(그림 4-4-1).[4] 드물게 30세 미만 여성에서 발생하는 청소년기의 낭성 선근종(juvenile cystic adenomyoma),[5] 용종양 선근종(polypoid adenomyoma)이 있다.

2) 증상

대표적인 선근증의 증상들은 생리통, 생리과다, 불임, 만성 골반통, 만성피로, 질 출혈 등이 있다. 하지만 근종, 자궁내막증, 기능성 자궁출혈 등과 같은 질환들에도 이러한 증상들이 흔하여, 감별요건이 되지 못한다.[7] 선근증 환자의 35%는 증상이 없다.[8] 그리고 선근증 환자의 80%는 동반하는 골반질환이 있다. 따라서 증상으로 선근증과 다른 여성질환을 구별하기가 힘들 수 있다.[9]

불임과 연관된 선근증의 기전은 다음과 같다.

- 정상 근층의 구조의 파괴로 인한 정자(sperm) 이동을 위한 uterine system의 손상[10]
- 자궁의 꿈틀 운동장애(연동장애)로 인한 감소된

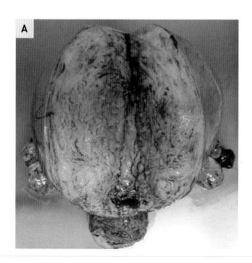
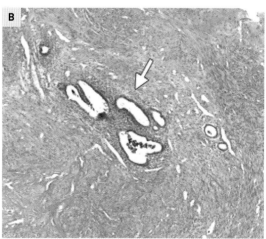

■ 그림 4-4-1[6] A) diffuse type adenomyosis: 적출된 자궁의 절단면의 사진, B) 현미경 소견(hematoxylin-eosin stain)에서 보여지는 비대한 평활근에 둘러싸인 이소성 자궁내막샘 및 지질(화살표)

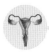

수정란의 착상[11]

- 비정상적으로 높은 유리기(free radical)[12]
- 변화된 자궁내막의 혈관신생 또는 혈관화—10배 이상 증가된 자궁내막 표면의 모세 혈관 분포로 생리 과다의 원인이 된다

3) 유병률

선근증의 유병률은 조직학적으로 진단되므로, 여러 이유로 자궁절제술을 시행한 여성의 검사물에서만 확인이 가능하다. 따라서 정확한 수치에 대한 보고는 존재하지 않는다. 여러 보고에 의하면, 5~70%까지 매우 다양하다. 자궁절제술을 시행한 경우로 제한하면 20~30%의 빈도를 가진다.[13] 선근증과 근종이 동시에 조직학적으로 진단된 경우는 20%라는 보고가 있다.[14] 근종과 선근증의 증상을 구별할 수 없고, 수술 전 초음파 검사에도 감별이 되지 않아 근종절제술을 위해 시행한 수술 중 선근증으로 확인된 경우, 특히 임신을 원하는 여성인 경우, 수술을 중단하거나, 적절한 수술적 제거를 하지 못하는 경우가 대부분이었다.

4) 원인 또는 위험인자

(1) 나이

선근증으로 자궁절제술을 받는 환자의 70~80%는 40~50대이다.[15] 그러나 해상도가 뛰어난 자기공명영상(MRI)의 도입으로 보다 젊은 나이의 여성에서 초기 선근증을 진단하는 경우가 점차 증가하고 있어 자궁을 보존하면서도 관련된 통증 및 불임의 치료 필요성이 대두되고 있다.[16]

(2) 다산모

다산모에서의 선근증은 높은 발생빈도를 보인다.[17] 이는 임신 중 태반의 영양막 세포의 침투성으로 인해 자궁 근층 내로의 자궁내막샘의 착상을 허용하기 때문으로 추정된다.[18]

또한 임신 중의 높은 여성호르몬 환경은 근층 내의 자궁내막조직의 성장을 유도할 수 있다.[19]

이러한 이유로 다산모의 선근증 발생빈도가 높을 것이라고 추정한다.

(3) 이전 자궁관련 수술

선근증을 가진 여성에서 이전 자궁관련 수술(근종절제술 및 자궁내막 병변 제거를 위한 소파수술 등)과 관련 있다는 증거는 많지 않으나, 자궁내막과 근층 사이의 경계가 손상되어, 자궁내막조직이 근층으로 침투하여 선근증이 발생한다는 임상적 보고는 있다.[20] 임신을 하지 않았음에도 소파수술을 경험한 여성, 이전에 제왕절개술로 분만한 여성, 임신중절수술을 한 여성들에서 높은 선근증 발병빈도를 보고하였다.[21] 그러나 선근증을 가진 여성에서 제왕절개술이나 다른 자궁관련 수술을 받은 경험이 그렇지 않은 여성보다 많지 않다는 보고도 있다.[22] 이에 대한 조사는 계속되어야 할 것이다.

(4) 흡연

명확한 증거는 없지만, 흡연이 혈중 여성호르몬 수치를 감소시키기에 선근증 빈도가 감소한다는 설명이 제시되기도 한다.[23] 하지만 좀 더 많은 조사가 필요한 정보이다.

(5) Tamoxifen 복용 유방암 환자들

유방암으로 tamoxifen을 복용 중인 여성에서는 폐경 이후에도 선근증이 진단된다.[24]

Tamoxifen은 그 대사물질인 hydroxytamoxifen을 통해, 자궁내막 및 유방조직의 estrogen 수용체에 길항제로 작용한다. 또한 작용제처럼 활동하기도 하여, 선근증이 발생하거나 재활성화 될 수 있다고 하여 그 사례들과 기전에 대한 설명들이 있다.[25] 그 외 자궁 외 임신, 우울증 및 항우울제의 사용이 선근증과 관련이 있다는 보고가 있지만 의미 있는 수준은 아니다.

5) 선근증 치료법의 변화

진통소염제인 비스테로이드성 항염증제(NSAIDs), 호르몬 제재를 이용하여 선근증의 증상인 생리통, 생리과다, 출혈을 조절하기도 하지만, 상당수의 선근증은 조절되지 않는다. 그러한 경우, 선근증의 치료법은 자궁절제술이었다. 대부분의 발병연령이, 40~50세로 분만을 한 경우가 많았기에 자궁절제술이 문제가 되지는 않았다.[26] 최근, 자궁을 보존하기를 원하거나, 임신을 원하는 만혼의 여성이 증가하고 있어 통증 및 과다출혈의 조절, 임신을 위한 선근증 진단과 치료는 임상의사에게 해결해야 할 과제가 되었다. 기존의 선근증 치료법인 자궁절제술에서 자궁을 보존하면서 내과적 통증 조절 및 임신을 위한 선근증 병변 만을 제거하는 보존적 수술로 치료 방식의 변화를 가져오는 주 요인들은 다음과 같다.

(1) 임신을 원하는 선근증을 가진 고령 여성의 증가이다. 결혼 전 자궁내막과 근층사이 손상을 줄 수 있는 병력, 예를 들어 임신 중절술, 근종절제술, 자궁내막 용종 절제술, 소파수술과 같은 자궁내막과 근층사이 경계면의 기계적인 손상을 일으킬 수 있는 빈도가 증가하기 때문으로 생각된다. 이러한 접합 또는 연결지역(junctional zone)의 손상과 기저 자궁내막조직의 근층 내로의 함입으로 선근증이 발생한다.

(2) 자궁절제술이라는 치료법이 있음에도 자궁을 보존하기를 원하는 선근증 환자의 증가이다.

(3) 고해상도의 질초음파검사, 골반 자기공명영상(MRI)검사의 도입으로 젊은 여성에서 선근증의 조기진단과 절제 가능한 focal type 선근증의 진단이 가능하게 되었다.

그러나 자궁을 보존하면서 선근증만을 완벽히 제거하는 수술이 이론적으로는 가능하지 않다.

자궁을 보존하면서 선근증만을 제거하는 수술 시, 부딪히는 문제들은 다음과 같다.

① 수술 시 정상 근층과 구분이 되지 않고, 조직학적으로 분리가 불가하다.

② 자궁보존 선근증절제술을 하는 경우, 병변의 제거 범위를 결정하는 것이 어렵다. 물론 정상근층과 선근증사이의 박리를 위한 구분은 불가함을 알고 있다. 그럼에도, 정상임신을 유지하기 위해, 정상 근층을 최대한 보존하기 위한 노력의 반대급부로 불완전한 병변의 제거, 재발이라는 원치 않는 결과를 걱정해야 하고, 완전한 병변의 제거를 위한 과도한 선근증 제거로 남은 근층이 부족하여, 향후 임신을 정상 기간까지 유지할 수 없다는 우려 사이에서 적절한 균형을 찾는 것이 중요하다.[27] 이는 수술 방식의 문제이기도 하지만 현재까지는 집도의사의 경험이 수술 결과의 매우 중요한 인자이다.

③ 자궁보존 선근증절제술 후, 봉합술은 특히 복강경 봉합술은 어렵다. 자궁의 전체 근층에 광범위하게 존재하는 diffuse type 선근증의 경우, 병변과 혼재된 정상 근층의 일부를 함께 제거할 수밖에 없기에, 병변 제거 후, 빈 공간은 남기 마련이다. 그리고 빈 공간 주변의 남은 근층은 잔존하는 선근증조직과 만성 염증의 영향으로 봉합사의 강한 견인력을 견딜 정상적인 근층이 아니다. 결과적으로 빈 공간을 없애기 위한 봉합은 매우 어렵다. 그럼에도 혈종 방지 및 근층의 정상적인 유지를 위해 튼튼하고 세심한 봉합은 필수적이다.

④ 수술 중 과도한 출혈과 수술 후 유착이 흔히 발생할 수 있다.

⑤ 선근증절제술 후, 이로 인한 불임, 임신 중, 자궁의 파열, 흔한 재발 또한 마주하게 되는 문제들이다.[28]

이처럼, 선근증은 근종과 달리 정상 근층과 선근증 병변과의 구분이 명확히 되지 않고, 선근증절제술 후, 상당한 정상 근층의 손상으로 향후 임신 시, 생존 가능

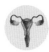

한 임신 기간까지의 유지 및 분만이 힘들다. 한 조사에 서는 선근증절제술 후 36개월의 추적 기간 중, 임신한 18명 중 50%인 9명만이 정상적인 임신 주수에 분만을 하였다는 보고가 있다.[29] 과거, 선근증은 근종절제술로 임신 가능한 근종, 복막 병변 절제술로 자궁보존이 가능한 자궁내막증과의 감별이 힘들었다. 다행히 고해상도의 질식 자궁초음파 및 MRI의 등장으로 수술 전 선근증과 다른 여성 질환과의 감별이 가능하게 되었다. 최근, MRI 검사의 민감도(sensitivity)는 88%, 특이도(specificity)는 93%이고, 질식 초음파검사도 이와 유사하다는 연구가 있다.[30] 본론에서는 최근 빠르게 발전하고 연구되는 진단 기술인 선근증의 초음파 검사 및 MRI 검사를 통한 정확한 진단과 자궁보존 선근증절제술이라는 선택적인 치료의 세부적인 술기 및 그 동안의 결과를 관련 논문의 평가를 통해 소개하겠다.

2. 선근증의 진단

여러 영상 검사법 중, 질초음파검사와 골반 MRI 검사를 임상의사들이 가장 흔히 이용한다. 복부 초음파 검사는 질초음파검사보다 정확도가 낮다.[31] 따라서 질초음파검사를 1차적인 진단방법으로 사용할 것을 추천하고 있다.[32] 질초음파검사와 MRI는 비슷한 선근증 진단율을 가진 것으로 보고된다.[33] 근종과 동반된 선근증의 경우, MRI를 추천하기도 한다.[34] 초음파 및 MRI 검사상, 선근증 소견은 고음영의 점상반점(spot) 또는 낭포(cyst)는 이소성 자궁내막조직과 흡수되지 않은 출혈을, 자궁근층 내, 주변 정상 근층보다 저 음영의 덩어리(mass)는 비대하고 증식된 주변의 근층을 의미한다. 질초음파검사 및 MRI 검사의 특징적인 선근증 소견을 소개한다.

1) 질초음파검사[35,36]

다음 소견 중 하나라도 있다면 선근증으로 진단한다.

(1) 불균질한 자궁근층의 메아리결(heterogeneous myometrial echotexture) 소견

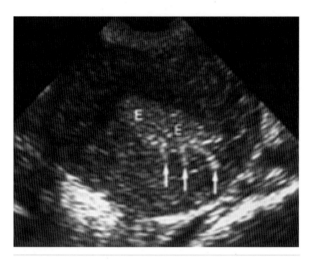

■ 그림 4-4-2. 메아리성 줄무늬 소견(Echogenic linear striation)[37]

(2) 비대해진 둥근 자궁과 비대칭적으로 자궁근층의 한쪽 벽이 두꺼워진 소견(globular-appearing uterus, asymmetrical thickness of the anteroposterior wall of the myometrium).

(3) 자궁내막하 근층의 낭종소견(Subendometrial myometrial cysts)

(4) 자궁내막하 메아리 발생 줄무늬 소견(subendometrial echogenic linear striations)

(5) 자궁내막과 근층 간 모호한 경계(poor definition of the endometrial-myometrial junction)

질초음파검사는 자궁내막(E)으로부터 근층으로 메아리성 줄무늬 소견(화살표)을 보여주고 있다. 그 소견은 근층 내로의 이소성 자궁내막조직을 의미한다(그림 4-4-2).

선근증 진단을 위한 초음파 소견들 중, 불규칙한 자궁 근층의 반사된 조직소견이 가장 정확하다고 생각된다. 이는 근층 내 일부의 비대 또는 증식반응을 가진 것을 반영한다(그림 4-4-3).[39] Bazot 등은 여러 소견들 중, 근층내 낭종 소견이 선근증이 가장 정확한 소견이라고 주장했다. 불규칙한 자궁 근층의 반사된 조직 소견은 낮은 정확도를 가진다고 주장하기도 했다.[40] 이는 근층 내 존재하

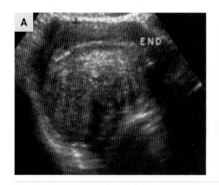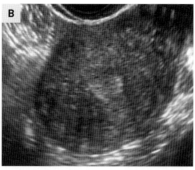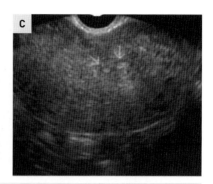

■ **그림 4-4-3.** 종단면에서 관찰한 선근증과 연관된 초음파 소견을 가진 자궁의 2차원 초음파 영상. A) diffuse type 선근증-불균질한 근층 음영소견과 비대칭적으로 자궁후벽이 두꺼워지고, 저음영성 선형 줄무늬 소견. B) 둥글고 비대한 자궁과 불균질한 음영의 근층 소견. C) 근층내 낭포(화살표)[38]

는 이소성 자궁내막조직 내의 자궁내막샘이 낭종처럼 늘어난 때문이다. Fedele 등은 선근증 진단을 위한 근층 내비 반사성의 낭성 소견을 처음 언급하였고, 정확도 또한 높다고 보고하였다.[41] 2차원 질초음파검사(2DTVUS), 3차원 질초음파검사(3DTVUS)의 선근증 진단율에 대한 조사를 보면, 3DTVUS가 2DTVUS보다 정확하다는 결과는 도출되지 않았다. 자궁내막과 근층의 접합 또는 연결지역(junctional zone)의 비정상적 소견은 3DTVUS에서 정확도가 높았다. Question Mark sign이 확인될 경우 선근증의 진단 정확도가 더 높아짐을 알 수 있다. 2차원 질초음파검사(2DTVUS)와 color doppler검사를 함께 할 경우, 근종과의 감별진단 정확도가 높아졌다.

2차원 질초음파검사(2DTVUS)는 선근증의 효과적인 1차 진단 방법으로 선택될 가치가 있다.[42]

2) 자기공명영상(Magnetic Resonance Imaging (MRI)) 검사(그림 4-4-4)

(1) T2 weighted image

저음영의 자궁근층의 비대 및 고음영의 점상 반점(spot) 또는 낭성 소견. 전형적인 선근증의 MRI 소견은 자궁의 전체적인 비대와, 경계가 명확치 않은 저음영(low signal intensity)의 병변을 형성하는 전반적 또는 국소적으로 비대해진 접합 또는 연결지역(junctional zone)과 이의 구

조의 파괴이다.[43]

조직학적으로는 저음영은 자궁근층의 증식과 비대를, 고음영의 반점 또는 낭성 소견은 이소성 자궁내막조직의 샘(gland) 또는 낭성 확대를 의미한다. 고해상도 영상기구의 발전으로 고음영 반점 또는 낭성소견은 흔히 발견된다.

T1 image에서, 고음영의 밝은 점상 반점 또는 낭성소견은 선근증의 진단율을 향상시킨다.

(2) Junctional zone

접합 또는 연결지역(junctional zone)의 두께가 12 mm 이상이면 선근증을 진단하고, 8 mm 이하이면 선근증을 제외할 수 있다.[44] 그러나 생리기간, 자궁수축으로 인해 junctional zone이 12 mm 이상 비대해진 소견을 관찰하였기에 생리주기를 확인하기를 바란다.[45]

(3) 전체 근층 두께에서 접합 또는 연결지역(junctional zone)의 두께가 차지하는 비율이 40% 이상인 경우, 접합 또는 연결지역의 가장 두꺼운 부분과 가장 얇은 부분의 차이가 5 mm 이상인 경우로 정의하기도 한다.[46]

(4) 독특하면서도 흔하지 않은 선근증 소견들

① 용종양의 선근종(Polypoid adenomyoma)(그림 4-4-5)

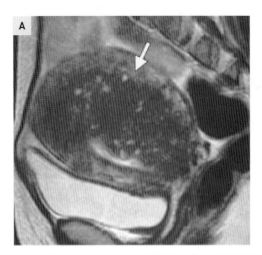
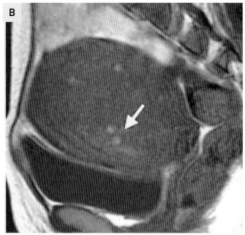

■ **그림 4-4-4. 46세의 선근증 환자.** A) T2-weighted fast spin-echo 시상면의 MRI 소견: 자궁 후벽에 저 음영의 경계가 불분명한 병변(화살표)을 가진 비대한 자궁. 그 병변내, 작은 고음영은 이소성 자궁내막조직과 낭포를 의미한다. B) T1-weighted spin-echo 시상면의 자기공명영상 소견: 고음영의 점상병변(화살표)은 T2-weighted image에서의 작은 고음영과 일치한다. 이는 이소성 자궁내막조직 내 출혈을 의미한다.

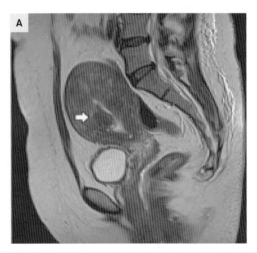
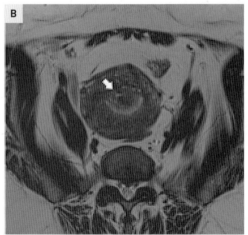

■ **그림 4-4-5. 용종형 선근종.** A) Sagittal T2- and B) Axial T2-weighted 시상면의 소견은 결절형태를 가진 경계가 불분명한 병변이 자궁강내로 돌출하는 소견을 가진다(white arrows).

② Isolated or juvenile cystic adenomyoma(그림 4-4-6)

③ Swiss cheese appearance in adenomyosis(그림 4-4-7)

(5) 자궁근층 외측에 위치한 외부형 선근증(External type adenomyosis) or 국소형 선근증(Focal adenomyosis located in the outer myometrium (FAOM))(그림 4-4-8)

자궁내막과 접합 또는 연결지역과 관계 없고, 자궁의 바

깥쪽, 장막(serosa)에서 근층으로 진행된 이소성 자궁내막조직과 주변 근층의 비대를 의미하며, 이는 심부자궁내막증과 밀접히 관계되며, 원인이 자궁내막증이라는 보고가 있다.[47]

본인의 경험에도, 최근 3년간 외부형 선근증이 있는 경우, 대부분에서 심부자궁내막증이 동반된 것을 조직학적으로 확인하였다. 이는 임상적으로 매우 큰 의미가

있다. 질식 초음파 검사 또는 MRI 검사에서 이러한 소견이 발견될 경우, 주변 장기인 직장, 방광, 뇨관을 조사하여, 심부자궁내막증 병변을 반드시 확인해야 하고, 자궁의 정상 근층이 남아있기에 내과적 치료에 반응하지 않는 경우, 자궁내막증 수술 후에도 통증이 지속되는 경우, 외부형 선근증 병변을 절제하는 것이 옳은 선택 일

수 있음을 이해하여야 한다.[48]

선근증의 MRI 소견을 요약하면, ① 둥글게, 비대해진 비대칭적인 자궁, ② 최소 12 mm 이상의 두께를 가진 결합 또는 연결지역, ③ 점상 또는 낭성 고음영의 근층 내 소견이다.

3. 선근증의 분류

영상 검사에서 자궁 내 병변의 분포 및 형태를 기준으로 분류한 소견이 있는데 이는 수술적 치료를 위한 좋은 정보를 제공해준다. 대부분의 자궁근층에 이소성 자궁내막조직이 침범한 경우는 diffuse type으로, 제한된 일부 자궁근층에 침범한 경우를 focal type으로, 근층 내에 하나 또는 몇 개의 낭성형태의 병변을 cystic type으로, 병변이 용종모양으로 자궁강 내로 돌출되는 형태를 polypoid type으로 분류하였다(그림 4-4-9).[49]

또 다른 분류법으로 자궁내막과 접합지역과의 연관성에 따라 분류한 방식이 있다(그림 4-4-10). 이는 장막쪽에서 침투한 이소성 자궁내막조직이 원인인 외부형 선근증과 기존의 자궁내막쪽에서 침투한 내부형 선근증을 구별함으로써 선근증의 자궁보존 선근증절제술의 적용범

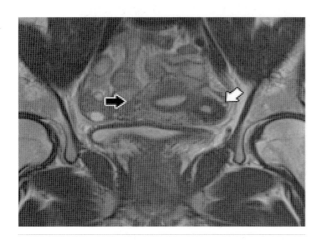

■ 그림 4-4-6. 고립된 또는 청소년기의 낭성 선근종. 고립된 또는 청소년기의 낭성 선근종(isolated or juvenile cystic adenomyoma): T2-weighted 관상소견; 고음영의 중앙부의 와동 또는 구멍(white arrow)과 결절성 자궁 병변으로 자궁강과의 연관성도 없으며, 그 외 정상 자궁소견(black arrow)을 가진다.

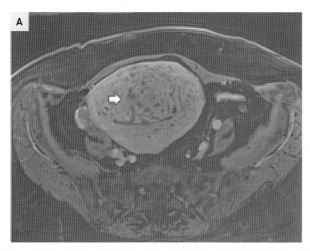
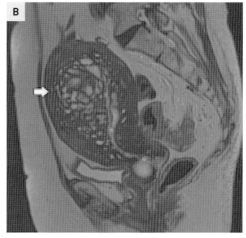

■ 그림 4-4-7. 스위스 치즈 형태의 자궁선근증. Swiss cheese appearance in adenomyosis: A) Axial T1 3D FS- and B) T2-weighted 시상면 소견; 명확치 않은 자궁내막의 접합 또는 연결지역(junctional zone)과 많은 근층 내 낭포, 결절, 선상 줄무늬 소견(white arrows)

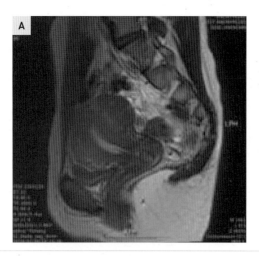
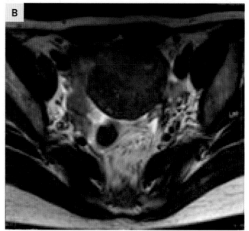

■ 그림 4-4-8. 자궁근층 외측에 위치한 외부형 선근증

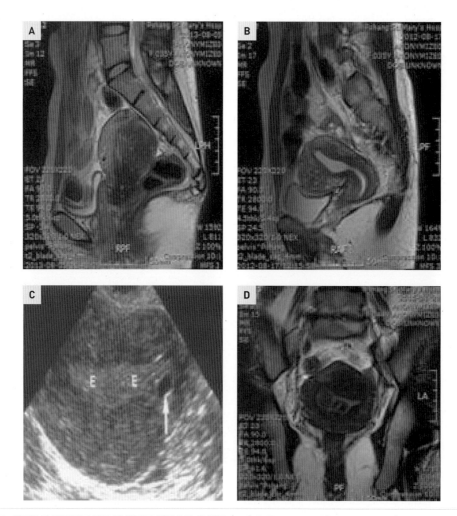

■ 그림 4-4-9. 선근증의 병변분포 정도 및 형태를 기준으로 한 분류.[50] A) Diffuse type, B) Focal type, C) Cystic type, D) Polypoid type

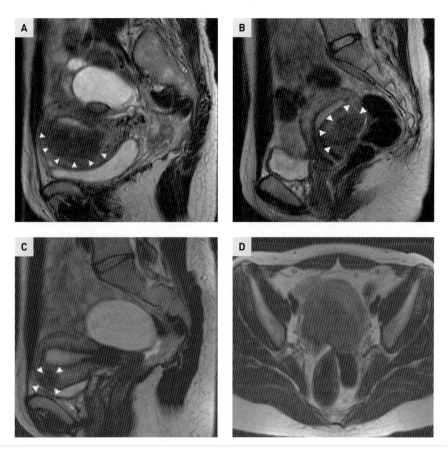

■ **그림 4-4-10. 자궁내막과 접합 또는 연결지역과의 연관성에 따른 분류법.**[51] A) Subtype I (intrinsic) adenomyosis, B) Subtype II (extrinsic) adenomyosis, C) Subtype III (intramural) adenomyosis, D) Indetermined tear drop deformity of rectum

위를 더 넓힐 수 있고, 연관된 심부자궁내막증의 치료를 동시에 시행하여 생리 중 통증의 근원적인 치료를 할 수 있다는 의미가 있다.

자궁내막과 접합 또는 연결지역과 병변의 관계를 기준으로 분류하게 되면 선근증이 자궁내막에서 침투해 근층으로 진행하는 것이 모든 형태의 선근증을 설명하지는 못하고 있음을 알게 된다. Subtype II인 외부형 선근증(extrinsic type adenomyosis)은 대부분이 심부자궁내막증과 연관되어 있다. 기전은 자궁내막증이 자궁장막을 침범 후, 장막쪽에서 자궁근층으로 진행하는 방식의 선근증으로 생각된다. 이 경우, 정상 근층이 상당부분 보존되어있고, 자궁내막증 및 외부형 선근증의 절제가 가능하다.[52]

언급한 다양한 병변의 분류는 선근증을 적절히 치료하기 위함이다.

선근증의 치료는 자궁절제술이었으나, 해상도가 높은 진단검사법의 발달로 조기에 진단되며, 임신을 원하는 만혼 여성들이 증가하고, 결혼 전, 자궁관련 수술을 한 병력이 있는 여성 또한 증가하고 있다. 따라서 자궁을 보존하면서, 선근증을 제거하는 수술적 치료법의 필요성이 제기 되었다.

4. 선근증절제술

선근증의 개념에 대한 최초 설명 후, 자궁보존을 하면서 선근증을 치료하는 방법에 대해 20세기 중반에 처음으로 자궁성형술(hysteroplasty)이란 표현으로 언급되기 시

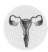

작했다.[53] 이는 광범위한 선근증으로 인한 극심한 생리통, 불임 등의 증상을 가진 젊은 여성에서 적용된 선근증 절제술이다. 이러한 수술방법은 자궁근층의 두께뿐만 아니라, 가소성(plasticity), 탄력성(elasticity), 인장 강도(tensile strength) 등의 기능적인 손상도 최소화하여, 임신능력 및 유지를 위한 자궁보존적 자궁조작 수술을 의미한다.[54] 임신을 원하는 여성에서, 고령, 자궁관련 수술, 유산, 영상진단법의 발전 등 다양한 이유로 선근증의 발병빈도가 증가하였다. 과거의 치료법은 자궁절제술이었지만, 자궁보존을 원하는 여성들 때문에 자궁보존하 선근증절제술의 필요성은 이후 정당화되고 있다.

자궁보존 선근증절제술의 표준화된 적응증은 현재 없다. 그 이유는 선근증과 불임과의 인과관계가 지금까지도 명확치 않고, 선근증을 가진 여성에서 객관적인 불임의 빈도에 대한 보고도 없기 때문이다.[55] 하지만 다양한 불임치료에도 불구하고 임신이 되지 않은 선근증 환자들의 경우, 마지막 선택으로 선근증절제술을 하고 있다. 하지만 수술적 치료방법이 정립되어 있지 않아서, 여러 방식의 다양한 수술적 치료를 적용하고 있다. 이후 상당수의 환자들이 임신을 하게 되고, 통증이 조절되어 삶의 질이 향상되었다.[56]

자궁보존 선근증절제술을 시도한 논문들의 검토를 통해 다양한 수술방식과 그 결과를 알아보았다. 선근증은 자궁내막조직이 근층 내로 침범하여 정상 근육조직과 혼재하는 질병으로 정상 근층과 선근증사이의 경계를 수술 시 시진으로 정확히 확인할 수 없고 현재의 수술 기구로 병변만을 분리할 수 없다.

즉, 현미경적인 선근증 병변이 남을 수밖에 없으며, 지금의 수술 기구는 시각적으로 구별할 수 있는 병변 만을 박리하고 제거하도록 만들어졌기 때문이다.

따라서 선근증절제 시, 정상 근육층의 결손은 피할 수 없다. 그래서, 우리가 수술적으로 고민할 부분은 선근증이 있는 자궁근층의 제거로 발생할 수 있는 자궁근층의 두께의 손상과, 선근증으로 인한 자궁근층의 특성

인 탄력성, 가소성, 인장강도의 약화라는 단점을 충분히 고려하여야 한다. 그럼에도 대부분의 병변을 제거하되, 일부 잔여병변이 있는 자궁근층을 보존하면서 발생하는 미약한 증상호전과 재발이라는 단점 사이에서 적절한 판단을 해야 하는 것이다. 이것이, 선근증의 표준화된 자궁보존 수술을 정립하는 데 가장 큰 어려움이다.[57]

본 단원에서는 근종절제술과 비교하여 선근증절제술의 차이점을 설명하고, 개복 및 복강경 완전절제술(complete excision)과 부분절제술(partial excision)의 구체적인 방법, 적용기준 그리고 결과에 대한 소개를 하고자 한다.

1) 근종절제술과 선근증절제술의 차이점

- 근종과 주변 근층과는 경계가 분명하다. 그러나 선근증과 정상 근층과의 경계는 불분명하며 혼재되어 있다.
- 근종절제술보다 병변 제거 후 혈종 및 빈 공간(dead space) 발생빈도가 높다.
- 봉합술 난이도의 차이가 크다.
- 선근증 절제술의 경우, 정상 근육층의 손상은 불가피하다.
- 선근증 절제술의 경우 근종절제술보다 자궁근층의 가소성, 탄력성, 인장강도의 손상이 크다.

2) 자궁보존 수술 기법

모든 수술 방식은 다양하지만, 선근증으로 인한 생리통, 출혈, 불임의 문제들을 해결하면서도, 자궁의 근층을 온전히 봉합하여 향후 임신 및 분만 후 태아 생존이 가능한 시기까지 임신 유지를 가능하게 하는 것을 목표로 한다.

(1) 완전한 선근증 병변의 제거(Complete excision of adenomyosis)

주변 근층과 선근증 병변이 경계가 분명하고 국소적인

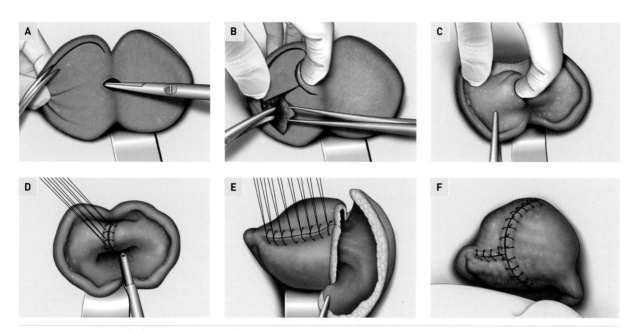

■ **그림 4-4-11. 수술 단계(Triple flap method)**[60]

경우(adenomyoma, external type adenomyosis), 시행되는 수술 방식으로 선근증 절제술과 자궁근층의 재건술이 포함된다. 단, 모든 보이는 병변을 제거하는 것이지 모든 현미경적 병변의 제거까지 의미하지는 않는다.

① 시진과 촉진으로 병변의 위치, 선근증과 정상근층의 경계를 파악한다

② 선근종(adenomyoma)위의 자궁근층을 수직 절개한다.

③ 안전하고 강하게 잡을 수 있는 기구로 조직은 잡고, 수술용 가위 또는 전기적 열에너지를 이용한 기구(monopolar hook, scissor)를 이용하여 병변을 박리하고 제거한다.

④ 병변 제거 후 남은 자궁의 근층과 장막은 2층 이상으로 봉합한다. 자궁강이 노출되는 경우는 흡수되는 봉합사를 사용한다.[58]

수술 중, 선근증 병변을 인지하기 힘들 때는 수술 중 초음파 검사를 시행하기도 한다.[59]

(2) 병변 제거 후, 자궁근층의 온전함(thickness, elasticity, plasticity)을 유지하기 위한 방법들

- 자궁 근층 재건의 다양한 방법들

① Triple flap method(그림 4-4-11)

- 개복 하, 복막으로부터 자궁을 박리 후, 지혈을 위해 자궁경부주위를 결찰한다.

- 자궁을 정중 시상면(sagittal plane)에서 깊이는 수술용 메스로 자궁강이 노출될 때까지 절개한다. 절개면의 양끝은 선근증 병변의 위아래 경계면까지이다.

- 자궁강 노출 후 집도의사의 집게 손가락을 넣어 선근증 병변을 절제하는 동안 적절히 정상 근층과 박리가 되도록 유도하는 역할을 한다

- 선근증 병변을 잡고(forcep 등의 다양한 수술용 기구), 주변 근층으로부터 박리한다. 동시에 자궁내막 및 장막 양쪽의 각각 1 cm 두께의 근층은 남겨둔다. 자궁장막쪽 약 1 cm의 두께는 선근증 병변의 침범이 드물어 잘 보존한다.

- 자궁내막은 3.0 vicryl로 봉합한다

– 절개면의 한쪽 장막근층(seromuscular layer)은 반대편 근층의 아래로 당겨 장막근층과 자궁내막근층 사이에 빈 공간이 생기지 않도록 봉합하고, 그 위에 반대편 장막근층을 덮어서 비연속적으로 봉합(interrupted suture)한다.

② Overlapping flaps method – 절개면 양측의 남은 근층과 장막을 겹쳐 자궁의 손실된 근층으로 인한 약화를 방지하는 봉합하는 방식이다(그림 4-4-12).[61]

(3) 부분적인 선근증절제술(Cytoreductive surgery/partial adenomyomectomy)

자궁의 전체 근층에 선근증 병변이 존재하는 경우로 diffuse type adenomyosis에 시행하는 수술법이다.[62]

① 수술 단계

– 수직 또는 수평의 절개를 자궁 전벽 또는 후벽의 중간위치에서 시행한다.

– 자궁장막측 약 1 cm의 근층은 보존하면서 선근증 병변을 박리하도록 한다.

– 절개되어 노출된 근층의 선근증 병변을 확인한다. 선근증 병변은 정상 근육층과 비교하여, 실 같은 변형된 근층 조직들이 얼기설기 엉킨 스폰지 모양을 가진다. 선근증을 확인한 후, 주변 정상 근육층이 보존될 수 있다면, 가능한 한 많은 선근증 병변을 제거한다.

– 선근증이 자궁의 양측 벽에 존재하면, 절개는 자궁의 fundus을 가로질러, 자궁 전 후 벽의 자궁경부까지 진행한다.

– 봉합은 1층 또는 그 이상으로 진행하며, 장막 측은 한 층으로 비연속적인 봉합을 한다. 혈종의 위험성이 있는 어떠한 자궁근층의 결손부위도 남기지 말아야 한다.

② 그 외 선근증 병변을 제거하기 위한 수술방식들

– Transverse H incision technique: 자궁전벽 선근증에서 개복하 선근증절제술의 경우, 좀 더 많은 선

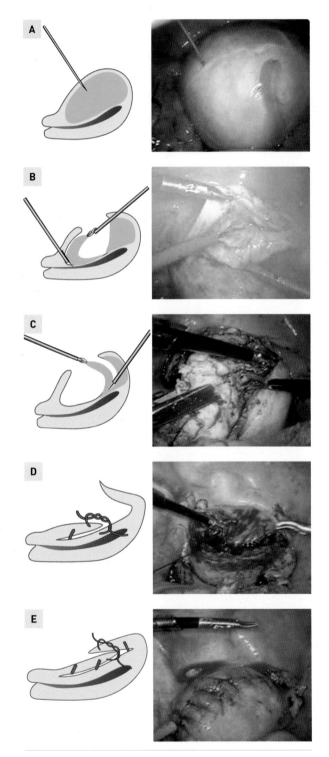

■ 그림 4-4-12. Overlapping flaps method[61]

근증 병변을 제거하기 위한 방법이다. 자궁 경부 결찰과 혈관 수축제를 사용하여 수술 중, 출혈을 최소화하고, 수직 절개 후, 그 절개선의 위아래 가 장자리에 각각 수평절개를 한다. 자궁의 장막은 근 층으로부터 5 mm 두께로 수직절개선을 따라 박리 한다. 이후 수평절개선을 따라 박리가 진행되는 방 식이다. 좀 더 가장자리의 병변을 제거하기가 용이 하다. 이후 근층 및 장막의 봉합은 동일하다.

- Wedge resection of uterine wall: 복강경 수술에서 선근증이 위치하는 장막 및 근층 일부를 포함하여 wedge 형태로 절제하는 방식이다.

- 복강경 질식 자궁선근증절제술: 양측 자궁천골인 대를 절제한 후, 자궁을 절개된 질벽을 통해 내 보 낸 후, 선근증절제술을 시행한다. 장점은 개복 선 근증절제술과 비교할 만한 직접 촉진으로 선근증 병변을 제거하고, 빈 공간이 생기지 않도록 강하게 봉합을 할 수 있다는 점이다.[63]

(4) 수술동영상
본인의 복강경 자궁보존 선근증절제술의 여러 방식에 대한 수술 동영상(동영상 4-4-1)을 소개한다.[64]

3) 수술 결과
Grimbizis 등의 총 1049명의 환자를 대상으로 자궁보 존 선근증절제술을 시행한 64개의 연구논문을 조사하 였다.[65] 연구대상 환자들을 부분절제술 군과 완전절제술 군으로 나눈 후, 수술 후 결과를 조사해보니, 생리통의 감소는 부분절제술 군 81%, 완전절제술 군 82%의 환자 에서 효과적이었고, 과다 생리량의 정상화는 부분절제 술 군 50%, 완전절제술 군 69%의 환자에서 효과적이었 다. 임신율은 부분절제술 군 46%, 완전절제술 군 60%의 임신을 하였다.

이상의 결과는 자궁보존 선근증절제술은 실행가능 하며, 효과적임을 알려주는 근거가 된다.

그러나 문제는 연구논문의 신뢰성이다. 논문의 질을 평가하는 조사에서는 단지, 완전절제술을 시행한 469명 의 환자를 대상으로 한 9개 논문만이 신뢰도가 있는 것 으로 평가하였다. 이 논문들은, 전향적인 조사 방식이 며, 동일한 수술방식과 동일한 수술결과 조사기준으로 진행되었다. 그 외 대부분의 완전 및 부분절제술 관련 논문들은 후향적 조사이며, 수술방식과 수술결과 조사 방식 또한 동일한 기준이 없었고, 대상 환자의 수도 만 족스럽지 못하였다.

예를 들어 불임으로 진단되지도 않은 선근증을 가진 여성이 연구대상에 포함되어 수술 후 임신결과를 조사 하니, 신뢰도의 문제가 있는 것이다. 또한 자궁보존 선근 증절제술이 기존 자궁강 내 유착 또는 변형, 자궁근층 의 손상 그리고 나팔관의 폐쇄, 자궁주위 유착 등 다양 한 문제를 발생시켜 수술 후, 임신율을 감소시킬 수 있 다는 보고도 있었다.[66] 그러한 문제들을 감안하여도, 임 신율은 선근증절제술 후, 증가하였고, 근종의 수술 후 임신율의 증가에 대한 결과와 비교해도 더 나은 결과를 가졌다.[67]

선근증을 가진 불임 여성이 임신을 위한 여러 시도들 이 실패하고, 마지막 선택으로서 자궁보존 선근증절제술 은 해볼 만한 가치가 있음을 의미한다고 할 수 있다.

앞으로 더 많은 선근증 환자들을 대상으로 동일한 기 준의 수술방식과 수술결과의 조사를 바탕으로 전향적인 연구가 진행되어야, 현재 선근증 환자들을 진료하는 임 상의사들이 가지는 고민에 대한 답을 해줄 수가 있다.

4) 합병증
선근증절제술을 경험한 여성은 임신 동안 또는 분만 중, 자궁파열의 알려진 위험성이 있다.[68]

물론. 모든 자궁관련 수술(제왕절개술 후 정상 질식 분만, 복강경 근종절제술 후 분만 등)을 한 여성에서 그 위험성은 있지만 1% 미만이었다.[69] 하지만 선근증절제술 의 경우, 그 위험성은 매우 높아 임신한 여성 8명 중 1명

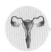

의 매우 높은 자궁파열 위험성을 가진다고 보고하기도 하였다.[70]

그 이유는 선근증절제술 후 근층의 봉합한 부분에 인장강도가 약해진 것 때문으로 생각된다.[71] 이를 예방하기 위한 권고사항으로, 선근증절제술 후, 불임 시술을 통한 임신시도에서 쌍태아 임신을 피하고, 단태아 임신을 하도록 하며, 임신 30주 이후에는 기존 임산모보다 자주 자궁수축과 조기 진통에 대한 주의를 해야 한다. 분만은 진통 중, 자궁파열의 위험성이 높아, 제왕절개술을 시행하도록 한다. 전치 태반, 감입 태반의 위험성으로 인해 분만 후 자궁출혈 위험성도 있다. 지혈이 이루어지지 않을 경우, 자궁절제술이 필요할 수도 있다.

5. 결론

자궁보존 선근증절제술은 임신을 원하는 선근증 환자에게, 불임시술 등 다양한 치료가 실패한 경우, 선택할 수 있는 치료 방법이다. 불임 치료뿐만 아니라 생리통, 생리과다, 만성 피로 증상이 크게 호전된다. 또한 경계가 분명한 국소성 선근증의 경우 완치 가능성도 있다. 따라서 국소성 선근증을 가진 여성에서 복강경 선근증절제술은 1차 치료법으로도 선택될 수 있다. 광범위한 선근증 분포를 가진 여성의 경우, 마지막 선택으로서, 개복 또는 복강경으로 최대한 선근증절제술을 시행하고 자궁근층을 정확히 복원시킨다면, 좋은 결과를 가져올 수 있다. 병변의 광범위한 제거와 정상근층의 보존이라는 양날의 칼과 같은 선택의 고민사이에 적절한 균형을 가질 수 있는 수술 경험이 많은 임상의사의 결정이 필요하다.

수술 전 가장 중요한 사항은 선근증의 진단이 명확하고, 선근증의 위치, 범위를 평가하는 것이다. MRI 검사는 선근증의 진단과 병변의 범위 측정을 위해 필수적인 영상 장비이다.[72] 수술 전 후 GnRH agonist의 사용의 역할은 명확치 않다. 다만 수술 동안 출혈이 적고, 잔존 선근증의 GnRH agonist의 사용에 대하여 증상 호전효과가 좋을 것이라는 가정이 있다.[73] 수술 후 GnRH agonist

의 사용은 재발율은 감소시킨다는 보고가 있다.[74]

수술 전 사용의 장점은 자궁으로의 혈관발달 최소화, 빈혈교정, 수술 중 출혈 최소화 등이 있다.

단점은 자궁크기가 작아지면서 선근증을 인지하기가 힘들고, 정상 근층과의 감별도 어렵다.[75]

개복술이냐 복강경 수술이냐의 선택은 수술하는 임상의사가 결정할 문제이다. 일반적으로 개복하여 선근증절제술을 시행하였다. 자궁근층 내 병변의 범위 확인, 봉합의 어려움 때문이었다. 또한 집도의사가 선근증 병변을 직접 촉지할 수 있고, 좀 더 강하게 봉합할 수 있다는 장점이 있다. 하지만 해상도가 뛰어난, MRI 검사로 정확히 병변을 확인할 수 있고, 복강경 수술로도 병변의 제거가 가능하며, 복강경 봉합술도 가능하게 되면서 복강경 하 선근증절제술을 시행하는 경우가 증가하고 있다.[76] 수술 방법과 개복술과 복강경 수술의 선택은 얼마나 수술 시야를 잘 확보하고 주변조직은 잘 견인하여 병변을 완전히 제거할 수 있는가를 고려하여야 하고, 자궁파열 없는 미래 임신을 위해 얼마나 자궁 근층의 두께와 특성을 복원할 수 있는가를 선택의 기준으로 하여야 한다.

임신을 원하는 선근증을 진단받은 여성이 자연임신을 1년간 시도한 이후, 임신을 위해 그리고 선근증과 연관된 생리통, 생리과다 증상을 치료받기 위해 내원한 경우를 가정해보자.

이러한 환자들은 실제 진료실로 매일 내원하고 있다. 그만큼 선근증은 대표적인 여성질환이다. 하지만, 표준화된 자궁보존 선근증 치료방법이 없기에 부담스러운 질환이다.

이러한 어려움 때문에 이탈리아의 자궁내막증 치료모임(Endometrial Treatment Italian Club-ETIC)에서는 모든 가능한 상황을 고려한 임상 지침을 많은 논의 끝에 제시하였다.[77]

모식도(그림 4-4-13)는 생리통, 생리과다, 불규칙한 자궁출혈, 성교통을 가진 선근증으로 진단된 28세의 임신을 원하는 여성으로 1년 이상의 정상적인 부부관계 후에

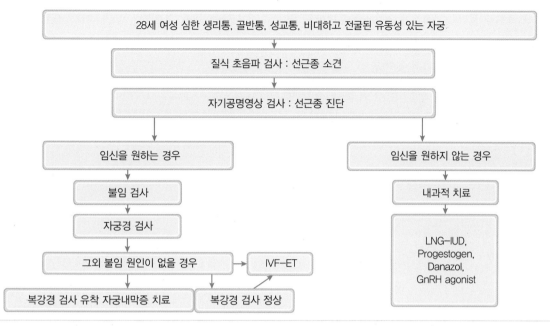

```
28세 여성 심한 생리통, 골반통, 성교통, 비대하고 전굴된 유동성 있는 자궁
                            │
                            ▼
           질식 초음파 검사 : 선근종 소견
                            │
                            ▼
           자기공명영상 검사 : 선근종 진단
              │                          │
              ▼                          ▼
       임신을 원하는 경우            임신을 원하지 않는 경우
              │                          │
              ▼                          ▼
         불임 검사                    내과적 치료
              │                          │
              ▼                          ▼
         자궁경 검사                  LNG-IUD,
              │                      Progestogen,
              ▼                      Danazol,
     그외 불임 원인이 없을 경우 ──▶ IVF-ET    GnRH agonist
              │              ▲
              ▼              │
 복강경 검사 유착 자궁내막증 치료   복강경 검사 정상
```

■ 그림 4-4-13. 모식도

도 임신이 되지 않은 경우에 임상의사가 모든 임상적인 상황을 논의하여 가장 적합한 결정을 내리는 진단 및 치료의 선택에 대한 내용이다. 언급한 선근증의 불임기전이 다양하게 제시되고 있지만 불임의 다른 인자들을 배제하지 말고 조사해야 한다. 일반적인 불임 검사는 난소 검사 자궁경하 자궁강 및 내막 조사, 남편의 정자 및 정액 검사, 그 외 나팔관 통기 검사, 진단 복강경을 이용한 골반 내 자궁내막증 및 유착 검사 등이 있다. 선근증의 80%는 근종 자궁내막증 유착 등의 동반 질환이 있기에, 필요하다면 진단 복강경에서 근종, 자궁내막증 및 유착 등의 불임과 연관된 질병을 치료한 후에는 환자의 나이가 자연임신을 시도할 시간적 여유가 있기에 먼저 1년간의 자연임신을 시도할 수 있다. 그러나 35세 이상의 만혼인 경우, 충분한 환자와의 대화 및 다각적인 판단 후 바로 불임 시술을 받을 수 있다.

이러한 진단 및 치료에도 불구하고 임신에 실패한 경우에 한하여 자궁보존 선근증절제술을 시행한다. 얼마나 선근증을 많이 제거하면서 향후 태아가 생존 가능한 시기까지의 임신이 유지되고, 자궁파열의 예방을 위해 어떻게 근층을 제건 하여야 하는지에 대한 기준 및 방법에 대한 논의는 충분치 않은 실정이다.

하지만 발전된 영상 검사법과 많은 연구로, 국소적인 선근증, 외부형 선근증의 경우 자궁보존 선근증절제술을 치료의 방법으로 선택할 수 있게 되었다.

심부자궁내막증이 동반된 외부형 선근증은 복강경 심부침윤성자궁내막증 병변의 제거와 동시에 선근증 병변을 제거하여도 정상적인 근층이 유지될 수 있다.

관건은 환자의 나이이지 심부 자궁내막증으로 발생한 선근증이 아니었다는 보고가 있다.[78]

선근증을 가진 임신을 원하는 여성의 적절한 치료는 정립되어 있지 않다. 그러나 많은 선근증 환자에서, 발전된 영상 진단방법과 보다 세분화된 선근증의 원인 및 분포, 형태, 남아 있는 정상 근층의 두께 및 기능성, 환자의 난소 기능, 동반되는 여성질환인 자궁내막증과 근종의 치료 집도의사의 수술경험과 기술의 향상 등이 환자에게 맞는 적절한 치료를 제공해줄 수 있게 되었다. 아직도 해결하지 못하는 선근증 환자의 사례들이 많다. 하지만 진단 및 치료를 보다 세분화하며 선근증을 조기 진단하고 호르몬 치료 또는 levonorgestrel을 분비하는 자궁 내 장치[79]로 병변의 진행을 방지하는 예방적인 치료를 한다면 좀 더 나은 결과를 가질 것이다.

그리고 자궁보존 선근증절제술의 전향적, 무작위 대조시험을 통한 객관적인 연구결과가 지속적으로 발표되어 의미 있는 수술적 선택이 가능하도록 노력해야 할 것이다.

V. 복강경 자궁절제술(Laparoscopic hysterectomy)

자궁절제술(적출술)은 1843년 Charles Clay에 의해 최초로 시행된 이후 이제는 산부인과에서 제왕절개술에 이어 두 번째로 흔히 행해지는 주요 수술이 되었다. 1980년대 이후 복강경을 이용한 수술이 부인과 영역에 최소 침습적인 수술의 개념으로 도입되고, 1989년 H. Reich 등에 의해 복강경을 통한 자궁절제술이 처음으로 보고된 이후로 복강경 수술은 장비와 술기의 눈부신 발전에 힘입어 빠르게 적용증의 확대를 가져왔다. 과거 복식으로 시행되던 대다수의 자궁절제술이 복강경 수술로 대치 될 수 있으며,[1,2] 현재는 자궁경부암 환자에 대한 광범위 자궁절제술도 복강경을 이용하여 시행하고 있는 상황이다.[3,4]

이러한 복강경을 이용한 방법은 전통적인 개복수술에 비해 많은 장점을 가지게 되는데, 그 장점들로는 재원일수 단축, 미용효과, 빠른 회복시간, 수술 후 동통감소 등을 들 수 있으며, 이는 개복에 따른 이환율과 불편 등을 크게 경감시켜 준다. 최근에 복강경 기술이 발전하여, 복강경으로 광범위한 자궁내막증, 자궁근종, 골반유착, 자궁 외 임신, 골반농양, 자궁부속기 질환을 치료할 수 있게 되었다. 따라서 복강경 수술과 질식수술을 병합함으로써 대부분의 환자에서 개복 수술을 피할 수 있게 되었다.

1. 복강경 질식자궁절제술(Laparoscopically assisted vaginal hysterectomy, LAVH)

1) 정의

복강경 질식자궁절제술(LAVH)은 복강경으로 골반 내 유착박리, 자궁내막증 병변의 제거나 자궁 부속기(나팔관, 난소)의 제거 후에 질식 자궁절제술을 시행하는 경우를 말한다. 그리고 복강경 자궁절제술(laparoscopic hysterectomy)은 자궁상부육경(uterine upper pedicle)의

처리 후 양측 자궁 동맥을 복강경을 통해 결찰하는 경우를 의미한다. 자궁동맥의 결찰 후 자궁절제에 필요한 잔여 수술 부위, 즉 전방 혹은 후방 질 절개, 주인대 혹은 자궁천골인대의 절단, 절개된 자궁의 제거 또는 질상 단부봉합 등의 수술은 질식수술 혹은 복강경을 통해 수술할 수 있다. 이 수술 카데고리의 중요한 요점은 복강경을 통한 양측자궁동맥의 결찰이다.

2) 술기

술기는 시술자에 따라서 다소 차이가 있으나 대개 다음과 같은 과정을 밟는다. 먼저 전신마취 후에 환자를 쇄석위(dorsal lithotomy position)로 위치시키고 자궁거상기를 장착하여 수술 시 자궁 조작을 용이하게 한다. 베레스바늘로 배꼽 바로 아래를 천공하여 이산화탄소를 주입하고 5 mm 또는 10 mm 투관침을 배꼽 안에 또는 배꼽 아래에 위치시키고 5 mm 투관침을 양측하복부에 천공하여 위치시키고 복압은 11~14 mmHg 이하로 유지시킨다. 수술이 어려운 경우 간혹 투관침을 치골 상부에 한 개 더 위치시키기도 한다. 투관침을 위치시킨 후 충수돌기, 장관, 간, 담낭, 위, 횡격막, 비장 및 요관 등 복강 내 장기들을 관찰하고 골반 내 유착이 있는 경우에는 박리술을 시행한다. 특히 전후방의 직장자궁와(cul-de-sac)와 골반측벽의 표면은 매우 주의 깊게 관찰해야 한다.

자궁거상기를 위치시킬 때 술자는 자궁의 운동성과 질 내 공간을 평가해야 하는데, 이는 얼마나 많은 부분이 복강경으로 해결되어야 하는지 결정하는 데 도움이 된다. 수술 시 우선 원인대(round ligament)와 난소인대(ovarian ligament), 난관을 결찰하는 데 수술용 stapling 기구인 Endo GIA를 사용하거나, 단극성 전기소작기, 양극성 전기소작기, 초음파 수술기구 등으로 자를 수 있다. 동시에 난소와 난관을 제거할 경우에는 누두골반인대(infundibulopelvic ligament)를 결찰하면 된다.

이후 복강경 접근에서 질식접근으로 변경하여 자궁경

부와 질의 경계 부분에서 점막을 원형으로 절개하고 방광을 박리한다. 전후방의 직장자궁와(cul-de-sac)를 노출시킨 후 자궁천골인대와 주인대를 Heaney clamp로 잡고 절제 후 결찰하고 자궁혈관과 주위 조직을 처리하여 자궁을 분리한 후질을 통하여 절단된 자궁을 제거한다. 한 번에 제거가 어려운 경우에는 부분절개를 반복하여 제거한다. 복막을 봉합하고 질점막을 봉합한 후 다시 복강경을 이용하여 복강 내를 세척하고 지혈한 후 수술을 마친다.

수술 동영상 4-5-1

동영상 제목 Laparoscopically assisted vaginal hysterectomy

2. 복강경 전자궁절제술(Total laparoscopic hysterectomy)

이 수술은 복강경을 이용하여 자궁절제술의 모든 범위를 시행하는 수술 방법으로 고난도의 기술과 경험이 필요하다. 복강 내에서 완전 분리된 자궁은 질을 통해 제거되며 자궁이 거대할 경우에는 핵화(coring)나 세절술(morcellation)에 의해 분쇄된 후 질을 통해 제거될 수 있다. 질상단부의 봉합 역시 복강경을 통해 이루어진다.

1) 술기

수술 방법은 다양하고 특히 조직을 결찰, 절단하는 방법에는 suture 방법, staple을 이용하는 방법, laser를 이용하는 방법 등 여러 수술법이 있으나 가장 경제적이며 손쉬운 전기수술법(electrosurgery)에 의한 수술 방법에 대해 기술 하고자 한다.

(1) 투관침 삽입

제대 투관침(umbilical trocar sleeve)을 삽입할 때에는 환자는 평면상태에 있어야 하며 제대 투관침을 삽입한 후에는 20~30도의 트렌델렌버그 위치를 취하도록 한다. 만일 제대 투관 침 삽입 시 트렌델렌버그 위치를 취할 경우에는 배꼽의 위치와 복강 내 중요 장기 특히 대동맥 등 큰 혈관의 위치가 변하여 심각한 합병증을 야기할 수 있으니 각별한 주의가 요망된다.

5~10 mm 배꼽 투관침을 삽입 시 대부분의 경우 배꼽 하단 부위를 절개하나 복부의 구조상 가장 두께가 얇은 배꼽 기저부에 수직절개 후에 베레스바늘을 삽입하거나 투관침을 직접 삽입할 수도 있다. 복강경을 삽입 복강내 특히 수술부위의 유착 등을 관찰한 후 5 mm 투관침을 양측 복부 하단부와 중앙선 부위에 삽입한다. 자궁의 크기에 따라 투관침의 위치는 변할 수 있으며 자궁이 클수록 투관침의 위치는 상방으로 이동하여야 한다. 복강 내의 전체적인 관찰이 중요하며 수술 중에는 복압을 11~14 mmHg 정도로 유지하는 것이 중요하다. 여러 번의 개복 수술에 의한 심한 유착이 의심되는 경우에는 배꼽부위를 통한 투관침 삽입법은 장기 손상의 위험이 있으니 각별한 주의가 요망된다.

(2) 자궁 상층부 혈관 처치

난소를 보존할 경우에는 자궁-난소인대와 난관을 전기소작기 또는 초음파 수술기구에 의해 절단한다. 만일 난소의 보존이 필요치 않을 시는 누두골반인대를 전기 소작한 후 절단하면 된다.

(3) 방광의 박리

원인대의 중앙부위를 전기소작기 또는 초음파 수술기구를 이용하여 절단한다. 자궁조작기를 이용 자궁을 후방으로 위치한 후 방광과 자궁 경부 접경 부위의 복막을 절개한 후 양측 원인대의 절단부위까지 확대한다. 복막절개 후 방광을 자궁에서 분리, 질 하부를 향해 분리시킨다.

(4) 자궁동맥결찰

원인대의 절단 후 자궁을 수술부위의 반대방향으로 잡아 당긴 후에 자궁조작기를 이용 자궁 경부를 수술부위쪽으로 돌출시켜 자궁넓은인대를 절단한 후 자궁동맥을 확인하여 전기소작기 또는 초음파 수술기구로 절단한다. 술자에 따라서는 자궁동맥을 요관과 교차하는 지점에서 완전히 박리한 후 결찰 및 절단한 후 수술을 진행할 수도 있다.

(5) 원형 더글라스와 절개 혹은 질-자궁경부박리

자궁조작기를 이용하여 자궁을 최대한 상부로 밀어 올리고 자궁의 위치를 후굴된 방향으로 취하여 자궁 경부와 질의 경계 부위가 돌출되도록 한다. 방광을 좀 더 자궁 경부에서 아래쪽으로 밀어 내린다. 전기소작기나 초음파 수술기구를 이용하여 자궁 경부의 중간 정도 부위에서부터 근막을 절개하기 시작하여 자궁 경부와 질의 최상단 경계부위를 절개하여 자궁을 질의 최 상단 부위에서 완전히 절단한다.

더글라스와 절개를 한 후에는 CO_2 가스의 손실로 복압을 유지하기 위하여 자궁 조작기에 부착할 수 있는 가리개(occluder)에 50 cc 정도의 용액을 주입한다. 그리고 CO_2 가스가 손실되는 경우에는 수술장갑에 100 cc 정도의 용액을 넣어 질 입구를 막을 수 있다.

(6) 자궁의 제거 방법

절단된 자궁이 크지 않을 때에는 단순한 견인에 의해서 쉽게 질을 통해 자궁을 제거할 수 있으나 그렇지 않을 때에는 세절술(morcellation), 핵화(coring) 혹은 이분(bisection) 등의 간단한 처치를 취한 후 질을 통해 자궁을 완전히 제거할 수 있다.

(7) 질 봉합

체내봉합(intracorporeal suturing)이 익숙하지 않을 때에는 질을 통해 질 상단부를 닫을 수도 있으나 엄밀한 의미의 복강경 자궁절제술을 위해서는 술자가 복강경을 이용, 체내 봉합에 의한 질의 봉합을 시행하여야 한다. 복강경으로 봉합이 어려운 경우에는 barbed suture material를 사용하면 매듭 짓기 없이도 질의 봉합을 수월하게 해 준다. 나아가서 복강경 질봉합을 시행한 경우에 장점이 있다. 자궁천골인대의 길이를 줄이면서 질 상반 부위와 연결하기 때문에 질의 길이를 극대화할 수 있다. 요도의 주행방향과 방광의 위치를 정확히 관찰하면서 수술을 시행하기 때문에 요도나 방광의 손상을 방지할 수 있고, 치골경부근막(pubocervical fascia) 등의 위치를 정확히 구분하여 봉합이 가능하기 때문에 수술 후 질식자궁절제술에서 발생할 수 있는 vaginal cuff의 탈출을 방지할 수 있다.

수술 동영상 4-5-2

동영상 제목   Total laparoscopic hysterectomy

2) 합병증

복강경에 의한 자궁절제술의 경우에는 자궁절제술에 의한 일반적인 합병증 외에 복강경 수술에 따른 특유의 합병증이 발생할 수 있다.

복강경 수술에 따른 특유의 합병증은 다음과 같다.

(1) 큰 혈관이나 장의 손상이 발생할 수 있다. 투관침을 삽입할 때 복강 내의 장기를 직접 볼 수 없기 때문에 위, 장은 물론 대동맥 등의 손상이 있을 수 있다.

(2) 전기수술(electrosurgery)에 의한 주위 장기 손상

(3) 장기간의 쇄석위 위치에 의한 신경계의 압박에 의한 합병증

(4) 수술부위를 통한 탈장, 특히 10 mm 이상의 투관침을 사용한 경우에 발생할 수 있다.

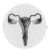

Ⅵ. 질식자궁절제술(Vaginal hysterectomy)

질식자궁절제술은 자궁질탈출증, 자궁근종, 자궁경부상 피내이형성증 등 자궁절제가 필요한 상황에서 널리 시행되고 있으며 복식자궁절제술과 함께 고전적으로 시행되어온 수술이다. 최소침습수술이라는 관점에서 본다면 복벽 반흔을 하나도 남기지 않는다는 점에서 이후 세대에 등장한 복강경을 이용한 자궁절제술에 비하여 최소침습수술이 추구하는 가장 이상적인 형태의 자궁절제 방법이라고 할 수 있다. 반흔을 남기지 않는다는 것 이외에 척추마취가 가능하며, 전체적인 수술 시간이 단축되고 환자동통 및 수술 후 합병증의 빈도가 적고 회복기간이 빨라 입원기간을 단축시키며 경제적인 면에서도 복강경 수술에 사용되는 수술 기구들이 필요하지 않으므로 유리한 측면이 있다. 반면 자궁이 크거나 자궁내막증, 수술 과거력, 복막염 등으로 인하여 복강 내 유착이 심하다고 판단되는 경우 혹은 질이 협소하여 접근이 어려운 경우 질식자궁절제술을 시행하기 어렵다. 이렇듯 환자 입장에서는 적응증이 일부 환자에게 제한되어 있다는 점을 제외하고는 여러 자궁절제술의 방법 중에서 신체적, 미용적, 경제적으로 가장 큰 장점을 갖는 방법이라고 할 수 있다.

1. 수술 준비

환자는 수술 전날 수술 중 회음부 오염을 방지하기 위해 관장을 시행하여야 한다.[1] 수술 시 마취는 척추마취에 의한 하반신 마취로 대부분 수술이 가능하며 마취 후 쇄석위를 취한 후 도뇨를 시행하고 수술부위를 중심으로 넓게 소독한 후 방포를 깔고 수술 부위만 노출시킨다.

2. 수술 과정

질식자궁절제술은 크게 자궁탈출증에서 시행하는 질벽절제술을 동반한 질식자궁절제술과 자궁근종 및 자궁경부이형성증에서 시행하는 단순질식자궁절제술로 나

눌 수 있다. 본 수술과정에서 기술하는 내용은 질벽절제술을 제외한 질식자궁절제술만을 중심으로 다루고자 한다.[2,3] 우선 수술 전 내진을 충분히 시행한 후 회음부, 질 자궁경부를 충분히 소독한다. 전후방 견인기(retractor)를 사용하여 자궁경부를 노출시킨 후 단구(tenaculum)를 이용하여 자궁경부 앞, 뒷면을 잡고 질 입구 방향으로 견인한다. 이후 수술 중 출혈을 줄이기 위하여 1:200,000으로 희석된 vasopressin을 3시, 9시 방향에 주사한다. 직각 형태로 생긴 견인기로 앞, 뒤쪽, 양측 질벽을 견인하여 충분한 시야를 확보한 후 자궁경부와 질점막의 경계부위를 충분한 깊이를 유지하면서 원형으로 절개한다(그림 4-6-1, 4-6-2). 절개 후 Mayor 가위를 이용하여 앞측 방광과 자궁 하부 사이의 단면을 확인한 후 손가락을 이용하여 이미 형성된 단면을 따라 복막-방광자궁오목(peritoneal vesicouterine fold)을 향하여 전진하여 방광을 완전히 분리한다(그림 4-6-3). 이 때 복강 내로의 접근을 위하여 앞쪽 복막을 무리하게 열려고 하지 말고 후복막을 먼저 열고 자궁이 충분이 아래로 견인된 다음에 마지막 단계에서 복막을 정확히 확인한 후 앞쪽 복막을 절개해도 충분하므로 서두르지 않도록 한다. 방광과 자궁하부사이의 단면을 확보한 후 양측 자궁경부 옆 조직은 마찬가지방법으로 손가락을 이용하여 부드럽게 옆쪽으로 밀어 올려 질 점막과 자궁하부를 충분히 분리한다. 이어 자궁경부를 잡고 있는 단구를 12시방향으로 견인한 후 절개면을 Mayor 가위로 가볍게 분리하면서 공간을 확보한 후 손가락을 이용하여 절개된 면 사이로 자궁경부를 촉진하면서 밑면 직장자궁와(posterior cul-de-sac)를 형성하는 후복막이 노출되고 이 때 겸자(forcep)로 후 복막을 견인한 후 Mayor 가위 등으로 후복막을 절개한다(그림 4-6-4). 이때 가위를 이용하기도 하나 별도의 절개 과정 없이 손가락만으로 후 복막이 열려서 직장자궁와(posterior cul-de-sac)까지 접근하게 되기도 한다.

방광 및 직장이 자궁으로부터 분리되면 직각 견인기

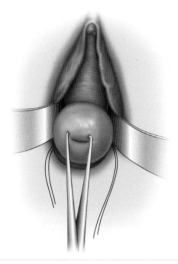

■ **그림 4-6-1.** 자궁경부와 질점막의 경계부위의 앞쪽 질점막을 충분한 깊이로 절개한다.

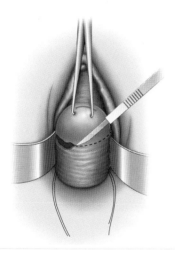

■ **그림 4-6-2.** 앞쪽 질점막 절개부위와 이어지게 뒤쪽 질점막에도 절개를 시행한다.

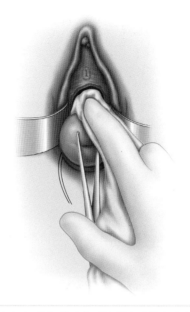

■ **그림 4-6-3.** 앞측 방광과 자궁 하부 사이의 단면을 손가락 또는 거즈 도는 가위를 이용하여 분리한다.

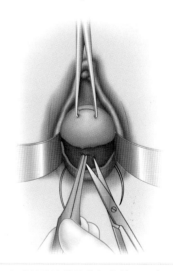

■ **그림 4-6-4.** 후복막이 확인되면 겸자(forcep)로 후 복막을 견인한 후 Mayor 가위 등으로 후 복막을 절개한다.

를 앞 뒤쪽 면에 밀어 넣은 후 각각 견인하여 방광과 요관, 직장의 손상을 방지한다. 동시에 양측 외질벽을 직각형태의 견인기로 견인한 후 Heany Clamp로 자궁천골인대(uterosacral ligament)를 잡고 자른다(그림 4-6-5). 이때 주의할 점은 결찰한 자궁천골인대의 실을 자르지 말고 실을 길게 매달아 놓도록 하여 추후 출혈 여부의 확인 및 질탈출증 방지를 위한 지탱(suspension)에 활용하도록 한다. 이어 자궁경부를 진행하고 있는 외측 반대

편 방향으로 지속적으로 견인한 상태에서 자궁천골인대 결찰에 이어 외측 자궁 주인대(cardinal ligament)를 확인하고 결찰한다. 이런 형태로 자궁 외벽을 두세 차례 Heany clamp로 결찰한 후 자궁이 충분히 아래로 내려오면 앞쪽 방광-자궁 오목을 형성하는 복막을 확인한 후 겸자로 복막을 잡고 가위로 복막을 절개하여 방광-자궁

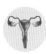

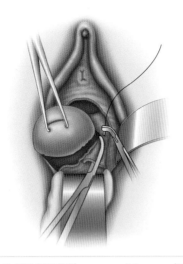

■ **그림 4-6-5.** 자궁천골인대(uterosacral ligament)를 잡고 자른 후 잡은 Heany Clamp 끝에 봉합을 시행한다.

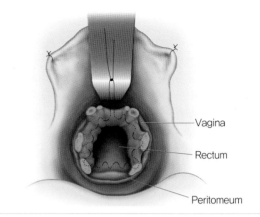

■ **그림 4-6-7.** 12시방향 후복막부터 시작하여 시계방향으로 주머니끈봉합(purse-string suture)을 시행하여 후 복막을 완전히 닫는다.

Vagina

Rectum

Peritomeum

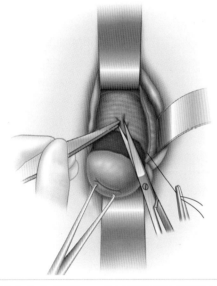

■ **그림 4-6-6.** 겸자(forcep)로 복막을 잡고 가위로 복막을 절개하여 방광-자궁와(anterior cul-de-sac)로 접근한다.

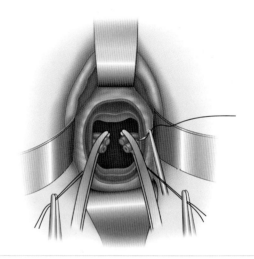

■ **그림 4-6-8.** 자궁을 제거한 후, 원인대와 방광-자궁 인대를 봉합 결찰한다.

와(anterior cul-de-sac)로 접근한다(그림 4-6-6). 자궁절제의 마지막 단계는 남아있는 양측 자궁넓은인대(broad ligament)와 자궁-난소인대 및 원인대(round ligament)를 확인한 후 한꺼번에 잡은 후 결찰함으로써 자궁이 완전히 분리된다. 이때 결찰한 자궁-난소인대 및 원인대 역시 결찰한 실을 자르지 말고 실을 매달아 놓는다. 이후 이미 매달아 놓은 자궁천골인대의 부분과 자궁-난소

인대 및 원인대 부분의 실을 좌우측 각각 하나로 묶는다. 이후 12시 방향 후 복막부터 시작하여 시계방향으로 주머니끈봉합(purse-string suture)을 시행하여 후 복막을 완전히 닫는다(그림 4-6-7). 이후 결찰되어 있는 자궁천골인대-자궁난소원인대 말단부위를 1-0 vicryl로 봉합 및 결찰을 시행 후 바늘이 없는 실 끝은 바늘을 연결하여 질외벽으로 양쪽 바늘을 관통하여 자궁천골인대-자궁난소원인대 말단부위를 질외벽에 고정하도록 함으로써 추후에 질탈출증이 발생하는 것을 예방한다(그림 4-6-8).

이후 출혈부위가 없는지 확인한 후 1-0 vicryl로 연속 봉합을 시행하여 질절단부위를 봉합함으로써 마무리한다.

3. 수술 후 관리

질식자궁절제술을 하는 동안 장과의 접촉은 거의 없지만, 수술 후 마취 등의 영향으로 위장관 운동성이 천천히 돌아온다. 조기 보행은 위장관 운동성 회복에 도움이 된다.

금식 기간에는 수액을 충분히 주고, 수술 후 12시간에서 24시간 뒤에 수분 섭취를 시작하는 것이 적당 하며, 이 후 단계적 식이 섭취를 시행한다.

마약성 진통제등을 사용하여 통증이 잘 조절되도록 해야 하며, 필요시 자가 조절 진통제를 사용하는 것도 좋은 선택이다.

4. 수술 후 합병증

수술 후 발생한 질출혈은 질 검진 및 육안으로 확인이 가능하여 즉각적으로 대처할 수 있으나 대량의 복강 내 출혈은 생체 징후에 이상이 있거나 환자가 통증 등을 호소할 시 발견되어 조치가 늦어질 수 있다. 즉시 질 검진 등을 포함한 신체 검진, 초음파 등의 영상 검사 등을 활용하여 원인을 확인해야 한다.

질출혈이 안쪽에서 대량 발생한다면, 질 봉합 부위를 열고 난소 분지 혈관 및 자궁 동맥 등을 면밀히 확인 후 결찰하여 지혈해야 할 것이다.

그 다음 발생 가능한 합병증으로 감염을 들 수 있다. 발열이 있다면 골반 내 감염을 의심하기 전에 발열의 다른 원인을 배제해야 한다. 골반 검진뿐만 아니라 폐, 소변 등에 대한 검사도 동반되어야 한다. 골반 내 감염은 발열뿐만 아니라 하복부 복통, 골반통 등이 동반될 수 있다.

항생제를 즉시 사용해야 할 것이고, 정맥 주입 항생제는 작용이 경구보다 빠르다. 48~72시간이 지난 뒤에도 항생제 작용이 충분하지 않은 것 같으면, 골반 농양을 의심해봐야 한다.

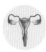

■■■ 참고문헌

[I. 플랫폼과 기구]

1. Nezhat et al, Nezhat's Operative Gynecologic Laparoscopy and Hysteroscopy, 3rd edition. Cambridge University Press. 2008:9-34.

2. Jacques Donnez. Atlas of Operative Laparoscopy and Hysteroscopy, 3rd edition. Informa healthcare. 2007:17-30.

[II. 복강경 자궁부속기 수술]

1. Guerriero S, Alcazar JL, Ajossa S et al. Transvaginal color Doppler imaging in the detection of ovarian cancer in a large study population. Int J Gynecol Cancer 2010;20:781-786.

2. Timmerman D, Testa AC, Bourne T et al. Logistic regression model to distinguish between the benign and malignant adnexal mass before surgery: a multicenter study by the International Ovarian Tumor Analysis Group. J Clin Oncol 2005;23:8794-8801.

3. Timmerman D, Testa AC, Bourne T et al. Simple ultrasound-based rules for the diagnosis of ovarian cancer. Ultrasound Obstet Gynecol 2008;31:681-690.

4. Araujo KG, Jales RM, Pereira PN et al. Performance of the IOTA ADNEX model in preoperative discrimination of adnexal masses in a gynecological oncology center. Ultrasound Obstet Gynecol 2017;49:778-783.

5. Anthoulakis C, Nikoloudis N. Pelvic MRI as the "gold standard" in the subsequent evaluation of ultrasound-indeterminate adnexal lesions: a systematic review. Gynecol Oncol 2014;132:661-668.

6. Soletormos G, Duffy MJ, Othman Abu Hassan S et al. Clinical Use of Cancer Biomarkers in Epithelial Ovarian Cancer: Updated Guidelines From the European Group on Tumor Markers. Int J Gynecol Cancer 2016;26:43-51.

7. Zapardiel I, Gorostidi M, Ravaggi A et al. Utility of human epididymis protein 4 serum marker for the detection of adnexal malignancy: a multicentric prospective study. Eur J Cancer Prev 2017;26:346-350.

8. U.S. Food and Drug Administration. ROMATM (HE4 EIA + Architect CA 125 10TM). 510(k) summary. Silver Spring (MD):FDA;2011. Available at: http://www.accessdata.fda.gov/cdrh_docs/pdf10/K103358.pdf.Retrieved June 24, 2016. (Level III).

9. Next Generation. 510(k) substantial equivalence determination decision summary. Silver Spring (MD): FDA;2016. Available at: http://www.accessdata.fda.gov/cdrh_docs/reviews/K150588.pdf. Retrieved June 24, 2016.(Level III)
(Level III).

10. Bristow RE, Smith A, Zhang Z et al. Ovarian malignancy risk stratification of the adnexal mass using a multivariate index assay. Gynecol Oncol 2013;128:252-259.

11. Moore RG, McMeekin DS, Brown AK et al. A novel multiple marker bioassay utilizing HE4 and CA 125 for the prediction of ovarian cancer in patients with a pelvic mass. Gynecol Oncol 2009;112:40-46.

12. Jacobs I, Oram D, Fairbanks J et al. A risk of malignancy index incorporating CA 125, ultrasound and menopausal status for the accurate preoperative diagnosis of ovarian cancer. Br J Obstet Gynaecol 1990;97:922-929.

13. Kaijser J, Sayasneh A, Van Hoorde K et al. Presurgical diagnosis of adnexal tumours using mathematical models and scoring systems: a systematic review and meta-analysis. Hum Reprod Update 2014;20:449-462.

14. Wynants L, Timmerman D, Verbakel JY et al. Clinical Utility of Risk Models to Refer Patients with Adnexal Masses to Specialized Oncology Care: Multicenter External Validation Using Decision Curve Analysis. Clin Cancer Res 2017;23:5082-5090.

15. Dearking AC, Aletti GD, McGree ME et al. How relevant are ACOG and SGO guidelines for referral of adnexal mass? Obstet Gynecol 2007;110:841-848.

16. Suh-Burgmann E, Hung YY, Kinney W. Outcomes from ultrasound follow up of small complex adnexal masses in women over 50. Am J Obstet Gynecol 2014;211:623.e621-627.

17. van Nagell JR, DePriest PD. Management of adnexal masses in postmenopausal women. Am J Obstet Gynecol 2005;193:30-35.

18. European Society for Human R, Embryology Guideline Group on POI, Webber L et al. ESHRE Guideline: management of women with premature ovarian insufficiency. Hum Reprod 2016;31:926-937.

19. Sonmezer M, Taskin S. Fertility preservation in women with ovarian endometriosis. Womens Health (Lond) 2015;11:625-631.

20. Roustan A, Perrin J, Debals-Gonthier M et al. Surgical diminished ovarian reserve after endometrioma cystectomy versus idiopathic DOR: comparison of in vitro fertilization outcome. Hum Reprod 2015;30:840-847.

21. Cohen SB, Oelsner G, Seidman DS et al. Laparoscopic detorsion allows sparing of the twisted ischemic adnexa. J Am Assoc Gynecol Laparosc 1999;6:139-143.

22. Chew S, Ng SC. Laparoscopic treatment of a twisted hyperstimulated ovary after IVF. Singapore Med J 2001;42:228-229.

23. Schmeler KM, Mayo-Smith WW, Peipert JF et al. Adnexal masses

in pregnancy: surgery compared with observation. Obstet Gynecol 2005;105:1098-1103.

24. Balthazar U, Steiner AZ, Boggess JF, Gehrig PA. Management of a persistent adnexal mass in pregnancy: what is the ideal surgical approach? J Minim Invasive Gynecol 2011;18:720-725.

25. Farquhar CM. The role of ovarian surgery in polycystic ovary syndrome. Best Pract Res Clin Obstet Gynaecol 2004;18:789-802.

26. Li TC, Saravelos H, Chow MS et al. Factors affecting the outcome of laparoscopic ovarian drilling for polycystic ovarian syndrome in women with anovulatory infertility. Br J Obstet Gynaecol 1998;105:338-344.

27. Greenstein Y, Shah AJ, Vragovic O et al. Tuboovarian abscess. Factors associated with operative intervention after failed antibiotic therapy. J Reprod Med 2013;58:101-106.

28. Gershenson DM. Management of borderline ovarian tumours. Best Pract Res Clin Obstet Gynaecol 2017;41:49-59.

29. Romagnolo C, Gadducci A, Sartori E et al. Management of borderline ovarian tumors: results of an Italian multicenter study. Gynecol Oncol 2006;101:255-260.

30. Seong SJ, Kim DH, Kim MK, Song T. Controversies in borderline ovarian tumors. J Gynecol Oncol 2015;26:343-349.

31. ACOG Practice Bulletin No. 103: Hereditary breast and ovarian cancer syndrome. Obstet Gynecol 2009;113:957-966.

32. Soderstrom RM, Levy BS, Engel T. Reducing bipolar sterilization failures. Obstet Gynecol 1989;74:60-63.

33. Peterson HB, Jeng G, Folger SG et al. The risk of menstrual abnormalities after tubal sterilization. U.S. Collaborative Review of Sterilization Working Group. N Engl J Med 2000;343:1681-1687.

34. Chi IC, Laufe LE, Gardner SD, Tolbert MA. An epidemiologic study of risk factors associated with pregnancy following female sterilization. Am J Obstet Gynecol 1980;136:768-773.

35. Peterson HB, Xia Z, Hughes JM et al. The risk of pregnancy after tubal sterilization: findings from the U.S. Collaborative Review of Sterilization. Am J Obstet Gynecol 1996;174:1161-1168; discussion 1168-1170.

36. Chick PH, Frances M, Paterson PJ. A comprehensive review of female sterilisation--tubal occlusion methods. Clin Reprod Fertil 1985;3:81-97.

37. Soderstrom RM, Levy BS, Engel T. Reducing bipolar sterilization failures. Obstet Gynecol 1989;74:60-63.

38. Peterson HB, Jeng G, Folger SG et al. The risk of menstrual abnormalities after tubal sterilization. U.S. Collaborative Review of Sterilization Working Group. N Engl J Med 2000;343:1681-1687.

39. Chi IC, Laufe LE, Gardner SD, Tolbert MA. An epidemiologic

study of risk factors associated with pregnancy following female sterilization. Am J Obstet Gynecol 1980;136:768-773.

40. Peterson HB, Xia Z, Hughes JM et al. The risk of pregnancy after tubal sterilization: findings from the U.S. Collaborative Review of Sterilization. Am J Obstet Gynecol 1996;174:1161-1168; discussion 1168-1170.

41. Chick PH, Frances M, Paterson PJ. A comprehensive review of female sterilisation--tubal occlusion methods. Clin Reprod Fertil 1985;3:81-97.

42. Ackerman TE, Levi CS, Dashefsky SM et al. Interstitial line: sonographic finding in interstitial (cornual) ectopic pregnancy. Radiology 1993;189:83-87.

43. Bouyer J, Coste J, Fernandez H et al. Sites of ectopic pregnancy: a 10 year population-based study of 1800 cases. Hum Reprod 2002;17:3224-3230.

44. Webb EM, Green GE, Scoutt LM. Adnexal mass with pelvic pain. Radiol Clin North Am 2004;42:329-348.

45. Rodrigues SP, de Burlet KJ, Hiemstra E et al. Ectopic pregnancy: when is expectant management safe? Gynecol Surg 2012;9:421-426.

46. Nezhat F, Winer W, Nezhat C. Salpingectomy via laparoscopy: a new surgical approach. J Laparoendosc Surg 1991;1:91-95.

47. Oelsner G, Goldenberg M, Admon D et al. Salpingectomy by operative laparoscopy and subsequent reproductive performance. Hum Reprod 1994;9:83-86.

48. Dubuisson JB, Morice P, Chapron C et al. Salpingectomy - the laparoscopic surgical choice for ectopic pregnancy. Hum Reprod 1996;11:1199-1203.

49. Hajenius PJ, Mol F, Mol BW et al. Interventions for tubal ectopic pregnancy. Cochrane Database Syst Rev 2007; Cd000324.

50. Fernandez H, Capmas P, Lucot JP et al. Fertility after ectopic pregnancy: the DEMETER randomized trial. Hum Reprod 2013;28:1247-1253.

51. Mol F, van Mello NM, Strandell A et al. Salpingotomy versus salpingectomy in women with tubal pregnancy (ESEP study): an open-label, multicentre, randomised controlled trial. Lancet 2014;383:1483-1489.

52. Fernandez H, De Ziegler D, Bourget P et al. The place of methotrexate in the management of interstitial pregnancy. Hum Reprod 1991;6:302-306.

53. Tulandi T, Saleh A. Surgical management of ectopic pregnancy. Clin Obstet Gynecol 1999;42:31-38; quiz 55-36.

54. Fleischer AC, Pennell RG, McKee MS et al. Ectopic pregnancy: features at transvaginal sonography. Radiology 1990;174:375-378.

55. Timor-Tritsch IE, Monteagudo A, Matera C, Veit CR. Sonographic

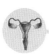

evolution of cornual pregnancies treated without surgery. Obstet Gynecol 1992;79:1044-1049.

56. Sasso RA. Laparoscopic diagnosis and treatment of cornual pregnancy. A case report. J Reprod Med 1995;40:68-70.

57. Woodland MB, DePasquale SE, Molinari JA, Sagullo CC. Laparoscopic approach to interstitial pregnancy. J Am Assoc Gynecol Laparosc 1996;3:439-441.

58. Confino E, Gleicher N. Conservative surgical management of interstitial pregnancy. Fertil Steril 1989;52:600-603.

59. Weissman A, Fishman A. Uterine rupture following conservative surgery for interstitial pregnancy. Eur J Obstet Gynecol Reprod Biol 1992;44:237-239.

60. Downey GP, Tuck SM. Spontaneous uterine rupture during subsequent pregnancy following non-excision of an interstitial ectopic gestation. Br J Obstet Gynaecol 1994;101:162-163.

61. Tulandi T, Vilos G, Gomel V. Laparoscopic treatment of interstitial pregnancy. Obstet Gynecol 1995;85:465-467.

62. Moon HS, Choi YJ, Park YH, Kim SG. New simple endoscopic operations for interstitial pregnancies. Am J Obstet Gynecol 2000;182:114-121.

63. Cucinella G, Calagna G, Rotolo S et al. Interstitial pregnancy: a 'road map' of surgical treatment based on a systematic review of the literature. Gynecol Obstet Invest 2014;78:141-149.

64. van Seeters JAH, Chua SJ, Mol BWJ, Koks CAM. Tubal anastomosis after previous sterilization: a systematic review. Hum Reprod Update 2017;23:358-370.

[III. 복강경 자궁근종절제술]

1. Donnez J, Dolmans MM. Uterine fibroid management: from the present to the future. Hum Reprod Update. 2016;22(6):665-86.

2. Friedman AJ, Rein MS, Harrison-Atlas D, et al. A randomized, placebo-controlled, double-blind study evaluating leuprolide acetate depot treatment before myomectomy. Fertil Steril. 1989;52(5):728-33.

3. Donnez J, Tomaszewski J, Vazquez F, et al. Ulipristal acetate versus leuprolide acetate for uterine fibroids. N Engl J Med. 2012;366(5):421-32.

4. Davis GD, Hruby PH. Transabdominal laser colpotomy. J Reprod Med. 1989;34(7):438-40.

5. Litta P, Fantinato S, Calonaci F, Cosmi E, Filippeschi M, Zerbetto I, et al. A randomized controlled study comparing harmonic versus electrosurgery in laparoscopic myomectomy. Fertil Steril. 2010;94(5):1882-6.

6. Song T, Kim TJ, Kim WY, et al. Comparison of barbed suture versus traditional suture in laparoendoscopic single-site myomectomy. Eur J Obstet Gynecol Reprod Biol. 2015;185:99-102.

7. Moon HS, Koo JS, Park SH, et al. Parasitic leiomyoma in the abdominal wall after laparoscopic myomectomy. Fertil Steril. 2008;90(4):1201 e1-2.

[IV. 복강경 선근증절제술]

1. Benagiano G, Brosens I. History of adenomyosis. Best Pract Res Clin Obstet Gynaecol. 2006;20:449-3.

2. Renner S P, Lermann J, Hackl J. et al. Chronische Erkrankung. Endometriose. Geburtsh Frauenheilk. 2012;72:914-9.

3. Leyendecker G, Wildt L, Mall G. The pathophysiology of endometriosis and adenomyosis: tissue injury and repair. Arch Gynecol Obstet. 2009;280:529-38.

4. Farquhar C, Brosens I. Medical and surgical management of adenomyosis.Best Pract Res Clin Obstet Gynaecol. 2006;20:603-16.

5. Takeuchi H, Kitade M, Kikuchi I, et al. Diagnosis, laparoscopic management, and histopathologic findings of juvenile cystic adenomyoma: a review of nine cases. Fertil Steril.2010;94:862-868.

6. Grace Younes, MD, and Togas Tulandi, MD, MHCM Conservative Surgery for Adenomyosis and Results:A Systematic Review. Journal of Minimally Invasive Gynecology (2018) 25, 265-76.

7. Vercellini P, Vigano P, Somigliana E. et al. Adenomyosis: epidemiological factors. Best Pract Res Clin Obstet Gynaecol. 2006;20:465-77.

8. Benson RC, Sneeden VD. Adenomyosis: a reappraisal of symptomatology. Am J Obstet Gynecol. 1958;76:1044-57.

9. Garcia L, Isaacson K. Adenomyosis: review of the Literature. J Minim Invasive Gynecol. 2011;18:428-37.

10. Kissler S, Hamscho N, Zangos S, et al. Uterotubal transport disorder in adenomyosis and endometriosis-a cause for infertility. BJOG. 2006;113:902-8.

11. Benaglia L, Cardellicchio L, Leonardi M, et al. Asymptomatic adenomyosis and embryo implantation in IVF cycles. Reprod Biomed Online. 2014;29:606-11.

12. Campo S, Campo V, Benagiano G. Adenomyosis and infertility. Reprod Biomed Online. 2012;24:35-46.

13. Azziz R. Adenomyosis: current perspectives. Obstet Gynecol Clin North Am. 1989;16:221-35.

14. Wallwiener M, Taran F A, Rothmund R, et al. Laparoscopic supracervical hysterectomy (LSH) versus total laparoscopic hysterectomy (TLH): an implementation study in 1,952 patients with an analysis of risk factors for conversion to laparotomy and complications, and of

procedure-specific re-operations Arch Gynecol Obstet 2013. Jun 18.

15. Taran F A, Wallwiener M, Kabashi D. et al. Clinical characteristics indicating adenomyosis at the time of hysterectomy: a retrospective study in 291 patients. Arch Gynecol Obstet. 2012;285:1571-6.

16. Parker J D, Leondires M, Sinaii N. et al. Persistence of dysmenorrhea and nonmenstrual pain after optimal endometriosis surgery may indicate adenomyosis. Fertil Steril. 2006;86:711-5.

17. Weiss G, Maseelall P, Schott L L. et al. Adenomyosis a variant, not a disease? Evidence from hysterectomized menopausal women in the Study of Women's Health Across the Nation (SWAN) Fertil Steril. 2009;91:201-6.

18. Templeman C, Marshall S F, Ursin G. et al. Adenomyosis and endometriosis in the California Teachers Study. Fertil Steril. 2008;90:415-24.

19. Garcia L, Isaacson K. Adenomyosis: review of the literature. J Minim Invasive Gynecol. 2011;18:428-37.

20. Panganamamula U R, Harmanli O H, Isik-Akbay E F. et al. Is prior uterine surgery a risk factor for adenomyosis? Obstet Gynecol. 2004;104:1034-8.

21. Levgur M, Abadi M A, Tucker A. Adenomyosis: symptoms, histology, and pregnancy terminations. Obstet Gynecol. 2000;95:688-91.

22. Whitted R, Verma U, Voigl B. et al. Does cesarean delivery increase the prevalence of adenomyosis? A retrospective review. Obstet Gynecol. 2000;95:S83.

23. Van Voorhis B J, Dawson J D, Stovall D W. et al. The effects of smoking on ovarian function and fertility during assisted reproduction cycles. Obstet Gynecol. 1996;88:785-91.

24. Cohen I, Beyth Y, Tepper R. et al. Adenomyosis in postmenopausal breast cancer patients treated with tamoxifen: a new entity? Gynecol Oncol. 1995;58:86-91.

25. McCluggage WG, Desai V, Manek S. Tamoxifen-associated postmenopausal adenomyosis exhibits stromal fibrosis, glandular dilatation and epithelial metaplasias. Histopathology. 2000;37:340-6.

26. Vercellini P, Vigano P, Somigliana E. et al. Adenomyosis: epidemiological factors. Best Pract Res Clin Obstet Gynaecol. 2006;20:465-77.

27. Garcia L, Isaacson K. Adenomyosis: review of the literature. J Minim Invasive Gynecol. 2011;18:428-37.

28. Wada S, Kudo M, Minakami H. Spontaneous uterine rupture of a twin pregnancy after a laparoscopic adenomyomectomy: a case report. J Minim Invasive Gynecol. 2006;13:166-8.

29. Fedele L, Bianchi S, Zanotti F. et al. Fertility after conservative surgery for adenomyomas. Hum Reprod. 1993;8:1708-10.

30. Gordts S, Brosens J J, Fusi L. et al. Uterine adenomyosis: a need for uniform terminology and consensus classification. Reprod Biomed Online. 2008;17:244-8.

31. Fedele L, Bianchi S, Dorta M, ett al. Transvaginal ultrasonography in the diagnosis of diffuse adenomyosis. Fertil Steril 1992;58:94-7.

32. Bazot M, Cortez A, Emile D, et al. Ultrasonography compared with magnetic resonance imaging for the diagnosis of adenomyosis: correlation with histopathology. Hum Reprod 2001;16:2427-33.

33. Reinhold C, Atri M, Mehio A, et al. Diffuse uterine adenomyosis: morphologic criteria and diagnostic accuracy of endovaginal sonography. Radiology1995;197:609-14.

34. Ascher SM, Arnold LL, Patt RH, et al. Adenomyosis: prospective comparison of MR imaging and transvaginal sonography. Radiology 1994;190:803-6.

35. Dueholm M. Transvaginal ultrasound for diagnosis of adenomyosis: a review. Best Pract Res Clin Obstet Gynaecol. 2006;20:569-82.

36. Reinhold C, Tafazoli F, Wang L. Imaging features of adenomyosis. Hum Reprod Update. 1998;4:337-49.

37. Kepkep K, Tuncay YA, Göynümer G, et al. Transvaginal sonography in the diagnosis of adenomyosis: which findings are most accurate? Ultrasound Obstet Gynecol 2007;30:341-5.

38. Marina Paula Andres, MD, Giuliano Moysés Borrelli, MD, PhD, Juliana Ribeiro, MD. Transvaginal Ultrasound for the Diagnosis of Adenomyosis: Systematic Review and Meta-Analysis. 2017 AAGL.

39. Kepkep K, Tuncay YA, Göynümer G, et al. Transvaginal sonography in the diagnosis of adenomyosis: which findings are most accurate? Ultrasound Obstet Gynecol 2007;30:341-5.

40. Bazot M, Cortez A, Emile D, et al. Ultrasonography compared with magnetic resonance imaging for the diagnosis of adenomyosis: correlation with histopathology. Hum Reprod 2001;16:2427-33.

41. Fedele L, Bianchi S, Dorta M, et al. Transvaginal ultrasonography in the diagnosis of diffuse adenomyosis. Fertil Steril 1992;58:94-7.

42. Marina Paula Andres, MD, Giuliano Moysés Borrelli, MD, PhD, Juliana Ribeiro, MD. Transvaginal Ultrasound for the Diagnosis of Adenomyosis: Systematic Review and Meta-Analysis. 2017 AAGL.

43. Lesny P, Killick SR. The junctional zone of the uterus and its contractions.BJOG. 2004;111:1182-9.

44. Kang S, Turner DA, Foster GS, et al. Adenomyosis: specificity of 5 mm as the maximum normal uterine junctional zone thickness in MR images. AJR Am J Roentgenol 1996;166:1145-50.

45. Ken Tamai, MD, Kaori Togashi, MD Tsuyoshi Ito MD et al. MR Imaging Findings of Adenomyosis: Correlation with Histopathologic Features and Diagnostic Pitfalls. RadioGraphics 2005;25:21-40.

46. Dueholm M, Lundorf E, Hansen ES, et al. Magnetic resonance

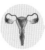

imaging and transvaginal ultrasonography for diagnosis of adenomyosis. Fertil Steril. 2001;76:588-94.

47. Kishi Y, Suginami H, Kuramori R, et al. Four subtypes of adenomyosis assessed by magnetic resonance imaging and their specification. Am J Obstet Gynecol 2012;207:114.e1-7.

48. Kishi Y, Yabuta M, Taniguchi F. Who will benefit from uterus-sparing surgery in adenomyosis-associated subfertility?. Fertil Steril. 2014 Sep;102(3):802-807.

49. Bergeron C, Amant F, Ferenczy A. Pathology and physiopathology of adenomyosis. Best Pract Res Clin Obstet Gynaecol 2006;20:511-21.

50. Van den Bosch T, Dueholm M, Leone FP, et al. Terms, definitions and measurements to describe sonographic features of myometrium and uterine masses: a consensus opinion from the Morphological Uterus Sonographic Assessment (MUSA) group. Ultrasound Obstet Gynecol 2015;46:284-98.

51. Kishi Y, Suginami H, Kuramori R, et al. Four subtypes of adenomyosis assessed by magnetic resonance imaging and their specification. Am J Obstet Gynecol 2012;207:114.e1-7.

52. Kishi Y, Yabuta M. The benefit of adenomyomectomy on fertility outcomes in women with rectovaginal endometriosis with coexisting adenomyosis

53. Coghlin DG. Pregnancy with uterine adenomyoma. Can Med Assoc J 1947;56:315-6.

54. Hyams LL. Adenomyosis, its conservative surgical treatment (hysteroplasty) in young women. NY State J Med 1952;52:2778-84.

55. Wang PH, Fuh JL, Chao HT, et al. Is the surgical approach beneficial to subfertile women with symptomatic extensive adenomyosis? J Obstet Gynaecol Res 2009;35:495-502.

56. Koo YJ, Im KS, Kwon YS. Conservative surgical treatment combined with GnRH agonist in symptomatic uterine adenomyosis. Pak J Med Sci 2011;27:365-70.

57. Fujishita A, Masuzaki H, Khan KN, et al. Modified reduction surgery for adenomyosis: a preliminary report of the transverse H incision technique. Gynecol Obstet Invest :132-8.

58. Wang PH, Fuh JL, Chao HT, et al. Is the surgical approach beneficial to subfertile women with symptomatic extensive adenomyosis? J Obstet Gynaecol Res 2009;35:495-502.

59. Nabeshima H, Murakami T, Nishimoto M, et al. Successful total laparoscopic cystic adenomyomectomy after unsuccessful open surgery using transtrocar ultrasonographic guiding. J Minim Invasive Gynecol 2008;15:227-30.

60. Osada H, Silber S, Kakinuma T, et al. Surgical procedure to conserve the uterus for future pregnancy in patients suffering from mas-

sive adenomyosis. Reprod Biomed Online 2011;22:94-9.

61. Takeuchi H, Kitade M, Kikuchi I et al. Laparoscopic adenomyomectomy and hysteroplasty: a novel method. J Minim Invasive Gynecol 2006;13:150-4.

62. Fujishita A, Masuzaki H, Khan KN, et al. Modified reduction surgery for adenomyosis: a preliminary report of the transverse H incision technique. Gynecol Obstet Invest 2004;57:132-8.

63. Wada S, Kudo M,Minakami H. Spontaneous uterine rupture of a twin pregnancy after a laparoscopic adenomyomectomy: a case report. J Minim Invasive Gynecol 2006;13:166-8.

64. https://www.youtube.com/channel/UCeFbiF13IHnkL8LX-Q2uUzCg

65. Grimbizis GF, Mikos T, Tarlatzis B. Uterus-sparing operative treatment for adenomyosis. Fertil Steril. 2014;101:472-87.

66. Nishida M, Takano K, Arai Y, et al. Conservative surgical management for diffuse uterine adenomyosis. Fertil Steril 2010;94:715-9.

67. Somigliana E, Vercellini P, Daguati R et al. Fibroids and female reproduction: a critical analysis of the evidence. Hum Reprod Update 2007;13:465-76.

68. Wada S, Kudo M,Minakami H. Spontaneous uterine rupture of a twin pregnancy after a laparoscopic adenomyomectomy: a case report. J Minim Invasive Gynecol 2006;13:166-8.

69. Guise JM, McDonagh MS, Osterweil P et al. Systematic review of the incidence and consequences of uterine rupture in women with previous caesarean section. BMJ 2004;329:19-25.

70. Wang CJ, Yuen LT, Chang SD et al. Use of laparoscopic cytoreductive surgery to treat infertile women with localized adenomyosis. Fertil Steril 2006;86:462.e5-8.

71. Levgur M. Therapeutic options for adenomyosis: a review. Arch Gynecol Obstet 2007;276:1-15.

72. Ryo E, Takeshita S, Shiba M, Ayabe T. Radiofrequency ablation for cystic adenomyosis:a case report. J Reprod Med 2006;51:427-30.

73. Wang PH, Yang TS, Lee WL, et al. Treatment of infertile women with adenomyosis with a conservative microsurgical technique and a gonadotropin-releasing hormone agonist. Fertil Steril 2000;73:1061-2.

74. Wang PH, Liu WM, Fuh JL, et al. Comparison of surgery alone and combined surgical-medical treatment in the management of symptomatic uterine adenomyoma. Fertil Steril. 2009;92:876-85.

75. Fujishita A, Masuzaki H, Khan KN, et al. Modified reduction surgery for adenomyosis: a preliminary report of the transverse H incision technique. Gynecol Obstet Invest 2004;57:132-8.

76. Grimbizis GF, Mikos T, Zepiridis L et al. Laparoscopic excision of

uterine adenomyomas. Fertil Steril 2008;89.

77. Endometriosis Treatment Italian Club. Review Article. Adenomyosis: What the Patient Needs. Journal of Minimally Invasive Gynecology 2016;23:476-88.

78. Yohei Kishi, M.D., Maki Yabuta, M.D., and Fumiaki Taniguchi, M.D. Who will benefit from uterus-sparing surgery in adenomyosis-associated subfertility?

79. Igarashi M, Abe Y, Fukuda M, et al. Novel conservative medical therapy for uterine adenomyosis with a danazol-loaded intrauterine device. Fertil Steril. 2000;74:412-3.

[V. 복강경 자궁절제술]

1. Johns DA, Diamond MP. Laparoscopically assisted vaginal hysterectomy. J Reprod Med 1994;39:424-428.

2. Liu CY. Laparoscopic hysterectomy. A review of 72 cases. J Reprod Med 1992;37:351-354.

3. Lee CL, Soong YK. Laparoscopic hysterectomy with the Endo GIA 30 stapler. J Reprod Med 1993;38:582-586.

4. Querleu D, Leblanc E, Castelain B. Laparoscopic pelvic lymphade-nectomy in the staging of early carcinoma of the cervix. Am J Obstet Gynecol 1991;164:579-581.

[VI. 질식자궁절제술]

1. Te Linde's Operative Gynecology, Tenth Edition John A. Rock Howard W. Jones, III. ISBN: 978-1-4511-4368-3

2. Clifford R. Wheeless, Jr., MD., marcella L Roenneburg, MD. Atlas of pelvic Surgery http://www.atlasofpelvicsurgery.com/5Uterus/9TotalVaginalHysterectomy/chap5sec9.html

3. Stephen H. Cruikshank, MD, vaginal hysterectomy. http://www.atlasofpelvicsurgery.com/5Uterus/9TotalVaginalHysterectomy/chap5sec9.html

[수술 동영상]

1. 동영상 4-4-1: Laparoscopic adenomyomectomy: https://www.youtube.com/channel/UCeFbiF13IHnkL8LXQ2uUzCg

2. 동영상 4-5-1: Laparoscopically assisted vaginal hysterectomy

3. 동영상 4-5-2: Total laparoscopic hysterectomy

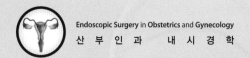

Endoscopic Surgery in Obstetrics and Gynecology
산 부 인 과   내 시 경 학

제 **05** 장

복강경 수술: 악성질환
(Laparoscopic Surgery: Malignant Disease)

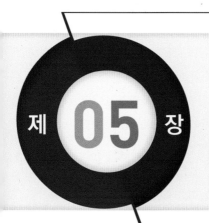

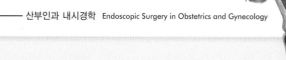

제 **05** 장

복강경 수술: 악성질환
(Laparoscopic Surgery: Malignant Disease)

최중섭, 김대연, 노주원, 배종운, 서동훈, 엄정민, 정언석, 홍진화

I. 복강경 광범위 자궁절제술(Laparoscopic radical hysterectomy, LRH)

초기 자궁경부암의 경우 임상적 병기 결정 후 일반적으로 수술적 치료를 시행하게 된다. 1898년 Wertheim이 복식 광범위 자궁절제술(abdominal radical hysterectomy, ARH)을 시행하였고, 이후 그의 동료였던 Schauta는 질식 광범위 자궁절제술(vaginal radical hysterectomy, VRH)을 개발하게 된다.[1] 1987년 Dargent이 Schauta 수술법과 내시경 기술을 결합한 복강경 도움하 광범위 질식 자궁절제술(laparoscopically assisted radical vaginal hysterectomy, LARVH)을 처음 시행함으로써 자궁경부암의 복강경 수술 시대를 활짝 열었다. 1990년 Canis와 그의 동료들이 복강경 광범위 전자궁절제술(total laparoscopic radical hysterectomy, LRH)을 처음 발표하였고 1992년에는 Nezhat 등이 복강경 광범위 자궁절제술을 시행하면서 동시에 골반 및 대동맥 주변 림프절절제술을 성공적으로 시행하게 되면서 초기 자궁경부암의 수술 패러다임을 개복 수술에서 복강경으로 전환하는 이정표를 세우게 되었다.

그로부터 기존의 복식 광범위 자궁절제술과 비교하여 복강경 광범위 자궁절제술의 수술 성적 및 안전성, 환자의 예후에 관한 많은 연구결과가 발표 되었다. 대부분의 연구에서 복강경 광범위 자궁절제술이 출혈, 재원 기간, 창상 합병증, 통증 등에서 우월한 결과를 보고하였고, 질병의 예후 측면에서도 열등하지 않은 성적을 보여주었지만 추가적인 장기간 데이터가 아직은 부족하다. 이번 장에서는 복강경 광범위 자궁절제술의 수술 방법과 그 결과들을 기술하였다.

1. 복강경 제한적 광범위 자궁절제술(Laparoscopic modified radical hysterectomy, type II hysterectomy)

복강경 제한적 광범위 자궁절제술과 복강경 광범위 자궁절제술, 이 두 가지 수술방법은 거의 비슷하지만 주인대(cardinal ligament)와 자궁천골인대(uterosacral ligament)를 어느 부위에서 얼마만큼 절제하는지에 따라 차이를 둔다. 질은 Type II에서는 자궁경부의 경계로부터 1~2 cm에서 자르고 Type III에서는 질 상방 1/3을 절제한다. Type II의 경우 주인대는 요관이 자궁넓은인대(broad ligament)를 지나가는 부위, Type III는 골반 바깥벽에서 절제하고, 자궁넓은인대는 부분절제와 완전절제로 구분된다. 하지만, 수술자나 접근방법에 따라 주관적인 부분이 많이 반영되어 혼돈이 있는 것은 사실이다.

일반적으로 광범위 자궁절제술 및 양측 골반 림프절절제술은 IA2부터 IIA사이의 가임력 보존을 원하지 않는 환자에게서 시행하게 된다. 자궁경부암 IA1 중에서 림프혈관침윤(lymphovascular space invasion)이 없는 경우에는 자궁경부 원추절제술 또는 단순 자궁절제술만으로도 치료가 종결된다. 다만, 변연부(margin)가 양성인 경우에는 복강경 제한적 광범위 자궁절제술을 시행할 수 있다. 또한, IA1 중에서 림프혈관침윤이 있는 경우나 IA2에서는 제한적 광범위 자궁절제술과 함께 골반 림프절절제술을 시행해야 한다. 또한, 최근에는 덜 광범위하게 수술하려는 경향이 있기 때문에 종양의 직경이 2 cm 미만인 IB1의 경우 제한적 광범위 자궁절제술을 시행하기도 한다. NCCN guideline에는 권고사항2B로 골반 림프절절제술을 시행하면서 대동맥주위 림프절 생검을 선택사항으로 제시하고 있다.

수술방법은 앞에서 설명한대로 광범위 절제술에서 주인대와 자궁천골인대를 조금 덜 절제하는 것만 다르기 때문에 다음 광범위 자궁절제술에서 설명하고자 한다.

2. 복강경 광범위 자궁절제술(Laparoscopic radical hysterectomy, type III hysterectomy)

자궁경부암 IB-IIA의 환자들은 광범위 자궁절제술과 골반 림프절절제술을 시행하며, 필요에 따라 대동맥주위 림프절 생검을 시행한다.[2]

1) 수술방법

자궁거상기(uterine manipulator)를 자궁 경부를 통해 삽입하여 수술 중 자궁을 원하는 방향으로 자유롭게 움직일 수 있도록 한다. 전신마취 후 도뇨관을 삽입하고 쇄석위 자세로 환자를 준비한 후 대퇴부를 최대한 굴곡(flexion) 및 외전(abduction)시킨다.

우선 12 mm 투관침을 배꼽으로 삽입하여 복강 내로 진입하게 되는데 이때에는 0도 복강경을 사용한다.[3] 과거 복부 중간절개선(midline incision)이 있는 경우 장이 유착되어 장 손상을 줄 수 있기 때문에 좌측 갈비모서리(costal margin) 2 cm 하방의 빗장중간선(midclavicular line)으로 진입하기도 한다. 복강 내로 가스를 주입한 후 전반적인 복강 내의 상황을 살핀 후 복강경 수술이 가능하다고 판단되면 좌하복부, 우하복부, 치골결합부위 상방에 각각 투관침을 삽입한다. 투관침 삽입 시에는 내시경으로 비추면서 아래복벽동맥(inferior epigastric artery)을 피하여 삽입하는 것이 중요하다.

환자의 좌측에는 수술자가 서고 우측에는 제1 조수가 위치하게 되며, 제2 조수는 환자의 다리 사이에서 자궁을 움직이는 역할을 한다. 일반적으로 수술자의 왼손에는 좌하복부 투관침을 통하여 grasper를 잡게 되고, 오른손에는 치골 상방의 투관침을 통하여 지혈 및 절제할 수 있는 기구를 잡는다. 제1 조수는 왼손에는 배꼽의 투관침을 이용해 내시경을 잡고 오른손으로는 우하복부 투관침을 통해 주로 grasper를 들고 수술을 돕는다.

(1) 후복막 공간으로의 진입(Entry into the retroperitoneal space)

우선 골반과 복강 내를 전체적으로 살펴 다른 병변은 없는지 확인한다. 장은 복강의 위쪽으로 옮겨 놓고 양측 자궁원인대(round ligament)를 자른다. 누두골반인대(infundibulopelvic ligament)의 바로 외측에 있는 허리근(psoas muscle)을 덮고 있는 복막을 절제한다. 누두골반인대는 내측으로 잡아 당겨서 요관이 잘 보일 수 있도록 하며 엉덩혈관(iliac vessel)이 노출된다. 엉덩혈관 주변으로 전이된 림프절이 보이진 않는지 살펴보고 의심되는 병변이 있으면 동결절편으로 확인한다.

(2) 골반 림프절절제술(Pelvic lymphadenectomy)

림프혈관침윤이 있는 자궁경부암 IA1, 그리고 IA2, IB, IIA에서는 광범위 자궁절제술을 시행할 때 양측 골반 림프절 절제를 시행해야 한다.

좌측 골반 림프절 절제를 위해서는 수술 시야를 좋게 하기 위해 결장 옆 고랑(paracolic gutter)를 절개하여 S 결장(sigmoid colon)을 움직일 수 있게 하면 S 결장은 골반 테두리(pelvic brim)로부터 자유로워진다. 여기서 허리근(psoas muscle)이 확인되고 엉덩동맥과 요관이 온엉덩동맥을 교차한다. 난소를 함께 절제하는 경우라면 누두골반을 절제하는 것으로 수술을 시작하는 것이 온엉덩동맥과 요관을 확인하는 것을 쉽게 해준다. 자궁원인대와 누두골반인대 사이 공간으로 바깥엉덩혈관에 평행하게 복막을 절개하고 자궁원인대를 잡아 복막이 팽팽하게 유지되도록 한다. 폐쇄된 배꼽동맥(obliterated umbilical artery)의 바깥과 허리근의 안쪽에 위치한 복막을 절개하면 자궁원인대와 누두골반인대 사이 공간을 쉽게 개방할 수 있다. 이렇게 되면 방광주위공간을 진입하게 되는 것이고 조금 더 치밀한 조직이 나오게 되는데 이것이 방광주위공간의 지붕 역할을 하게 된다. 이 부위는 막힌 겸자(closed forceps)나 흡입-세척 투관(aspiration-irrigation cannula)를 이용하여 후복막에 위치시키고 반드시 비절개박리(blunt dissection)하여야 한다. 추가적으로 바깥엉덩혈관을 박리하여야 한다.

비절개박리를 통하여 배꼽동맥과 바깥엉덩동맥의 사이에 위치한 방광주위공간에 진입하게 되고 제대동맥을 안쪽으로 당겨줌으로써 이 공간의 시야를 좋게 할 수 있다. 치골 아래의 바깥엉덩동맥의 미단부(caudal)부터 박리하기 시작하여 지방조직과 림프절을 머리쪽으로 잡아당기면서 박리하는데 단극전기로 소작하면서 시행한다. 바깥엉덩동맥을 엉덩근으로부터 박리하고 동맥외벽으로부터 림프절을 떼어내고, 엉덩동맥과 정맥을 분리시키면

서 그 사이의 림프절들을 제거하면서 총엉덩동맥의 림프절까지 제거한다.

다음으로 폐쇄신경(obturator nerve)을 확인해야 한다. 폐쇄신경은 바깥엉덩정맥 아래 있는 세망조직(areolar tissue)을 비절개박리를 하면 정맥과 나란히 지나가는 신경조직을 발견할 수 있다. 이것이 여의치 않다면 치골을 확인한 후 폐쇄공(obturator foramen)부위에서 찾을 수 있다. 폐쇄림프절은 폐쇄신경의 미단부로부터 박리하기 시작하게 되는데 폐쇄정맥은 클립이나 양극전기로 결찰하여도 무방하다. 폐쇄신경과 바깥엉덩정맥의 사이 지방조직을 제거하면서 골반벽 가까이의 깊숙한 림프절도 깨끗이 제거해야 한다. 바깥엉덩정맥의 바닥쪽을 비절개박리로 분리하다보면 골반뼈(pelvic bone)와 속폐쇄근(internal obturator muscle)이 노출된다.

속엉덩동맥의 내측으로 진입하여 속엉덩림프절 및 엉치앞(presacral) 림프절을 박리한다. 직장주위공간(pararectal space)은 속엉덩동맥을 따라 직장을 박리하면서 골반 바닥으로 내려가다보면 나오는 공간을 말하고 이 부분은 특별히 주의를 요하는데 속엉덩정맥이나 골반바닥의 혈관이 손상되면 대량 출혈로 이어질 수 있기 때문이다. 남아 있는 주인대의 자궁방(parametriaum) 림프절과 지방조직을 박리하여 절제하면 속엉덩동맥의 앞쪽 분지 혈관과 아래아랫배신경얼기(inferior hypogastric plexus)가 남게 된다.

(3) 대동맥 림프절 생검(Paraaortic lymph node sampling)

대동맥 림프절에 전이가 있음을 시사하는 소견에는 골반 림프절 전이, 크기가 큰 종양()2 cm), 온엉덩림프절(common iliac lymph nodes) 전이가 있다.[4] 대동맥 림프절 생검에 대해서는 NCCN에서 IA2까지는 권고사항2B의 선택사항으로 제시하고 있으며 특히 골반 림프절 전이가 확인되거나 의심되는 경우 해당된다. IB부터는 권고사항1로 제시되며 종양의 크기가 크거나 골반 림프절 전이가 확인 또는 의심되는 경우 시행할 수 있다. GOG

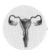

85, GOG 120, GOG 165 연구에 따르면 항암방사선치료를 시작하기 전에 대동맥 림프절을 조직검사로 확인한 군과 영상학적으로만 확인한 군을 비교하였을 때 대동맥 림프절 생검한 군에서 좋은 예후를 나타냈다.[5] 대동맥 림프절 전이를 영상학적으로 확인한 군과 수술적으로 확인한 군 간의 항암방사선치료후의 예후를 비교하는 3상 무작위 대조시험이 진행 중이다.

대동맥에서 총엉덩동맥으로 잘라지는 부위에서 머리쪽 대동맥의 주행방향으로 약 2 cm 정도 상방에서 단극전기를 이용해서 후복막을 절개한다. 우선적으로 아래창자간막동맥(inferior mesenteric artery)의 위치를 먼저 확인하여야 하고 대동맥을 덮고 있는 림프절과 지방을 혈관 외막(adventitia)으로부터 주의 깊게 박리한다. 아래창자간막동맥의 조직들은 출혈이 많고 조직들이 쉽게 박리되지 않으므로 특별한 주의를 요하는 부분이다. 출혈 시에는 클립지혈법을 이용하여 지혈하는 것이 좋다. 대동맥과 하대정맥(inferior vena cava)을 덮고 있는 대동정맥(aortocaval) 림프절을 먼저 박리한다. 좌우측에 위치하고 있는 요관의 위치를 먼저 확인한 후에 제1 조수가 요관을 옆으로 밀어 놓아 수술 중 요관 손상이 일어나지 않도록 한 후 대동맥의 좌우측 림프절을 박리한다. 대동맥 림프절의 완전 절제는 아니고 생검을 위한 부분절제이므로 아래창자간막동맥까지 절제하고 의심되는 전이 소견이 있다면 좌측 콩팥정맥 아래(infrarenal paraaortic lymphadenectomy)까지 생검은 가능하다.[6]

(4) 직장주위공간과 방광주위공간 개방(Opening the pararectal and paravesical space)

직장주위공간으로 진입하기 위해서는 자궁동맥(uterine artery)의 후방에 있는 요관과 속엉덩동맥(internal iliac artery) 사이 공간을 박리해야 한다. 출혈량을 줄이고 수술 시야를 좋게 하기 위해 Harmonic scalpel과 같은 에너지기구를 이용하여 엉치굽이(sacral curvature)를 따라 골반저부(pelvic floor)로 진입하게 된다. 골반저부를 확인하

게 되면 방광주위공간을 개방할 수 있다. 제1 조수는 절제된 자궁원인대를 잡고 들어주면 수술자는 바깥엉덩동맥(external iliac artery)과 배꼽인대(umbilical ligament) 사이 공간을 진입하여 방광주위공간을 박리한다.

(5) 자궁동맥 및 주인대의 박리 및 결찰(Identification and transection of the uterine artery)

직장주위공간과 방광주위공간을 개방하고 나면 내엉덩동맥으로부터 분지되어 나오는 자궁동맥이 쉽게 확인된다. 자궁동맥은 특징적으로 꼬불꼬불 하기 때문에 쉽게 확인할 수 있고 클립 지혈법으로 결찰한 후 절제해 놓아야 후에 요관으로부터 박리하기가 용이하다. 위에서 설명한 직장주위공간과 방광주위공간을 잘 박리하여 주인대(cardinal ligament)를 확실하게 노출시키고 결찰한다. 주인대는 직장이나 항문올림근육(levator ani muscle)으로부터 충분히 박리하여 놓아야 자궁을 제거할 때 충분한 광범위 절제가 가능하다.

(6) 방광 박리(Mobilization of the bladder)

자궁 앞쪽에서 방광 복막에 절개를 가하여 복막을 개방한 후 하방의 자궁경부 방향으로 박리한다. 단극전기를 이용하여 쉽게 할 수 있고 방광은 자궁경부 아래쪽으로 충분히 내려주는 것이 좋다. 특히 충분한 절제면을 확보하고 마지막에 질커프(vaginal cuff) 봉합을 용이하게 하기 위해서는 질 앞쪽의 방광 섬유들을 완전하게 분리해주는 것이 좋다.

(7) 자궁방 조직 박리(Dissection of the parametrial tissue)

요관이 붙어있는 내측 복막과 충분하게 박리하고 자궁동맥을 grasper로 잡아당기면서 단극전기로 소작하면서 요관으로부터 분리시킨다. 요관이 질 상부를 향해 주행하면서 요관터널(ureter tunnel)을 형성하는데 방광자궁인대(vesicouterine ligament)에 싸여 있는 부분이다. 제1

조수의 도움을 받아 요관을 밖으로 밀어내면서 방광자궁인대가 붙어 있는 부위를 소작기 끝으로 정확하게 분리해 내어야 한다. 방광자궁인대가 마지막으로 분리되고 나면 방광을 조금 더 아래쪽으로 충분히 내릴 수 있다. 요관을 계속 박리하여 질 상부가 충분히 절제될 수 있는 부위까지 밑으로 내려가게 되면 요관의 방광 진입부위를 확인할 수 있다. 이 과정에서 출혈도 많고 요관 손상의 위험도가 매우 높은 부분이므로 각별히 주의를 하여야 한다.

(8) 자궁천골인대 결찰(Division of the uterosacral ligaments)

자궁거상기를 이용하여 자궁을 전방으로 굴절시키고 grasper를 이용해 자궁후방을 노출시킨다. 구불결장 (sigmoid colon)과 직장(rectum)을 덮고 있는 복막을 절개하여 직장주위공간을 박리한다. 직장과 질 사이의 공간을 충분히 박리하여 자궁천골인대를 최대한 노출시키고 Harmonic scalpel과 같은 에너지기구를 이용하여 최대한 골반벽에 붙여서 자궁천골인대를 결찰한다.

(9) 조직 제거(Removal of the specimen)

현재까지 과정을 모두 마치게 되면 자궁 경부에는 혈관 및 지지하는 조직들이 없으므로 쉽게 제거할 수 있다. 질에 위치한 occluder에 물을 채워 공기가 새어나가지 않도록 하고 단극전기나 harmonic scalpel과 같은 에너지기구를 이용하여 질을 따라 원형 절개를 한다. 상부의 질과 완전히 분리된 조직은 자궁거상기에 부착된 상태로 질을 통해 밖으로 제거되며 질커프는 복강경으로 봉합한다.

수술 동영상 5-1-1

동영상 제목 Laparoscopic radical vaginal hysterectomy

수술 동영상 5-1-2

동영상 제목 Laparoscopic radical vaginal hysterectomy with pelvic lymph node dissection

2) 수술 후 관리

감염 예방을 위해 광범위 자궁절제술 시행 전에 예방적 항생제를 사용한다. 통증 경감을 위해 환자가 조절하는 경막(epidural) 또는 정맥 내 진통제를 투여한다. 조기 보행을 권장하고 주기적인 공기압력장치를 누워있는 환자를 위해 제공한다. 코위영양관(nasogastric tube)이나 헤파린을 모든 환자에게 사용할 필요는 없고 수술 후 72시간 동안 심호흡을 권장해야 한다. 조기 식이진행이 장운동을 자극하고 입원기간을 줄일 수 있는 장점이 있지만 종종 구토가 동반되므로 주의를 기울여야 한다.[7]

골반 림프절절제술과 함께 시행되는 광범위 자궁절제술은 방광, 직장, 요관 및 골반의 큰 혈관 주변의 세심한 박리를 수반하기 때문에 이러한 장기의 손상과 관련된 합병증이 가장 흔하다.[8] 그 중에서도 요축적(urinary retention)이나 요실금(urinary incontinence) 등의 방광 기능장애는 수술 후 12개월 이내에 약 70~85%로 존재한다. 이러한 원인은 전방, 외측, 후방의 자궁주위조직 (parametirum)과 질커프의 절제 도중 발생하는 방광배뇨근(detrusor muscle)의 감각신경과 운동신경 손상에 의한 것이다. 신경 손상은 방광배뇨근의 긴장항진을 유발하며 이러한 배뇨장애의 종류와 심한 정도는 수술의 범위에 따라 달라질 수 있다. 또한, 수술 후 시행하는 골반 방사선 요법은 이러한 방광기능장애를 악화시킬 수 있다. 수술 후 1년 동안 가장 흔한 증상은 요감각이 감소하고 요폐(urinary retention)의 발생을 들 수 있다. 심한 경우 자가카테터를 삽입하여 소변을 배출시키거나 치골상부압박을 가하여 소변을 배출하기도 한다.

광범위 자궁절제술이 방광기능에 미치는 장기적인 영향에 대한 자료는 거의 없지만, 대략 30% 정도의 여성에서 긴장성 요실금(stress urinary incontinence)이 발생한

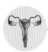

다.[9] 일반적으로 초기에는 방광 저장용량이 감소하고 간헐적으로 조절이 불가능한 수축이 발생하는 시기를 지나, 이후에는 방광의 긴장도가 감소하고 잔뇨가 증가하면서 방광의 수축능력이 감소하게 된다. 다행히도 수주 또는 수달이 지나면 방광이 정상적인 기능을 회복하지만 많은 수의 환자들이 요감각의 저하나 잔뇨감을 계속해서 호소하기도 한다.

3) 수술 결과

(1) 광범위 자궁절제술에서 개복과 복강경의 수술 결과 비교

2015년에 Wang Y. 등이 발표한 광범위 자궁절제술에 있어 복강경과 개복의 체계적 문헌고찰 분석이 있었다.[10] 12편의 논문을 분석하여 복강경 754명, 개복 785명에 대한 결과를 보면 복강경 자궁절제술이 수술 중 출혈량이 적었고(p〈0.01) 수술 후 합병증의 감소(OR=0.46; 95% 신뢰구간 0.31~0.63)와 재원기간의 감소(p〈0.01)를 보였다. 수술 중 발생하는 합병증은 두 군 간에 유의한 차이를 보이지 않았고 채취되는 림프절의 개수나 전이가 확인된 림프절의 개수도 유의한 차이를 보이지는 않았다. 또한 절제면 양성이 나오는 경우도 두 환자군 간에 유의한 차이는 없었다. 5년 생존율이나 5년 무병생존율에서도 유의한 차이는 없었다.

전반적으로 복강경 광범위 자궁절제술은 개복수술에 비하여 출혈량이 적고 회복기간이 빠르다는 장점이 있다. 수술 중에 발생가능한 합병증에는 자궁주변 장기인 방광, 요관, 직장 등의 손상이 있을 수 있는데 발생율에 있어서는 복강경 수술이 개복에 비해서 많지는 않았다. 또한, 수술 후에는 장 운동의 회복이나 방광 기능의 회복에 있어서 복강경 수술이 비슷하거나 더 적게 발생하였다. 상처 벌어짐 등의 문제에 있어서는 복강경 수술에서 유의하게 적게 발생했다.

수술 후 예후에 있어서도 복강경 수술은 개복 수술에 비해 열등하지 않다. 재발율, 무병생존율, 생존율 등에 있어서 두 군 간에 유의한 차이는 없었으며, 절제되는 림프절의 개수, 절제면 양성, 제거된 질의 길이 등에 있어서도 복강경이 열등하진 않았다. 지금까지 복강경 광범위 자궁절제술과 개복 광범위 자궁절제술의 수술결과에 대한 비교내용을 표 5-1-1에 정리하였다.

4) 결론

복강경 광범위 자궁절제술은 초기 자궁경부암의 수술적 치료에 있어서 안전하고 유용한 수술방법이다. 특히 출혈량의 감소, 수술 후 합병증의 감소, 수술 후 빠른 회복 등에 있어서 기존의 개복 수술에 비해 우수한 성적을 보였다. 또한, 예후에 있어서도 현재까지는 복강경이 개복에 비해서 열등하지 않다.

하지만, 2018년 SGO에 발표된 3상 무작위 배정을 통한 초기 자궁경부암(IA1 with LVSI, IA2, IB1)의 복강경 및 로봇 광범위 자궁절제술과 개복 광범위 자궁절제술의 비교 임상시험에서 개복에 비해 복강경이나 로봇에서 더 높은 재발율과 낮은 생존율을 보였다. 이에 대한 추가 연구가 필요하며, 향후 재발율을 높이는 요인에 대한 추가적인 분석이 이루어져야 할 것으로 생각된다.

3. 신경보존 광범위 자궁절제술(Nerve-sparing radical hysterectomy, NSRH)

광범위 자궁절제술은 부인과적 악성종양에서 가장 많이 시행되는 수술 중 하나로 특히 초기 자궁경부암에서 가장 많이 시행되고 있는 수술법이다. 광범위 자궁절제술을 통해 초기자궁경부암의 완치율은 90%가 넘게 보고되고 있어, 가장 효과적인 치료법으로 인정되고 있으나, 수술을 받은 환자의 상당수에서 만성합병증, 특히 방광기능과 관련된 만성합병증이 많이 보고되고 있으며, 이는 수술중 자궁주변의 자율신경(autonomic nerve)의 손상으로 초래된다고 알려져 있다.

해부학적으로 광범위 자궁절제술과 관련 있는 자율신경은 위아랫배신경얼기(superior hypogastric plexus)에

표 5-1-1. LRH와 ARH의 수술결과 비교

발표년도	저자	수술방법	환자수	병기	출혈량	림프절 전이 갯수	경계면 양성	수술시간	입원일	합병증	재발율	무병 생존율	생존율	비고
2007[11]	Guangyi Li 등	LRH vs ARH	LRH, 90 ARH, 35	IB2-IIA	차이 없음	차이 없음		LRH>ARH (p=0.001)	차이 없음	차이 없음 (장운동 회복 기간은 LRH가 우수)	차이 없음	차이 없음	차이 없음	
2011[12]	Nam JH 등	LRH vs ARH	LRH, 263 ARH, 263	IA2-IIA	LRH<ARH (p<0.001)	차이 없음	차이 없음		LRH<ARH (p<0.001)	LRH<ARH (p<0.001)	차이 없음	차이 없음	차이 없음	종양크기 2cm이상에서도 예후에는 차이 없음
2013[13]	Kong TW 등	LRH vs ARH	LRH, 40 ARH, 48	IB2-IIA, ≥3 cm	LRH<ARH (p<0.001)	차이 없음	차이 없음	차이 없음	LRH<ARH (p=0.044)	차이 없음	차이 없음	차이 없음		
2013[14]	Park JY 등	LRH vs ARH	LRH, 115 ARH, 188	IB2, IIA2	차이 없음	차이 없음	차이 없음	차이 없음	LRH<ARH (p<0.001)	LRH<ARH (p=0.036)	차이 없음	차이 없음	차이 없음	
2014[15]	Giorgio Bogani 등	LRH vs ARH	LRH, 65 ARH, 65	IA2-IB1	LRH<ARH (p<0.001)	차이 없음		차이 없음	LRH<ARH (p<0.001)	차이 없음	차이 없음	차이 없음	차이 없음	
2016[16]	Park JY 등	LRH vs ARH	LRH, 186 ARH, 107	Adeno-ca. IA2-IIA	LRH<ARH (p<0.001)	차이 없음				LRH<ARH (p<0.001)	차이 없음	차이 없음	차이 없음	재발 위치에도 차이 없음

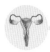

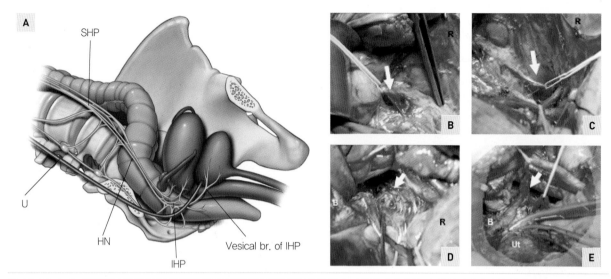

■ 그림 5-1-1. 신경보존 광범위 자궁절제술의 핵심과정에 대한 3차원 모식도. (A)와 수술과정 중 위아랫배신경얼기(B), 직장의 측벽을 따라 내려가는 아랫배신경(C), 자궁곁조직에 위치하는 아래아랫배신경얼기(D)와 뒤방광자궁인대를 보존하여 방광으로 분포하는 신경을 보존하는 과정(E)[21]

서 시작되어 직장측벽을 따라 양쪽으로 내려가는 아랫배신경(hypogastric nerve), 그리고 자궁목곁조직(para-cervix)의 깊은 부위에서 S2~4에서 기원한 골반내장신경(pelvic splanchnic nerve)에서 기원한 부교감 신경섬유와 합하여 형성되는 아래이랫배신경얼기(inferior hypogastric plexus)이다. 여기서 다시 나누어져 자궁, 방광, 직장에 분포하며, 수술 중 손상된 신경의 정도에 따라 수술 후 합병증이 좌우된다고 생각되고 있다.

이를 개선하기 위하여 약 20여 년 전부터 뛰어난 수술의들이 자율신경을 보존하면서 광범위 자궁절제술을 시행하는 신경보존 광범위 자궁절제술(nerve-sparing radical hysterectomy, NSRH)을 시도하였으며,[17-19] 이후 이에 대한 많은 논문들이 보고되었으며, 광범위 자궁절제술과 마찬가지로 개복수술과 복강경 또는 로봇을 이용한 최소침습수술이 동시에 많이 시행되고 있다.

1) 수술방법(Surgical procedure)

복강경을 이용한 신경보존 광범위 자궁절제술(NSRH)을 위해서는 수술자가 우선 골반 및 후복강 해부에 익숙해야하며, 기존의 광범위 자궁절제술(conventional radical

hysterectomy, CRH)에 익숙해야 한다. 2016년 부인종양연구회(Korean Gynecologic Oncology Group)에서 발표한 수술메뉴얼에 따르면 NSRH인 KGOG type C1 광범위 자궁절제술이란 암수술에 적합할 정도의 자궁목곁조직(paracervix)을 절제하면서도, 아랫배신경(hypogastric nerve)과 골반신경얼기(pelvic plexus)로도 불리는 아래아랫배신경얼기(inferior hypogastric plexus), 그리고, 여기에서 자궁을 제외한 골반장기, 특히 방광으로 분포하는 신경섬유를 보존하는 수술법으로 정의되어 있다.[20]

골반에 분포하는 자율신경계에 대한 모식도는 그림 5-1-1와 같으며, 이를 보존하기 위한 수술기법으로는 많은 연구자들에 의하여 각기 다른 방법이 보고되어 있으며, 특히 아래아랫배신경얼기를 보존하기 위한 방법은 크게 대동맥분지에 위치하는 위아랫배신경얼기(superior hypogastric plexus)로부터 직장의 측벽을 따라 내려오는 아랫배신경을 직접 육안적으로 관찰한 뒤 박리하여, 골반신경얼기를 보존하는 방법인데, 이때, 아랫배신경은 골반신경얼기의 윗경계를 이루므로, 이 하부를 보존하는 방식이다.[21,22]

이 방법의 장점은 육안적으로 가장 식별이 쉬운 위아

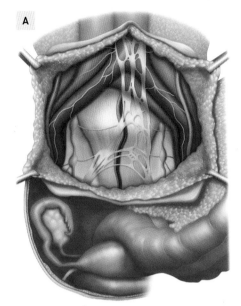 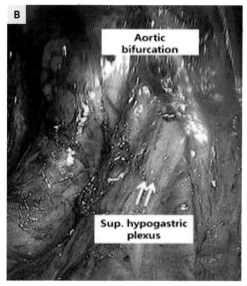

■ 그림 5-1-2. 대동맥갈림 부위에서 관찰가능한 위아랫배신경얼기

랫배신경얼기를 찾아서 단계적으로 박리를 함으로써, 비교적 환자에 따른 해부학적 구조의 변형에 의한 영향을 덜 받을 수 있으며(그림 5-1-2), 과거와는 달리 자궁경부암의 표준수술법으로 대동맥주위 림프절절제술이 포함됨에 따라, 위아랫배신경얼기를 찾기 위해 대동맥분지를 추가로 박리해야 한다는 부담도 덜어지게 되었다.

이 외의 대표적인 방법으로는 깊은자궁정맥(deep uterine vein=vaginal vein)의 아랫부분에 대한 자궁목곁조직을 보존함으로써 신경을 보존하는 지표(landmark)를 이용한 방법이 있으며, 이때 방광으로 주행하는 신경의 경로는 뒤방광자궁인대(posterior vesicouterine ligament)로 들어가는 것으로 알려져있어, 이를 보존하는 방식이 선호되고 있다.[19,23] 그 외에 신경염색 등을 통한 방법 등이 시도되고 있으나, 유의하게 효과가 증명되어 있는 염색법 등은 아직 없는 상태이다. 신경보존수술을 위해서는 무엇보다 섬세하고 깨끗한 수술시야가 필수적이며, 상당시간의 숙련이 필요하므로 이에 대한 인내심은 수술자의 필수요건이라 할 수 있다.

수술 동영상 5-1-3

동영상 제목 Nerve sparing laparoscopic radical hysterectomy

2) 치료성적(Surgical outcome)

현재까지의 신경보존술에 대한 연구결과는 대부분 수술방법에 대한 소개나, 수술 후 골반장기의 기능보존에 대한 보고가 대부분이며, 특히 방광기능의 보존과 관련된 연구가 많이 보고되어 있으며, 기존의 자료를 모아 함께 분석한 메타분석에서도 공통적으로 방광기능의 빠른 회복으로 인한 입원기간의 단축과 장기적으로 요실금, 빈뇨, 변비 등이 유의하게 향상됨을 보고하고 있다.[24] 골반기능의 보존에 대한 효과는 공통적으로 보고되어 이에 대한 이견은 별로 존재하지 않는 방면, 생존율 등에 대한 보고는 매우 제한적이며, 전향적 무작위 연구는 거의 없는 상태이고, 2015년도에 발표된 Roh 등에 의한 연구가 거의 유일하다. 무작위배정에 의한 86명을 대상으로 한 연구이며, 신경보존군에서 방광기능의 빠른 회복과 장기합병증의 감소와 함께, 10년 생존율에서 차이가 없음이 확인되었으나, 생존율에 대한 확신을 하기에는 대

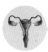

상환자수가 적다는 단점이 있다. 기존의 자료로 모아 함께 분석한 메타분석에서 현재까지 생존율의 유의한 차이는 없어[24] 치료성적에 있어 기존의 광범위 자궁절제술에 비하여 환자의 장기적 삶의 질을 향상시킬 것으로 기대하고 있으나, 완치율에 대한 결과는 아직은 좀 더 기다려봐야 할 것으로 보인다.

II. 복강경 림프절절제술(Laparoscopic lymph node dissection)

1. 배경

자궁내막암 및 난소암과 같은 부인종양에서는 골반 림프절과 대동맥주위 림프절을 절제하여 평가를 하는 것이 외과적 병기 설정의 주요 부분이다.[1,2] 자궁경부암은 임상 병기설정을 하지만 림프절절제술을 통해 전이 여부를 평가하는 것이 향후 치료 계획 결정과 예후 예측에 중요한 과정이다. 림프절절제술의 수술적, 종양학적 목표는 질병이 얼마나 진행되었는지 알고 그로부터 치료의 계획을 정확하게 설정하는 데 있다. 수술에서 얻어진 림프절 조직검사 결과는 부인암의 추후 예후에 대한 정보를 제공하며 병의 확산 정도에 대한 좀더 정확한 정보를 알 수 있어 환자에 맞는 맞춤 치료의 기회를 제공한다.[3] 또한 림프절에 전이성 병변이 있는 경우는 이를 제거함으로써 생존율을 향상시키는 목적을 갖고 있다.[1,2,4-7] 특히, 대동맥주위 림프절절제술(paraaortic lymphadenectomy)을 포함하는 체계적인 후복막 림프절절제술(systemic retroperitoneal lymphadenectomy)은 부인암 병기설정술(stagaing surgery)에서 반드시 필요한 부분이며, 충분하고 정확하게 시행해야 최적감축술(optimal debulking)에 도달할 수 있다.[8,9] 부인암이 진단된 환자에서의 골반 및 대동맥주위 림프절절제술은 1990년대부터 발전해왔다. 각각의 종양 위치에 따라 림프절절제를 어느 정도 하는지(complete vs sampling) 혹은 해부학적으로 어느 레벨까지 해야 하는지(pelvic with or without paraaortic)에 대해서는 논란이 있지만, 숙련된 복강경 골반 및 대동맥주위 림프절절제술 술기는 병기설정술과 최적감축술뿐만 아니라 고립된 림프절 재발(isolated lymph node recurrence)과 같은 특수한 상황에서 최소침습수술로 시행될 수 있고, 복부대동맥 주변에서 드물게 볼 수 있는 혈관 기형을 마주쳤을 때에도 대처가 가능하다.[10-12]

2. 해부

1) 후복막 공간(Retroperitoneal space)

후복막공간은 복막경유절개(transpertoneal)를 통해 접근할 수 있고, 또는 복막외경로(extraperitoneal)를 통해 접근할 수 있는 공간이다. 복막 아래에는 신장, 요관, 방관, 대혈관, 림프채널, 림프절, 신경과 근육이 자리하고 있고 이 기관들은 느슨한 결합조직으로 싸여져 있다. 후복막 해부에 대해 잘 알고 있고 그 공간으로 접근할 수 있는 수술적 능력이 갖춰져 있다면, 부인암에서의 근치적 수술과 림프절절제술이 용이할 수 있다. 림프절들의 경계를 확인하고 외과적 절제술을 용이하게 하기 위해 수술자는 직장주위공간과 방광주위공간과 아랫배의 후복막을 박리한다.

2) 림프계(Lymphatic system)

악성 종양은 림프 내피를 침범하여, 주변 또는 원거리 림프절로 옮겨지는 색전을 만들 수 있다. 골반과 대동맥주위 림프절은 골반과 복부의 대혈관을 따라, 그 위에, 또는 그 사이에 놓여 있다. 림프절은 임의의 해부학적 경계를 기준으로 영역별로 나뉘게 되는데, 이 경계는 암 병기 설정의 목적 및 수술 절제의 경계를 정의하기 위한 목적을 갖고 있다.

3) 골반림프절(Pelvic lymph node)

골반림프절은 총장골림프절의 하부, 내장골 및 외장골 림프절, 폐쇄림프절, 천골림프절, 그리고 직장주위 림프절을 포함한다. 천골 및 직장주위 림프절절제술은 부인암에서 거의 시행하지 않는다. 부인종양학 외과 수술 매뉴얼(Gynecologic Oncology Group Surgical Procedures Manual)에 따르면, 골반 림프절절제술은 총장골 동맥의 원위부 절반에서 림프 조직 제거를 시작하여 외장골 동맥 및 정맥의 전방 및 내측부에 위치한 림프 조직을 제거하고 폐쇄신경 주위에 위치한 림프 조직을 제거하는 것을 포함한다.[13] 대부분의 골반 림프절은 외측 및 내측

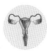

장골 혈관 및 폐쇄 신경의 전방, 내측 및 후방에 위치한다. 이들 구조의 외측, 혈관 및 골반 외벽 사이에는 림프절이 거의 없다고 알려져 있다.[14]

림프절절제술은 해부학적 경계로 정의된 특정 영역에서 모든 림프절을 제거하기 위한 것이며 부인암 환자에서 수술적 병기를 결정하는 가장 정확한 기술이다. 림프절을 선택적 또는 무작위로 샘플링하는 방법이 언급되고 있으며 이것은 림프절절제술과 비교하여 덜 완벽하다. 선택적 림프절 샘플링이 수행된다면, 림프절을 육안으로 확인하고 촉지하여, 전이성 질환(1 cm 이상으로 커져있을 경우, 타원형이 아닌 둥근 모양인 경우, 덩이가 단단한 경우)이 의심될 경우 샘플링한다. 선택적 또는 무작위 샘플링은 감시림프절 식별을 위한 과정의 일부로 수행될 때를 제외하고는 일반적으로 거의 가치가 없다.

3. 종양 부위
1) 자궁경부암

자궁경부암은 신체 진찰, 조직 검사, 내시경(방광경, 직장경), 일반적 방사선 영상 소견을 토대로 임상적으로 병기가 설정된다. 림프절의 평가는 예후와 치료 계획 설정에 영향을 주지만, 임상적 병기 설정에는 영향을 주지 않는다. 그러므로 골반 림프절절제술은 모든 초기 병기의 환자와 국소적으로 진행된 병기 환자 중 선택적으로 치료에 포함된다.[4,15] 초기 자궁경부암에서, 림프절 전이 여부에 대한 정보는 일차적 치료를 광범위 자궁절제술 또는 동시항암방사선요법으로 시행할 것인지 결정하는데 매우 중요하며 수술 후 추가적 동시항암방사선요법을 시행할 때 적절한 해부학적 레벨을 결정하는 데 영향을 준다. 자궁경부암에서 육안적으로 보이는 림프절을 모두 제거하는 것이 치료적인지에 대해서는 논쟁의 여지가 있다.[2,4,5] 하지만 몇몇 기관에서는 진행된 자궁경부암에서 동시화학방사선요법으로 치료하기 전에 육안적으로 보이는 모든 림프절을 제거하고 있다.

2) 자궁내막암

자궁내막암은 수술적으로 병기가 설정된다. 자궁내막암에서 가장 중요한 예후 인자 중 하나가 림프절로의 전이 등과 같은 자궁 외 질환의 유무이다. 골반 림프절 및 대동맥주위 림프절에 대한 검사는 병기설정에 필요한 과정이지만 검사 방법에 대해서는 지속적으로 논쟁이 있다. 특히 초기 자궁내막암에서 림프절 검사에 대한 논쟁이 있어왔다. 가능한 접근 방법으로는 골반 및 대동맥 주위 림프절 촉진 후 샘플링하는 법, 동결절편 조직검사 분류(세포의 등급, 종양의 크기, 침윤의 깊이)를 토대로 선택적 림프절절제술 하는 법, 또는 감시림프절 검사법 등이 있다. 림프절절제술을 어느 수준까지 하느냐 또한 논쟁이 있어 왔다. 자궁내막암은 부인종양 전문의 사이에서도 가장 균일하지 않게 처치되는 부인암이다.[16]

3) 난소암

난소암은 수술적으로 병기가 설정된다. 불행히도 상피성 난소암으로 진단되는 환자의 75%는 II기 이상에서 진단된다. 이 환자군에서는 난소에 국한된 암으로 진단된 환자 군에 비하여, 림프절절제술이 예후적으로 유용하지 않고 치료 결정을 하는 데 유용성이 떨어진다. 그러나 진행된 암에서, 최적의 세포감축을 목표로 하는 종양감축 수술을 하는데 있어서는 육안적으로 커지거나 의심되는 림프절을 제거하는 것이 중요하다.[17,18] 난소 밖에 명백한 질병이 없는 여성의 경우, 15~20%에서 림프절 침범이 발생하며 조직학적 등급이 가장 중요한 위험 인자이다.[19,20] 항암화학 요법은 병기 IC 이상의 환자에게 적응증이 되므로, 림프절 전이가 수술 후 치료의 유일한 적응증은 아니다. 그러나, 림프절 침범이 없는 것은 외과적 병기 설정이 된 저위험 상피세포암 환자군, 배아성 및 간질성 난소 악성 종양의 환자군에서 추가적 항암요법없이 추적관찰이 가능하므로 임상적으로 중요하다.[17,18] 일부 데이터에서는 명백한 진행성 병변이 있는 환자의 일부에서 림프절절제술이 치료적 효과를 보이는 것으로

보고했다.[20-23]

4. 수술 전 준비

1) 예방적 항생제

골반 및 대동맥주위 림프절절제술이 단독으로 수행될 때 수술 부위 감염을 막기 위한 예방적 항생제가 필요한지에 대한 가이드라인은 없다. 경험적으로, 많은 외과의사들은 피부상재균의 감염을 막기 위해 항생제를 투여하고 있지만 청결 수술과정으로서는 항생제가 불필요하다.

2) 혈전 예방

부인과 악성종양이 있고 45분을 초과한 수술을 받는 환자군은 정맥 혈전색전증의 중등도 위험을 갖게 된다. 많은 환자들은 고위험도를 갖기 때문에 예방적 항응고 치료를 받아야 한다.

5. 복강경 림프절절제술 과정

수술장의 환경과 술자의 기호에 따라 차이는 있을 수 있지만 기본적으로 환자의 자세와 조수, 간호사, 복강경 수술 장비들 사이의 위치 관계는 그림 5-2-1과 같다.

복강경 포트의 정확한 위치는 표준화되어 있지 않고 수술방법에 따라 그리고 접근 방법에 따라 변화된다. 가장 보편적으로 사용되는 기법은 "다이아몬드형"으로 카메라 포트는 배꼽에 위치하고 세 개의 포트는 두덩위와 좌우 하복부에 위치한다(그림 5-2-2). 추가적인 포트는 장을 당기거나 수술시야 노출을 위해 사용된다.

1) 골반 림프절절제술(Pelvic lymph node dissection)

후복막 절개를 통한 복강 경유 골반 림프절절제술을 시행하며 절차 단계는 다음과 같다.

(1) 후복막은 허리근의 바깥면을 따라 골반 혈관 수준까지 절개하여 접근한다. 왼쪽에는 구불주름창자의 유착이 있다면 예리하게 박리한다(그림 5-2-3).

(2) 곧창자곁 및 방광곁 공간은 예리한 박리와 무딘

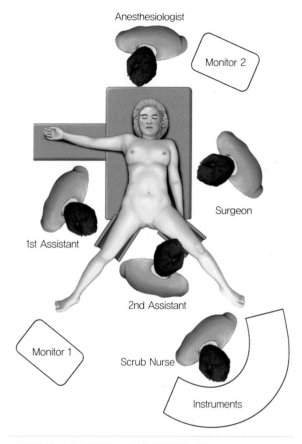

■ **그림 5-2-1. 복강경 수술 시 기본적인 세팅**

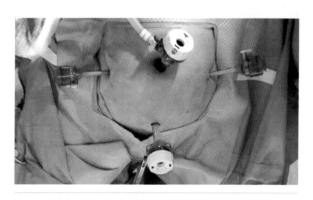

■ **그림 5-2-2. 기본적인 복강경 포트 위치 "다이아몬드형"**

박리를 통해 이루어진다(그림 5-2-4). 유용한 지표는 방광 양쪽으로 접힌 주름으로 확인되는 배꼽동맥이다. 배꼽동맥과 바깥장골혈관 사이의 공간으로 접근하여 방광곁 공간의 내측과 폐쇄오목의

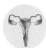

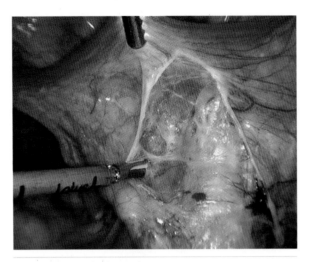

■ 그림 5-2-3. 후복막 절개

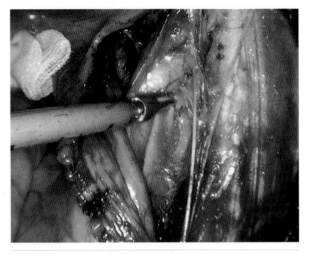

■ 그림 5-2-5. 외측 림프절 조직 박리

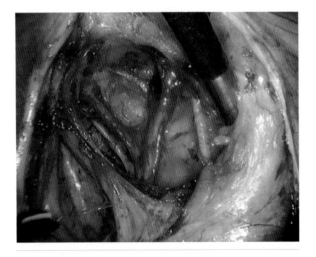

■ 그림 5-2-4. 곧창자곁 및 방광곁 공간 박리

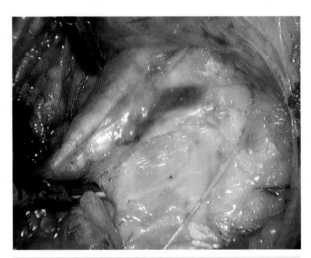

■ 그림 5-2-6. 외장골 동맥 주위 섬유덮개 절개

외측을 노출시킨다. 곧창자곁 공간은 요관의 내측과 아랫배혈관의 기원 사이의 구역을 접근함으로써 노출된다.

(3) 골반 림프절절제술은 허리근에서 떨어져 있는 외측 림프절 조직을 박리하면서 시작한다(그림 5-2-5). 림프 채널로 오인되기 쉬운 음부넙다리 신경을 확인하고 분리하는 데 주의를 기울인다. 외장골 혈관을 내측으로 조심스럽게 당기면, 혈관과 허리근 사이의 공간을 노출시킬 수 있다. 엉덩휘돌이

정맥이 명확하게 노출될 때까지 박리는 계속된다.

(4) 이 때 외장골 혈관을 둘러싼 섬유지방 조직이 나타난다. 외장골동맥을 싸고 있는 섬유덮개를 절개하여 림프 조직을 움직이기 쉽게 만든다(그림 5-2-6). 그런 다음 집도의는 림프 조직을 잡고 내측으로 당긴다. 외장골동맥과 정맥 사이의 공간을 박리한 후 외장골정맥에 부착된 조직을 부드럽게 박리하여 분리한다.

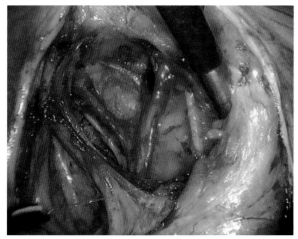

■ 그림 5-2-7. 폐쇄오목 박리

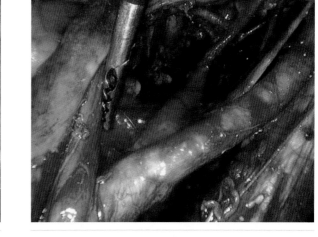

■ 그림 5-2-9. 외장골동맥, 폐쇄신경 및 요관 주행 확인

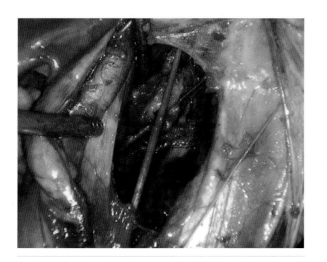

■ 그림 5-2-8. 폐쇄신경 박리

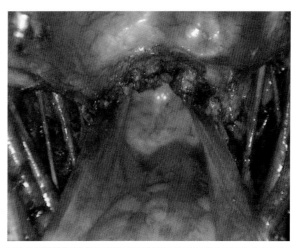

■ 그림 5-2-10. 양측 골반림프절절제술 완성

(5) 폐쇄오목을 박리한다(그림 5-2-7). 림프절 묶음의 섬유 지방 조직을 내측으로 당기고, 폐쇄 신경이 보일 때까지 폐쇄오목 내에서 박리를 시행한다. 이 신경은 폐쇄오목 내에서 전체 코스를 따라 분리 될 수 있다(그림 5-2-8). 이 공간에 있는 보조 혈관들은 종종 외장골정맥의 하부에서 분지하는데 이들은 폐쇄신경 및 요관이 명확하게 확인되는 수술시야에서 클립이나 전기를 통해 소작될 수 있다 (그림 5-2-9).

수술 동영상 5-2-1

수술제목 Laparoscopic pelvic lymph node dissection

2) 대동맥주위 림프절절제술(Paraaortic lymphadenectomy)

체계적인 후복막 림프절절제술(systemic retroperitoneal lymphadenectomy)은 깊은엉덩휘돌이정맥(deep circumflex iliac vein)의 기시부에서부터 온엉덩동맥(common iliac artery)의 아래쪽 중간부위까지 시행되는 골반 림프절절제술(pelvic lymphadenectomy)과 대동맥갈림(aortic

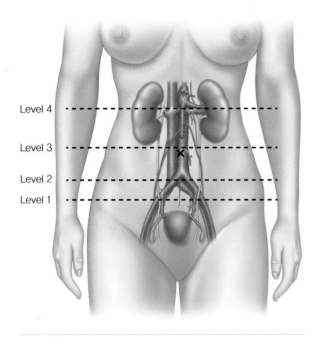

■ 그림 5-2-11. 수준에 따른 림프절절제술의 종류(Types of lymphadenectomy by level)

bifurcation)부터 콩팥정맥(renal vein)까지 시행되는 대동맥주위 림프절절제술(paraaortic lymphadenectomy)으로 구성된다.[24] 특히, 대동맥주위 림프질절제술은 큰혈관과 요관, 신경들에 인접하여 시행되어지므로 수술 술기가 복잡하고 고도의 수술기법과 경험이 요구된다.[25,26] 복강경 대동맥주위 림프절절제술은 개복수술에 비하여 낮은 이환율, 입원기간의 감소, 출혈량 감소, 빠른 회복기간, 수술 후 추가치료까지의 기간 단축 등의 이점을 가지고 있다.[27-32]

(1) 대동맥주위 림프절절제술의 경계
림프절절제술의 수준(level)에 따른 종류는 아래와 같다 (그림 5-2-11).

해부학적으로 림프절절제술을 위한 가장 안정적인 기준(landmark)은 동맥이다. 동맥의 해부학에 의한 수준 (level)은 아래와 같다.[33,34]

- Level 1, 바깥엉덩동맥(external iliac artery)과 속엉덩동맥(internal iliac artery)(폐쇄오목림프절(ob-

turator lymph node) 포함)
- Level 2, 온엉덩동맥(common iliac artery)(엉치뼈 앞림프절(presacral lymph node) 포함)
- Level 3, 대동맥주위(paraaortic) 아래창자간막동맥 (inferior mesenteric artery)
- Level 4, 대동맥주위(paraaortic) 콩팥정맥아래(infra renal vein)

이 중 대동맥주위 림프절절제술은 수준3과 4에 해당하며 대동맥, 아래대정맥, 콩팥혈관을 둘러싼 모든 지방과 림프절 조직을 완전하게 절제하는 것이다. 좀 더 구체적인 수술적 경계는 아래와 같다.

- 꼬리쪽으로(caudally) 온엉덩혈관의 중간지점(midpoint of common iliac vessel)에서부터 머리쪽으로 (cranially) 콩팥정맥 수준(renal veins level)까지
- 앞쪽에서는(anteriorly) 복막(peritoneum)에서부터 뒤쪽으로(posteriorly) 허리뼈몸통(lumbar vertebral body)까지
- 양옆으로(bilaterally) 양쪽 요관과 큰허리근의 안쪽경계(medial margins of the psoas major muscles)까지

대동맥주위 림프절절제술의 경계와 더불어 정확한 해부학적 구조를 숙지하는 것이 중요하다. 대동맥과 아래대정맥은 드물게 혈관 기형을 보이는 경우가 있는데 이를 인지하지 못하고 혈관에 손상을 가할 경우 주변 장기에 합병증을 유발할 수 있다. 그림 5-1-12는 대표적인 대동맥과 아래대정맥 기형의 수술 사진이다.

(2) 대동맥주위 림프절절제술(Paraaortic lymphadenectomy)의 수술 기법
① 수술 중 환자 자세와 투관침 삽입
대동맥주위 림프절절제술을 위한 투관침 삽입 방법을 매우 다양하며 술자가 익숙한 방법을 선택하는 것이

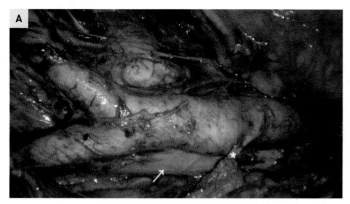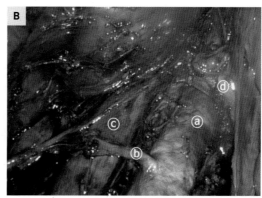

■ 그림 5-2-12. A) 화살표: 왼쪽 아래대정맥, 별표: 아래창자간막동맥(inferior mesenteric artery), B) ⓐ 대동맥, ⓑ 부극지콩팥동맥 (accessory polar renal artery), ⓒ 아래대정맥, ⓓ 왼쪽콩팥정맥

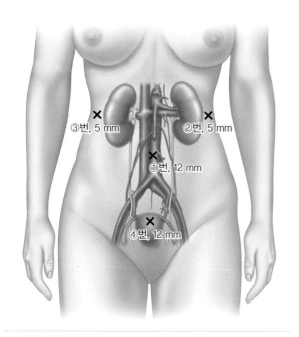

■ 그림 5-2-13. 대동맥주위 림프절절제술을 위한 4-투관침방법 (The four-trocar method)[35]

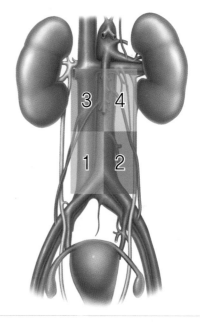

■ 그림 5-2-14. 1번 대동맥주위 림프절, 오른쪽하부 림프절; 2 번 대동맥주위 림프절, 아래창자간막동맥 아래쪽의 왼쪽하부 림프 절; 3번 대동맥주위 림프절, 오른쪽상부 림프절; 4번 대동맥주위 림프절, 아래창자간막동맥 위쪽의 왼쪽상부 림프절

좋다. 이 책에서는 필자가 사용하는 방법을 이용하여 설명하겠다(그림 5-2-13). 이 방법은 대동맥주위 림프절절제술은 물론 횡경막을 포함한 상복부수술, 대망절제술, 거대자궁수술 등에도 유용하다.[35]

(3) 수술 단계

대동맥주위 림프절절제술을 용이하게 하기 위한 대동맥

주위 림프절의 영역을 아래와 같이 설정하여 시행한다 (그림 5-2-14).

① 1단계

골반 림프절절제술을 끝낸 후, 모니터에 대동맥과 아래대정맥이 평행하게 수평으로 보이도록 제1 수술보조자는 복강경 카메라를 시계방향으로 90도 회전시킨다. 후복막접근을 위해서 오른쪽 온엉덩동맥 중간부분의 복막에 서부터 대동맥과 아래대정맥사의를 따라서 복막을 절개 하며 아래창자간막동맥의 기시부까지 복막을 절개한다.

② 2단계 - 1번 대동맥주위 림프절 절제

절개된 복막을 제1 수술보조자가 들어올리면, 수술자 는 우선적으로 오른쪽 요관의 주행을 확인한 후 오른쪽 요관을 오른쪽으로 밀어서 골반 림프절절제술의 오른쪽 경계를 만든다. 오른쪽 온엉덩동맥 중간부위부터 림프절 절제술을 시작하여 아래대정맥 앞쪽(precaval area)의 림 프절을 절제한다. 이때 아래대정맥 앞쪽 림프조직을 과 도하게 잡아 올리면 흔히 임상강사정맥(fellow's vein)으 로 불리는 아래대정맥의 배쪽 가지(ventral tributaries)의 출혈을 유발할 수 있어 주의를 요한다. 혈관을 밀봉하여 잘라내는 기능을 가진 다양한 에너지 기구를 사용하면 아래정맥에서 기시하는 혈관들을 지혈하면서 림프절을 절제할 수 있다.

③ 3단계 - 2번 대동맥주위 림프질 절세

대동맥주위의 왼쪽하부 공간을 확보하기 위해서 아 래창자간막과 왼쪽 요관을 찾는다. 그 후 왼쪽 요관을 밀어서 요관과 림프조직사이를 멀어지게 하여 안전한 공 간을 확보한다. 왼쪽 온엉덩동맥의 중간부위부터 환자 의 머리쪽으로 대동맥 주변의 림프절조직을 절제한다. 이때, 수술자는 오른손으로 림프조직을 대동맥으로부터 당기며, 왼손으로 에너지기구를 사용하면 에너지기구의 끝쪽이 대동맥과 평행한 방향이 되어 대동맥에 바짝 붙 여서 림프절조직을 지혈과 동시에 절제할 수 있다.

④ 4단계

3번과 4번 대동맥주위 림프절절제를 위한 공간확보를 위해서 절개된 복막을 들어올려 오른쪽 갈비뼈 밑 복막 이나 간의 낫인대(falciform ligament)에 들어올린 복막 을 고정한다. 이때 EndoGrabTM (Virtual Ports, Misgav,

Israel)을 이용하면 용이하게 복막을 고정할 수 있다.

⑤ 5단계 - 4번 대동맥주위 림프절 절제

3번 대동맥주위 림프절 절제에 앞서 4번 대동맥주위 림프절 절제를 먼저 시행한다. 우선 왼쪽 요관의 주행을 확인한 후, 왼쪽 콩팥정맥에서 기시하는 왼쪽 난소정맥 을 확인하는데 왼쪽 난소정맥은 요관보다 배쪽 외측에 위치고 있다. 왼쪽 난소정맥은 변이가 존재하는 경우가 흔하며 이는 출혈을 일으킬 수 있기 때문에 클립을 이용 하여 폐쇄해놓기도 한다. 왼쪽 상부 요관을 왼쪽으로 밀 어 박리하여 림프절 조직과의 경계를 만들고 2번 대동맥 주위 림프절에서와 같이 왼손으로 에너지기구를 사용하 여 대동맥에 바짝 붙여서 림프절조직을 절제한다. 아래 대정맥부위에서 기시하는 왼쪽 콩팥정맥까지 림프절조 직을 세심하게 박리하여 절제한다.

⑥ 6단계 - 3번 대동맥주위 림프절 절제

환자의 머리쪽으로 아래대정맥과 대동맥을 샘창자 (duodenum)의 3번째 부위와 분리시킨 후 공간을 확보한 후 오른쪽 콩팥정맥까지 림프절절제술을 시행한다. 제1 수술보조자는 샘창자를 머리쪽으로 밀어서 샘창자의 손 상을 방지한다.

⑦ 7단계

최종적으로 출혈 여부와 혈관, 요관의 손상 여부를 확인한 후, 거상하여 고정해 놓았던 복막을 원위치시켜 놓는다. 필요에 따라서는 유착방지제나 지혈제를 적용시 킨다.

수술 동영상 5-2-2

동영상 제목 Laparoscopic paraaortic lymph node dissection

6. 수술 후 처치

림프절절제술 후 고유한 수술 후 처치는 없다. 림프절 절제술을 받은 환자는 외과적 접근법(개복술 혹은 복강경 수술) 및 수술 범위(림프절절제술 단독 혹은 전체 병기설정수술)에 따라 처치받는다.

(1) 합병증

림프절절제술을 받는 환자의 수술 합병증은 다요인적이고, 환자 나이, 환자의 기존 합병증, 수술 접근 방법, 수술 기간 및 동시이 시행되는 수술과 관련이 있다. 일반적으로 복강경수술은 통증 및 상처 합병증을 포함하여 개복술보다 이환율이 낮다. 림프절절제술과 관련된 주요 장기 및 혈관 손상의 발생률은 낮다.[36,37]

부인종양 수술에서 림프절절제술을 받은 환자군은 정맥혈전색전증의 적어도 중등도의 위험도를 갖게 된다. 림프절 절제 유무와 상관없이 심부정맥혈전증의 위험이 더 높다는 것은 확실하지 않다. 자궁내막암 병기설정수술에서 림프절절제술을 받은 모든 환자들에서 혈전 색전증의 발병률이 2~5%로 보고되었다.[36-38]

(2) 림프절 배액 문제

림프 부종은 림프절절제술의 가장 흔한 합병증으로, 환자의 1.5~28%에서 보고된다.[39,40] 이 합병증은 후향적보고에서 누락될 가능성이 높으므로 실제 발생률보다 낮게 보고될 가능성이 높다. 수술 후 방사선 조사와 림프절절제술의 범위가 클수록 이러한 합병증의 위험이 증가한다.[41] 림프 부종의 증상은 매우 다양하게 나타난다. 일부 환자는 발목의 부종이 증가하는 것으로만 나타나기로 하고 부종 다리에서 복벽으로 뿐만 아니라 치골과 대퇴부와 같이 비전형적인 위치에 발생할 수 있다. 발생하는 위치가 흔하게 변동된다. 60%의 환자가 일상 생활에

부종이 영향을 미친다고 보고하고 있고, 장시간 서있거나 열이나 보행하는 것을 악화 요인으로 보고한다.[42] 다리의 부종이 없는 환자에 비교해 부종이 있는 환자는 신체적, 정신적 삶의 질이 낮다. 조기 진단은 질병 관리에 있어 가장 중요하다. 림프 부종 환자는 가능한 한 압박 스타킹 착용을 권장하며 림프 부종 치료 전문 물리 치료사에게 의뢰해야 한다.

또 다른 잠재적 합병증은 림프류이다. 부인암에서 단독 림프절절제술을 받은 800명의 환자를 대상으로 한 전향적 연구에서 림프류의 발생율은 20%였고 증상이 있는 림프류의 비율은 6%였다.[43] 가장 흔하게 발생하는 부위는 골반의 왼쪽 측벽이었다. 다른 연구에서는 자궁내막암이 진단된 138명의 환자를 조사하였고, 림프류은 복강경 수술 후 1%, 개복술 후 15%에서 보고되었다.[44] 림프류는 종종 무증상이지만 골반 압박이나 통증으로 나타날 수 있으며 외부 압박으로 인한 이차적 수신증을 유발할 수 있다. 또한 골반 복벽을 따라 약간의 압박감을 줄 수 있는 둥근 부드러운 덩이가 만져질 수 있다. 림프류는 자연적으로 흡수되기도 하지만 만약 통증이 심하거나 림프 부종 및 수신증 등의 이차적인 문제가 발생할 경우 초음파 유도 배액이 필요할 수 있다. 수 주 후에도 지속적으로 배액량이 증가하면(>50 to 100 mL/day), 알코올, 요오드, 독시싸이클린 또는 탈크(talc)를 림프류 주머니에 직접 주입을 하는 경화 요법이 고려될 수 있으며[45] 또는 복강경 조대술이 하나의 치료법이 될 수 있다.[46] 많은 환자들이 수술 직후에 질을 통해 림프액이 배액 될 수 있다. 일반적으로 이 것은 몇 주 내에 흡수가 된다. 만약 배액량이 줄어들지 않는다면, 방광질누공 또는 요관질누공을 고려해야 한다.

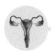

III. 복강경 광범위 자궁경부절제술(Laparo-scopic radical trachelectomy, LRT)

1. 배경과 역사

자궁경부암 IA2-IB1의 경우에 표준 요법으로 주로 광범위 자궁절제술이 사용되어 왔다. 이러한 수술적 치료를 받은 경우 5년 생존율은 75~90%로 보고되었다.[1-3] 하지만, 이러한 수술의 가장 큰 단점은 가임력의 상실이므로, 가임력 보존을 원하는 여성에서 치료효과를 유지하면서, 가임력을 보존하기 위한 새로운 수술적 치료로서 광범위 자궁경부절제술(radical trachelectomy)이 시행되게 되었다. 최근의 보고에 따르면, 광범위 자궁절제술을 시행받았던 환자의 43%가 가임력의 보존을 원하는 40세 미만이었고, 이들 중 48%가 광범위 자궁경부절제술의 적응증이 된다고 하였다.[4]

이러한 광범위 자궁경부절제술은 Dargent 등에 의하여 처음 성공적으로 시도되었으며, 복강경적 골반 내 및 대동맥주위 림프절절제술을 시행하고 질식 광범위 자궁경부절제술을 시행하는 것으로, laparoscopic-assisted vaginal radical trachelectomy (LARVT) 혹은 Dargent's operation으로 불리고 있다. 질식 광범위 자궁경부절제술은 질을 통하여 isthmus 부위까지 자궁경부의 일부를 자궁방 조직과 함께 제거하여 자궁체부와 자궁경부의 얇은 일부 조직만 남기는 것이다. 이들은 1986년 처음으로 이 술식을 시행하였고, 1994년 28례의 술식을 시행한 이후 처음 문헌에 보고 하였다.[5] 이후 전세계의 여러 센터에서 이 술식을 시행한 이후의 수술적, 종양학적, 산과적인 결과에 대한 보고가 있어왔고, 현재까지 500례가 넘는 증례가 문헌에 보고되었으며, 이 술식 이후 100례의 성공적인 출산이 있었음이 보고되었다.[6,7] 합병증은 낮았고, 시술 이후의 재발은 5%에서 보고되었으며, 사망률은 3%로 보고되었다. 현재의 문헌고찰에 따르면, 적절한 적응증을 고려하여 증례를 선택하여 이 술식을 적용한다면, 기존의 광범위 자궁절제술이나 방사선치료와

비교하여 재발율에 차이가 없는 것으로 알려져 있다. 결론적으로, LARVT는 최근 가임력 보존을 원하는 젊은 여성에서 초기 자궁경부암의 치료를 위한 또 다른 치료방법으로 인정을 받고 있다.

하지만, LAVRT는 몇 가지 단점을 가지고 있는데, 우선 광범위한 질식 술기를 배우기가 어렵다는 것이다. 또한, 자궁방의 절제가 불완전하다는 단점이 있다.[8] 따라서, 최근 몇몇 연구자들에 의해 복식 광범위 자궁경부절제술(abdominal radical trachelectomy, ART)이 보고되기 시작하였고, 이는 자궁방 조직을 더욱 넓게 절제할 수 있어서 더욱 큰 병변에 사용할 수 있다는 장점이 있고, 복식 광범위 전자궁절제술과 비슷한 방식으로 진행되는 술식으로 배우기가 쉽다는 장점이 있다. 또한 소아라던지 질과 자궁경부의 해부학적 구조가 변형되어 있는 경우에도 시행할 수 있고, 특히 임신중인 산모에서 자궁경부암의 치료로 적용할 수 있다는 장점도 있다. 수술 중 합병증 또한 LARVT에 비하여 낮은 것으로 보고 되었다.[9-12] 이러한, 복식 광범위 자궁경부절제술도 몇몇 단점이 있는데, 우선 큰 복부절개가 필요하다는 것과 수술 중 출혈량이 더 많으며, 수혈이 필요한 경우가 많고, 입원 기간이 길다는 것이다. 그리고, 수술도중 자궁동맥을 절제하게 되므로, 수술 후 산과적 결과가 나쁠 수 있고, 자궁경관의 협착이나 월경과소증 등을 유발할 수 있다는 것이다.[8]

2. 수술 적응증과 수술전 평가

광범위 자궁경부절제술을 시행함에 있어서, 시술자는 각 술식이 각각의 장단점을 지니고 있다는 것을 염두에 두고, 자신에게 가장 적합하다고 생각되는 시술을 시행하여야 할 것이다.

성공적인 광범위 자궁경부절제술을 위해서는 적절한 환자를 선택하는 것이 가장 중요하다. 크기가 2 cm보다 큰 종양, 림프혈관강 침윤, 자궁경부기질의 침윤 깊이가 깊은 경우, 나쁜 예후를 보이는 조직학적 유형 등

표 5-3-1. 광범위 자궁경부절제술의 적응증

1. 환자가 가임력 보존을 강력히 원할 경우
2. 40세 미만의 나이
3. 조직학적으로 확인된 자궁경부암으로 FIGO 병기 IA1-IB1일 경우
4. 2 cm 미만의 작은 종양
5. 자궁경부확대경검사 혹은 MRI에 의해 자궁경관 침윤이 제한적임이 확인된 경우
6. 림프절전이나 원격전이의 증거가 없을 것
7. 나쁜 예후를 보이는 조직학적 유형(예, neuroendocrine carcinoma) 이 아닌 경우

은 광범위 자궁경부절제술 후 재발의 위험인자로 보고 되었다. 하지만, 그 동안의 보고들을 종합해 보면, 종양 이 exophytic하다면, 2~3 cm 크기의 종양도 광범위 자 궁경부절제술로 치유가 가능한 것으로 보이며, 림프혈 관강 침윤도 뚜렷하게 재발의 위험을 의미하지는 않으 며 오히려 림프절침윤 가능성을 의미하는 것으로 보인 다. Neuroendocrine carcinoma의 경우는 대부분의 보고 에서 광범위 자궁경부절제술보다는 항암화학병합요법을 시행할 것을 권유하고 있다. 하지만, adenocarcinoma나 adenosquamous carcinoma에서는 종양의 재발이 증가한 다는 증거는 없다. 일반적으로 받아들여지는 광범위 자 궁경부절제술의 적응증은 1) 환자가 가임력 보존을 강력 히 원할 경우, 2) 40세 미만의 나이, 3) 조직학적으로 확 인된 자궁경부암으로 FIGO 병기 IA1-IB1일 경우, 4) 2 cm 미만의 작은 종양, 5) 자궁경부확대경검사 혹은 MRI 에 의해 자궁경관 침윤이 제한적임이 확인된 경우, 6) 림 프절전이나 원격전이의 증거가 없을 것, 7) 나쁜 예후를 보이는 조직학적 유형(예, neuroendocrine carcinoma)이 아닌 경우 등이 있다(표 5-3-1).

광범위 자궁경부절제술을 계획하였던 환자 중 약 12~17%에서 수술 도중 자궁방 침범이나 자궁경관절단 면침윤, 림프절전이 등의 이유로 시술이 중단되는 것으 로 알려져 있다. 일부 저자들이 수술 전 MRI가 자궁방 이나 자궁경관침범 등의 질환의 정도를 측정할 수 있는 가장 좋은 방법이라고 하였지만, 림프절전이를 예측하는

데는 만족스럽지 못하다. 이는 PET (positron emission tomography)에 있어서도 마찬가지였다. 따라서, 수술도 중 시행하는 동결절편검사가 매우 중요하다. 최근에는 sentinel lymph node의 개념이 초기 자궁경부암의 수술 적 치료에 중요한 역할을 할 것이라는 보고들이 많이 나 왔고[13,14] 광범위 자궁경부절제술에서도 이러한 개념을 적 용함으로써 유병율을 줄일 수 있을 것으로 기대된다.

Conization을 시행한 후 광범위 자궁경부절제술을 시 행한 경우 조직 검체에서 종양이 없는 경우가 63~65% 정도로 보고되었다. 따라서, 일부 연구자들은 복강경 림 프절절제술후 conization을 크게 시행하거나 단순 자궁 경부절제술을 시행하는 것만으로도 충분히 좋은 결과 를 얻을 수 있었다는 보고도 있다. 하지만, 아직 보고된 증례의 수나 추적 기간이 짧기 때문에 이에 대해서는 더 욱 연구가 필요하다.

3. 수술방법

광범위 자궁경부절제술을 위한 또 다른 술식으로 복강 경 광범위 자궁경부절제술(laparoscopic radical trach-electomy, LRT)이 있다. 이는 ART가 가지는 장점을 함 께 가지면서 ART의 단점들을 극복할 수 있는 술기로 생 각된다. 수술은 복강경 골반 림프절절제술을 함으로써 시작된다. 구체적인 림프절절제술의 방법은 상기한 부분 을 참고하기 바란다. 림프절 전이는 가장 중요한 위험인 자로서 만약 동결절편검사 결과 림프절 전이가 확인된 경우에는 광범위 자궁경부절제술은 포기하고 대동맥주 위 림프절절제술을 시행하게 되고 광범위 자궁절제술로 전환하여 수술을 진행하거나 수술을 포기하고 곧바로 동시항암화학 방사선치료를 시행하게 된다.

림프절에 전이가 없는 것으로 최종 확인되면 LRT를 시작한다. LRT의 술식은 기본적으로 LRH (laparoscopic radical hysterectomy)와 동일하다. 방광옆공간(paravesi-cal space) 및 직장옆공간(pararectal space)의 박리 후, 방광을 질 중단보다 아래쪽으로 박리하여 밀어내려 놓

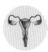

는다. 자궁동맥, 골반누두인대, 난관, 자궁난소인대에 손상이 가지 않도록 주의하면서 자궁주위조직과 질주위조직을 분리하고 요관을 박리한다. 더글라스와의 복막을 열어 자궁천골인대를 분리하고 비슷한 방식으로 자궁주위조직과 질주위조직을 분리한다. 주인대(cardinal ligament), 자궁천골인대(uterosacral ligament), 방광자궁인대(vesicouterine ligament)의 박리를 포함한 대부분의 술기가 복강경을 이용하여 이루어진다. 자궁협부 바로 아래 5 mm 지점을 절단하여 자궁경부를 체부로부터 분리한 후, 자궁목원형묶음술(cervical cerclage)을 시행한다. 자궁경부의 절단과 남은 자궁경부와 질절단면과의 연결은 질을 통하여 이루어진다. 복강경 질식 광범위 자궁경부절제술(laparoscopic vaginal radical trachelectomy, LVRT)은 자궁경부의 절단과 재연결을 복강경으로 할 수도 있지만, 질을 통하여 시행할 경우 절단면을 직접 눈으로 확인하면서 절제하므로 종양이 없는 절단면을 확보하는 데 도움이 되며, 술기의 시간도 더욱 단축되는 장점이 있다. 이는 가임력 보존을 원하는 젊은

여성에 있어서 초기 자궁경부암의 치료를 위해 LRH의 합당한 대안이 될 수 있을 것으로 보인다.

수술 동영상 5-3-1 https://youtu.be/0pyTbZH1JFl

동영상 제목 Laparoscopic vaginal radical trachelectomy

4. 결언

결론적으로, 최근의 자궁경부암은 주로 초기에 발견이 되며, 치료법의 향상으로 생존율이 크게 향상됨으로써, 자궁경부암의 치료는 광범위한 치료로 생존율을 향상시키는 것에 국한되지 않고, 환자의 삶의 질도 함께 고려하는 방향으로 변화하고 있다. 젊은 자궁경부암환자에 있어서 가임력의 보존은 무엇보다도 중요한 삶의 질 향상에 해당한다. 따라서, 적절한 환자의 선택을 통하여 보존적 치료를 시행함으로써 생존율 향상을 유지하면서 삶의 질을 최대화할 수 있는 치료가 이루어질 수 있도록 노력을 기울여야 하겠다.

IV. 난소암과 자궁체부암에서의 최소침습 수술(MIS in ovarian and uterine cancer)

1. 난소암

부인암 치료의 복강경술은 최근 많은 변화와 발전을 해왔다. 복강경의 광학적, 기계적 발전은 능숙한 수술자로 하여금 고난이도의 부인암 수술을 가능케 하였으며 여기에는 여러 종류의 자궁절제술 및 대망절제술, 골반 및 대동맥주위 림프절절제술 등이 포함된다. 하지만, 부인암 중 난소암의 경우 진단 시 병기가 높고, 복강 내 파종이 흔하여 복강경의 치료가 제한적이다. 상피성 난소암이나 난관암의 복강경수술은 수술 시 이용되는 CO_2와 종양세포의 복강내전이, 투관침부위전이(port site metastasis) 등의 위험성과 장기간의 추적관찰과 생존율에 관한 연구가 아직 없어 논란의 여지가 많다.[1] 난소의 경계성 악성종양의 일차적인 복강경 병기설정수술과 병기재설정수술은 비교적 기술적으로 쉽고 논란의 여지가 적어 여러 연구자들에 의한 긍정적인 보고들이 있다.[2-4] 1990년대에 수술기구와 술기가 현대화되어 처음으로 1기 상피성 난소암으로 의심되는 환자의 복강경 골반 림프절절제술을 포함한 복강경 병기설정술이 성공적으로 이루어졌다.[5] 난소암수술의 원칙은 복수 및 복강 내 세척검사 후, 복강 내 모든 복막과 간, 비장, 담낭뿐만 아니라 소장, 대장, 위, 장간막 등 의심되는 부위를 살펴서 무작위적으로 조직검사를 시행하고, 전자궁절제술과 양측난관난소절제술, 그리고 대망절제술을 안전하게 시행하는 것이다. 이러한 여러 가지의 시술을 적절한 훈련과 경험을 통하여 복강경으로 성공적으로 수술을 시행할 수 있다면 난소암에 대한 복강경적 처치를 고려할 수 있다.[6,7] 난소암과 관련된 복강경의 적응은 1) 진단복강경(diagnostic laparoscopy)을 통한 복막생검 및 확진, 2) 초기 난소암에 대한 병기설정술(upfront staging surgery for apparent early ovarian cancers), 3) 생식력 보존술(fertility-sparing staging surgery), 4) 중간기 용적축소수술(interval deb-

ulking surgery following neoadjuvant chemotherapy for advanced ovarian cancers), 5) 2차추시 종양감축술(secondary cytoreduction for recurrent ovarian cancer)으로 나눌 수 있다.[6,7]

난소암수술에서의 복강경의 장점은 다음과 같다. 첫째, 광학적 시야확대(optical magnification)에 의하여 기존의 개복수술 시보다 장막, 창자간막, 그리고 복막까지 자세한 복강 내 조사가 가능하고, 특히 조사가 어려운 부위인 간 후위의 복막 후벽과 좌측 횡경막부위까지 좋은 시야를 확보할 수 있어 진단능력을 높인다.[8,9] 두 번째, 복강경수술 시 복막세척술과 다중복막생검, 대망절제술 등을 개복수술 시보다 편리하게 시행할 수 있다. 세 번째, 개복술에 비해 출혈량이 적고 입원기간은 짧다.[10] 환자의 면역력, 특히 체세포 면역력(cellular immunity)이 개복수술보다 보존이 잘되어 환자의 회복이 빠를 뿐만 아니라 개복수술 시보다 더 빨리 항암화학요법을 시행할 수 있을 것이다.[11]

난소암에 대한 복강경적 처치 시 다음과 같은 사항을 고려해서 시행해야 한다.

1) 부속기종양에 대한 세심한 수술 전 평가가 필요하다. 종양표지자, 초음파, 컴퓨터단층촬영이나 자기공명영상 등 수술 전 검사결과를 충분히 고려하여야 하며 수술자의 경험과 술기능력을 반영하여 복강경수술을 선택해야한다. 수술자가 능숙하지 않은 경우에는 종양이 양성이라는 증거가 있는 환자에만 국한하여야 한다.[12]

2) 세심한 수술시행과 수술기구사용이다. 악성이 의심되면 낭종절제술 같은 보존적 방법보다는 난소절제술을 시행하는 것이 바람직하며, 낭종절제술을 시행해야 하는 경우라면 종양이 터지지 않도록 섬세하고 정성껏 수술을 시행하여야 한다. 흡인기(suction apparatus)는 복강 내 사용 이외에 종양 내 내용물제거에 사용되는 용도로 두 개를 구별하여 사용한다. 즉, 파열되지 않은 제거된 종양

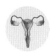
을 endobag에 담고 빼내는 과정에서 부피를 줄이기 위하여 흡인기를 사용하게 되는데 이 때 사용한 흡인기를 다시 복강 내로 삽입하여 세척하지 않도록 주의한다. endobag이 터지지 않게 매우 주의하여야 한다. 만약 터진다면 투관침 부위에 직접적으로 종양세포가 착상할 수 있을 뿐만 아니라 복강 내 종양세포가 퍼질 수 있어 환자에게 좋지 않은 영향을 미치게 된다. 또한 투관침부위전이의 발생을 낮출 수 있는 방법을 선택한다. 복강경수술은 기복을 만들어 수술을 진행하므로, 체내외 압력차로 생기는 연돌효과(chimney effect)로 복강 내 떠다니는 종양세포가 투관침부위에 쉽게 착상할 수 있게 된다.[13] 그러므로, 복강 내 수술이 끝난 후, 복강 내 CO_2 가스를 천천히 그리고 완전히 빼낸 후 투관침을 제거해야 한다. 수술부위는 복막을 포함하는 완전한 복벽봉합을 하도록 한다.

3) 난소암치료의 부인종양학적 수술원칙에 따르는 것이다. 복강 내 고여있는 액체나 복수 등을 세포학적 진단을 위해 흡입(aspiration)하고 충분한 양의 복강 내 세척검사를 시행한다. 전 복막강 내와 난소 등을 면밀히 관찰해야 하며, 육안적으로 병소가 난소에만 국한된 경우라도 잠복전이(occult metastasis)가 대망, 횡경막주위, 골반이나 대동맥임파절등의 여러 고위험 지역에서 나타나므로 더글라스와, 방광주변, 부대장홈(paracolic gutter), 양쪽 횡경막 부위까지 조직검사를 시행하고, 체계적이고 완전한 골반 및 대동맥주위 림프절절제술을 시행한다.[14] 부속기종양의 복강경 처치에 관한 국가적 연구조사를 보면 수술전이나 수술 중 불충분한 복강경 처치가 환자의 예후를 악화시킨다고 하였다.[15,16] 복강경적 처치 후 난소암이 진단되어 추후 재병기설정술을 시행하였을 때 보이는 종양파종은 이전 수술에서 복강 내를 충분히 관찰하지 않았거나, 세절기를 이용하였거나 혹은 endobag을 사용

하지 않는 등 부적절하고 불충분한 시술이 원인이라고 하였다.

4) 악성종양으로 진단된 경우 즉각적인 부인암 분과 전문의에게 전원이 필요하다. 복강경 수술 후 악성종양으로 진단된 후 완전한 병기설정수술이 시행되는 때까지의 기간이 예후에 중요하다. 그 기간은 짧을수록 좋지만 첫 수술 후 적어도 17일 이전에 재병기설정수술이 이루어져야 한다.[17]

2. 자궁체부암

2000년대를 걸쳐 초기 자궁내막암의 전자궁절제술과 양측난관난소절제술 그리고 림프절절제술 등의 수술적치료는 최소침습수술로 발전하였다.[18] 자궁내막암의 최소침습수술의 장점은, 종양학적 이환을 증가시키지 않고도 창상감염, 수혈, 정맥 혈전색전증의 감소, 입원기간이 감소하는 점이다.[19] 개복과 복강경 비교연구 중에서 가장 유명한 무작위 3단계 연구인 GOG-LAP2와 LACE 연구에서 두 군 간의 생존율과 재발률은 비슷한 결과를 나타내면서, 상기 서술한 장점들이 우세하므로 충분히 복강경 병기설정술을 고려해야 한다.[19]

다만 수술적 결과에서 복강경으로 수술을 시행 경우, 골반 및 대동맥주위 림프절절제술이 개복에 비해 덜 시행된 것으로 나타났다.[19] 자궁내막암에서의 림프절절제술 시행은 과거에는 필수적인 시행으로 여겨졌으나, 최근에 초기 자궁내막암에서의 림프절절제술이 생존률을 향상시키지 못한다는 무작위대상연구가 나온 이후로 체계적 림프절절제술(systemic lymphadenectomy) 시행여부에 논란이 되고 있다.[20] NCCN 패널에서는 감시림프절 지도화(sentinel node lymph node mapping) 등 선택적인 림프절절제술을 권장하고 있으나, 대부분 표준적인 수술원칙으로서의 림프절절제술의 기준은 모호하다.[21] 그러므로, 림프절절제술은 림프절전이의 가능성이 비교적 높은 고위험군(자궁침윤 ≥ 50%, 종양크기 ≥ 2 cm, 비자궁내막양세포)에서 시행하는 것이 추천된다.[22]

문제는 대동맥주위 림프절절제술의 범위인데, 대다수에서 신정맥(renal vein)이 아닌 아래창자간막동맥(inferior mesenteric artery, IMA)을 상부경계로 시행하는 것으로 나왔다.[21,23] 하지만 감시림프절 추적검사 및 고위험군에 대한 체계적 대동맥주위 림프절제술에 대한 전향적 연구에서 IMA 상부에서 림프절전이의 위험이 더 높은 것으로 나왔다.[24] 특히 대동맥주위 림프절전이 중 46%는 IMA 상부에만 위치했으며, 77%에서 적어도 하나 이상의 전이가 IMA 상부에서 발생했다.[24] 그러므로 자궁내막암의 병기설정술에서 대동맥주위 림프절절제술을 고려할 때, IMA 상부 신정맥까지 절제해야 한다.

자궁근종의 수술과정에서 절제된 자궁은 보통 질식배출을 하게 된다. 많은 경우 자궁은 질을 통하여 손상 없이 제거가 가능하지만, 종종 세절법이 필요한 경우가 있다. 세절법 가운데 coring을 하면 uterine serosa는 형태를 유지한 채 자궁을 빼낼 수 있어 안전하다고 생각해 왔으나, 자궁육종 진단 후 예후가 나쁜 경우가 복강경 질식 자궁절제술이었던 것을 감안할 때 질식배출 자체로 안전하다고 볼 수 없으며, 자궁육종이 의심되는 경우 질식배출과정에서 주머니를 사용하는 것이 좋다. 또한 자궁내막암 환자에서 복강경 병기설정술을 시행하는 경우, 주머니를 이용하여 질식세절을 시행하여야 한다 (contained transvaginal tissue extraction).[25,26]

자궁체부암에서의 복강경 수술의 적응은 1) 병기설정술(laparoscopic staging surgery), 2) 재병기설정술(laparoscopic restaging surgery in patients with unexpected uterine cancer), 3) 재발부위에 대한 복강경 수술(laparoscopic management for recurrent endometrial cancer) 등이 있다.

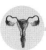

■■ 참고문헌

[I. 복강경 광범위 자궁절제술]

1. Sonoda Y, Abu-Rustum NR. Schauta radical vaginal hysterectomy. Gynecologic oncology 2007;104:20-4.

2. Hong JH, Choi JS, Lee JH, et al. Comparison of survival and adverse events between women with stage IB1 and stage IB2 cervical cancer treated by laparoscopic radical vaginal hysterectomy. Annals of surgical oncology 2012;19:605-11.

3. Frumovitz M, Ramirez PT. Total laparoscopic radical hysterectomy: surgical technique and instrumentation. Gynecologic oncology 2007;104:13-6.

4. Frumovitz M, Querleu D, Gil-Moreno A, et al. Lymphadenectomy in locally advanced cervical cancer study (LiLACS): Phase III clinical trial comparing surgical with radiologic staging in patients with stages IB2-IVA cervical cancer. Journal of minimally invasive gynecology 2014;21:3-8.

5. Gold MA, Tian C, Whitney CW, et al. Surgical versus radiographic determination of paraaortic lymph node metastases before chemoradiation for locally advanced cervical carcinoma: a Gynecologic Oncology Group Study. Cancer 2008;112:1954-63.

6. Azais H, Ghesquiere L, Petitnicolas C, et al. Pretherapeutic staging of locally advanced cervical cancer: Inframesenteric paraaortic lymphadenectomy accuracy to detect paraaortic metastases in comparison with infrarenal paraaortic lymphadenectomy. Gynecologic oncology 2017;147:340-4.

7. Fanning J, Andrews S. Early postoperative feeding after major gynecologic surgery: evidence-based scientific medicine. Am J Obstet Gynecol 2001;185:1-4.

8. Naik R, Jackson KS, Lopes A, et al. Laparoscopic assisted radical vaginal hysterectomy versus radical abdominal hysterectomy--a randomised phase II trial: perioperative outcomes and surgicopathological measurements. BJOG : an international journal of obstetrics and gynaecology 2010;117:746-51.

9. Laterza RM, Salvatore S, Ghezzi F, et al. Urinary and anal dysfunction after laparoscopic versus laparotomic radical hysterectomy. Eur J Obstet Gynecol Reprod Biol 2015;194:11-6.

10. Wang YZ, Deng L, Xu HC, et al. Laparoscopy versus laparotomy for the management of early stage cervical cancer. BMC cancer 2015;15:928.

11. Li G, Yan X, Shang H, Wang G, et al. A comparison of laparoscopic radical hysterectomy and pelvic lymphadenectomy and laparotomy in the treatment of Ib-IIa cervical cancer. Gynecologic oncology 2007;105:176-80.

12. Nam JH, Park JY, Kim DY, et al. Laparoscopic versus open radical hysterectomy in early-stage cervical cancer: long-term survival outcomes in a matched cohort study. Annals of Oncology 2012;23:903-11.

13. Kong TW, Chang SJ, Lee J, et al. Comparison of laparoscopic versus abdominal radical hysterectomy for FIGO stage IB and IIA cervical cancer with tumor diameter of 3 cm or greater. International journal of gynecological cancer : official journal of the International Gynecological Cancer Society 2014;24:280-8.

14. Park JY, Kim DY, Kim JH, et al. Laparoscopic versus open radical hysterectomy in patients with stage IB2 and IIA2 cervical cancer. Journal of surgical oncology 2013;108:63-9.

15. Bogani G, Cromi A, Uccella S, et al. Laparoscopic versus open abdominal management of cervical cancer: long-term results from a propensity-matched analysis. Journal of minimally invasive gynecology 2014;21:857-62.

16. Park JY, Kim D, Suh DS, et al. The Role of Laparoscopic Radical Hysterectomy in Early-Stage Adenocarcinoma of the Uterine Cervix. Annals of surgical oncology 2016;23:825-33.

17. Ercoli A, Delmas V, Gadonneix P et al. Classical and nerve-sparing radical hysterectomy: an evaluation of the risk of injury to the autonomous pelvic nerves. Surg Radiol Anat 2003;25:200-206.

18. Maas CP, Trimbos JB, DeRuiter MC et al. Nerve sparing radical hysterectomy: latest developments and historical perspective. Crit Rev Oncol Hematol 2003;48:271-279.

19. Trimbos JB, Maas CP, Deruiter MC et al. A nerve-sparing radical hysterectomy: guidelines and feasibility in Western patients. Int J Gynecol Cancer 2001;11:180-186.

20. Group KGO. Surgical manual for gynecologic oncology. In version 1.0 Edition. 2016.

21. Roh JW, Lee DO, Suh DH et al. Efficacy and oncologic safety of nerve-sparing radical hysterectomy for cervical cancer: a randomized controlled trial. J Gynecol Oncol 2015;26:90-99.

22. Hockel M, Konerding MA, Heussel CP. Liposuction-assisted nerve-sparing extended radical hysterectomy: oncologic rationale, surgical anatomy, and feasibility study. Am J Obstet Gynecol 1998;178:971-976.

23. Yabuki Y, Asamoto A, Hoshiba T et al. Radical hysterectomy: An anatomic evaluation of parametrial dissection. Gynecol Oncol 2000;77:155-163.

24. Kim HS, Kim K, Ryoo SB et al. Conventional versus nerve-sparing radical surgery for cervical cancer: a meta-analysis. J Gynecol Oncol 2015;26:100-110.

[II. 복강경 림프절절제술]

1. Bae JW, Lee JH, Choi JS, et al. Laparoscopic lymphadenectomy for gynecologic malignancies: evaluation of the surgical approach and outcomes over a seven-year experience. Arch Gynecol Obstet 2012;285:823.

2. Papadia A, Remorgida V, Salom EM, et al. Laparoscopic pelvic and paraaortic lymphadenectomy in gynecologic oncology. J Am Assoc Gynecol Laparosc 2004;11:297.

3. Zivanovic O, Sheinfeld J, Abu-Rustum NR. Retroperitoneal lymph node dissection (RPLND). Gynecol Oncol. 2008;111:S66-S69.

4. Cosin JA, Fowler JM, Chen MD, et al. Pretreatment surgical staging of patients with cervical carcinoma: the case for lymph node debulking. Cancer 1998;82:2241.

5. Gold MA, Tian C, Whitney CW, et al. Surgical versus radiographic determination of paraaortic lymph node metastases before chemoradiation for locally advanced cervical carcinoma: a Gynecologic Oncology Group Study. Cancer 2008;112:1954.

6. Goff BA, Muntz HG, Paley PJ, et al. Impact of surgical staging in women with locally advanced cervical cancer. Gynecol Oncol 1999;74:436.

7. Kilgore LC, Partridge EE, Alvarez RD, et al. Adenocarcinoma of the endometrium: survival comparisons of patients with and without pelvic node sampling. Gynecol Oncol 1995;56:29.

8. Bell JG, Patterson DM, Klima J, et al. Outcomes of patients with low-risk endometrial cancer surgically staged without lymphadenectomy based on intra-operative evaluation. Gynecol Oncol. 2014;134:505-9.

9. ASTEC study group, Kitchener H, Swart AMC, et al. Efficacy of systematic pelvic lymphadenectomy in endometrial cancer (MRC ASTEC trial): a randomised study. Lancet. 2009;373:125-136.

10. Hong JH, Choi JS, Lee JH, et al. Laparoscopic Lymphadenectomy for Isolated Lymph Node Recurrence in Gynecologic Malignancies. J Minim Invasive Gynecol. 2012;19:188-195.

11. Lee JH, Jung US, Kyung MS, et al. Laparoscopic systemic retroperitoneal lymphadenectomy for women with low-risk early endometrial cancer. Ann Acad Med Singapore. 2009;38:581-6.

12. Lee WM, Choi JS, Bae JW, et al. Encountering the Accessory Polar Renal Artery during Laparoscopic Para-Aortic Lymphadenectomy. J Minim Invasive Gynecol. 2018;25:10-11.

13. Whitney CW, Spirtos N. Gynecologic Oncology Group surgical procedures manual, Gynecologic Oncology Group, Philadelphia 2010.

14. Ben Shachar I, Fowler JM. The role of laparoscopy in the management of gynecologic cancers. In: Gynecologic Cancer: Controversies in Mangement, Gershenson DM, Gore M, McGuire WP, et al (Eds), Churchill Livingstone, London 2004.

15. Tewari KS, Monk BJ. Invasive cervical cancer. In: Clinical Gynecologic Oncology, 8th, DiSaia PJ, Creasman WT (Eds), Elsevier, Philadelphia 2012.

16. Hunn J, Dodson MK, Webb J, et al. Endometrial cancer-current state of the art therapies and unmet clinical needs: the role of surgery and preoperative radiographic assessment. Adv Drug Deliv Rev 2009;61:890.

17. Krasner C, Duska L. Management of women with newly diagnosed ovarian cancer. Semin Oncol 2009;36:91.

18. Koulouris CR, Penson RT. Ovarian stromal and germ cell tumors. Semin Oncol 2009;36:126.

19. Kleppe M, Wang T, Van Gorp T, et al. Lymph node metastasis in stages I and II ovarian cancer: a review. Gynecol Oncol 2011;123:610.

20. Timmers PJ, Zwinderman K, Coens C, et al. Lymph node sampling and taking of blind biopsies are important elements of the surgical staging of early ovarian cancer. Int J Gynecol Cancer 2010;20:1142.

21. Berek JS. Lymph node-positive stage IIIC ovarian cancer: a separate entity? Int J Gynecol Cancer 2009;19 Suppl 2:S18.

22. Aletti GD, Dowdy S, Podratz KC, et al. Role of lymphadenectomy in the management of grossly apparent advanced stage epithelial ovarian cancer. Am J Obstet Gynecol 2006;195:1862.

23. du Bois A, Reuss A, Harter P, et al. Potential role of lymphadenectomy in advanced ovarian cancer: a combined exploratory analysis of three prospectively randomized phase III multicenter trials. J Clin Oncol 2010;28:1733.

24. Richard R. Barakat AB, Maurie Markman MER. Principles and Practice of Gynecologic Oncology. 6th ed. Wolters; 2013.

25. Berek JS, Hacker NF. Berek and Hacker's Gynecologic Oncology. 7th ed. 2014.

26. Pomel C, Naik R, Martinez A, et al. Systematic (complete) paraaortic lymphadenectomy: description of a novel surgical classification with technical and anatomical considerations. BJOG. 2012;119:249-53.

27. Colomer AT, Jiménez AM, Bover Barceló MI. Laparoscopic Treatment and Staging of Early Ovarian Cancer. J Minim Invasive Gynecol. 2008;15:414-419.

28. Köhler C, Klemm P, Schau A, et al. Introduction of transperitoneal lymphadenectomy in a gynecologic oncology center: analysis of 650 laparoscopic pelvic and/or paraaortic transperitoneal lymphadenectomies. Gynecol Oncol. 2004;95:52-61.

29. Possover M, Krause N, Plaul K, et al. Laparoscopic paraaortic and

pelvic lymphadenectomy: experience with 150 patients and review of the literature. Gynecol Oncol. 1998;71:19-28.

30. Dottino PR, Tobias DH, Beddoe A, et al. Laparoscopic Lymphadenectomy for Gynecologic Malignancies. Gynecol Oncol. 1999;73:383-388.

31. Kavallaris A, Kalogiannidis I, Chalvatzas N, et al. Standardized technique of laparoscopic pelvic and paraaortic lymphadenectomy in gynecologic cancer optimizes the perioperative outcomes. Arch Gynecol Obstet. 2011;283:1373-80.

32. Kehoe SM, Abu-Rustum NR. Transperitoneal laparoscopic pelvic and paraaortic lymphadenectomy in gynecologic cancers. Curr Treat Options Oncol. 2006;7:93-101.

33. Panici PB, Scambia G, Baiocchi G, et al. Anatomical study of para-aortic and pelvic lymph nodes in gynecologic malignancies. Obstet Gynecol. 1992;79:498-502.

34. Panici PB, Maggioni A, Hacker N, et al. Systematic aortic and pelvic lymphadenectomy versus resection of bulky nodes only in optimally debulked advanced ovarian cancer: a randomized clinical trial. J Natl Cancer Inst. 2005;97:560-6.

35. Choi JS, Kyung YS, Kim KH, et al. The four-trocar method for performing laparoscopically-assisted vaginal hysterectomy on large uteri. J Minim Invasive Gynecol. 2006;13:276-280.

36. Orr JW. Surgical staging of endometrial cancer: does the patient benefit? Gynecol Oncol 1998;71:335.

37. Walker JL, Piedmonte MR, Spirtos NM, et al. Laparoscopy compared with laparotomy for comprehensive surgical staging of uterine cancer: Gynecologic Oncology Group Study LAP2. J Clin Oncol 2009;27:5331.

38. Backes FJ, Brudie LA, Farrell MR, et al. Short- and long-term morbidity and outcomes after robotic surgery for comprehensive endometrial cancer staging. Gynecol Oncol 2012;125:546.

39. Kumar S, Al-Wahab Z, Sarangi S, et al. Risk of postoperative venous thromboembolism after minimally invasive surgery for endometrial and cervical cancer is low: a multi-institutional study. Gynecol Oncol 2013;130:207.

40. Matsuura Y, Kawagoe T, Toki N, et al. Long-standing complications after treatment for cancer of the uterine cervix--clinical significance of medical examination at 5 years after treatment. Int J Gynecol Cancer 2006;16:294.

41. Todo Y, Yamamoto R, Minobe S, et al. Risk factors for postoperative lower-extremity lymphedema in endometrial cancer survivors who had treatment including lymphadenectomy. Gynecol Oncol 2010;119:60.

42. Salani R, Preston MM, Hade EM, et al. Swelling among women who need education about leg lymphedema: a descriptive study of lymphedema in women undergoing surgery for endometrial cancer. Int J Gynecol Cancer 2014;24:1507.

43. Zikan M, Fischerova D, Pinkavova I, et al. A prospective study examining the incidence of asymptomatic and symptomatic lymphoceles following lymphadenectomy in patients with gynecological cancer. Gynecol Oncol 2015;137:291.

44. Ghezzi F, Uccella S, Cromi A, et al. Lymphoceles, lymphorrhea, and lymphedema after laparoscopic and open endometrial cancer staging. Ann Surg Oncol 2012;19:259.

45. Mahrer A, Ramchandani P, Trerotola SO, et al. Sclerotherapy in the management of postoperative lymphocele. J Vasc Interv Radiol 2010;21:1050.

46. Khoder WY, Becker AJ, Seitz M, et al. Modified laparoscopic lymphocele marsupialization for the treatment of lymphoceles after radical prostatectomy: first results. J Laparoendosc Adv Surg Tech A 2011;21:145.

[III. 복강경 광범위 자궁경부절제술]

1. Wertheim E. The extended abdominal operation for carcinoma uteri (based on 500 operative cases). Am J Obstet Dis Women Child 1912;66:169-232.

2. Meigs JV. Radical hysterectomy with bilateral pelvic lymph node dissections; a report of 100 patients operated on five or more years ago. Am J Obstet Gynecol 1951;62(4):854-70.

3. Donato DM. Surgical management of stage IB-IIA cervical carcinoma. Semin Surg Oncol 1999;16(3):232-5.

4. Sonoda Y, Abu-Rustum NR, Gemignani ML, et al. A fertility-sparing alternative to radical hysterectomy: how many patients may be eligible? Gynecol Oncol 2004;95(3):534-8.

5. Dargent D, Brun JL, Roy M, et al. Pregnancies following radical-trachelectomy for invasive cervical cancer. Gynecol Oncol 1994;52:105 (Abstract 14).

6. Beiner ME, Covens A. Surgery insight: radical vaginal trachelectomy as a method of fertility preservation for cervical cancer. Nat Clin Pract Oncol 2007;4(6):353-61.

7. Plante M, Roy M. Fertility-preserving options for cervical cancer. Oncology (Williston Park) 2006;20(5):479-88; discussion 91-3.

8. Plante M, Lau S, Brydon L, et al. Neoadjuvant chemotherapy followed by vaginal radical trachelectomy in bulky stage IB1 cervical cancer: case report. Gynecol Oncol 2006;101(2):367-70.

9. Abu-Rustum NR, Alektiar K, Iasonos A, et al. The incidence of

symptomatic lower-extremity lymphedema following treatment of uterine corpus malignancies: a 12-year experience at Memorial Sloan-Kettering Cancer Center. Gynecol Oncol 2006;103(2):714-8.

10. Rodriguez M, Guimares O, Rose PG. Radical abdominal trachelectomy and pelvic lymphadenectomy with uterine conservation and subsequent pregnancy in the treatment of early invasive cervical cancer. Am J Obstet Gynecol 2001;185(2):370-4.

11. Smith JR, Boyle DC, Corless DJ, et al. Abdominal radical trachelectomy: a new surgical technique for the conservative management of cervical carcinoma. Br J Obstet Gynaecol 1997;104(10):1196-200.

12. Ungar L, Palfalvi L, Hogg R, et al. Abdominal radical trachelectomy: a fertility-preserving option for women with early cervical cancer. Bjog 2005;112(3):366-9.

13. Schneider A. The sentinel concept in patients with cervical cancer. J Surg Oncol 2007;96(4):337-41.

14. Levenback CF. Status of sentinel lymph nodes in cervical cancer. Gynecol Oncol 2007;107(1 Suppl 1):S18-9.

[IV. 난소암과 자궁체부암에서의 최소침습수술]

1. Querleu D, Leblanc E. Laparoscopic surgery for gynaecological oncology. Current opinion in obstetrics & gynecology 2003;15:309-14.

2. Childers JM, Lang J, Surwit EA, et al. Laparoscopic surgical staging of ovarian cancer. Gynecologic oncology 1995;59:25-33.

3. Fauvet R, Boccara J, Dufournet C, et al. Laparoscopic management of borderline ovarian tumors: results of a French multicenter study. Annals of oncology : official journal of the European Society for Medical Oncology / ESMO 2005;16:403-10.

4. Querleu D, Papageorgiou T, Lambaudie E, et al. Laparoscopic restaging of borderline ovarian tumours: results of 30 cases initially presumed as stage IA borderline ovarian tumours. BJOG : an international journal of obstetrics and gynaecology 2003;110:201-4.

5. Reich H, McGlynn F, Wilkie W. Laparoscopic management of stage I ovarian cancer. A case report. The Journal of reproductive medicine 1990;35:601-4; discussion 4-5.

6. Bae JW, Choi JS, Lee WM, et al. Feasibility and efficacy of laparoscopic restaging surgery for women with unexpected ovarian malignancy. European journal of obstetrics, gynecology, and reproductive biology 2015;193:46-50.

7. Jung US, Lee JH, Kyung MS, et al. Feasibility and efficacy of laparoscopic management of ovarian cancer. The journal of obstetrics and gynaecology research 2009;35:113-8.

8. Leblanc E, Querleu D, Narducci F, et al. Laparoscopic restaging of early stage invasive adnexal tumors: a 10-year experience. Gyneco-

logic oncology 2004;94:624-9.

9. Tozzi R, Kohler C, Ferrara A, et al. Laparoscopic treatment of early ovarian cancer: surgical and survival outcomes. Gynecologic oncology 2004;93:199-203.

10. Chi DS, Abu-Rustum NR, Sonoda Y, et al. The safety and efficacy of laparoscopic surgical staging of apparent stage I ovarian and fallopian tube cancers. American journal of obstetrics and gynecology 2005;192:1614-9.

11. Gitzelmann CA, Mendoza-Sagaon M, Talamini MA, et al. Cell-mediated immune response is better preserved by laparoscopy than laparotomy. Surgery 2000;127:65-71.

12. Vergote I, De Brabanter J, Fyles A, et al. Prognostic importance of degree of differentiation and cyst rupture in stage I invasive epithelial ovarian carcinoma. Lancet 2001;357:176-82.

13. Reymond MA, Schneider C, Kastl S, et al. The pathogenesis of port-site recurrences. Journal of gastrointestinal surgery : official journal of the Society for Surgery of the Alimentary Tract 1998;2:406-14.

14. Leblanc E, Querleu D, Narducci F, et al. Surgical staging of early invasive epithelial ovarian tumors. Seminars in surgical oncology 2000;19:36-41.

15. Blanc B, D'Ercole C, Nicoloso E, et al. Laparoscopic management of malignant ovarian cysts: a 78-case national survey. Part 2: Follow-up and final treatment. European journal of obstetrics, gynecology, and reproductive biology 1995;61:147-50.

16. Wenzl R, Lehner R, Husslein P, et al. Laparoscopic surgery in cases of ovarian malignancies: an Austria-wide survey. Gynecologic oncology 1996;63:57-61.

17. Lehner R, Wenzl R, Heinzl H, et al. Influence of delayed staging laparotomy after laparoscopic removal of ovarian masses later found malignant. Obstetrics and gynecology 1998;92:967-71.

18. Scalici J, Laughlin BB, Finan MA, et al. The trend towards minimally invasive surgery (MIS) for endometrial cancer: an ACS-NSQIP evaluation of surgical outcomes. Gynecologic oncology 2015;136:512-5.

19. Galaal K, Bryant A, Fisher AD, et al. Laparoscopy versus laparotomy for the management of early stage endometrial cancer. The Cochrane database of systematic reviews 2012:Cd006655.

20. Panici PB, Basile S, Maneschi F, et al. Systematic pelvic lymphadenectomy vs. no lymphadenectomy in early-stage endometrial carcinoma: randomized clinical trial. Journal of the National Cancer Institute 2008;100:1707-16.

21. Soliman PT, Frumovitz M, Spannuth W, et al. Lymphadenectomy during endometrial cancer staging: practice patterns among gyneco-

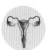
logic oncologists. Gynecologic oncology 2010;119:291-4.

22. Milam MR, Java J, Walker JL, et al. Nodal metastasis risk in endometrioid endometrial cancer. Obstetrics and gynecology 2012;119:286-92.

23. Maccauro M, Lucignani G, Aliberti G, et al. Sentinel lymph node detection following the hysteroscopic peritumoural injection of 99mTc-labelled albumin nanocolloid in endometrial cancer. European journal of nuclear medicine and molecular imaging 2005;32:569-74.

24. Mariani A, Dowdy SC, Cliby WA, et al. Prospective assessment of lymphatic dissemination in endometrial cancer: A paradigm shift in surgical staging. Gynecologic oncology 2008;109:11-8.

25. Montella F, Riboni F, Cosma S, et al. A safe method of vaginal longitudinal morcellation of bulky uterus with endometrial cancer in a bag at laparoscopy. Surgical endoscopy 2014;28:1949-53.

26. Favero G, Miglino G, Kohler C, et al. Vaginal Morcellation Inside Protective Pouch: A Safe Strategy for Uterine Extration in Cases of Bulky Endometrial Cancers: Operative and Oncological Safety of the Method. Journal of minimally invasive gynecology 2015;22:938-43.

[수술 동영상]

1. 동영상 5-1-1: Laparoscopic radical vaginal hysterectomy
2. 동영상 5-1-2: Laparoscopic radical vaginal hysterectomy with pelvic lymph node dissection
3. 동영상 5-1-3: Nerve sparing laparoscopic radical hysterectomy
4. 동영상 5-2-1: Laparoscopic pelvic lymph node dissection
5. 동영상 5-2-2: Laparoscopic paraaortic lymph node dissection
6. 동영상 5-3-1: Laparoscopic vaginal radical trachelectomy (https://youtu.be/0pyTbZH1JFI)

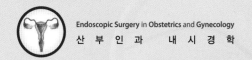
제 **06** 장

단일공 복강경 수술
(Single Port Laparoscopic Surgery)

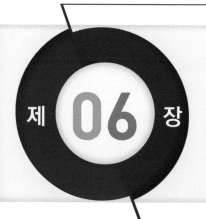

제 06 장 단일공 복강경 수술
(Single Port Laparoscopic Surgery)

김대연, 권병수, 김상운, 김태중, 서동수, 성석주, 송태종, 이규섭, 이마리아, 이정렬

I. 개론(Introduction)

1. 단일공 복강경 수술의 개론

단일공 복강경 수술은 배꼽에 단 15~20 mm 크기의 절개만을 통해 수술 상처와 통증을 최소화하는 복강경 수술의 일종이다. 1997년 이탈리아의 Navarra 등이 최초로 단일공 복강경 담낭절제수술을 보고한 이래,[1] 단일공 복강경 수술은 지속적인 기술개발을 통해 충수돌기절제수술, 대장절제수술, 담낭절제수술, 신장절제수술, 탈장수술 등 점차 다양한 수술 분야로 확장되었다.

산부인과 영역에서는 1969년 Wheeless 단일공을 이용한 복강경 난관결찰수술을 시행한 것이 효시가 되어 1972년 Wheeless와 Thompson 등이 이를 학회지에 최초 보고하였고,[2] 1991년 Pelosi가 질식 자궁절제술 및 양측 부속기절제술을 배꼽을 통한 단일공 복강경 수술로 처음으로 성공하였다.[3] 2008년 우리나라 최초의 단일공 복강경 자궁절제술이 김용욱 교수에 의해 소개되었고,[4] 2009년에는 최초의 단일공 복강경 자궁근종절제수술이

시행되었다.[5] 같은 해에 세계 최초로 자궁경부암 환자를 대상으로 단일공 복강경 광범위 자궁절제수술이 국내 의료진에 의해 시행되었다.[6] 이외에도 난소종양 절제술, 복강 내 유착박리, 림프절절제술까지 단일공 복강경 수술이 폭넓게 활용되고 있다.

단일공 복강경 수술이 행해지면서 수술 부위 통증, 수술 시 발생할 수 있는 출혈, 장기 손상 및 조직손상, 탈장 등의 발생이 더욱 줄어들게 되었고, 이로 인하여 재원일수의 감소, 미용적 측면이 개선되어 환자의 만족도가 향상되었다.[7,8]

그러나 이 수술 방법의 문제점은 수술 기구가 접근하는 통로가 하나뿐이므로 수술 기구들이 서로 부딪치고 복강 내 수술하는 장기부위의 근처에서 수술에 필요한 기구의 적당한 각도가 나오지 않아 수술이 어렵다는 것이다. 이러한 문제들을 해결하기 위하여 휘어지거나 굽어질 수 있는 기구들이 개발되고 있으나 아직도 수술의 편리함을 주기에는 부족한 상태이다. 단일공에 의한 수술은 현재 수술 방법이 변화되는 추세라 할 수 있

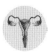

지만 일반 복강경에 익숙한 술자라도 단일공 복강경 수술에 익숙해지는 데는 어느 정도의 시간이 걸리고, 자궁절제술 시에 숙달되는 데에는 20~45건 정도가 필요하다고 보고되고 있다.[9,10] 또한 단일공을 통한 부인과적 수술이 여러 기관에서 시행되고 있지만, 환자 선택에 제한이 있는 것이 사실이다. 아직까지는 주로 유착이 없으면서 크기가 작은 경우, 악성이 아닌 경우에 시행이 되고 있지만, 현재 적용 분야를 넓혀가고 있다.[11] 1,152건의 단일공 복강경 수술을 리뷰한 논문에서 단일공에서 기존 복강경으로 전환된 비율은 약 2%, 개복으로의 전환율은 0.35%로 보고하였다.[12]

2. 기존 복강경 수술과의 비교연구결과

아직까지는 단일공 복강경 수술과 기존 수술과의 대규모 전향적 연구 결과가 부족한 상태이다.

Lee 등은 17건의 단일공 난소종양절제술 수술과 34건의 기존 복강경 수술을 비교 연구하였고[13] 평균 수술시간(64 vs. 57.5분), 추가 진통제 사용량, 혈색소 수치 감소에서(1.3 mg/dl vs. 1.1 mg/dl, p =0.640) 차이가 없음을 보고하였다.

Yoon 등은 자궁외임신 시 난관절제술에서 단일공과 기존 복강경 수술을 비교하였고[14] 평균 수술 시간, 수술 전 후 혈색소 수치 변화, 재원기간이 두 군에서 차이가 없었고, 단일공에서 기존 복강경 수술로 전환된 경우도 없었다고 보고하였다.

Yim 등은 단일공 자궁절제술과 기존 복강경 수술을 비교하였고,[15] 출혈양, 재원일수와 식이진행에 있어 단일공 수술이 우수하였고, 특히 수술 직후의 통증 점수가 유의하게 단일공 수술 그룹에서 낮게 나왔다고 보고하였다. Kim 등은 단일공 질식자궁절제술과 기존 복강경 수술을 비교하였다.[16] 단일공 질식자궁절제술에서 추가 투관침 사용이 필요한 경우는 3/43건이 있었고, 평균 수술시간, 출혈양, 재원일수는 방법 간에 차이가 없었고, 다른 합병증도 두 군 간에 차이가 없었다고 하였다.

Escobar 등은 초기 자궁내막암에서 단일공, 기존 복강경과 로봇 수술 간 수술의 결과를 비교하였다.[17] 평균 수술 시간, 출혈양, 재원일수와 합병증 발생율은 세 군에서 차이가 없었다. 평균 절제된 골반 림프절 수는 로봇(n=17), 단일공(n=16) 수술에서 기존 복강경(n=13)에 비해 높게 나타났지만, 대동맥주위 림프절 절제 수에서는 차이가 없었다.

II. 플랫폼과 기구(Platforms and instrumentation)

비록 100년 전에도 내시경적 수술이 보고 되었으나, 내시경적 수술의 비약적 발전은 최근 20~30년에 급속하고 빠르게 진행되고 있다.[1-3] 산부인과 영역에서도 거의 모든 분야에서 기존의 개복 수술은 복강경 수술로 대체되고 있거나 대체되었고, 더 많은 연구와 복강경적 술기의 발달로 기존의 복강경 수술은 대부분의 경우에 있어, 부인종양에 있어서도 단일공 복강경 수술로 적용 및 시행이 되어지고 있다.[3,4] 이러한 단일공 복강경 수술은 술 후 짧은 입원기간, 적은 통증, 일상생활로의 빠른 복귀, 술 후 적은 유착형성 등의 장점 이외에도 미용적으로도 기존의 복강경 수술과 같거나 더 나은 장점을 보여오고 있다. 하지만 이러한 여러 장점에도 단일공 복강경 수술은 기존의 수술법에 비하여 더 좁은 공간에 모든 장비가 위치하여 수술이 진행되는 관계로 수술 기구 간의 충돌 및 봉합의 어려움 등의 문제도 있으나, 이러한 어려움도 수술의 개수의 증가 및 수술 장비들의 개발 및 발전에 따라 대부분의 경우에서는 술자의 경험과 숙련도에 따라 기존의 내시경과 큰 차이 없이 시행될 수 있을 정도로 단일공 복강경 수술은 가장 최근까지도 지속적으로 발전해 가고 있다.[5] 여기에서 단일공 수술이 기존의 복강경 수술과 비교하여 어떤 다른 수술의 기구와 장비들이 사용되는지 알아보고자 한다.

1. 환자의 자세

기존의 복강경과 동일하게 낮은 쇄석위 자세를 시행한 후 골반 내 장을 복강 내로 이동시키기 위해 head-down (Trendelenburg) 자세를 취하고 수술을 준비 및 진행한다(그림 6-2-1).

2. 수술방의 구성(Operating room organization)

기구의 배치와 준비는 술자가 오른손 혹은 왼손잡이

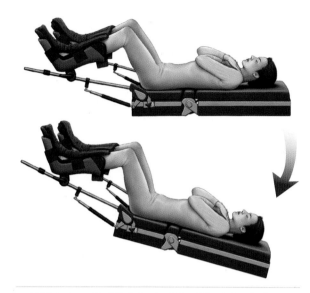

■ 그림 6-2-1. 복강경 수술 시 자세. 낮은 쇄석위자세(low lithotomy position)

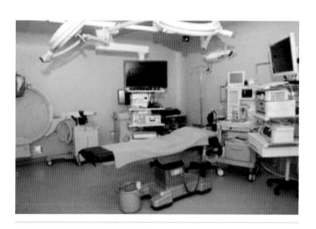

■ 그림 6-2-2. 수술방의 구성

인가에 따라 혹은 술자의 경험과 편의에 따라 배치할 수 있으나 기존의 복강경 수술과 동일하게 준비되어 시행된다(그림 6-2-2).

3. 복강 내 접근(Peritoneal access)

기존의 내시경에서는 복강 내 진입을 위한 방법은 개복법(open Hasson technique) 혹은 closed 방법(예, Veress needle, visual entry trocar)을 사용하는 방법이 술자의 편의에 따라 사용이 되고 있으나 단일 절개 내시경의 경

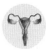

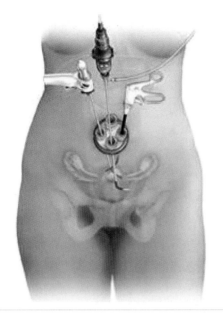

우 대부분의 경우 개복법으로 배꼽에 2~3 cm 세로로 단일 절개를 하여 단일공 포트를 위치시키며 배꼽 바깥으로 절개가 연장되지 않도록 하여 상처회복과 미용적 만족도를 얻을 수 있다(그림 6-2-3).[6,7]

4. 실제 사용되고 있는 단일절개용 다채널 포트들

술자의 편의와 경험에 따라 다양한 다채널 포트가 선정되어 사용되고 있다(그림 6-2-4).

5. 포트 삽입(Port insertion)

포트 삽입을 위한 배꼽절개 시 합병증을 예방하기 위해 복벽의 해부학적 구조를 잘 이해하는 것이 중요하다. 배꼽절개는 배꼽내부, 위, 아래, 주위로 다 가능하며 이전 수술 기왕력으로 인해 배꼽 주위 유착이 의심될 경

■ **그림 6-2-3. 단일공 복강경 수술의 트로카와 기구.**(Reprinted with permission: Cleveland Clinic Center for Medical Art & Photography © 2012. All Rights Reserved)

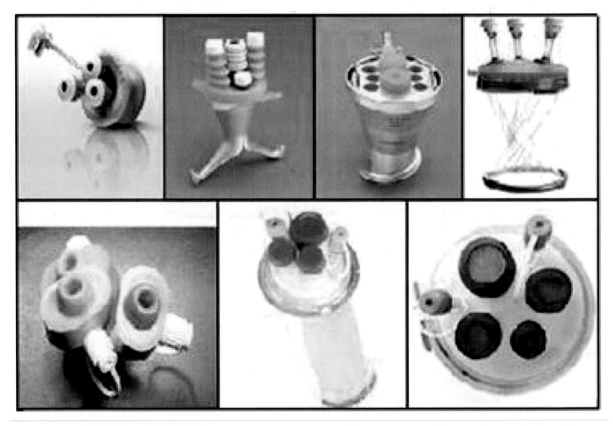

■ **그림 6-2-4. 왼쪽 하단부터 시계방향으로-** Dexide Ports®, SILSTM®(both by Covidien), X-cone®, Endocone® (both by Karl Storz), GelpointTM (Applied Medical), Quadport® and Triport® (both by Advanced Surgical)]

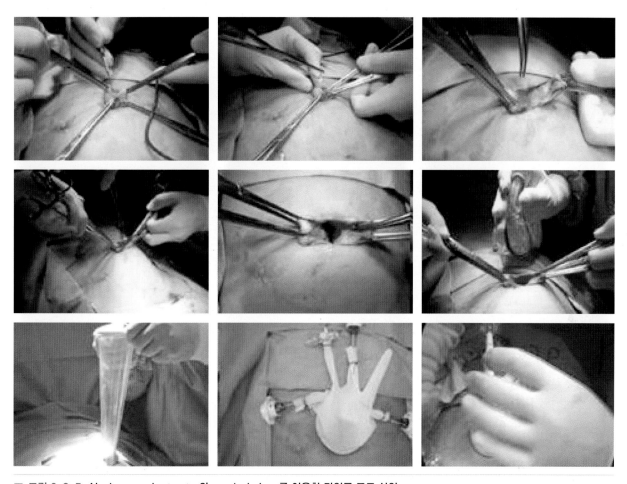

■ 그림 6-2-5. Alexis wound retractor와 surgical glove를 이용한 단일공 포트 삽입

우, 배꼽 주위를 피해 절개가 가능하다. 배꼽 주위 양쪽 피부를 잘 들어올리기 위해 tower clip, Kocher clamps, Allis clamps 등을 이용할 수 있으며, 피부 층별로 열고, 불안전할 경우 좀 더 크게 절개를 하는 것이 안전하다(그림 6-2-5).

단일공 수술을 위한 다양한 platform이 존재하고 그 중 하나인 glove port를 이용한 단일공 포트 삽입 동영상을 첨부한다(동영상 6-2-1).

동영상 6-2-1 https://youtu.be/BU43EOalvew

동영상 제목 Single Port insertion using commercial Glove port

6. 그 밖의 기구들

최근에는 완전한 단일공 플랫폼을 위한 제품(Single Port Instrument Delivery Extended Reach, SPIDER)을 위한 기구들이 개발되고 연구되어 보고되어진다(그림 6-2-6).[8]

7. 내시경(Laparoscope)

단일공 내시경에서도 기존의 복강경에서 사용하는 내시경을 사용하며, 술자의 선호도와 경험에 따라 직경 8 mm, 12 mm 각도 0도, 15도, 30도를 선택하여 보다 수술에 접근이 용이하도록 선택 및 변경을 할 수 있다.

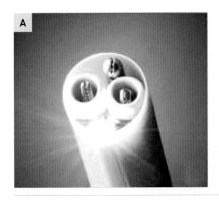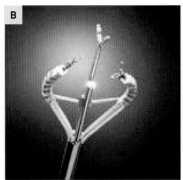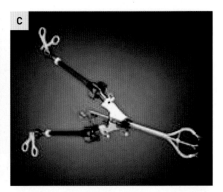

■ 그림 6-2-6. **단일공 플랫폼을 위한 제품(Single Port Instrument Delivery Extended Reach; SPIDER).** A) 4개의 작동 채널이 존재, B) SPIDER instrument delivery tubes (IDTs)가 우산처럼 복강 내에서 펼쳐짐. C) 두 개의 IDTs가 두 개의 SPIDER 기구 사이에 위치하면서 작동함

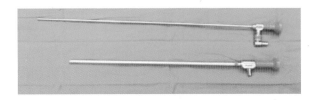

■ 그림 6-2-7. 기존 5 mm, 30°각도 내시경(아래), 40 cm 길이, 30°각도, 90° light cable adaptor이 부착된 내시경(위)

1) 경직성 내시경(Rigid endoscope)

수술시야의 선명한 영상을 얻기 위해서는 내시경이 제일 중요하며, 굵기가 굵고 각도가 증가함에 따라 시야가 더 선명하고 더 넓어진다는 장점이 있다. 하지만 단일공 수술의 경우 한정된 공간 안에 여러 기구를 동시에 사용해야 하기 때문에 기구간, 내시경과 기구와의 충돌을 줄이고, 시야를 좋게 하기 위해 기존 내시경보다 좀 더 긴 40 cm, 30° 각도이면서, 90° light cable adaptor가 부착된 내시경이 더 유용할 수 있다(그림 6-2-7).

2) 굴곡형 내시경(Flexible-tip laparoscope)

기존의 내시경술에서 사용되는 카메라가 그대로 사용되어질 수 있으나 술자의 경험과 편의에 따라 유연성 및 관절(articulated)이 있는 카메라를 사용하여 수술에 도움을 줄 수 있다(그림 6-2-8).

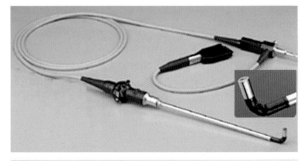

■ 그림 6-2-8. 끝 부위에 유연성을 가지는 내시경

8. 단일공 복강경 수술에서 사용되는 장비들

기존의 복강경 수술에 비해 단일공 복강경 수술은 여러 가지 수술에서 기술적 문제를 보일 수 있는데, 이는 삼각망 형성이 되지 않음(loss of triangulation)과 카메라와 수술기구들이 나란하게 위치하게 되어 수술 시 깊이의 측정과 복강 내 기구의 충돌, 술자 손의 충돌 등의 문제들로 인하여 어려움이 있을 수 있다는 점이다. 이러한 것은 술자의 경험과 유연 관절을 갖는 내시경 기구의 활용 등으로 잘 극복되어 기존의 내시경과 유사한 정도의 수술범위와 적응증 및 안전성을 만들어낼 수 있다.[9,10]

유연관절을 갖는 내시경 카메라와 집게겸자(grasping forcep)를 사용하여 삼각망 형성과 복강 내 및 복강 외 충돌의 문제 극복이 가능할 수 있다(그림 6-2-9).

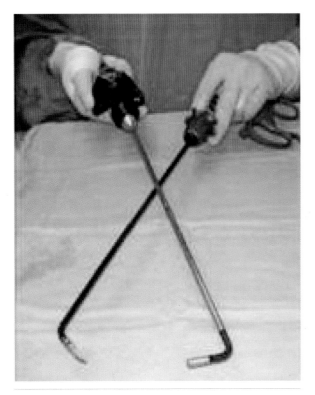

또한 이러한 수술 시야적 혹은 가동범위에서 문제점을 극복하기 위하여 유연관절을 갖거나 기구들 간의 길이를 다르게 한 장비들이 개발 적용되면서 단일공 복강경 수술의 어려움이 조금씩 극복되어지고 있다(그림 6-2-10). 이 외에도 광원, 광케이블, 모니터, 에너지원, 흡인세척기, 봉합 기구 등 대부분의 기존의 내시경에 사용되는 장비가 단일절개 내시경에도 술자의 편의나 경험에 따라 선택되어 사용될 수 있다.

■ 그림 6-2-9. **유연관절을 갖는 내시경 카메라와 집게겸자의 사용**

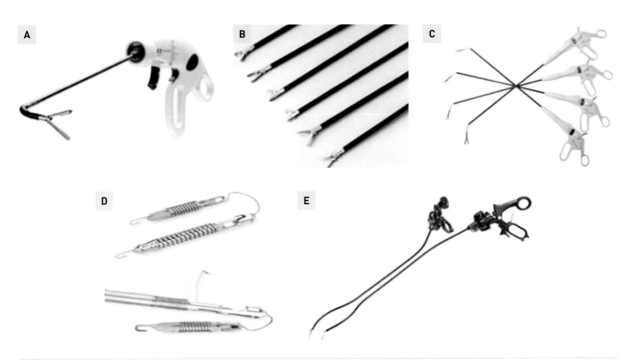

■ 그림 6-2-10. **단일공 수술을 위한 다양한 기구들.** A) 관절을 가지면서 유연성을 가지는 도구. B) 다양한 형태의 집게겸자. C) 관절이 있는 집게겸자. D) 주위 조직을 고정하여 수술이 용이할 수 있게 하는 고리형태의 도구. E) 구부러진 형태의 도구

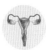

III. 단일공 복강경 양성난소수술(Single port laparoscopic benign adnexal surgery)

최근 부인과 수술 영역에 있어서 내시경 수술이 표준 치료로 자리잡고 있다. 개복수술에 비해 복강경 수술이 흉터가 적어서 미용적 장점이 있는 것 외에도 수술 부위 감염도 적고 입원기간도 더 짧고 일상 생활로의 복귀도 빠르고 수술 후 통증도 더 적다는 것은 이미 널리 알려져 있다. 좀 더 덜 침습적인 수술을 원하는 요구가 늘어나면서 single port laparoscopy (SPL)가 발전되었고, 1970년대에 tubal sterilization부터 시작되었다. SPL은 conventional laparoscopy (CL)와 비교해서 기구 간의 충돌이 심하고, triangulation이 감소하기 때문에 시행하기 어려운 측면이 있다. SPL은 부인과, 비뇨기과, 외과 분야에서 다양한 feasibility 연구들이 보고되었다. 자궁부속기 수술에 있어서도 여러 연구에서 feasibility를 확인했다.[7,12] 하지만 SPL과 CL의 비교연구에서는 결과들이 서로 다르게 나왔다.[1,2,4-6,11] 본 장에서는 기존에 발표된 연구들[1-12]을 바탕으로 난소부속기 수술에 있어서 SPL이 CL보다 더 좋은 점이 있는지 알아보고, 자궁부속기 수술 중 비교적 흔하게 하게 되는 자궁내막종(endometrioma)과 유피낭종(dermoid cyst) 수술 시에 좀 더 쉽게 할 수 있는 수술기법에 대해 논의해 보고자 한다.

1. 수술 후 통증

수술 후 6시간과 48시간에 있어서는 SPL과 CL이 거의 모든 연구에서 차이가 없었다. 수술 후 24시간 통증은 소수의 연구에서 차이를 보이기는 했지만 대부분의 연구에서는 차이가 없었다. 하지만 몇몇 연구에서는 수술 후 통증, 진통제의 투여량과 기간에 있어서 SPL이 CL보다 적었다는 결과를 보였다. 개복수술에 비해 CL에서는 이미 수술 후 통증이 적기 때문에 SPL과 CL 간의 수술 후 통증 차이를 명확히 알기 위해서는 아주 많은 환자를 대상으로 하는 연구가 시행되어야 할 것으로 사료된다.

2. 출혈

소수의 연구에서 CL이 SPL보다 출혈이 많았다고 보고했고 또 소수의 연구에서는 반대의 결과를 보고했지만 대부분의 연구에서 수술 전과 수술 후 1일째의 혈색소 수치에서 SPL과 CL 간의 차이가 없었다. 출혈 역시 통증과 마찬가지로, 개복수술에 비해 CL에서 이미 출혈이 훨씬 적기 때문에 SPL과 CL 간의 차이가 별로 없을 것으로 사료된다.

3. 수술 시간

연구들마다 차이가 있기는 하지만 대부분의 RCT에서 SPL이 CL에 비해서 수술 시간이 더 오래 걸리는 것으로 보고되었다. SPL이 CL에 비해 기구 간의 충돌이 심하고, triangulation이 감소하기 때문에 시행하기 어려운 측면이 있어서 당연한 결과로 생각되고 난이도가 높은 수술일수록 수술 시간의 차이가 더 많이 날 것으로 생각된다.

4. 입원 기간

대부분의 연구에서 SPL과 CL의 입원기간은 차이가 없었다. 두 수술에서 입원기간이 1~3일 밖에 되지 않기 때문에 차이를 보이기는 어려우며, 우리나라와 미국처럼 의료 환경의 차이가 있기 때문에 입원기간의 차이를 보인 소수의 연구를 신뢰하기는 어렵다.

5. 미용 측면

미용 효과를 알아본 몇 개의 RCT가 있는데 예상과는 다르게 SPL과 CL에 있어서 통계적으로 유의한 차이가 없었다. 이는 수술 후에 각 환자를 대상으로 만족도를 조사했기 때문인 것으로 생각되며 수술 전 환자를 대상으로 SPL과 CL 중 어느 것을 선택할 것인가에 대한 설문에서는 압도적으로 많은 환자가 SPL을 택했다는 연구도 있다.[3,8,9]

6. 수술기법

1) 유피낭종 동영상 6-3-1 https://youtu.be/LWmYiYF17oY)

(1) Cross hand (triangulation 생성): 왼쪽 손의 기구를 이용해서는 오른쪽으로 조직을 당기거나 잡고 오른쪽 기구를 이용해서는 왼쪽으로 조직을 당기거나 잡는 것이 수술을 좀 더 쉽게 할 수 있다.

(2) 절개는 anti-mesenteric surface에 cyst 중앙으로 장경 이상으로 크게 하는 것이 제거하기도 용이하고 bleeding control할 때 시야가 좋아서 쉽게 할 수 있다.

(3) 수력분리술(hydrodissection): 유피낭종과 난소 조직 사이에 irrigation을 사용하면 물의 압력으로 surgical plane을 더 쉽게 분리할 수 있다.

(4) 중력을 이용한다: 난소 조직을 위쪽으로 잡고 cyst를 아래쪽에 두고 수술을 진행하면 유피낭종의 무게 때문에 저절로 당기는 효과가 나서 수술이 쉬워진다.

(5) 유피낭종을 난소조직으로부터 완전히 제거하기 전에 어느 정도 지혈을 하는 것이 시야가 좋아서 좀 더 쉽게 할 수 있다.

2) 자궁내막종 동영상 6-3-2 https://youtu.be/NIGw32w_-i0)

(1) 유착박리: 자궁내막종은 유착을 동반하는 경우가 많고, 먼저 유착을 박리해 놓고 난소낭종절제술을

진행하는 것이 지혈 시에 주위 장기 손상을 최소화할 수 있다.

(2) 유피낭종 때와 마찬가지로 절개는 anti-mesenteric surface에 낭종 중앙으로 장경 이상으로 크게 하는 것이 제거하기도 용이하고 지혈할 때 시야가 좋아서 쉽게 할 수 있다.

(3) 바소프레신을 자궁내막종과 난소조직 사이에 주입하고 나서 수술을 진행하면 출혈도 줄일 수 있고 수술 시야를 찾는 데도 도움이 된다.

(4) 지혈: 많은 지혈 조작은 난소기능을 감소시킬 수 있기 때문에 bipolar coagulation은 최소한으로 하는 것이 좋다. 출혈이 많을 때는 봉합을 하거나 지혈제를 사용하는 것이 난소기능 감소를 줄이는 데 도움이 된다.

7. 수술 동영상

동영상 6-3-3 https://youtu.be/PgpCiDumqLo

동영상 제목 Single port laparoscopic ovarian cystectomy

동영상 6-3-4 https://youtu.be/uPscRASeEAk

동영상 제목 Single port laparoscopic paratubal cystectomy

IV. 단일공 복강경 자궁절제술
(Single port laparoscopic hysterectomy)

자궁절제술(적출술)은 1843년 Charles Clay에 의해 최초로 시행된 이후 이제는 산부인과에서 제왕절개술에 이어 두 번째로 흔히 행해지는 주요 수술이 되었다.[1] 1980년대 이후 복강경을 이용한 수술이 부인과 영역에 최소 침습적인 수술의 개념으로 도입되고, 1989년 H. Reich 등에 의해 복강경을 통한 자궁절제술이 처음으로 보고된 이후로 복강경 수술은 장비와 술기의 눈부신 발전에 힘입어 빠르게 적응증의 확대를 가져 왔다.[2] 이러한 복강경을 이용한 방법은 전통적인 개복수술에 비해 많은 장점을 가지게 되는데, 그 장점들로는 재원일수 단축, 미용효과, 빠른 회복시간, 수술 후 동통감소 등을 들 수 있으며, 이는 개복에 따른 이환율과 불편 등을 크게 경감시켜 준다.[3] 최근에는 이러한 복강경 수술의 장점을 살리면서 동시에 복강경 수술을 위한 흉터를 최소화하여 미용적인 장점을 극대화하고, 투관침 삽입을 위한 절개부위와 연관된 합병증을 감소시킬 수 있는 단일공 복강경 자궁절제술을 시행하려는 노력이 많이 이루어지고 있다. 임상에서는 단일공 복강경 자궁절제술을 시행받길 원하는 여성이 많지만 단일절개를 통한 자궁절제술은 특히 많은 기술적 어려움이 수반되는 것은 사실이다. 아직까지 단일공 복강경 자궁절제술의 절대적 금기증은 밝혀져 있지 않다. 하지만 술자의 능력이 허락한다면 적응증을 제한할 필요는 없다고 생각된다.

1. 단일공 복강경과 기존 복강경의 차이

Xie 등은 단일공 복강경(single-port) 자궁절제술과 기존의 다공 복강경(multi-port) 자궁절제술을 수술 성적 면에서 메타분석하였다.[4] 총 624명의 환자가 포함된 6개의 무작위 대조군 연구들의 결과에 따르면, 수술 시 출혈량, 재원기간, 수술 중 합병증, 수술 후 합병증, 수술 후 통증은 두 수술법 사이에 차이는 없었다. 하지만 단일공 복강경의 경우 다공법보다 수술 시간이 13분이 더 길었으며 이는 통계학적으로 유의했다.

2. 수술 방법

전통적인 복강경 질식 자궁절제술과 마찬가지로 단일공 복강경으로도 "복강경 질식자궁절제술(laparoscopically assisted vaginal hysterectomy)"과 "복강경 전자궁절제술(total laparoscopic hysterectomy)"이 모두 가능하다. 하지만 여기서는 복강경 전자궁절제술의 수술방법에 대해 기술하고자 한다.

1) 포트 및 복강경 기구

단일절개 복강경 수술을 하기 위해 여러 가지 포트들이 이용된다. 이러한 포트 시스템은 다중포트 채널(multi-port channel)으로 구성되어 있어 다양한 크기의 수술기구를 사용하거나 조직을 제거할 수 있는 통로로 활용된다. 술자의 선호도에 따라 경직성기구(rigid device), 구부러진 기구(curved), 다관절기구(articulating)가 사용된다.

2) 자궁상층부 혈관 처치

난소를 보존할 경우에는 자궁-난소인대와 난관을 전기 소작기 또는 초음파 수술기구에 의해 절단한다. 만일 난소의 보존이 필요치 않을 시는 누두골반인대를 전기 소작한 후 절단하면 된다. 이후 원인대의 중앙부위를 전기 소작기 또는 초음파 수술기구를 이용하여 절단한다. 자궁조작기를 이용 자궁을 후방으로 위치한 후 방광과 자궁 경부 접경 부위의 복막을 절개한 후 양측 원인대의 절단부위까지 확대한다. 복막 절개 후 방광을 자궁에서 분리, 질 하부를 향해 분리시킨다. 그런 다음, 원인대의 절단 후 자궁을 수술부위의 반대방향으로 잡아 당긴 후에 자궁조작기를 이용 자궁경부를 수술부위 쪽으로 돌출시킨다.

3) 자궁혈관결찰 및 자궁분리

자궁넓은인대를 절단한 후 자궁동맥을 확인하여 전기소작기 또는 초음파 수술기구로 절단한다. 술자에 따라서는 자궁동맥을 요관과 교차하는 지점에서 완전히 박리한 후 결찰 및 절단한 후 수술을 진행할 수도 있다. 이후 자궁조작기를 이용하여 자궁을 최대한 상부로 밀어 올리고 자궁의 위치를 후굴된 방향으로 취하여 자궁 경부와 질의 경계 부위가 돌출되도록 한다. 방광을 좀 더 자궁경부에서 아래쪽으로 밀어 내린다. 전기소작기나 초음파 수술기구를 이용하여 자궁경부의 중간 정도 부위에서부터 근막을 절개하기 시작하여 자궁경부와 질의 최상단 경계부위까지 절개하여 자궁을 질의 최상단 부위에서 완전히 절단한다. 더글라스와 절개를 한 후에는 CO_2 가스의 손실로 복압을 유지하기 위하여 자궁 조작기에 부착할 수 있는 가리개(occluder)에 50 cc 정도의 용액을 주입한다. 그리고 CO_2 가스가 손실되는 경우에는 수술장갑에 100 cc 정도의 용액을 넣어 질 입구를 막을 수 있다.

4) 자궁 제거 및 질 봉합

절단된 자궁이 크지 않을 때에는 단순한 견인에 의해서 쉽게 질을 통해 자궁을 제거할 수 있으나 그렇지 않을 때에는 세절술(morcellation), 핵화(coring) 혹은 이분(bisection) 등의 간단한 처치를 취한 후 질을 통해 자궁을 완전히 제거할 수 있다. 체내봉합(intracorporeal suturing)이 익숙하지 않을 때에는 질을 통해 질 상단부를 닫을 수도 있으나 엄밀한 의미의 복강경 전자궁절제술을 위해서는 술자가 복강경을 이용, 체내 봉합에 의한 질의 봉합을 시행하여야 한다. 복강경으로 봉합이 어려운 경우에는 barbed suture material를 사용하면 매듭 짓기 없이도 질의 봉합을 수월하게 해준다. 하지만 2018년 5월에 캐나다 연방보건부에서 2018년 6월 우리나라 식품의약품안전처에서 barbed suture로 인해 장폐색이 생기는 합병증과 관련하여 의료인 및 환자를 대상으로 권고사항을 발표하였다. 따라서 barbed suture의 끝부분이 복강에 최대한 노출이 되지 않도록 주의해야 한다.

5) 합병증

복강경에 의한 자궁절제술의 경우에는 자궁절제술에 의한 일반적인 합병증 외에 복강경 수술에 따른 특유의 합병증이 발생할 수 있다.[5,6]

복강경 수술에 따른 특유의 합병증은 다음과 같다.

(1) 큰 혈관이나 장의 손상이 발생할 수 있다. 투관침을 삽입할 때 복강내의 장기를 직접 볼 수 없기 때문에 위, 장은 물론 대동맥 등의 손상이 있을 수 있다.

(2) 전기수술(electrosurgery)에 의한 주위 장기 손상

(3) 장기간의 쇄석위 위치에 의한 신경계의 압박에 의한 합병증

(4) 배꼽절개부위를 통한 탈장이 발생할 수 있다.

3. 술기 동영상

동영상 6-4-1 https://youtu.be/uNDUlzJj-iI

동영상 제목 Surgical technique of single port total laparoscopic hysterectomy

동영상 6-4-2 https://youtu.be/DgUMFRHO5PI

동영상 제목 Single port laparoscopic hysterectomy in huge uterus

4. 맺음말

양성 자궁질환에서 자궁절제술 영역에 있어서 복강경이 표준치료로 자리 잡고 있다. 이는 수술 부위 감염도 적고 입원기간도 더 짧고 일상 생활로의 복귀도 빠르고 수술 후 통증도 더 적다는 점이다. 이러한 기존의 복강경 수술의 장점에 더해 미용적인 측면에서 더 우수한 단일공 복강경 자궁절제술로 발전하였다. 하지만 하나의 절

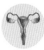

개창을 통해 근종을 절제하고 자궁을 봉합하는 것은 기술적인 제한이 있다. 그럼에도 발달된 기구 및 술기를 습득하고 많은 경험을 쌓아 술기의 완성도를 높이기 위한 지속적인 노력을 한다면 충분히 극복할 수 있을 것이다.

V. 단일공 복강경 자궁근종절제술
(Single port laparoscopic myomectomy)

1. 서론

자궁근종은 여성에서 발생하는 양성 종양 가운데 가장 흔하며, 가임기 여성의 약 20~50%에서 발견된다. 복강경 자궁근종절제술은 Semm K.이 1979년에 처음으로 보고하였으며,[1] 단일공 복강경 자궁근종절제술은 2010년에 Einarsson 이 처음으로 보고하였다.[2] 개복 자궁근종절제술과 비교했을 때 복강경 자궁근종절제술은 출혈량이 적으며, 입원기간이 짧고, 수술 후 통증이 적다.[3] 최근에는 이러한 복강경 수술의 장점을 살리면서 동시에 복강경 수술을 위한 흉터를 최소화하여 미용적인 장점을 극대화하고, 투관침 삽입을 위한 절개부위와 연관된 합병증을 감소시킬 수 있는 단일공 복강경 자궁근종절제술을 시행하려는 노력이 많이 이루어지고 있다. Goebel 등에 의하면 64%의 여성이 단일공 복강경 자궁근종절제술을 받고 싶다고 응답했을 정도로 단일공 복강경 자궁근종절제술은 자궁근종을 수술하는 데 있어 점차 중요한 위치를 차지하고 있다.[4] 하지만 단일절개를 통한 자궁근종절제술은 특히 많은 기술적 어려움이 수반되는 것

은 사실이다. 이번 장에서는 이러한 제약을 극복할 수 있는 기구 및 술기를 소개하고, 현재까지 시행된 단일공 복강경 자궁근종절제술에 관련한 문헌적 근거를 고찰하고자 한다.

2. 기구(Instrument)
1) 포트(Port)

단일공 복강경 수술을 하기 위한 포트는 여러 가지가 있지만 특히 단일공 복강경 자궁근종절제술을 자궁근종의 위치에 따른 제약 없이 시행하는 데 있어 상처견인기- 수술용 장갑 포트(wound retractor-surgical glove port system)가 가장 유용하다(그림 6-5-1). 이 시스템은 장갑의 손가락을 다중포트 채널(multiport channel)로 이용할 수 있어 다양한 크기의 수술 기구를 사용하거나 조직을 제거할 수 있는 통로가 될 수 있으며 모든 투관침이 몸 밖에 있어 체내의 공간을 차지하지 않고 다른 포트에 비해 유연성(flexibility)이 극대화되어 있어 기구 간 충돌을 최소화할 수 있다는 장점이 있다.

2) 굴곡형 기구(Articulating device)

단일공 복강경 자궁근종절제술을 시행할 때 가장 큰 난

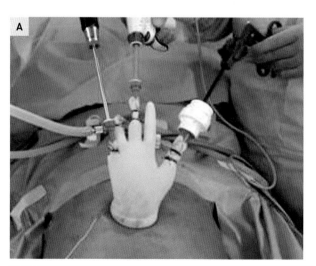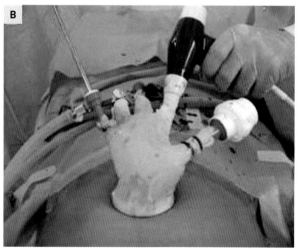

■ 그림 6-5-1. Wound retractor- surgical glove port system. A) 1개의 12 mm 투관침, 2개의 5 mm 투관침을 첫 번째, 세 번째, 다섯 번째 손가락에 삽입한 모습. B) 15 mm 전동식 세절기(morcellator)를 두 번째 손가락에 삽입한 모습[9]

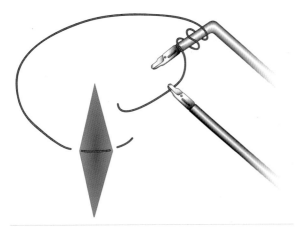

■ 그림 6-5-2. 굴곡형 기구를 이용한 매듭결찰

관 중 하나는 봉합과 매듭결찰(knot-tying)이다. 단일공 복강경의 경우 하나의 좁은 통로를 통해 기구들이 체내로 삽입되어 기본적으로 평행한 움직임을 보이게 되며 이러한 상태에서는 triangulation의 확보가 제한적일 수밖에 없다. 이 때 굴곡형 장비(Real Hand; Novare Surgical System, Cupertino, CA; Autonomy Laparo-Angle; Cambridge Endo, Framingham, MA) 의 수직으로 구부러진 팁(tip)을 사용하면 다중포트를 이용하여 수술하는 것과 유사한 triangulation을 확보할 수 있다(그림 6-5-2).

3. 술기(Surgical techniques)

동영상 6-5-1 https://youtu.be/2zHrkC7Ywcs

동영상 제목 Single port laparoscopic myomectomy

동영상 6-5-2 https://youtu.be/HRb4lltE08o

동영상 제목 Single port laparoscopic myomectomy with barbed suture

전신마취 후 자궁거상기(Uterine manipulator; Rumi System; Cooper Surgical, Trumbull, CT)를 설치한다. Open Hasson 방법으로 배꼽 안에 1.5~2 cm 길이로 수직 절개를 한 후 상처견인기(Alexia Wound Retractor

XS; Applied Medical, Santa Margarita, CA)를 배꼽 안으로 삽입한다. 미리 준비된 투관침이 삽입된 장갑을 상처견인기 위에 장착한다. 장갑의 준비는 1개의 12 mm 투관침, 2개의 5 mm 투관침을 첫 번째, 세 번째, 다섯 번째 손가락에 삽입 후 실크(silk) 봉합사로 고정한다. 장갑으로 상처견인기의 바깥 링을 감싼 후 말아 내리면서 고정시킨다(그림 6-5-1). 12 mm 투관침은 수술자 쪽에 위치시키며 myoma screw, claw forcep 같은 10 mm 기구를 사용하는 통로로 이용한다. 다섯 번째 손가락에 넣은 5 mm 투관침을 통해 30 도 경직성 복강경(rigid laparoscope) 또는 굴곡형 복강경(flexible laparoscope)을 삽입하고 나머지 5 mm 투관침을 통해 일반적인 복강경 기구 및 다관절 기구를 이용한다.

포트 장착이 끝나면 10 mL 생리식염수에 6 IU (0.3 mL) 혈관수축제(vasopressin; Hanlim Pharma, Seoul, Korea)를 혼합한 후 자궁근종의 피막 아래에 주사한다. 단극성 가위(monopolar scissors)나 초음파 절단기(Harmonic scalpel; Ethicon Endo-Surgery, Cincinnati, OH)를 사용하여 근종의 표면이 노출될 때까지 자궁근층을 절개한다. 단일공 복강경 수술은 동일한 통로를 통해서 복강 내 가스의 주입과 배출이 이루어지기 때문에 수술 중 발생하는 연기의 제거가 기존 복강경 수술에 비해 용이하지 않다. 따라서 단극 가위 보다는 상대적으로 연기의 발생이 적은 초음파 절단기를 사용하여 자궁근층의 절개를 시행하는 것이 유리하다. Myoma screw나 claw forceps을 이용하여 자궁근종을 견인하여 적출한다. 적출이 끝나면 자궁근층을 단층(1-layer) 또는 두층(2-layer) 단속봉합(interrupted suture) 또는 연속봉합(continuous suture)으로 봉합한다. 향후 임신을 할 계획이 있거나 점막하근종을 제거했을 때, 심부근층에 있는 자궁근종을 제거했을 때 두 층 봉합을 시행한다. 매듭결찰을 시행할 때 다관절 기구를 사용하여 실을 구부러진 팁(tip)에 감고 짧은 쪽 실의 끝을 잡아당기면 triangulation이 확보되어 체내에서도 이중 매듭결찰(double-tying)을 쉽고 튼튼하게 시행할 수 있다.[5] 최근에는 매듭 결찰 없이 실을 당겨주기만 해도 실에 있는 돌기(barb)에 의해 긴장(tension)이 유지되는 미늘봉합사(barbed suture material)를 이용하여 좀 더 쉽게 자궁근층을 봉합할 수 있게 되었다.[6] 그러나 미늘봉합사를 사용하는 경우에도 짧은 길이의 절개부위 봉합의 경우, 미늘봉합사로 봉합한 부위에 추가적인 봉합을 시행하는 경우 등에서 체내 매듭결찰(intracorporeal suture—tying) 술기는 필요하다. 자궁 근층을 봉합한 후 투관침이 장착되어 있지 않은 두 번째 손가락을 절개하여 15 mm 전동식 세절기(electro-mechanical morcellator, X—tract; Ethicon, Somerville, NJ)를 삽입하여 적출한 자궁근종을 체외로 빼낸다. 이 때 화면에 전동식 세절기의 날 위치가 잘 보이도록 시야 확보를 하는 것이 중요하며 전동식 세절기를 이용할 때 자궁근종 조직이 복강 안에 퍼지지 않도록 주의해야 한다. 전동식 세절기를 사용하지 않을 경우 복강경 백에 넣어서 배꼽 절개부위를 통해 절단하여 제거한다. 근종을 체외로 제거한 후 생리식염수로 복강 안을 세척하고 유착방지제를 뿌리거나 봉합한 자궁에 부착한다.

1) 주의사항

(1) 미늘봉합사(Barbed suture)

복강경으로 자궁근종절제술 후 자궁을 봉합할 때 미늘 봉합사를 이용하여 봉합하면 수술 시간이 줄어들고 출혈량도 감소하는 효과가 있어 최근에 널리 쓰이고 있다.[6] 하지만 2018년 5월에 캐나다 연방보건부에서 미늘봉합사로 인해 장폐색이 생기는 합병증[7]과 관련하여 의료인 및 환자를 대상으로 권고사항을 발표하였다. 우리나라 식품의약품안전처에서도 2018년 6월달에 권고사항을 발표하였고 미늘봉합사의 끝부분이 복막 부분에 인접하지 않도록 주의하며 환자에게 수술 후 구토, 갑작스러운 복통 증상이 생기면 의료진에게 연락하도록 하였다. 미늘 봉합사가 노출되는 것을 막기 위해 유착방지제를 자궁 봉합 부위에 부착하지만 이와 같은 방법이 장폐색을 방

지할 수 있는지 명확하게 증명되지 않았기 때문에 미늘 봉합사를 사용할 때 이와 같은 사실을 유념해야 한다.

(2) 전동식 세절기(Electromechanical morcellator)

전동식 세절기를 사용하는 것은 피부 절개를 확대하지 않고 자궁근종을 가장 효과적으로 체외로 빼낼 수 있는 방법이다. 하지만 2014년에 미국 식품의약청(Food and Drug Administration)이 전동식 세절기를 사용할 때 잠재암(occult cancer) 세포가 퍼질 위험이 있기 때문에 근종절제술을 시행할 때 이를 사용하지 말 것을 권고한 이후로 논란이 되고 있다. 하지만 자궁육종은 미국에서 10만 명의 여성 가운데 0.9 내지 4.7명의 발생을 보이며, 자궁에 발생하는 악성 종양의 3%를 차지하는 드문 질환이고 특히 가임기 여성에서는 더욱 드물게 발생한다.[8] 따라서 최대한 근종 조직이 복강 내에 퍼지지 않게 전동식 세절기를 조절하면서 근종을 체외로 빼내는 것은 큰 문제가 되지 않을 것으로 생각된다. 하지만 수술 전에 환자에게 전동식 세절기를 사용할 때의 문제점을 알리고 사전동의(informed consent)를 받는 것은 반드시 필요하다.

4. 단일공 복강경 자궁근종절제술의 안전성과 효용성: 문헌 고찰

초기의 많은 case series에서 단일공 복강경 자궁근종절제술의 안전성과 유용성은 입증되었으며 이후 고식적 복강경 자궁근종절제술과의 비교를 통해 고식적 복강경 자궁근종절제술에 비해 차이가 없는 수술 결과 역시 입증되었다. Kim 등은 총 118명의 환자를 대상으로 고식적 복강경 자궁근종절제술 군(n=59)과 단일공 복강경 자궁근종절제술 군(n=59)을 비교한 후향적 비교 연구를 시행하였다.[9] 수술 전 환자의 나이, 체질량지수, 자궁근종의 개수 및 크기는 두 군간에 차이가 없었다. 수술 시간, 수술 중 실혈량, 수술 전후 혈색소 변화, 입원 기간, 수술 후 통증 점수는 두 군간에 유의한 차이를 보이지 않았으며 단일공 복강경 군에서 수술 중 주요 합병증은 발

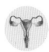
생하지 않았고 수술 후 수술 부위의 감염이 2명 발생(고식적 방법군은 1명) 한 것 이외에 특이 사항은 없어 단일공 복강경 자궁근종절제술이 고식적 방법의 대안이 될 수 있음을 증명하였다. Lee 등도 비교 연구를 통하여 단일공 복강경 자궁근종절제술이 고식적인 방법과 비교했을 때 수술 시간을 포함한 수술적 결과에 차이가 없음을 보고하였다.[10] Kim 등은 전향적 짝지음 연구(Prospective matched case-control study)를 통해 단일공 복강경 자궁근종절제술 군(n=45)과 고식적 복강경 자궁근종절제술 군(n=90) 간에 수술 후 산과적 결과를 비교하였다.[11] 수술 후 임신율(66.7% vs 50.0%), 만삭 분만율(66.7% vs 58.3%) 및 수술 후 첫 임신까지 걸리는 시간(7.6개월 vs. 10.1개월)은 양 군간에 차이가 없었다. 초기의 비교연구에서 단일공 복강경 자궁근종절제술의 수술 시간이 고식적인 방법에 비해 더 길다는 보고가 있었는데[12] 이는 수술 도입 초기에 발표된 결과로 저자들이 충분한 학습곡선에 도달하기 전에 수집된 data에 기인할 가능성이 있다. Lee 등이 발표한 학습곡선 분석(n=205)을 살펴보면 45개의 단일공 복강경 자궁근종절제술 경험 후 수술의 숙련도(proficiency)가 향상됨을 알 수 있다.[13]

단일공 복강경 자궁근종절제술에 대한 전향적 무작위배정 연구를 살펴보면, Lee 등은 총 59명의 환자를 전향적 무작위배정을 통해 단일공 복강경 자궁근종절제술 군(n=30)과 고식적 복강경 자궁근종절제술 군(n=29)으로 나눠서 수술을 시행하였다. 그 결과 수술 시간, 수술 시 합병증은 차이를 보이지 않았으며 미용적인 측면이 단일공 그룹이 더 우수하였다. 또한 수술 후 6시간 후 진통제 소모량이 단일절개 그룹이 유의하게 적은 것을 통해 수술 직후 통증 조절 면에서도 더 우수함을 입증하였다.[14] Song 등도 다기관에서 진행한 전향적 무작위배정 연구를 통해 자궁을 봉합하는데 걸리는 시간이 양 군간 차이가 없었으며(23.3 ± 12.4분 vs. 21.9 ± 10.7분)

그 외 다른 수술적 결과도 유의한 차이가 없음을 밝혔다.[15] 단일공 복강경 수술의 가장 명확하고 큰 장점은 고식적 복강경 수술의 장점을 그대로 살리면서 그에 더해 미용적으로 더 우수하다는 점이다. 배꼽에 단일 절개창을 만들고 배꼽 절개 부위의 특성상 수술 후 흉터가 거의 보이지 않을 수 있다. 또한 단일공 복강경 수술은 투관침의 개수를 줄임으로써 미용적인 장점 외에도 내장과 혈관 손상, 수술 후 창상 감염, 절개부위를 통한 탈장 등 투관침과 연관된 합병증을 줄일 수 있다. 배꼽은 미용적인 장점 이외에도 복벽 중 가장 얇은 부위이고 혈관, 근육, 신경 등이 거의 존재하지 않기 때문에 단일 절개창으로써 선택되는 해부학적 근거가 있다. 이러한 해부학적 특성으로 인해 고식적 복강경 수술보다 단일공 복강경 수술이 수술 직후 통증이 적은 이유가 될 수 있다.[16]

5. 맺음말

복강경 자궁근종절제술이 처음 소개된 이래 지난 30여 년 사이에 자궁근종절제술의 흐름은 개복술에서 복강경 수술로 변화하였다. 이러한 지속적인 흐름은 기존의 복강경 수술의 장점에 더해 미용적인 측면에서 더 우수한 단일공 복강경 자궁근종절제술로 발전하였다. 단일공 복강경 자궁근종절제술은 미용상의 명확한 장점 이외에도 수술 후 통증 감소 및 투관침과 관련한 합병증 감소 등의 장점이 있으며 여러 문헌적인 근거가 이를 뒷받침하고 있다. 하나의 절개창을 통해 근종을 절제하고 자궁을 봉합하는 것은 기술적인 제한이 있다. 하지만 전술된 기구 및 술기를 습득하고 많은 경험을 쌓아 술기의 완성도를 높이기 위한 지속적인 노력을 한다면 충분히 극복할 수 있다. 동일한 수술 결과를 얻으면서도 흉터를 최소화하기 위한 노력은 복강경 수술을 행하는 술자로서 지속적으로 추구해야 할 가치 있는 일이 될 것이다.

VI. 단일공 복강경 수술에서 세절술(Morcellation in single port laparoscopic surgery)

1. 세절술(Morcellation) 관련 이슈

최초의 복강경 세절기(laparoscopic morcellator)는 1995년 FDA승인을 받았고 전기기계식 세절기(electromechanical morcellator)는 거의 1990년대 말에 등장하였다.

2014년 4월 FDA에서 복강경 동력 세절제거술(uterine power morcellation)에 관련 안전성 논의가 있었고, 자궁근종으로 수술 받은 환자 들 중 350명당 1명 꼴로 자궁육종이 발견되며, 동력 세절기 사용시 복강 내 파종 확률이 높아진다는 것을 경고하였다.

이를 바탕으로 국내 산부인과내시경학회에서도 동력세절기의 사용에 대한 안전성에 대한 다음과 같은 논의가 이루어졌다.

- 자궁근종이 있는 여성의 자궁절제 또는 근종절제에 복강경 동력 세절제거술을 사용시 예기치 않은 암조직(특히, 자궁 육종)이 자궁 이외의 곳으로 전이될 위험이 있음.
- 의료서비스 제공자와 환자는 증상이 있는 자궁근종에 대해 다른 치료법을 신중히 고려하고 환자에게 정보를 주고 동의를 구해야 함.
- 현 정보를 기반으로 국내 산부인과 내시경학회는 자궁근종 치료를 위한 자궁절제 또는 근종절제 시 복강경 동력 세절제거술 사용을 권장하지 않음.

이후 자궁근종으로 의심되어 수술한 경우 육종의 유병률에 대한 연구가 심도 있게 이루어 졌고, 최근에는 자궁근종으로 수술 받은 환자 들 중 700명당 1명 꼴인 0.14% (0.49~0.014%) 정도로 알려졌다.[1] 전기기계식 세절기는 예기치 않은 자궁육종의 경우 복강 내 파종을 야기시킬 가능성이 있고,[2] 이러한 것은 환자의 예후에 나쁜 영향을 줄 가능성이 있다는 보고가 있다.[3,4]

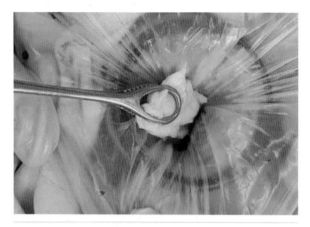

■ 그림 6-6-1. 수술용 칼을 이용하여 복강경 포트 삽입부분을 통한 조직제거[5]

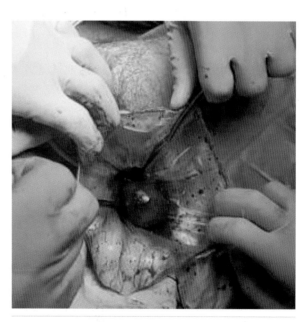

■ 그림 6-6-2. 질을 통한 조직제거[5]

2. 복강 내 세절을 피하는 방법

복강 내 세절을 피하기 위해 복강경 수술이 가진 많은 장점을 포기할 수는 없기 때문에 자궁근종 등의 수술조직을 꺼내기 위해 다음과 같은 방법이 사용되고 있다. 먼저 bag안에 조직을 담고 단일공 포트삽입부분을 통해 수술용 칼을 사용하여 세절한다(그림 6-6-1).

또는 맹낭(cul-de-sac) 부분을 열고 조직을 bag안에 담고 질을 통해 세절한다(그림 6-6-2). 이는 고전적 수술

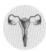

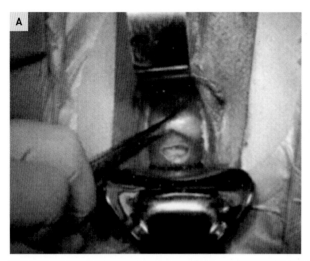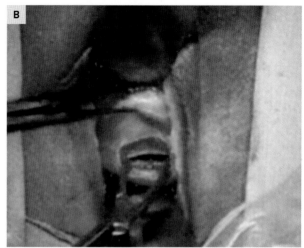

■ 그림 6-6-3. **질절개술.** 자궁경부를 견인하면서 질 절개를 시행하여 더글라스와를 연다

적 접근 방법의 하나로 질절개술(colpotomy)에 의한 방법이다. 질절개술은 질천정(vaginal fornix) 후벽에서 10 mm 하방, 자궁천골인대(uterosacral ligament) 사이의 중앙에 1 cm 정도의 절개를 하여 더글라스와(cul-de-sac of Douglas)로 접근하는 방법이다(그림 6-6-3). 질절개술은 시술이 단순하며 복상 내 뿐만 아니라 후복막(retroperitoneal)으로도 접근할 수 있는 장점이 있으나 내시경적 접근에 비하여 감염의 위험이 높으며 때로는 많은 경험을 요한다는 단점이 있다.

마지막으로, 몇 몇 문헌에서 조직을 bag 안에 넣은 상태로 동력 세절기를 사용하여 안전하게 조직을 제거한 보고가 있다(그림 6-6-4). 하지만 bag안에 조직을 담고 동력 세절기를 사용할 때는 고도의 기술과 경험이 필요하며, 이 경우 조직의 유출이 일어날 수 있음을 고지해야 한다.

수술 동영상 6-6-1 https://youtu.be/7dVdZ0ZZlZo

동영상 제목 Single port laparoscopic surgery in huge ovarian tumor with safe in bag removal technique

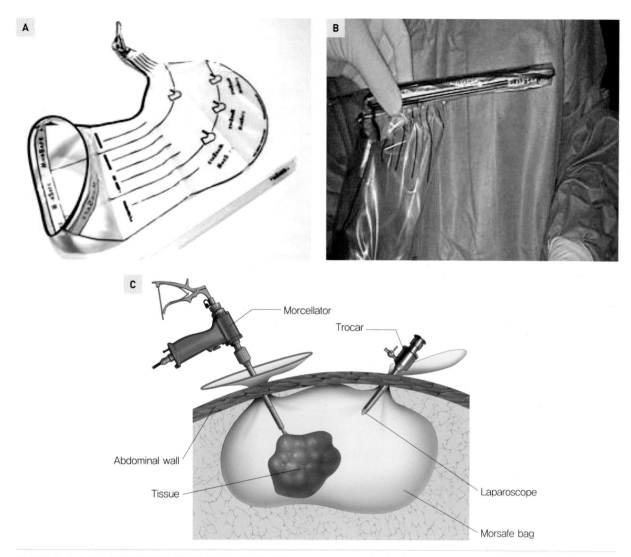

■ 그림 6-6-4. **Bag안에서의 동력 세절기 사용.**[6] A) MorSafe isolation bag. B) 부분적으로 접혀있는 bag 의 외형, C) 간단한 모식도

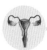
VII. 단일공 복강경 광범위 자궁절제술(Single port laparoscopic radical hysterectomy)

1. 서론

최근 단일공 복강경 수술이 산부인과의 다양한 수술에서 활발하게 이용되고 있다. 산부인과 영역에서는 단일공 복강경 수술이 1970년 대부터 불임수술에 이용이 되었으며[1,2] 1991년 Pelosi 등이 단일천자(single-puncture) 기술로 전 자궁절제술 및 양측 난소난관절제술을 시행하였다.[3] 그러나 과거에는 수술 기구나 수술 기법의 한계로 인해 복잡한 자궁수술이나 난소종양 수술을 하기에는 제한이 많아서 최근까지 일반적인 산부인과 수술에서 거의 시행되지 않고 있었다. 그런데 최근 들어 수술 도구와 수술 술기의 발전으로 인하여 배꼽 단일공을 통한 복강경 수술이 점차적으로 다양한 산부인과 질환에서 이용되고 있다.[4-12]

단일공 복강경 수술은 기존의 복강경 수술에 비하여 배꼽에만 1개의 수술창상이 남으므로 수술 후 상처가 보이지 않아 미용적으로 우수한 장점이 있다. 또한 투관침 수의 감소에 의한 탈장, 출혈, 감염 등의 합병증을 감소시킬 수 있으며 수술 후 통증 감소 및 빠른 회복을 기대할 수 있다. 그러나 단일공 복강경 수술의 최대 문제점은 수술을 위한 복강경 기구들이 한 개의 port에 삽입되어 있어 수술 중에 카메라나 수술 기구들 간의 충돌이 자주 발생한다는 것이다. 최근에는 이러한 단점을 보완할 수 있는 로봇기구들이 개발이 되고 있으나 아직까지 단일공 복강경 수술기구의 개발과 술기의 발전이 필요한 상황이라고 할 수 있다.

이에 저자는 단일공 복강경 수술 중 가장 난이도가 높은 수술 중에 하나인 광범위 자궁절제술에 대해 기술하고자 한다.

2. 술기 동영상

동영상 6-7-1 https://youtu.be/7u6NBtKS39o

동영상 제목 Single port laparoscopic radical hysterectomy

3. 수술 방법

전통적인 복강경 광범위 자궁절제술과 마찬가지로 단일공 복강경 광범위 자궁절제술의 술기도 비슷하다. 다만 단일공 복강경 수술에서는 조수의 도움을 받기 어렵고 수술 기구간의 충돌 등의 문제를 해결하기 위한 노력이 필요하다. 기존의 복강경 전자궁절제술에서도 자궁거상기의 역할이 중요한데 단일공을 이용한 광범위 전자궁절제술에 있어서는 이러한 자궁거상기의 역할이 더욱 중요하다고 할 수 있다. 자궁거상기의 종류에는 여러 가지가 있지만 저자는 Rumi를 이용해 자궁을 움직이는 술기를 대표해서 기술하도록 하겠다. 가장 먼저 자궁거상기를 설치하고 배꼽 단일공 포트(transumbilical single multi-channel port)를 삽입 후 쇄석위 자세를 취한 후 시작한다. 우측 난관과 자궁난소인대 또는 우측자궁동맥을 결찰할 때는 자궁을 전굴상태(upward traction)로 자궁거상기를 최대한 환자의 머리 쪽으로 깊이 밀어 넣어주고 자궁거상기 손잡이를 환자의 우측 허벅지 쪽으로 최대한 밀착하면서 동시에 자궁거상기 손잡이를 45도 정도 가운데 쪽으로 약간만 회전을 하면 자궁체부가 좌측 복강 쪽으로 위치하게 된다(그림 6-7-1A). 추가로 복강경 기구를 이용하여 자궁을 좌측으로 밀어서 우측 골반강의 공간을 더욱 확실히 확보할 수 있다. 이와 같이 자궁을 견인하여 우측 골반강을 확보한 후에 우측 자궁넓은인대(broad ligaments)를 monopolar L-hook으로 박리하여 열어서 직장옆공간(pararectal space)과 방광옆공간(paravesical space)을 확보한다. 이후 골반림프절을 박리하고 우측 요관을 광인대로부터 박리하고 자궁동맥을 결찰한다. 이후 난관과 자궁난소인대를 양극성 전기소작기(bipolar electrocautery)나 LigaSure™ system 등을 이용하여 결찰하고 박리한다. 원인대(round ligaments)도 동일한 방법으로 이용해 절제한다.

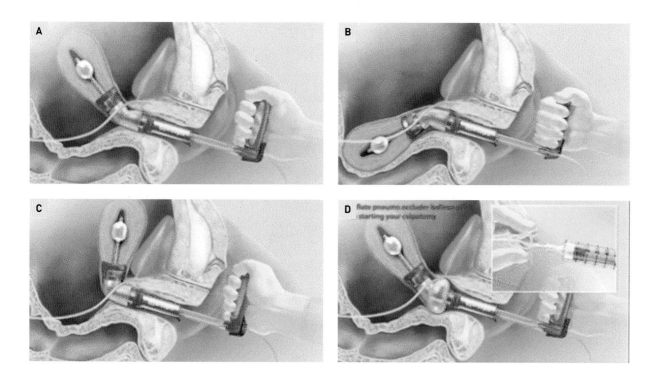

■ 그림 6-7-1. A). 우측 골반 림프절절제술 또는 우측자궁동맥을 결찰할 때 자궁거상기(Rumi uterine manipulator)를 전굴상태(upward traction)로 위치한 모습. B). 방광 박리시 자궁거상기를 후방으로 꺾어서(downward traction) Koh's colpotomizer cup을 최대한 위쪽으로 튀어나오게 한 모습. C). 질 후방 절제시 자궁을 완전히 전굴(upward traction)한 상태. D). 질 절개(colpotomy)시 기복(pneumoperitoneum) 유지를 위해 풍선(pneumo occluder balloon)을 확장한 모습.

방광자궁복막주름(vesicouterine peritoneal fold)은 앞에서 언급한 바와 같이 자궁거상기를 후방으로 꺾어서 (downward traction) 자궁체부가 환자의 등쪽을 향하게 하고 Koh's colpotomizer cup을 최대한 배쪽으로 튀어나오게 한 후 curved toothed biopsy forceps으로 방광 장막(bladder serosa)을 들어 올리고 monopolar L-hook을 이용하여 박리한다(그림 6-7-1B). 이후 monopolar L-hook으로 parametrium을 더 박리하고 자궁동맥을 기시부에서 절제하고 요관을 자궁동맥 및 자궁경부로부터 완전히 박리한다. 이어서 직장을 박리하여 직장질공간을 확보하고 양측 자궁천골인대를 박리한다.

질 앞이 충분히 박리가 되면 Koh's colpotomizer cup 상단보다 2~3 cm 정도 낮게 질을 먼저 절단한다. 그리고 요관을 더 박리하고 질에서 올라오는 혈관들을 확인 후 LigaSure system이나 양극성 전기소작기를 이용해 결

찰하고 분리한다. 이후 자궁천골인대를 기시부에서 절단하고 질 뒤쪽을 절단한다(그림 6-7-1C).

질로부터 자궁을 완전히 분리한 후 작은 자궁인 경우는 그대로 빼내고 자궁이 큰 경우는 자궁에서 미처 발견하지 못한 암으로부터 환자를 보호하기 위해 LapBag에 넣어서 안전하게 질을 통하여 제거한다. 단일공을 통한 봉합기술이 익숙하지 않을 경우에는 질띠를 40-mm 둥근 바늘로 된 90 cm 길이의 0 Polysorb sutures (Syneture, Mansfield, MA)을 이용해 11-mm 포트에 넣고 중단 매트리스 봉합을 시행 후 Clarke-Reich knot pusher를 이용하여 체외결찰을 시행한다. 이렇게 질띠에 3~4회 봉합을 시행한 후 출혈 유무를 확인하고 수술을 종료한다. 단일공을 통한 봉합기술이 익숙해지면 질띠를 연속봉합 후 체내결찰을 시행할 수 있다. 이 경우에는 보통 40-mm 둥근 바늘로 된 0 Polysorb sutures

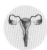

나 vicryl sutures, 또는 monosyn을 35 cm 길이로 자른 후 끝에 rodeo loop을 미리 만들어서 봉합한다. 이렇게 하면 첫 번째 stitch 후 바늘을 이 고리에 통과시키고 봉합사를 잡아 당기면 처음에는 결찰을 시행하지 않아도 된다. 기존의 needle holder중에 needle holder 끝이 약간 휘어있고 손잡이가 가장 간단한 것이 사용하기 편하다. 연속봉합 시 봉합된 부분이 느슨해 지는 것을 막기 위해 2개의 needle holder를 이용하여 좌측 손으로는 뒷실을 잡아서 당겨주고 우측 손으로는 바늘을 잡아 봉합하면 된다. 마지막 봉합 후 복강 내 결찰은 바늘이 달린 쪽의 긴 실을 고리(loop) 모양으로 만들어 놓고 needle holder로 이 고리를 통과한 후 반대쪽 짧은 실을 잡으면 봉합이 느슨해지지 않게 결찰을 시행할 수 있다. 이것을 반복함으로써 결찰을 마무리 한다. 이중 결찰이 필요한 경우에는 실을 이중 루프 모양으로 만들어 놓고 시행하거나 roticulator grasper를 사용하여 시행한다. 봉합 후 남은 실의 길이가 짧아서 기존의 needle holder로 결찰하기가 어려운 경우에는 roticulator dissector를 사용하면 쉽게 이중결찰을 시행할 수 있다. 이외에 V-Loc이나 Stratafix 등 미늘봉합사를 이용하면 결찰을 하지 않고도 질을 봉합할 수 있다.

4. 결론

기존의 복강경 수술과 비교하여 배꼽 단일공을 이용한 복강경 수술은 환자에게는 수술 상처를 보이지 않게 해 준다는데 가장 큰 장점이 있으나 수술을 하는 의사에게는 익숙해지기 까지는 많은 경험과 인내력을 요구하는 수술이라고 할 수 있다. 배꼽 단일공을 이용한 복강경 수술은 투관침이 배꼽에 하나만 있으므로 모든 기구가 중간에 집중되어 있어서 기구들이 충돌하게 되는 문제점이 있는 반면에 결찰기구가 중앙에 있으므로 큰 자궁이나 난소 종양에서 난소혈관이나 자궁혈관을 결찰하는데 있어서는 양측 모두 접근이 용이하여 쉽게 혈관을 결찰 할 수 있는 장점과 상대적으로 큰 배꼽 구멍을 통해 조직을 좀 더 빨리 제거할 수도 있다.

기존의 복강경 기구를 이용한 봉합 및 결찰도 익숙해지기까지는 많은 경험과 시행착오가 필요하지만 배꼽 단일공을 이용한 복강경 수술은 추가적으로 더 많은 경험과 시행착오 및 인내력을 요구한다. 이 방법은 처음에는 비록 기존의 복강경을 통한 수술 보다는 시간이 많이 소요되지만 술기에 익숙해지면 기존의 복강경 수술에 비해 시간이 많이 걸리지 않고 시행할 수 있으며 환자에게도 수술의 상처를 남기지 않을 수 있는 방법이다.

VIII. 단일공 복강경 림프절절제술(Single port laparoscopic lymph node dissection)

1980년대 말에 복강경을 이용한 골반 림프절 및 대동맥 주위 림프절절제술이 개발되었고, 이후 복강경 림프절절 제술의 경험이 축적되면서 개복과 비교하여 절제된 골반 림프절 수나 수술 시간이 큰 차이를 보이지 않게 되었다. 2008년에는 단일공 복강경 자궁절제술이 국내 최초로 시행되면서 이후 단일공 복강경 림프절절제술도 시행되 기 시작하였다.

1. 수술 방법

단일공 림프절절제술을 시행할 때 다양한 기구를 사용 할 수 있으나 이후의 소개되는 술기 동영상에서는 오른 손에 다기능 에너지기구인 EnSeal G2, curved jaw, 45 cm (Ethicon)를 사용하고, 왼손에는 roticulator grasper (Medtronic)를 사용한 경우를 소개한다. 효과적인 당김 을 위해 미늘봉합사(barbed suture, 15 cm)를 사용하여, 골반 림프절절제의 경우에는 hypogastric artery를 내측 으로 잡아당겨 복벽에 고정시키고, 부대동맥 림프절절제 술의 경우에는 절개된 양측 복막을 들어올려 복벽에 고 정시킨다. 미늘봉합사의 고정법이 간단할 뿐 아니라, 고 정 후에도 장력을 조정할 수 있어 편리하다. 카메라는 30도, 5 mm, 긴 것을 사용하여 기구간의 부딪힘을 최소

화한다.

림프절절제술의 경우, EnSeal을 혈관 옆에 평행하게 위치시키는 것이 편리하다. 배꼽으로 들어간 EnSeal은 외측 및 내측 장골동맥, 폐쇄신경 등에 자연스럽게 평행 방향으로 접근하게 된다. 이 점은 단일공 골반 림프절절 제술을 용이하게 해 준다. 반면, 대동맥주위 림프절절제 의 경우에는 대동맥, 대정맥에 거의 수직으로 기구가 접 근하게 되므로, 꺾이는 기구를 사용하는 것이 큰 도움 이 된다. 동영상을 통해 접근각도의 중요성을 확인할 수 있다.

2. 술기 동영상

동영상 6-8-1 https://youtu.be/VeD_Dj8iokc

동영상 제목 Single port laparoscopic pelvic lymph node dissection using EnSeal

동영상 6-8-2 https://youtu.be/Spt-lBUxcnM

동영상 제목 Single port laparoscopic paraaortic lymph node dissection

동영상 6-8-3 https://youtu.be/aEhCeQePQFE

동영상 제목 Single port laparoscopic paraaortic lymph node dissection

참고문헌

[I. 개론]

1. Navarra G, Pozza E, Occhionorelli S, et al. One-wound laparoscopic cholecystectomy. The British journal of surgery. 1997;84(5):695.

2. Wheeless CR, Jr. Elimination of second incision in laparoscopic sterilization. Obstetrics and gynecology. 1972;39(1):134-6.

3. Pelosi MA, Pelosi MA 3rd. Laparoscopic hysterectomy with bilateral salpingo-oophorectomy using a single umbilical puncture. N J Med 1991;88:721-6.

4. Kim YW. Single port transumbilical total laparoscopic hyterectomy (TLH): initial experience in Korea. Korean J Obstet Gynecol. 2009;52:480-6.

5. Kim YW. Single port transumbilical myomectomy and ovarian cystectomy. J Minim Invasive Gynecol. 2009;16:S74.

6. Hahn HS, Kim YW. Single-port laparoscopic pelvic lymph node dissection with modified radical vaginal hysterectomy in cervical cancer. Int J Gynecol Cancer. 2010 Nov;20(8):1429-32.

7. Jung YW, Lee M, Yim GW, et al. A randomized prospective study of single-port and four-port approaches for hysterectomy in terms of postoperative pain. Surg Endosc 2011;25(8):2462-2469.

8. Fader AN, Escobar PF. Laparoendoscopic single-site surgery (LESS) in gynecologic oncology: technique and initial report. Gynecol Oncol 2009;114(2):157-161.

9. Paek J, Kim SW, Lee SH, et al. Learning curve and surgical outcome for single-port access total laparoscopic hysterectomy in 100 consecutive cases. Gynecol Obstet Invest 2011;72:227-33.

10. Song T, Kim TJ, Lee YY, et al. What is the learning curve for single-port access laparoscopic-assisted vaginal hysterectomy? Eur J Obstet Gynecol Reprod Biol 2011;158(1):93-96.

11. Lee M, Kim SW, Nam EJ, et al. Single-port laparoscopic surgery is applicable to most gynecologic surgery:a single surgeon's experience. Surg Endosc 2012;26:1318-24.

12. Kondo W, Ribeiro R, Zomer MT. Single-port laparoscopic surgery in gynecology-current status.Gynecological Surgery 2012;9:383-391.

13. Lee YY, Kim TJ, Kim CJ, et al. Single port access laparoscopic adnexal surgery versus conventional laparoscopic adnexal surgery: a comparison of peri-operative outcomes. Eur J Obstet Gynecol Reprod Biol 2010;151(2):181-184.

14. Yoon BS, Park H, Seong SJ, et al. Single-port versus conventional laparoscopic salpingectomy in tubal pregnancy: a comparison of surgical outcomes. Eur J Obstet Gynecol Reprod Biol 2011;159(1):190-193.

15. Yim GW, Jung YW, Paek J, et al. Transumbilical single-port access versus conventional total laparoscopic hysterectomy: surgical outcomes. Am J Obstet Gynecol 2010;203(1):26.e1-26.e6

16. Kim TJ, Lee YY, Cha HH, et al. Single-port-access laparoscopic-assisted vaginal hysterectomy versus conventional laparoscopic-assisted vaginal hysterectomy: a comparison of perioperative outcomes. Surg Endosc 2010;24(9):2248-2252.

17. Escobar PF, Frumovitz M, Soliman PT, et al. Comparison of single-port laparoscopy, standard laparoscopy, and robotic surgery in patients with endometrial cancer. Ann Surg Oncol 2012;19(5):1583-8.

[II. 플랫폼과 기구]

1. Schollmeyer T, Soyinka AS, Schollmeyer M, et al. Georg Kelling (1866-1945): the root of modern day minimal invasive surgery. A forgotten legend? Arch Gynecol Obstet 2007;276:505.

2. Keye WR Jr. Laparoscopy in the 1990s: "deja vu all over again." Fertil Steril 1996;66:511-512.

3. Reich H, DiCaprio J, McGlynn F. Laparoscopic hysterectomy. J Gynecol Surg 1989;5:213-216.

4. Vergote I. Role of surgery in ovarian cancer: an update. Acta Chir Belg 2004;104:246-256.

5. Shabanzadeh DM, Sørensen LT. Laparoscopic surgery compared with open surgery decreases surgical site infection in obese patients: a systematic review and meta-analysis. Ann Surg 2012;256:934.

6. Hasson HM. A modified instrument and method for laparoscopy. Am J Obstet Gynecol 1971;110:886.

7. Hasson HM, Rotman C, Rana N, et al. Open laparoscopy: 29-year experience. Obstet Gynecol 2000;96:763.

8. SD Kim, Jaime Landman, GT Sung. Laparoendoscopic Single-Site Surgery With the Second-Generation Single Port Instrument Delivery Extended Reach Surgical System in a Porcine Model. Korean J Urol. 2013;54):327-332.

9. Gill IS, Advincula AP, Aron M, et al. Consensus statement of the consortium for laparoendoscopic single-site surgery. Surg Endosc 2010;24:762.

10. Song T, Kim ML, Jung YW, et al. Laparoendoscopic single-site versus conventional laparoscopic gynecologic surgery: a metaanalysis of randomized controlled trials. Am J Obstet Gynecol. 2013;209(4):317.e1-9.

[III. 단일공 복강경 양성난소수술]

1. Song T, Kim MK, Kim ML, et al. Laparoendoscopic Single-Site Surgery for Extremely Large Ovarian Cysts: A Feasibility, Safety, and Patient Satisfaction Study. Gynecol Obstet Invest. 2014;78(2):81-7.

2. Yoon BS, Kim YS, Seong SJ, et al. Impact on ovarian reserve after

laparoscopic ovarian cystectomy with reduced port number: a randomized controlled trial. Eur J Obstet Gynecol Reprod Biol. 2014;176:34-8.

3. Song T, Kim MK, Kim ML, et al. Would fewer port numbers in laparoscopy produce better cosmesis?: A prospective study. J Minim Invasive Gynecol. 2014;21(1):68-73.

4. Song T, Kim ML, Jung YW, et al. Laparoendoscopic single-site versus conventional laparoscopic gynecologic surgery: a meta-analysis of randomized controlled trials. Am J Obstet Gynecol. 2013;209(4):317.e1-9.

5. Kim ML, Song T, Seong SJ, et al. Comparison of Single-Port, Two-Port and Four-Port Laparoscopic Surgery for Cyst Enucleation in Benign Ovarian Cysts. Gynecol Obstet Invest. 2013;76(1):57-63.

6. Yoon BS, Park H, Seong SJ, et al. Single-port versus conventional laparoscopic salpingectomy in tubal pregnancy: a comparison of surgical outcomes. Eur J Obstet Gynecol Reprod Biol. 2011;159(1):190-3.

7. Yoon BS, Park H, Seong SJ, et al. Single-port laparoscopic salpingectomy for the surgical treatment of ectopic pregnancy. J Minim Invasive Gynecol. 2010;17(1):26-9.

8. Song T, Cho J, Kim TJ, et al. Cosmetic outcomes of laparoendoscopic single-site hysterectomy compared with multi-port surgery: randomized controlled trial.J Minim Invasive Gynecol. 2013;20(4):460-7.

9. Song T, Kim TJ, Cho J, et al. Cosmesis and body image after single-port access surgery for gynaecologic disease.Aust N Z J Obstet Gynaecol. 2012;52(5):465-9.

10. Kim TJ, Lee YY, An JJ, et al. Does single-port access (SPA) laparoscopy mean reduced pain? A retrospective cohort analysis between SPA and conventional laparoscopy.Eur J Obstet Gynecol Reprod Biol. 2012;162(1):71-4.

11. Lee YY, Kim TJ, Kim CJ, et al. Single port access laparoscopic adnexal surgery versus conventional laparoscopic adnexal surgery: a comparison of peri-operative outcomes. Eur J Obstet Gynecol Reprod Biol. 2010;151(2):181-4.

12. Kim TJ, Lee YY, Kim MJ, et al. Single port access laparoscopic adnexal surgery. J Minim Invasive Gynecol. 2009;16(5):612-5.

[Ⅳ. 단일공 복강경 자궁절제술]

1. Johns DA, Diamond MP. Laparoscopically assisted vaginal hysterectomy. J Reprod Med 1994;39:424-428.

2. Liu CY. Laparoscopic hysterectomy. A review of 72 cases. J Reprod Med 1992;37: 351-354.

3. Aarts JW, Nieboer TE, Johnson N et al. Surgical approach to hysterectomy for benign gynaecological disease. Cochrane Database Syst Rev 2015; Cd003677.

4. Xie W, Cao D, Yang J et al. Single-Port vs Multiport Laparoscopic Hysterectomy: A Meta-Analysis of Randomized Controlled Trials. J Minim Invasive Gynecol 2016;23:1049-1056.

5. Pontis A, Sedda F, Mereu L et al. Review and meta-analysis of prospective randomized controlled trials (RCTs) comparing laparoendoscopic single site and multiport laparoscopy in gynecologic operative procedures. Arch Gynecol Obstet 2016;294:567-577.

6. Sandberg EM, la Chapelle CF, van den Tweel MM et al. Laparoendoscopic single-site surgery versus conventional laparoscopy for hysterectomy: a systematic review and meta-analysis. Arch Gynecol Obstet 2017;295:1089-1103.

7. Parker WH. Etiology, symptomatology, and diagnosis of uterine myomas. Fertil Steril 2007;87:725-36.

[Ⅴ. 단일공 복강경 자궁근종절제술]

1. Semm K. New methods of pelviscopy (gynecologic laparoscopy) for myomectomy, ovariectomy, tubectomy and adnectomy. Endoscopy 1979;11:85-93.

2. Einarsson JI. Single-incision laparoscopic myomectomy. J Minim Invasive Gynecol 2010;17:371-3.

3. Jin C, Hu Y, Chen XC. Laparoscopic versus open myomectomy--a meta-analysis of randomized controlled trials. Eur J Obstet Gynecol Reprod Biol 2009;145:14-21.

4. Goebel K, Goldberg JM. Women's preference of cosmetic results after gynecologic surgery. J Minim Invasive Gynecol 2014;21:64-7.

5. Lee JR, Lee JH, Kim JY, et al. Single port laparoscopic myomectomy with intracorporeal suture-tying and transumbilical morcellation. Eur J Obstet Gynecol Reprod Biol 2014;181:200-4.

6. Zhang Y, Ma D, Li X, et al. Role of Barbed Sutures in Repairing Uterine Wall Defects in Laparoscopic Myomectomy: A Systemic Review and Meta-Analysis. J Minim Invasive Gynecol 2016;23:684-91.

7. Lee ET, Wong FW. Small bowel obstruction from barbed suture following laparoscopic myomectomy-A case report. Int J Surg Case Rep 2015;16:146-9.

8. Cho HY, Kim K, Kim YB, et al. Differential diagnosis between uterine sarcoma and leiomyoma using preoperative clinical characteristics. J Obstet Gynaecol Res 2016;42:313-8.

9. Kim SK, Lee JH, Lee JR, et al. Laparoendoscopic single-site myomectomy versus conventional laparoscopic myomectomy: a comparison of surgical outcomes. J Minim Invasive Gynecol 2014;21:775-81.

10. Lee SW, Park EK, Lee SJ, et al. Comparison study of consecutive

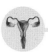
100 cases of single port vs. multiport laparoscopic myomectomy;technical point of view. J Obstet Gynaecol 2017;37:616-21.

11. Kim JY, Kim KH, Choi JS, et al. A prospective matched case-control study of laparoendoscopic single-site vs conventional laparoscopic myomectomy. J Minim Invasive Gynecol 2014;21:1036-40.

12. Han CM, Lee CL, Su H, et al. Single-port laparoscopic myomectomy: initial operative experience and comparative outcome. Arch Gynecol Obstet 2013;287:295-300.

13. Lee HJ, Kim JY, Kim SK, et al. Learning Curve Analysis and Surgical Outcomes of Single-port Laparoscopic Myomectomy. J Minim Invasive Gynecol 2015;22:607-11.

14. Lee D, Kim SK, Kim K, et al. Advantages of Single-Port Laparoscopic Myomectomy Compared with Conventional Laparoscopic Myomectomy: A Randomized Controlled Study. J Minim Invasive Gynecol 2018;25:124-32.

15. Song T, Kim TJ, Lee SH, et al. Laparoendoscopic single-site myomectomy compared with conventional laparoscopic myomectomy: a multicenter, randomized, controlled trial. Fertil Steril 2015;104:1325-31.

16. Kim TJ, Lee YY, Cha HH, et al. Single-port-access laparoscopic-assisted vaginal hysterectomy versus conventional laparoscopic-assisted vaginal hysterectomy: a comparison of perioperative outcomes. Surg Endosc 2010;24:2248-52.

[VI. 단일공 복강경 수술에서 세절술]

1. Rodriguez AM, Asoglu MR, Sak ME, et al. Incidence of occult leiomyosarcoma in presumed morcellation cases: a database study. Eur J Obstet Gynecol Reprod Biol. 2016;197:31-5.

2. Liu FW, Galvan-Turner VB, Pfaendler KS, et al. A critical assessment of morcellation and its impact on gynecologic surgery and the limitations of the existing literature. Am J Obstet Gynecol. 2015;212(6):717-24.

3. Bogani G, Cliby WA, Aletti GD. Impact of morcellation on survival outcomes of patients with unexpected uterine leiomyosarcoma: a systematic review and meta-analysis. Gynecol Oncol. 2015;137(1): 167-72.

4. Raspagliesi F, Maltese G, Bogani G, et al. Morcellation worsens survival outcomes in patients with undiagnosed uterine leiomyosarcomas: A retrospective MITO group study. Gynecol Oncol. 2017;144(1):90-95.

5. Senapati S, Tu FF, Magrina JF. Power morcellators: a review of current practice and assessment of risk. Am J Obstet Gynecol.

2015;212(1):18-23

6. Paul PG, Thomas M, Das T, et al. Contained Morcellation for Laparoscopic Myomectomy Within a Specially Designed Bag. J Minim Invasive Gynecol. 2016;23(2):257-60.

[VII. 단일공 복강경 광범위 자궁절제술, VIII. 단일공 복강경 림프절절제술]

1. Wheeless CR, Jr., Thompson BH. Laparoscopic sterilization. Review of 3600 cases. Obstetrics & Gynecology 1973;42:751-758.

2. Yoon IB, Wheeless CR, Jr., King TM. A preliminary report on a new laparoscopic sterilization approach: the silicone rubber band technique. Am J Obstet Gynecol 1974;120:132-136.

3. Pelosi MA, Pelosi MA, 3rd. Laparoscopic hysterectomy with bilateral salpingo-oophorectomy using a single umbilical puncture. N J Med 1991;88:721-726.

4. Desai MM, Rao PP, Aron M et al. Scarless single port transumbilical nephrectomy and pyeloplasty: first clinical report. BJU Int 2008;101:83-88.

5. Einarsson JI. Single-Incision Laparoscopic Myomectomy. J Minim Invasive Gynecol 2010;17(3):371-3.

6. Lee YY, Kim TJ, Kim CJ, et al. Single-port access laparoscopic-assisted vaginal hysterectomy: a novel method with a wound retractor and a glove. J Minim Invasive Gynecol 2009;16(4):450-3.

7. Lee M, Jung YW, Lee SH, et al. Case Reports : Transumbilical single port total Laparoscopic hysterectomy. Korean Journal of Obstetrics and Gynecology 2009;52(9):974-81.

8. Jung YW, Kim YT, Lee DW, et al. The feasibility of scarless single-port transumbilical total laparoscopic hysterectomy: initial clinical experience. Surg Endosc 2009.

9. Yim GW, Jung YW, Paek J, et al. Transumbilical single-port access versus conventional total laparoscopic hysterectomy: surgical outcomes. Am J Obstet Gynecol 2010.

10. Yim GW, Lee M, Nam EJ, et al. Is single-port access laparoscopy less painful than conventional laparoscopy for adnexal surgery? A comparison of postoperative pain and surgical outcomes. Surg Innov. 2013;20(1):46-54

11. Paek J, Kim SW, Lee SH, et al. Learning curve and surgical outcome for single-port access total laparoscopic hysterectomy in 100 consecutive cases. Gynecol Obstet Invest. 2011;72(4):227-33.

12. Lee J, Kim S, Nam EJ, et al. Single-port access versus conventional multi-port access total laparoscopic hysterectomy for very large uterus. Obstet Gynecol Sci. 2015;58(3):239-245.

[수술 동영상]

1. 동영상 6-2-1: Single port insertion using commercial Glove port: https://youtu.be/BU43EOalvew

2. 동영상 6-3-1: Single port laparoscopic ovarian cystectomy (dermoid): https://youtu.be/LWmYiYF17oY

3. 동영상 6-3-2: Single port laparoscopic ovarian cystectomy (endometrioma): https://youtu.be/NlGw32w_-i0

4. 동영상 6-3-3: Single port laparoscopic ovarian cystectomy : https://youtu.be/PgpCiDumqLo

5. 동영상 6-3-4: Single port laparoscopic paratubal cystectomy: https://youtu.be/uPscRASeEAk

6. 동영상 6-4-1: Surgical technique of single port total laparoscopic hysterectomy: https://youtu.be/uNDUlzJj-iI

7. 동영상 6-4-2: Single port laparoscopic hysterectomy in huge uterus: https://youtu.be/DgUMFRHO5PI

8. 동영상 6-5-1: Single port laparoscopic myomectomy: https://youtu.be/2zHrkC7Ywcs

9. 동영상 6-5-2: Single port laparoscopic myomectomy with barbed suture: https://youtu.be/HRb4IltE08o

10. 동영상 6-6-1: Single port laparoscopic surgery in huge ovarian tumor with safe in bag removal technique: https://youtu.be/7dVdZ0ZZIZo

11. 동영상 6-7-1: Single port laparoscopic radical hysterectomy: https://youtu.be/7u6NBtKS39o

12. 동영상 6-8-1: Single port laparoscopic pelvic lymph node dissection using EnSeal: https://youtu.be/VeD_Dj8iokc

13. 동영상 6-8-2: Single port laparoscopic paraaortic lymph node dissection: https://youtu.be/Spt-IBUxcnM

14. 동영상 6-8-3: Single port laparoscopic paraaortic lymph node dissection: https://youtu.be/aEhCeQePQFE

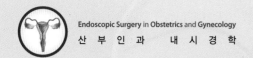

Endoscopic Surgery in Obstetrics and Gynecology
산 부 인 과   내 시 경 학

제 **07** 장

로봇 수술
(Robot Assisted Surgery)

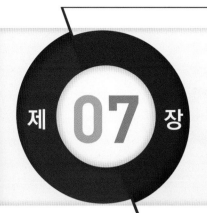

제 07 장 로봇 수술
(Robot Assisted Surgery)

이윤순, 정경아, 김미란, 신소진, 이근호, 이마리아, 이정윤, 임가원

I. 수술 플랫폼과 장비(Platforms and instru-mentation)

약 25년 전 복강경 수술이 도입된 이래 많은 영역에서 활발히 시행되고 있으며 최소침습수술의 근간이 되었다. 그러나 복강경 술기의 습득이 쉽지 않은데, 대표적인 이유는 복강경수술이 2차원 영상을 기반으로 하며 기구가 대부분 막대기 형태로 만들어져 있어 움직임의 자유도가 낮다는 것이다. 이를 보완할 수 있는 새로운 수술 플랫폼(platform)이 로봇 수술이다.

1989년 설립된 컴퓨터 모션 회사(Computer Motion, Inc., Santa Barbara, CA, USA)에서 개발한 이솝(AE-SOP), 제우스(ZEUS), 헤르메스(HERMES) 등이 있는데 1993년 FDA의 승인을 획득한 이솝(AESOP 1000)은 복강경 수술에 있어 복강경 카메라를 고정해 주고 상하좌우 및 원근조절을 손잡이를 눌러 조정할 수 있었으며, 한 단계 발전된 AESOP 2000은 1996년에 수술자의 목소리를 인식하여 동작이 되는 장치로까지 발전하게 되었

다. 컴퓨터 엔지니어인 Yulum Wang 박사가 컴퓨터 모션 회사를 만들고 이솝(AESOP)을 의학상품화해서 의료시장에 판매하여 로봇 수술의 개념이 의학분야로 본격적으로 도입되었다(그림 7-1-1). 이 로봇 수술시스템은 복강

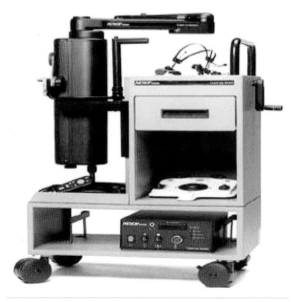

■ 그림 7-1-1. **복강경 수술 로봇 AESOP 2000.** 음성 인식(A) 및 페달(B)로 복강경 카메라 이동 및 고정

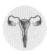

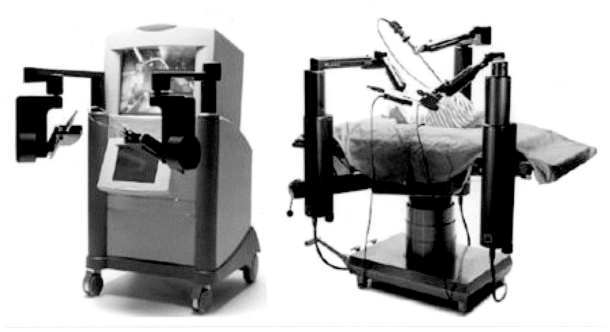

■ 그림 7-1-2. Zeus 로봇 시스템: 로봇 콘솔(console)과 로봇의 수술 침대

경 수술과 유사하게 평면인 2차원의 수술모니터를 집도의가 보면서 수술하고 복강경 수술에 사용되는 기구와 똑같은 일반적인 복강경 수술기구를 사용하였다.

1990년대 미국의 Computer Motion Inc.와 후발 주자인 Intuitive Surgical에서 거의 동시에 ZEUS(그림 7-1-2)와 Da Vinci surgical system이라는 두 개의 로봇을 만들면서 특허 분쟁에 휘말리게 된다. 그러나 2000년에 복강경 수술을 위한 수술로봇으로 미국 FDA 승인을 받음으로써 현재의 수술실에서 사용할 수 있게 되었고, 2003년 결국 실질적인 임상사용 허가를 가진 Intuitive Surgical이 원천 기술을 가진 Computer Motion사를 흡수 통합함으로써 Da Vinci가 복강 내 수술용으로는 가장 널리 쓰이는 수술로봇이 되었다. 또한, 처음에는 심장이나 복강경 수술에 주안점을 두고 개발되었으나, 나중에 전립선 수술에서 그 유용성이 증명되면서 비약적으로 발전하게 되었다. 지금도 다빈치 수술로봇은 비뇨기과와 산부인과 영역에서 가장 큰 활약을 하고 있는데, 그 이유는 수술하는 로봇 팔 기술이 사람의 손이 접근하기 어려운 좁은 영역에서 특히 효과를 나타내기 때문이다. 다빈

치 수술로봇은 현재 전 세계적으로 3000대 이상이 보급되고 우리나라에서만 연간 5천 건 정도의 수술이 시행되는 대표적인 수술로봇으로 인식되고 있다.

1. 시스템의 발전

1) HERMES

수술 시야를 뛰어넘는 자동화를 사용하여 수술자의 조종하는 능력을 증가시키려는 첫 번째 시도는 Computer Motion사에 의해 개발된 음성활성화 시스템이었다.[1]

2) AESOP

수술 영역에서의 로봇기술의 초기 도입의 첫 응용 시스템 중 하나인 AESOP (Computer Motion Inc., Goleta, CA, USA)은 1994년 미국 FDA 승인을 받은 첫번째 수술 로봇이었다. 로봇을 이용한 이 복강경 수술 기법은 복강경 카메라를 고정해주면서 상하 좌우 및 원근조절을 손잡이를 눌러 조정하게 하였으며, 한 단계 발전된 AESOP 2000은 수술자의 목소리를 인식하여 동작이 되는 장치로까지 발전하게 되었다. 수술자의 피로를 줄이

고 수술하는 동안 카메라를 조절함으로써 안정적인 시야를 제공하기 위해 디자인되었으며 이 활동적인 로봇 장치는 HERMES 음성 인식 프로그램을 통해 활성화되는 자동관절을 가지고 있었다.

부인과 의사들은 일찍이 이런 기술에 대해 평가해 왔으며 Melter 등은 이러한 장치를 부인과 수술을 하는 동안 복강경을 잡고 있는 수술 보조자로 비교하였다.[2] 이들은 로봇이 카메라를 잡고 있으면 두 명의 수술자가 수술하는 동안 두 손을 사용할 수 있어 효율적이기 때문에 수술을 하는 동안 요구되는 시간이 더 짧다고 결론내렸다.

3) ZEUS

Computer Motion사의 주도로 AESOP은 두 로봇 팔을 추가한 ZEUS 수술 시스템으로 발전하였다.

이 회사는 원래 1999년 심장수술에 사용할 ZEUS 최소 침습 로봇 수술 시스템을 개발하였으며, 2001년에는 FDA는 이 장치를 복강경 수술에 사용하는데 승인하였다. ZEUS는 주종(master-slave) 장비로 개발되었으며 수술자가 편안히 앉아 있는 주 조종 콘솔(console)과 종속된 로봇 기구의 두 요소로 구성되었다. 수술자는 조종 콘솔에서 평면 비디오 모니터를 보면서 손바닥 안에 조이스틱과 유사한 두 개의 손잡이를 가지고 로봇 팔을 조종하였으며 3D 시야를 확보하기 위해 편광 안경을 썼다. 또한 컴퓨터 접속 장치를 통해 조종 손잡이가 1 cm 움직일 때 마다 수술위치에서 로봇장비는 1 mm 움직이는 예처럼, 수술자의 손 동작이 2:1에서 10:1의 비율로 축소되면서 손떨림이 없어졌다. 원격으로 조종되는 세 개의 로봇 팔들은 수술 침대에 고정되었다. 이 팔들은 AESOP 장비와 비교했을 때 좀 더 유사하게 인간 관절의 움직임을 흉내낼 수 있는 교체 가능한 MicroWrist 기구(Computer Motion, Inc)를 보유한 두 개의 수술용 팔을 수술자에게 제공하였다. ZEUS 수술 시스템은, 실제 떨어진 거리에서 수술을 시행하는 능력으로 넓게 정의될

수 있는 원격수술의 개념을 실현한 첫 번째 로봇 시스템이었다. 2001년 45분간의 수술 동안 뉴욕에 있는 수술자들은 프랑스 Strasbourg에 있는 환자에게 성공적으로 복강경 담낭절제술을 시행하였다. 이 수술에서 두 개의 커뮤니케이션 장치가 광섬유 서비스를 이용하여 비디오와 전화연결을 위해 사용되었다. 그 후로 fundoplication, sigmoid resection을 포함한 21건의 복강경 수술이 이 시스템과 함께 성공적으로 시행되었다. 다른 위치에 있는 두 수술자들이 의사소통과 신호 수용에 아주 작은 시간차를 두고 동시에 수술을 할 수 있었고, 실제적인 합병증은 없었다고 보고하였다.[3-5]

이러한 예는 원격 통신 수술의 가능성을 보여주긴 하지만 비용이 중요한 문제이다. 또한 현재 통합 서비스 디지털 네트워크(integrated services digital network)와 인터넷 원거리 정보를 전해주는 데 사용되어 일관성과 신뢰도에 문제가 있을 수 있다는 단점이다.

4) SOCRATES

FDA에서는 ZEUS와 동시에 SOCRATES (Computer Motion, Inc)를 승인하였는데, 이는 telementoring을 유용하게 한 로봇 통신 공동 연구 장비였다. 떨어진 장소에서 telementor는 수술실과 연결하고 시청각 신호를 공유하기 위하여 이 프로그램을 사용하였다.[6]

2. 플랫폼(Platforms)

오늘날의 수술 로봇 사용의 정착지는 da Vinci 수술 시스템(Intuitive Surgical, Inc., Sunnyvale, California)이다. 현재 유일하게 활동적으로 생산되고 있는 FDA에서 승인된 로봇 시스템이다. 다빈치 수술로봇은 크게 세 부분으로 나눌 수 있다(그림 7-1-3)(동영상 7-1-1).

동영상 7-1-1 https://www.youtube.com/watch?v=EiVY-htgRUY
동영상 제목 **da Vinci Surgical System Overview**

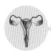

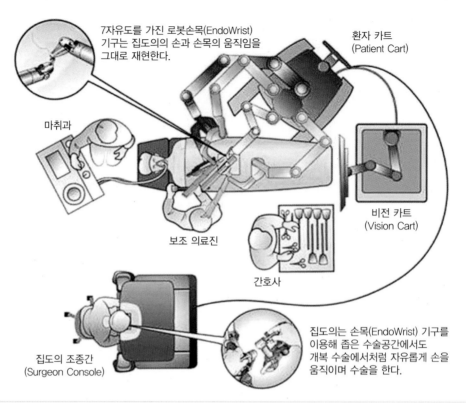

7자유도를 가진 로봇손목(EndoWrist) 기구는 집도의의 손과 손목의 움직임을 그대로 재현한다.

환자 카트 (Patient Cart)

마취과

비전 카트 (Vision Cart)

보조 의료진

간호사

집도의 조종간 (Surgeon Console)

집도의는 손목(EndoWrist) 기구를 이용해 좁은 수술공간에서도 개복 수술에서처럼 자유롭게 손을 움직이며 수술을 한다.

■ 그림 7-1-3. 로봇 수술 시 기구와 수술자의 위치

수술자 콘솔(console), insite vision 시스템, 그리고 환자 쪽 카트이다.[6,7] 첫째, 수술자 콘솔은 환자와 떨어진 곳에 위치하며, 같은 수술실 안에서 환자 쪽 카트와 근거리 통신을 한다. 이 콘솔에는 로봇 팔을 조작하기 위한 손잡이에 해당하는 마스터조정장치가 자동화기술이 장착되어 있다. 의사는 이 조정장치 앞에 편하게 앉아 손가락을 끼운 채로 로봇 팔을 조작한다. 콘솔에 앉았을 때 수술자는 두 손과 발로 동시에 전기 소작기의 스위치를 켜거나 카메라 또는 조정하려는 로봇 팔을 선택적으로 조종하는 동안 입체영상렌즈를 통해 수술 시야를 본다. 입체영상 렌즈는 적외선에 민감한 센서를 가지고 있어 수술자의 머리가 콘솔 밖으로 나갈 때마다 로봇 팔은 정지된다. 콘솔의 바닥에 위치한 발판은 카메라의 위치, 초점 조절, 단극 또는 양극 에너지 소스의 활성화, 클로치(clutch) 메커니즘을 통한 손잡이의 재위치,

기구들 사이의 토글링(toggling)을 포함한 다양한 기능을 가지고 있다. 두 번째 요소로, 12 mm 내시경을 통해 3D 입체 영상을 제공하는 insite vision 시스템이다. Da Vinci 수술 시스템의 내시경이 각각 카메라 헤드에 개별적인 이미지를 보낼 수 있는 두 개의 평행한 5 mm 확대경(0도 또는 30도)으로 구성되어 있어 두 이미지가 컴퓨터에 의해 나타날 때 3D 수술 시야를 콘솔에서 볼 수 있다. 뿐만 아니라, 10~15배의 확대와 고화질의 화면을 제공하며, 기구 끝이 뿌옇게 되는 것을 최소화하기 위한 온도 조절프로그램이 내재되어 있다. 세 번째 구성요소는 EndoWrist 기구와 셋 또는 네 개의 로봇 팔을 가지고 있는 환자쪽 카트이다. 약 170 cm의 높이, 약 500 kg의 무게를 가지고 수술 시 환자 옆에 위치한다. 하나의 팔은 복강경을 잡고, 다른 둘 또는 세 개의 팔은 직경 5~8 mm의 다양한 교체 가능한 EndoWrist 기구를 잡는다.

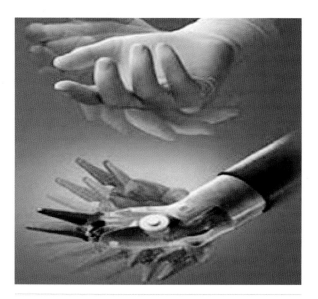

■ **그림 7-1-4. EndoWrist의 관절각도(7가지의 자유의 단계)**

각각 잡고 있는 기구는 이미 프로그램화된 최대 압력을 가지고 있고 10번의 수술 시 교체된다. 로봇은 수술자 콘솔에서 로봇을 조정하는 의사의 손동작을 따라 움직인다. 로봇 팔은 "7가지의 자유의 단계"를 가지고 있어 사람의 손목관절과 최대한 비슷한 회전 및 세밀한 동작을 구사하는 것이 복강경수술에 비해 가지는 장점이다 (그림 7-1-4).

로봇시스템의 기술로는, 첫째 외관에서 바로 확인할 수 있듯이 마스터-슬레이브 구조의 제어 방식으로 몇 가지 장점을 가진다. 우선 의사의 손떨림을 보상할 수 있다. 마스트에서 감지된 손 떨림을 슬레이브 로봇에서 걸러내는 것이다. 또한 스케일을 바꿀 수 있다. 즉, 마스트 장치에서 5 cm 움직여도 슬레이브 로봇은 1 cm만 움직이게 할 수 있다. 이것은 작고 섬세한 수술 동작을 크게 확대된 동작으로 쉽게 실현할 수 있음을 말한다. 물론 입체 복강경 영상 또한 10배 이상 확대가 가능해서 작은 혈관을 봉합하는 경우에도 의사 입장에서 마치 큰 혈관을 다루듯이 동작할 수 있다. 둘째는 정교한 로봇 팔 기술이다. 앞서 언급한 대로 사람의 손보다 훨씬 작은 직경(5~8 mm)의 기구가 몸 안에 삽입된다. 또한, 사람의

손목 관절보다 더 큰 회전 각도를 가지는 기구로 수술을 시행하기 때문에, 특히 좁은 영역에서 큰 효과를 발휘한다. 다빈치 수술로봇이 전립선 수술에서 큰 효과를 발휘했고 이 성공 때문에 지금의 명성이 있다고 해도 과언이 아닐 것이다. 로봇 팔은 와이어 구동방식을 채택 해서 매우 부드럽고 매끄러운 동작을 실현할 수 있으나, 낮은 내구성으로 자주 수술 기구를 교체해야 한다. 이것은 수술비를 증가시키는 단점이 된다. 셋째로 3D 입체영상이다. 복강경 수술의 대부분이 2D 모니터에 의존하여 행해져 왔다. 다빈치 수술로봇이 HD 해상도의 3D 입체영상을 도입한 것은 성공의 큰 원인이 되었다.[6,8,9]

이러한 성공적인 시스템에도 제약점이 존재한다. 첫째로, 의사가 조직을 다룰 때 촉각을 느낄 수 없다는 점이다. 즉, 조직을 얼마나 강하게 집었는지 얼마나 큰 힘으로 밀고 당겼는지를 수술자 콘솔의 조정간에서 느낄 수가 없는 것이다. 이러한 단점은 수술 기구로 조직을 집었을 때 조직의 변형이나 수축 정도를 3D 입체 영상을 통하여 보고 조직에 가해진 힘을 가늠(시각 피드백, visual feedback)하여 보완된다고 평가된다. 둘째, 다빈치 수술로봇의 문제점으로 높은 가격을 지적하는 의견이 많다. 옵션이나 모델에 따라서 달라지겠지만, 대당 약 25억의 가격은 매우 고가일 뿐 아니라 로봇 팔에 장착해서 사용하는 수술 기구가 사용횟수에 제한이 있어 사용 시간이나 노화 정도에 상관없이 교체해야 하고 여기에 많은 추가 비용이 들어간다. 현재 다빈치가 거의 유일한 수술 로봇이며 경쟁사나 경쟁제품이 없는 것도 고비용의 한 원인으로 생각된다. 유사한 기능을 하는 로봇들이 국내와 해외에서도 초기 시판단계에 있어 머지않아 좀 더 합리적인 가격의 제품이 등장할 가능성은 높다. 셋째, 적용 분야에 대해서도 의견이 다양하다. 앞서 언급한 대로 전립선 수술을 비롯한 비뇨기과와 산부인과 영역에서의 우수성은 입증되어 있지만, 복강경 수술이나 일반외과 수술의 경우, 고비용의 다빈치 수술의 유용성에 대해서 의문을 제시하는 사람들도 있다. 따라서 어떤 수술에

다빈치 수술로봇을 사용할 것인지는 신중하게 결정할 필요가 있다. 마지막으로, 사용되는 투관침의 크기가 대부분 기존의 복강경 수술에 쓰이는 것 보다 크며, 다양한 종류의 자동 봉합기와 같은 기구의 개발이 아직은 미흡하다.[8,10,11]

다빈치 수술로봇은 S에서 Si 그리고 Xi까지 버전을 달리하며 발전하고 있다. Xi 시스템은 천정에서 내려오는 4개의 로봇 팔의 길이가 길어지고 얇아져 복강 내 어느 곳으로도 접근 가능해 수술 범위가 확대됐고, 로봇 팔 어디에도 자유롭게 카메라를 장착할 수 있도록 개발되어 집도의가 로봇 위치를 조정하지 않고도 다양한 각도에서 수술을 진행할 수 있다. 카메라를 내시경 렌즈 바로 뒤에 설치해 광원 소실을 최소화하였고, 수술 부위를 10배까지 확대 가능하고 형광 이미지로 혈관과 혈류, 미세 조직까지 관찰이 가능하다(동영상 7-1-2).

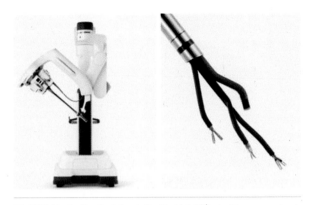

■ 그림 7-1-5. da Vinci Sp® 시스템(Intuitive surgical, Mountain view, CA) 로봇 단일공 수술 시스템

동영상 7-1-2 https://youtu.be/tUtB238n4v0

동영상 제목 **다빈치 Xi 로봇 수술기 소개**

더불어, 단일공 수술에서의 로봇 시스템의 적용은 확대되고 있다. Si, Xi system에서 단일공 수술을 시행할 수 있으며, 최근에는 좁은 수술 공간에서 잘 움직일 수 있도록 세 개의 다관절 기구 및 360도 회전 가능한 3HD

카메라를 하나의 로봇 팔에 구성한 SP 시스템이 개발되었다(그림 7-1-5). 현재 미국에서 비뇨기과 분야에서 FDA 승인을 받아 사용 중이다.[10]

또한 복강경 수술과 동일한 술기를 시행하기 위한 기구가 개발되어 다양한 분야의 수술이 가능하게 되었으며, 현재에도 da Vinci system 이용을 위한 다양한 수술 기구가 개발 중이다. 부인과 영역에서 주로 쓰이는 수술 기구들이다(그림 7-1-6).

가까운 미래에는 가상 현실이나 증강현실을 이용하여 장기 내부의 종양이나 혈관, 신경을 나타내어 보다 정확하고 안전한 수술을 지원하는 영상유도기능 지원하는 새로운 형태의 수술로봇이 등장할 것으로 예상된다.[11]

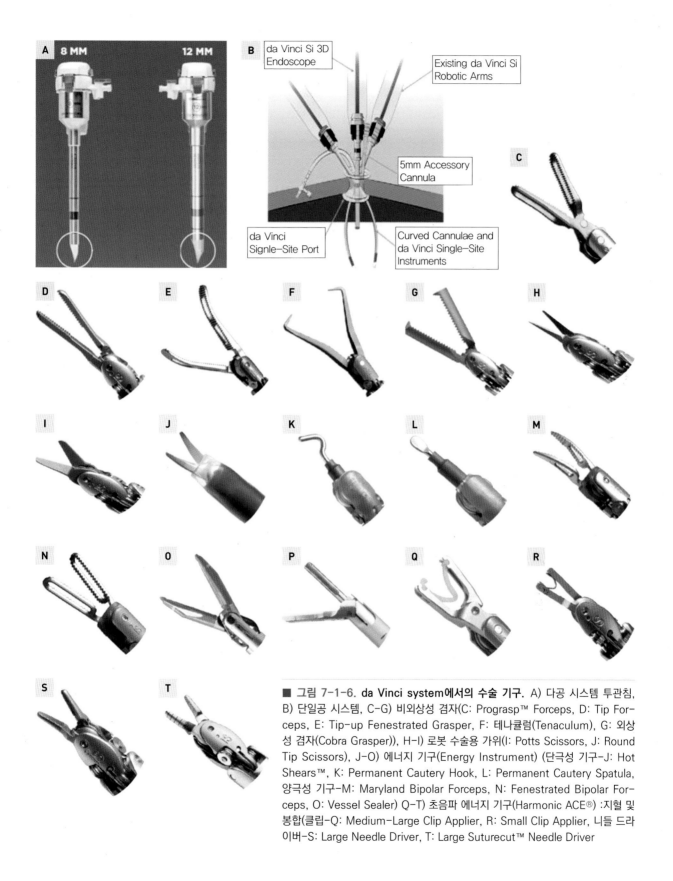

■ 그림 7-1-6. **da Vinci system에서의 수술 기구.** A) 다공 시스템 투관침, B) 단일공 시스템, C-G) 비외상성 겸자(C: Prograsp™ Forceps, D: Tip Forceps, E: Tip-up Fenestrated Grasper, F: 테나큘럼(Tenaculum), G: 외상성 겸자(Cobra Grasper)), H-I) 로봇 수술용 가위(I: Potts Scissors, J: Round Tip Scissors), J-O) 에너지 기구(Energy Instrument) (단극성 기구-J: Hot Shears™, K: Permanent Cautery Hook, L: Permanent Cautery Spatula, 양극성 기구-M: Maryland Bipolar Forceps, N: Fenestrated Bipolar Forceps, O: Vessel Sealer) Q-T) 초음파 에너지 기구(Harmonic ACE®) :지혈 및 봉합(클립-Q: Medium-Large Clip Applier, R: Small Clip Applier, 니들 드라이버-S: Large Needle Driver, T: Large Suturecut™ Needle Driver

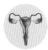

II. 로봇 자궁절제술(Robot assisted hysterectomy)

1. 현황

역사적으로 부인과 수술은 질식 또는 개복을 통하여 이루어져 왔다. 그러나 복강경 수술이 도입되면서 짧은 입원기간, 빠른 회복, 미용적인 면의 향상, 출혈량 감소, 적은 수술 후 통증 등의 장점이 부각되어 이후 부인과 영역에서의 최소침습수술은 빠른 성장을 거듭하고 있다. 이는 복강경 수술의 기술적 진보 덕분인데, 여기에는 고강도 xenon과 halogen 광원, 향상된 수술 기구와 에너지 장비들이 포함된다. 그러나 최소침습수술이 더 넓게 수용되고 응용되는 데 있어 주로 방해가 되는 것은 수술자의 가파른 학습곡선이다.[1] 이는 전통적인 복강경 수술이 가지는 단점(수술자의 손 움직임과 기구 끝의 방향이 반대로 움직이는 지렛대 효과, 불안정한 2D 시야, 몸 안에서의 기구 움직임의 각도의 제한, 손떨림의 확대 등)에서 기인되는 것이다. 이러한 방해물을 극복하기 위한 시도로 로봇 수술이 도입되었고, 대표적으로 미국 Intuitive Surgical사의 da Vinci 수술 시스템이 부인과적 수술 영역에서도 FDA 승인을 받아 지속적으로 발전하고 있다.[2]

여러 문헌을 토대로 미국 산부인과학회(ACOG)와 미국부인과복강경학회(AAGL)에서는 자궁절제술을 위한 수술 요법으로 개복 수술보다는 질식 수술을, 질식 방법이 어려운 상황에서는 복강경 수술을 권고하고 있으며, 이는 최소침습수술이 개복 수술과 비교하였을 때 출혈량, 재원기간, 회복 기간, 수술 합병증 등에 있어서 월등한 결과를 보여주기 때문이다.[3,4] 그럼에도 불구하고 미국에서는 자궁절제를 위한 질식 방법과 개복 수술이 감소하고 복강경과 로봇을 이용한 자궁절제술이 점차 증가하고 있어, 자궁의 양성질환에서의 자궁절제술의 방법에 대한 논란은 현재도 지속되고 있다(그림 7-2-1).

2005년 다빈치 로봇 시스템이 부인과 수술에서 FDA 승인을 받은 이후 많은 연구가 진행되었으나 대부분이 관찰 연구이며, 로봇과 일반 복강경을 통한 자궁절제술을 비교하는 무작위대조연구는 충분치 않은 상태이다. 현재까지 자궁절제술에 관련하여서는 총 6개의 무작위 배정 연구 결과가 발표되었는데, 결론적으로 복강

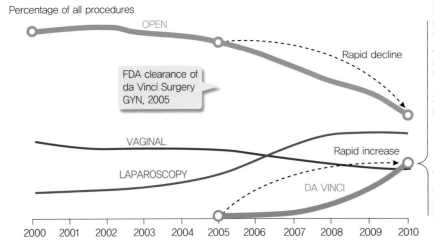

U.S. BENIGN HYSTERECTOMY MARKET BY MODALITY
Estimated Adoption of Minimally Invasive Surgery (MIS)

Percentage of all procedures

OPEN

FDA clearance of da Vinci Surgery GYN, 2005

Rapid decline

VAGINAL

LAPAROSCOPY

Rapid increase

DA VINCI

2000 2001 2002 2003 2004 2005 2006 2007 2008 2009 2010

IMPACT OF ROBOTIC SURGERY:
Prior to the introduction of robotics, many hysterecto— mies were performed via open incision. A number of complexities can prevent patients from receiving a traditional MIS approach.

Surgical complexities may include:
• High patient BMI
• Size of uterus
• Scarring from prior surgeries
• Multiple C-sections
The enhanced visualization, precision, and control enabled robotics help overcome these limitations.

Outpatient data: Solucient® Database – Truven Health Analytics (Formerly Thomson–Reuters) 3, da Vinci data: ISI Internal Estimates

■ 그림 7-2-1. **미국의 양성 질환에서의 자궁절제술의 추이 비교.** (ⓒ[year] [Intuitive Surgical, Inc] 제공)

경을 이용한 방법과 로봇을 이용한 방법간의 유의한 차이는 볼 수 없었다.[5] 2014년 Liu 등이 무작위 배정 연구 (randomized controlled trial, RCT)를 취합하여 시행한 Cochrane review에 의하면 자궁의 양성 질환에서는 로봇 수술이 복강경 수술에 비하여 수술 시간이 더 길고, 수술 관련 합병증과 재입원율은 다소 낮은 경향을 보였으나 통계적인 유의성은 없었다.[6] 그러나 전체적인 비용 차이는 로봇 수술이 복강경 수술보다 약 $2600 정도 높은 것으로 확인되어 국내와 마찬가지로 외국에서도 로봇 수술과 관련한 고비용이 문제가 되리라 생각된다.

2015년 Lonnerfors 등은 임신 16주 크기 이하의 자궁의 양성질환으로 인하여 수술을 받는 122명의 환자들을 로봇 수술과 최소침습수술(질식과 복강경술) 두 군으로 무작위 배정하여 총 비용과 수술 결과를 분석하였다.[7] 그 결과 질식, 복강경, 로봇 수술 순으로 비용이 증가하였으나 해당 병원에서는 복강경과 로봇 수술 사이에 비용 차이가 크지 않았다. 또한 질식과 복강경 수술을 한 군으로 묶어 분석을 하였기 때문에 복강경 수술과 로봇 수술 간의 직접적 비교는 어려웠으나, 질식 자궁절제술보다는 로봇 군에서 출혈량과 단기합병증이 감소함을 확인하였다. 한편 질식 복강경 수술은 유의하게 낮은 수술 비용이 소요되므로, 병원마다 수가의 큰 차이가 없다면 질식 자궁절제술이 가능한 상황에서 로봇 수술을 먼저 시도할 필요는 없을 것으로 결론 지었다. 이후 Albright 등은 선행된 4개의 무작위대조연구 결과를 취합하여 메타분석을 시행하여 수술 전후 합병증을 일차적 결과로 설정하고, 비용을 포함한 삶의 질과 수술 결과(재원기간, 수술 시간, 다른 수술적 방법으로의 전환 정도, 출혈량)를 이차적 결과로 설정하여 분석하였다.[8] 그 결과, 로봇 자궁절제술과 복강경 자궁절제술 사이에 유의하거나 임상적으로 의미 있는 차이를 볼 수 없었다. 특히 의료 비용이나 환자의 삶의 질 부분은 병원 간의 이질적 상황으로 인해 일관된 분석이 어려움을 강조하였으며, RCT의 수 자체가 적어 이들의 명확한 분석은 제한적임을 명시

하였다.

국내에서는 현재 57개의 의료기관에 총 76대의 다빈치 로봇 시스템이 설치되어 있으며 서울에만 36개의 시스템이 존재한다(2018년 5월 기준). 국내 첫 수술은 자궁경부 상피내암 환자를 대상으로 연세의대 신촌 세브란스병원에서 2006년 1월 31일 한국 FDA의 승인을 받아 최초로 로봇 전자궁절제술이 시행되었다.[9] 이후 2008년 김 등은 부인암 영역에서도 로봇 수술을 시도하여 자궁경부암 환자 10명을 대상으로 광범위 자궁절제술을 시행하였고 수술 평균시간 207분, 제거된 림프절 수 평균 27.6개, 평균 출혈량 355 mL의 수술 결과를 보고하였다.[10] 이후 많은 연구들이 진행되고 있으나 국내에서 발표되는 다수의 연구 논문들 또한 단일 기관의 연속된 경험인 경우가 많고, 특히 양성 질환에서의 자궁절제술에 대한 전향적 연구나 체계적 문헌고찰(systematic review)은 부족한 실정이다.[11,12] 또한 고비용으로 인하여 국내에서는 주로 부인암 수술이나 복강경 수술로 어려운 자궁절제술 등에서 로봇 수술이 더 많이 시행되는 추세이다.

따라서 환자 군에 따라 지속적인 연구가 필요하며, 자궁절제술을 시행하는 데 있어서 로봇 수술이 일반 복강경 수술과 비교하였을 때 명확한 이득이 있다는 결과가 나오기 전까지는 로봇 수술의 선택에 신중해야 할 것으로 보인다. 또한 향후에는 환자의 수술 결과뿐만 아니라 비용과 삶의 질 측면, 수술자의 피로도 정도, 그리고 전공의 수련에 있어서의 로봇 수술의 영향 또한 면밀히 분석되어야 할 것으로 사료된다.

2. 로봇 자궁절제술의 적응증

자궁절제술은 부인과 영역에서 최소침습수술 기술을 응용하기에 좋은 예이다. 수술 기술 발전의 결과로 자궁절제술에 대한 접근 또한 변화되어 왔는데, 기존의 개복이나 질식 자궁절제술뿐만 아니라 복강경 자궁절제술과 로봇 자궁절제술로 그 방법이 변화하는 것을 볼 수 있다. 로봇을 이용한 복강경 수술로 시행 가능한 자궁절

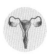
제술로는 로봇을 이용한 상자궁경부 자궁절제술(robot assisted supracervical hysterectomy), 전자궁절제술(robot assisted total hysterectomy), 광범위 자궁절제술(robot assisted radical hysterectomy) 등 기존에 복강경으로 시행되던 자궁절제수술이 해당될 수 있다. 그러나 각 수술 방법에 따른 장단점이 있으므로 최소 침습적인 방법이라고 해서 항상 진화된 방법이라고 할 수는 없으며, 환자의 질병 정도, 자궁의 크기 및 해부학적인 구조, 내과적 동반 질환, 수술자의 술기 능력, 수술 방법의 선호도, 그리고 사회경제적 요인에 따라 다양하게 적용될 수 있다.

미국 산부인과학회(American College of Obstetricians and Gynecologists)에서는 자궁절제술의 수술적 방법 선택 시 질식 방법이 어려운 경우 개복술보다는 복강경을 이용한 방법이 수술 합병증을 줄일 수 있어 우선시하도록 권고하고 있다.[3] 그러나 현재까지의 연구 결과 기존 복강경 수술과 로봇 수술의 결과를 비교하였을 때, 로봇 수술이 복강경 수술과 비교하여 더 월등하다는 근거는 부족한 실정이다. 일부 연구에서는 부인암 수술에 능숙한 의료진에 의해 로봇 수술이 시행될 경우 비용 효과적인 면에서 장점이 있으나, 양성질환에서의 로봇 수술은 기존의 복강경 수술과 비교했을 때 명확한 임상적 그리고 경제적 장점이 확립되지 않은 상태이다. 따라서 양성질환이면서 특히 자궁 사이즈가 임신 16주 크기보다 작은 경우에 로봇 수술을 시행할 경우 전체적인 의료비용을 증가시킬 수 있다.[7] 최근 발표된 무작위 배정 임상연구에 따르면, 양성 부인과 질환에서의 로봇 수술은 질식 또는 복강경 자궁절제술에 비하여 단기 합병증이 더 적었으나 비용 대비 효과 분석에서는 큰 차이가 없고 오히려 의료기관의 로봇 수술 시행 건수에 따라 병원 비용을 증가시키는 요인으로 나타났다.[8] 따라서 양성 질환에서의 로봇 수술은 난이도가 높은 질환(심한 자궁내막증, 복강 내 유착, 비만, 거대 자궁 등)에서 고려할 것을 제안하였다. 그러나 로봇 수술은 전통적인 복강경 수술과 비교했을 때 가지는 술기적 장점이 존재하므로 이를

고려하여 수술 방법을 결정할 필요가 있다.

3. 로봇 자궁절제술 술기

자궁절제술의 방법은 앞서 4장에 자세히 기술되어 있으므로 기존의 복강경 수술과 다른 부분을 중점적으로 설명하고자 한다. 복강경 수술과 마찬가지로 로봇을 이용한 자궁절제술 방법은 다양한데, 수술 플랫폼, 수술자와 보조자의 위치, 투관침의 삽입 방법과 조직을 결찰하고 절단하는 데 사용하는 기구가 다르므로 앞 장에서 이미 기술된 플랫폼과 기구에 대한 내용을 제외한 로봇 수술에 특이적인 술기에 대해서 다루고, 저자의 경험과 기존 문헌을 토대로 기술하였다.[15-17]

1) 환자의 위치와 수술 준비

전신마취 후 환자는 낮은 쇄석위를 취한 다음, 기존 복강경 수술과 마찬가지로 신경 압박을 방지하기 위해 모든 압력 부위에 충분한 패딩을 해 주어야 한다. 특히 복강경 수술 시에 환자의 팔을 바깥으로 벌리게 되면 팔신경얼기(brachial plexus)의 손상 가능성이 높아지므로 가능한 한 양 팔을 환자의 몸에 붙여서 너무 단단하게 묶지 않은 상태로 받쳐주어야 한다.[13] 또한 일반 복강경 수술과 달리 로봇 시스템이 장착이 되고 나면 수술대의 기울기 변동이 불가능하므로 투관침 삽입 후에는 로봇의 장착 전 적당한 기울기 각도를 생각하여 준비해야 한다. 보통 20~40도의 기울기로 수술을 시행하며, 수술 침대의 기울기 각도가 클수록 환자가 머리 쪽으로 미끄러져 내려갈 수 있기 때문에 이 경우 어깨 받침을 장착하는 것이 도움이 된다. 마지막으로, 다리의 오금부위 신경이 눌리지 않도록 거즈나 실리콘 패드를 대주는 것이 도움이 되며, 환자의 양 다리 사이로 로봇이 접근하고 기관에 따라서는 제2 보조자가 자궁거상기를 잡기 위해 위치하는 자리이므로 환자의 다리 사이의 공간이 충분해야 한다. 로봇 수술은 특징적으로 술자와 환자가 거리를 두고 수술이 이루어지므로 환자 옆에서 수술을 보조하는

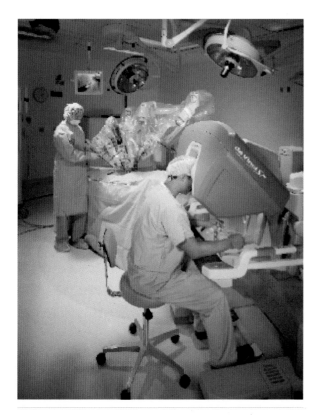

■ 그림 7-2-2. **Da Vinci 수술 시스템(Intuitive Surgical, Mountain View, CA)을 이용하여 수술을 하는 모습.** 수술자는 환자로부터 떨어져서 수술 콘솔에 앉아 로봇 시스템을 조절한다. ©[2009][Intuitive Surgical, Inc]

보조자가 환자의 신체적 이상이나 로봇 팔의 위치 등을 면밀히 관찰할 필요가 있다(그림 7-2-2).

2) 수술 방법

투관침을 삽입하기 전 위나 장의 손상을 방지하고 수술 중 소장의 팽대를 줄이기 위해 전신 마취 후에는 비위관(nasogastric tube)을 삽입하는 것을 권장한다. 배꼽 투관침을 삽입할 때에는 환자가 평면 상태여야 하며, 투관 삽입이 완료되면 트렌델레버그 자세를 취하도록 수술대의 기울기를 조절한다. 기존 복강경술에서는 자궁절제술의 경우 10~12 mm 직경의 투관침뿐만 아니라 내시경 카메라(scope)의 직경에 따라 5 mm 투관침도 사용 가능하나, 로봇 수술에서는 로봇 팔의 장착을 위해 Xi 시스템에서는 8 mm, Si와 그 이전 시스템에서는 12 mm 투

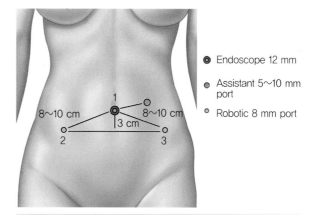

- ◉ Endoscope 12 mm
- ◉ Assistant 5~10 mm port
- ○ Robotic 8 mm port

■ 그림 7-2-3. **3개의 로봇팔을 이용한 로봇 자궁절제술에서의 투관침 삽입 위치.**[14] 투관침 간의 거리는 최소 7 cm 이상(기복 생성 후의 기준) 확보해야 로봇 팔 간의 충돌을 피할 수 있으며, 배꼽 투관침은 Xi 시스템에서는 8 mm, Si 시스템에서는 12 mm 직경의 투관침을 삽입한다.

관침을 삽입하여야 한다. 자궁의 크기에 따라 투관침의 위치는 변할 수 있으며, 전반적인 규칙은 카메라로부터 자궁 저부까지의 거리가 대략 주먹 1개 길이(8~10 cm) 이상이 되게끔 위치시키면 시야확보가 용이하다. 따라서 자궁의 크기가 임신 16주 사이즈 미만인 경우 카메라 삽입을 위한 투관침을 대개 배꼽 부위에 삽입하게 된다. 투관침의 삽입 개수는 카메라가 삽입되는 투관침을 포함하여 총 4~5개를 삽입하게 되는데, 국내에서는 주로 4개(로봇 팔 장착용 3개, 보조자의 일반 투관침 1개), 외국에서는 5개(로봇 팔 장착용 4개, 보조자의 일반 투관침 1개)를 사용하는 경향이 있고, 총 5개의 투관침을 삽입할 경우 결과적으로는 3개의 로봇 팔(working arms)을 움직여 수술을 하게 된다. 로봇 팔 장착용 투관침 3개, 보조자용 일반 투관침 1개를 이용하여 자궁절제술을 시행하는 경우 투관침의 위치는 그림 7-2-3과 같으며, 카메라를 기준으로 약 8~10 cm 외측, 3 cm 이상 하방으로 양측에 8 mm 로봇 투관침을 삽입하여야 로봇 팔 사이의 충돌을 피할 수 있다. 환자 옆에 위치하는 수술 보조자는 로봇 팔이 장착되지 않는 보조 투관침을 통하여 봉합사와 기구 삽입, 조직의 견인, 수술 부위의 흡인과 세척(suction and irrigation)을 보조하게 된

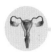

다. 이 보조 투관침은 일반 복강경 투관침으로, 로봇 투관침으로부터 최소 7 cm 이상의 거리(기복 생성 후의 기준, 8~10 cm 권장)를 확보해야 하며 투관침의 직경은 5 mm에서 12 mm까지 다양한 크기를 사용할 수 있으나, 저자는 구부러진(curved) 봉합 바늘이나 거즈를 통과시키기에 10 mm 이상의 투관침을 삽입하는 것이 용이하여 선호하는 편이다. 자궁경부암의 수술적 치료인 광범위 자궁절제술에서 로봇 팔(working arms)의 개수가 3개인 경우와 4개인 경우를 비교한 최근 연구에 따르면, 두 군 간의 수술 결과나 합병증 정도는 비슷하였고, 수술 후 통증은 3개의 로봇 팔을 이용한 군에서 더 낮다고 보고하였다.[14] 국내 여러 기관에서는 초창기부터 대개 3개의 로봇 팔로 시작을 하였으나 최근 들어서는 부인암 수술이나 자궁근종절제술의 경우 로봇 팔을 한 개 더 추가하여 4개의 working arm으로 수술을 하는 추세이다. 그러나 양성 자궁질환에서의 자궁절제술에서는 반드시 4개의 팔이 필요한 것은 아니며, 로봇 팔 한 개 추가 시 기관이 부담해야 하는 비용도 고려해야 한다. 모든 투관침이 삽입된 후에는 로봇 팔을 장착(docking)하게 되는데, 2014년 Xi 시스템이 출시되면서부터 장착 방법이 이전 버전의 시스템보다 더 쉽게 개선되었다.

로봇 수술에서도 자궁거상기(uterine manipulator)의 역할이 중요하여 제1 보조자가 투관침을 삽입하는 동안 제2 보조자는 자궁거상기의 삽입을 시도할 수 있으며, 종류는 여러 가지가 있으나 저자는 Koh의 colpotomizer cup이 동반된 Rumi 자궁거상기(Cooper Surgical, Trumbull, CT)를 이용한다. 로봇 전자궁절제술의 술기는 복강경 자궁절제술이 술기와 같고, 추가적으로 로봇 시스템의 콘솔에서는 3D의 확대된 수술 시야가 제공된다. 또한 특징적인 EndoWrist 기구로 인해 '7가지의 자유의 단계(7 degrees of freedom)' 움직임이 가능하므로 기존 복강경 수술에서 나타난 수술자의 손 움직임과 기구 끝의 방향이 반대로 움직이는 지렛대 효과(fulcrum effect)가 없어 좀 더 쉽고 세밀한 동작이 가능하다. 자

궁절제술에서 로봇 수술이 일반 복강경 수술과 비교했을 때 술기적으로 용이하다고 생각되는 네 가지 부분은 다음과 같다(그림 7-2-4). 첫째, 방광자궁복막주름을 박리 시 확대된 시야를 제공하고 기구의 떨림 증상이 없어 출혈 없이 쉽게 박리가 가능하다. 자궁 앞이 충분하게 박리가 되면 질내 삽입한 Koh's colpotomizer cup의 경계를 따라서 자궁과 질의 경계부(cervicovaginal junction)를 절단해야 하는데, 이 때 촉감에 대한 피드백은 없으므로 수술 보조자와의 협력이 필수적이다. 수술 보조자는 자궁거상기를 후방으로 돌려 내려서(downward traction) 자궁체부가 환자의 등쪽을 향하게 하고 Koh's colpotomizer cup을 최대한 배쪽으로 튀어나오게 하여야 수술자가 방광 장막(bladder serosa)을 들어올려 colpotomizer cup의 경계(margin)를 보면서 박리를 시도하게 된다. 둘째, 확대된 시야와 다양한 전기소작기구로 인해 혈관을 정밀하게 박리하여 노출이 가능하므로 가까운 조직의 불필요한 손상 없이 혈관의 결찰과 분리가 가능하다. 셋째, EndoWrist가 여러 각도로 움직이므로 자궁 뒷벽을 절단(colpotomy)할 때에는 기존 복강경 수술에 비해 과도한 자궁의 거상 없이도 360도 절단이 가능하며 자궁천골인대(uterosacral ligament)의 출혈을 줄일 수 있다. 넷째, EndoWrist의 기능으로 인하여 기존 복강경 수술에 비해서 질 봉합이 쉽고 수술자의 피로도가 낮다. 또한 보조자가 봉합사의 견인을 해줄 수 있어 질 봉합 부위의 헐거워짐을 방지할 수 있다. 질 봉합은 수술자에 따라 단속봉합(interrupted suture)과 연속봉합(continuous suture) 방법으로 이루어지며 봉합사의 종류는 대개 40 mm 둥근 바늘로 된 0 Polysorb 봉합사나 Vicryl 봉합사를 이용하여 체내결찰을 하고 Endoknot (Ethicon Surgery) 봉합사를 잘라서 직침 모양의 바늘로 질 벽을 뜬 후에 knot pusher를 이용하여 체외결찰을 하기도 한다. 최근에는 실 표면에 작은 갈고리가 있는 흡수성 봉합사(barbed absorbable suture)를 이용하여 매듭을 만들 필요 없이 봉합하기도 한다. 로봇을 이용한 봉합 시에는

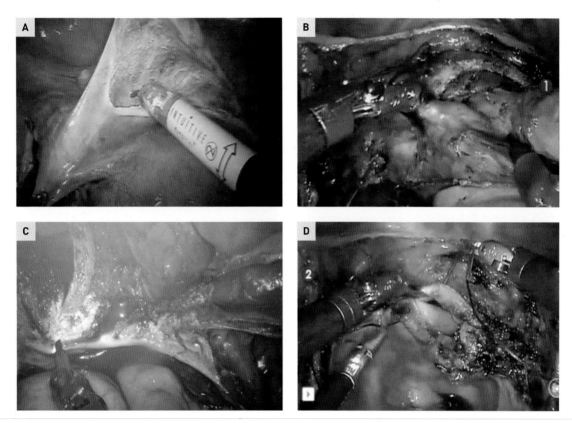

■ **그림 7-2-4. 로봇 자궁절제술.** A) 방광자궁복막주름(Vesicouterine peritoneal fold)을 박리하는 모습. B) 자궁동맥(Uterine artery)을 박리하여 결찰하는 모습. C) 자궁 절단을 위해 EndoWrist를 이용하여 360도 원형으로 절단을 하는 모습. D) 1.0 CT 바늘을 이용하여 연속적 질 봉합을 하는 모습. (Courtesy of Prof. YT Kim and SW Kim, Severance Hospital)

수술자가 촉감에 대한 피드백(tactile feedback)이 없으므로 봉합사를 당기는 힘 또한 가늠하기가 어려워 힘을 조절하는 데에 어느 정도의 숙련 기간이 필요하다. 또한 좌측 로봇 팔 기구를 바늘 집게(needle holder)로 교체하지 않는 경우 양 팔로 실을 당기는 힘이 약해서 매듭이 풀릴 여지가 있고, 세게 당길 경우 끊어질 위험이 있어 그 경우 한쪽 실은 수술 보조자에게 당기도록 하면 도움이 된다. 만약 바늘 집게기구를 절단 칼이 장착되어 있는 SutureCut™ Needle Driver를 사용할 경우 실을 당길 때 잘리지 않도록 특히 주의해야 한다. 그 외 나머지 술기는 기존의 복강경 자궁절제술과 크게 다르지 않다.

로봇 장비가 최신 시스템으로 진화할수록 관절 기능과 시야의 범위가 강화되었으나, 수술자는 기구를 작동하는 동안 촉감에 대한 피드백을 가질 수 없고 콘솔이

라는 특징적 구조로 인해 환자에게 밀착하여 수술을 하는 것이 아니므로, 로봇 수술은 수술 보조자에 대한 의존도가 일반 복강경 수술보다 큰 수술이라고 할 수 있다. 로봇 수술에서 사용하는 기구들은 수술 보조자나 간호사가 교체해 주어야 하며 보조자는 보조 투관침을 통해서 수술의 특정 부분들을 보조한다. 로봇 수술에 사용되는 양극전기소작기로는 PK Dissection Forceps, Maryland Bipolar Forceps, Fenestrated Bipolar Forceps가 있고, 단극전기소작기로는 Hot Shears (Monopolar Curved Scissors)와 Permanent Cautery Hook 등을 사용할 수 있다. 저자는 좌측 로봇 팔로는 끝이 둥그런 모양이어서 안전하고 조직을 잡고 박리하는 데에도 편리한 Fenestrated Bipolar Forceps를 선호하며, 우측 로봇 팔에는 Hot shears를 장착하여 예리한 조직 박리나 소작, 절

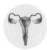

단이 필요할 때 사용한다. 또한 우측 로봇 팔에 mono-polar spatula를 장착할 경우 방광자궁복막주름을 박리하여 내릴 때 개인적으로는 monopolar curved scissors 보다는 사용이 편리한 것 같다. 이러한 기본적인 기구뿐만 아니라 da Vinci Harmonic Ace energy device와 같이 로봇 팔 자체에 부착된 전기소작기의 사용도 가능하나, 유착이 심하지 않은 단순 자궁절제술에서는 기본적인 로봇 EndoWrist 기구로도 충분한 경우가 많다. 그 외에 일반 복강경 수술에서 사용하는 LigaSure, Harmonics 등의 advanced energy device를 따로 준비하여 수술 보조자가 보조 투관침을 통해 삽입하여 조직의 지혈이나 절단을 도울 수 있는데, LigaSure와 같은 경우 난소혈관과 인대(infundibulopelvic ligament)와 같이 굵은 조직은 한 번에 잡아서 지혈과 절단을 할 수 있어 유용하며, 로봇 EndoWrist 기구보다 더 견고하게 조직이 잡히는 장점이 있다.

4. 로봇 단일공 자궁절제술(Robot assisted single-site hysterectomy)

단일공 복강경 수술의 발전과 더불어 로봇 단일공 수술도 2000년대 후반부터 시작되었는데, 2008년 돼지를 이용한 실험적 로봇 단일공 신장절제술이 Haber에 의해 보고되었고,[18] 뒤이어 2009년에 Kaouk 등이 최초로 전립선절제술과 신장절제술을 성공적으로 시행하였다.[19]

부인과영역에서는 로봇 단일공 자궁절제술이 2009년 Fader 등에 의해 최초로 보고되었고,[20] 이후 국내에서도 2010년 최초로 로봇 단일공 자궁절제술이 시행되었다.[21]

로봇 단일공 자궁절제술의 가장 큰 장점은 미용적 만족도가 향상되고, 포트 관련 합병증 발생이 줄어든다는 점이다. 하지만, 카메라와 기구 간의 충돌이 잦아지고 수술각도의 소실, 수술 범위의 제한 등 기술적인 한계가 있다. 이러한 한계를 극복하고자 da Vinci Xi 로봇에 단일공 수술을 적합하게 할 수 있는 da Vinci Sp™ 로봇 단일공 수술시스템(robot assisted single-site surgical

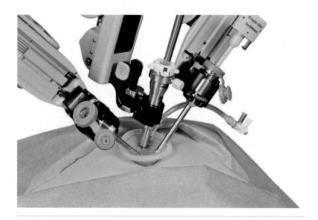

■ 그림 7-2-5. Da Vinci single-site XI platform 외부 사진. ©[2009][Intuitive Surgical, Inc]

system)이 개발되었고 FDA 승인을 받아 좀 더 수술이 용이해졌다(동영상 7-2-2).

로봇 단일공 수술 시 2~3 cm의 배꼽절개 후 단일공 포트(single site port)를 삽입하고, 8.5 mm, 30° 내시경을 넣은 후 5 mm 곡선형태의 da Vinci 기구를 삽입한다(그림 7-2-5). 기구들에는 bipolar와 Maryland Dissector, monopolar hook, single-site curved needle drivers 등이 있고 지속적으로 단일공 수술에 적합하도록 기구들이 개발되고 있다.

단일공을 통한 봉합기술이 익숙하지 않을 경우 체외 결찰을 시행하고, 봉합기술이 익숙해지면 질띠를 연속봉합 후 체내결찰을 시행할 수 있다. 보통 40 mm 둥근 바늘로 된 0 Polysorb sutures나 vicryl sutures 또는 monosyn을 30~35 cm 정도의 길이로 자른 후 끝에 rodeo loop을 미리 만들어서 봉합을 시행한다. 최근에는 V-Loc (http://www.medtronic.com/covidien/en-us/products/wound-closure/barbed-sutures.html) 이나 Stratafix (https://www.ethicon.com/na/products/wound-closure/tissue-control-devices/stratafix-spi-ral-knotless-tissue-control-device) 등 barbed suture material을 이용하면 결찰을 하지 않고도 수술시간을 단축하여 질을 봉합할 수 있다.

최근에 26개의 논문을 모아 분석한 결과, 로봇 단일

공 자궁절제술의 평균 수술시간은 60~311분, 실혈양은 7~750 mL, 합병증 발생률은 4.9%이고, 처음 5건의 수술이 경과 후 학습곡선(learning curve)에 도달하고, 14건이 경과 된 후에 체내 질봉합이 숙달되게 된다고 보고하였다.[22]

로봇 단일공 자궁절제술 동영상을 소개한다.

동영상 7-2-1 https://www.youtube.com/watch?v=4_EsNemcT7o
동영상 제목 **로봇 단일공 자궁절제술**

동영상 7-2-2

동영상 제목 **da Vinci SP™ 소개** © [2018] Intuitive Surgical, Inc.

5. 결론

로봇 수술은 기존의 복강경 수술보다는 빠른 시간 내에 복잡한 술기를 시행할 수 있어 미국에서는 복강경 수술에 미숙하거나 경험이 없는 외과의가 최소침습수술을 하기 위한 방법으로 로봇 수술을 선호한다는 보고도 있다.[8] 그러나 로봇 시스템과 기구 자체의 유지 비용이 고가이며 특히 국내에서는 건강보험 비급여 항목으로 등재되어 있는 수술인 관계로 비용 대비 효과에 대한 분석이 지속적으로 필요한 실정이다. 아직까지 대규모 전향적 연구나 무작위 비교 연구가 부족하여 로봇 수술의 이익에 대한 근거로 삼을 수 있는 문헌이 제한적이며, 특히 암 분야에서도 종양학적인 안전성을 평가하기에는 근거 자료가 부족한 상태이다. 따라서 양성 질환에서의 자궁절제술을 계획 시 이러한 장단점을 고려하여 환자를 선정할 필요가 있으며, 향후에도 로봇 수술이 기존 수술 방법과 비교하여 어떠한 이득과 특이점이 있는지에 대한 지속적인 연구가 필요할 것으로 사료된다.

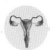

III. 로봇 자궁근종절제술(Robot assisted myo-mectomy)

자궁근종절제술은 미세침습수술 분야에서 많이 연구되고 있는 시술 중 하나이며 숙련된 수술자를 필요로 한다. 최근 만혼 및 늦은 첫 출산과 같은 사회적 경향에 따라 자궁을 보존하고자 하는 환자들이 늘어나 자궁근종절제술에 대한 요구도가 점차 높아지고 있다. 자궁근종절제술 시행 시 중요한 점은, 가능한 한 정상 자궁 근육층의 손상 없이 자궁근종을 자궁으로부터 완전히 절제해내는 것과 절제된 부위를 세심하게 층별로 잘 봉합하는 것이다. 따라서 자궁근종절제술은 양성 부인과 질환에 대한 수술 중에서 출혈이 많을 수 있고 수술 후 유착 위험이 있으므로 이를 최소화할 수 있는 수술법이 필요하다.

과거의 표준수술법인 개복술은 복강경 수술에 비해 피부절개부위가 크고 입원기간이 길며 수술 후 통증으로 인한 진통제 사용량이 많은 단점이 있었다.[1,2] 1979년부터 자궁근종절제술에 복강경 수술이 적용되기 시작하면서 자궁근종절제술에 대하여 기존의 개복술과 복강경 수술을 비교하는 연구들이 발표되어 왔다. 2009년 발표된 메타분석에 의하면, 복강경 자궁근종 절제술은 출혈이 적어 수혈을 피할 수 있고, 수술 후 통증이 적어 입원기간이 단축되는 결과를 가져왔다.[3] 또한 개복하여 자궁근종절제술을 시행한 결과와 비교하여 수술 후 재발률이나 임신율에서 큰 차이가 없었고[4,5] 수술 후 유착은 복강경수술이 개복술보다 적은 것으로 보고되어 개복술에서 복강경 수술로의 전환이 기대되었다.[6,7]

하지만 복강경 수술에 이용되는 강직한 수술기구는 그 접근과 작동범위 측면에서 수술 후 임신과 출산에 따른 자궁파열의 위험을 피하기 위한 정교한 자궁근종절제술을 시행하기에는 한계가 있으므로 이러한 기술적 측면을 극복할 수 있는 로봇 수술을 적용하게 되었다.[8,9] 로봇 수술은 고해상도의 3D 입체 영상으로 확대가 가능하고 손의 관절운동과 같이 움직일 수 있는 기구를 사용하여 보다 정확한 해부학적 구조를 섬세하게 복원하면서도 쉽게 봉합할 수 있다. 로봇 수술을 적용하여 자궁근종절제술을 시행하게 되면서 FIGO분류의 2-4형에 해당하는 자궁벽 내에 깊이 위치하여 자궁내막으로까지 침범한 경우에도 성공적인 최소침습수술이 가능해졌으며 복강경을 위한 포트의 숫자가 점차 줄어 단일공법이 빠른 속도로 환자들이 선호하는 수술이 된 것처럼 로봇 수술 역시 기존의 멀티사이트에 이어 단일공으로도 자궁근종절제술을 시행하게 되었다. 또한 로봇 수술은 인체공학적 설계로 기존의 복강경 수술에 비해 수술집도의가 앉아서 수술할 수 있으므로 특히 복강경 단일공법 수술시의 지속적으로 불편한 자세에서 초래되는 피로를 줄일 수 있다.

2013년에 발표된 로봇, 복강경, 또는 개복술로 시행한 자궁근종절제술 10개 연구에 대한 체계적 고찰과 메타분석은 로봇 수술이 개복술에 비하여 자궁근종절제술 시행 중에 출혈 및 수혈이 적고 합병증 발생빈도는 비슷하나 수술시간이 길고 비용이 높았다.[10] 단기간의 수술 후 결과는 로봇 수술과 복강경 수술이 차이가 없었으나 자궁근종절제술 후 임신에 대한 결과와 자궁파열 위험의 장기간 수술 후 결과에 대하여는 근거가 부족하여 명확한 결론을 제시하지 못했다. 2016년에 2,027명에 대한 추가적 연구를 포함한 메타분석에서 로봇과 복강경 수술의 수술시간, 실혈량, 수혈, 입원기간, 합병증, 수술 후 가임력에서는 차이가 없었으나 미세침습수술의 장점은 분명하였다.[11] 로봇과 복강경 수술 모두 미세침습수술에 해당하지만 환자가 특히 비만하거나 자궁근종의 크기, 위치, 개수에 따라 보다 복잡하고 어려운 자궁근종절제술에 로봇 수술이 선호되었다.[12]

로봇 자궁근종절제술 후 장기간의 예후에 대해서는 아직 연구된 바가 많지 않다. 최근 연구에서는 로봇 자궁근종절제술 후 수정률(fertility rate)이 69.7%였고 불임률은 수술 전 73.1%에서 수술 후 60.9%로 유의한 차이

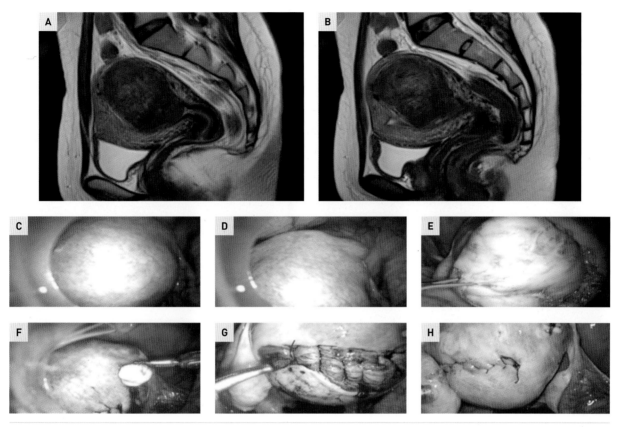

■ **그림 7-3-1.** 로봇 자궁근종절제술(A, B) 수술 전 자기공명영상 사진(C ,D) 6×6×6 cm³ 크기의 근층 내 자궁근종(FIGO classification type 2-5, hybrid type)이 자궁의 뒷벽에서 관찰된다. E, F) 바소프레신(vasopressin) 주입 후 자궁근종 주변의 장막과 정상 근육 조직을 절개한다. 이 때 열손상을 방지하기 위해 전기소작 없이 가위로만 절개한 후, tenaculum과 가위를 이용하여 자궁근종을 제거한다. G) PDS #2-0를 이용하여 안쪽 근층을 연속 봉합한다. H) 유착을 방지하기 위해 장막층을 PDS #2-0 이용하여 baseball 연속 봉합법으로 닫아준다.

는 없었으나 로봇 자궁근종절제술 후에 자궁파열 0%로 한 건도 발생하지 않았고 그 외 임신과 관련된 합병증도 매우 적게 나타났다.[13-15]

1. 로봇 자궁근종절제술

(Robot assisted myomectomy)

Kang 등은 근층 내 깊이 위치한 자궁근종에 대해 로봇 자궁근종절제술을 시행받은 100명 환자의 수술 후 예후를 조사하였다. 평균 수술시간은 276분, 콘솔시간은 146분이었으며 모든 환자가 특별한 합병증 없이 회복되었다. 전체 수술 환자 중 12명이 임신을 원했으며 그 중 75%인 9명의 환자가 임신에 성공하였다. 또 다른 31명의

자궁내막 손상 환자의 임신율을 조사한 연구에서 68%의 환자가 임신이 되었으며 그 중 55%의 환자는 자연임신이었다.[16] 로봇 자궁근종절제술 후 임신한 107명을 조사한 연구에서 자궁 파열의 빈도는 1%로 복강경 수술과 비슷하게 나타났으나 골반내 유착 발생률은 11%로 복강경 수술을 받은 환자에 비해 낮았다.[17]

위에서 언급한 Robot assisted myomectomy 동영상을 소개한다.

동영상 7-3-1 https://youtu.be/StSpTqqMwyE

동영상 제목 Robot assisted myomectomy – Submucosal myoma

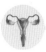

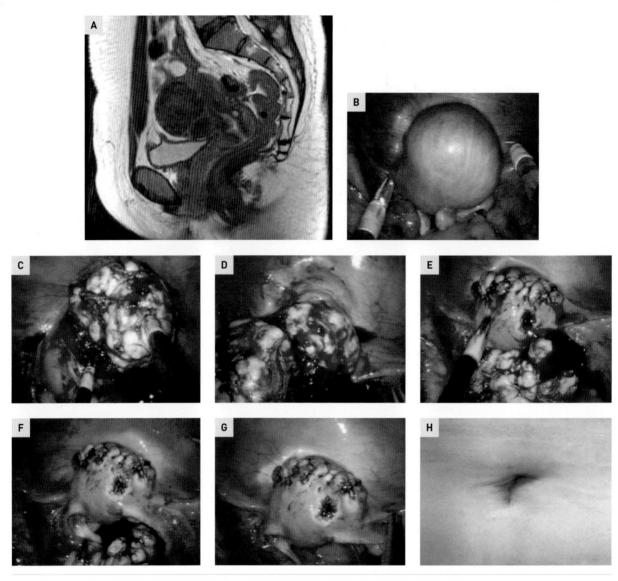

■ 그림 7-3-2. 로봇 단일공 자궁근종절제술(A) 수술 전 자기공명영상 사진(B, C, D) 자궁 앞벽에서 5×5×4, 4×3×3, 1×1×1, cm³ 크기의 근층 내 자궁근종(FIGO classification type 4-7, hybrid type)을 절제해낸다. (E, F, G) #0-V Loc을 이용하여 근층을 연속봉합한다. (H) 수술 1개월 후 배꼽 상처 모습

동영상 7-3-2 https://youtu.be/mzCoj6HB0iA

동영상 제목 Robot assisted myomectomy - Huge cervical

  myoma

2. 로봇 단일공 자궁근종절제술
(Robot assisted single-site myomectomy)

다빈치 단일공 수술시스템은 2013년에 자궁절제술과 부속기수술에 대하여 인정받았다. 복강경 단일공 수술의 난관은 봉합이므로 로봇 단일공 시스템의 triangulation 유지와 자유도 증가를 이용하면 봉합과정이 중요한 수술에 특히 이점이 있어 2015년에 자궁근종절제술에 적용하였다. 복강경 단일공법 봉합술에 걸리는 시간보다 로봇 단일공 시스템으로 봉합할 때 걸리는 시간이 수술 건수 증가에 따라 더 빠른 속도로 향상되었다는 보고

가 있었다.[18] 2017년 Choi 등은 로봇 단일공 자궁근종절제술 61건을 시행한 결과에 근거하여 수술방법과 적용기준을 미국부인과내시경학회지에 제안하였다.[19] 최대 직경 12.8 cm, 12개까지의 다발성 자궁근종, 벽내형에서도 로봇 단일공 자궁근종절제술이 가능하고 안전하게 적용되었으며 평균 수술시간 135.98 ± 59.62분, 실혈량 182.62 ± 153.02 mL로 수술합병증과 수술방법의 전환이 없었다. 유연한 monopolar hook, fenestrated bipolar forceps과 관절기능이 있는 wristed needle driver의 세 가지 로봇기구만을 사용하여 비용을 절감하고 barbed suture(#0-V Loc, Covidien)를 이용하면 출혈 및 봉합시간을 줄일 수 있다. 절제된 자궁근종은 endopouch에 담아서 배꼽을 통해 칼로 잘게 분쇄하여 꺼낸다.

위의 내용으로 시행한 robot assisted single-site myomectomy 동영상을 소개한다.

동영상 7-3-3 https://youtu.be/lzpqGM1a9WU

동영상 제목 Robot assisted single-site myomectomy

여성의 사회진출이 증가하면서 출산 연령은 늦어지므로 향후 임신과 출산이 필요한 자궁근종 환자들은 더 많아지고 있으며 이러한 젊은 여성 환자들은 가임력 보존을 최대화하면서 흉터는 최소화하고 수술 후 통증이 적어 일상으로의 빠른 복귀가 가능하므로 로봇 수술에 대한 만족도가 높다. 로봇 수술의 단점인 고비용 문제가 장비개발과 수술집도의의 숙련도 향상에 따른 사용기구 감소로 인한 비용절감 등으로 점차 효율적으로 해결된다면 로봇 자궁근종절제술의 보편화는 가속화될 것이다. 따라서 다양한 임상적 상황에 따라 개복술, 복강경, 로봇 수술뿐 아니라 복강경 또는 로봇 수술을 단일공법으로 할지, 포트를 몇 개까지 사용할지 가장 적절한 수술방법을 결정하기 위해서는 각각의 수술방법에 대하여 단기간에서 장기간에 이르는 수술 결과까지 충분한 경험과 연구가 축적되어야 미래에는 보다 발전된 환자맞춤형 최신수술법을 제시할 수 있을 것이다.

IV. 로봇 광범위 자궁절제술(Robot assisted radical hysterectomy)

로봇을 이용한 광범위 자궁절제술(robot assisted radical hysterectomy, RRH)은 2005년도에 Marchal 등에 의해 처음으로 소개된 이후,[1] Magrina 등이 RRH의 수술적 기법을 체계적으로 정리해서 발표하였다.[2] RRH는 기존 복강경 광범위 자궁절제술(laparoscopic radical hysterectomy, LRH)에 비해 보다 나은 3차원적 수술 시야를 제공하고 기구의 움직임이 더 좋으며 수술 시 떨림이 없고 보다 안정적인 수술 시야를 제공하는 장점이 있다. 이러한 장점으로 인해 심부자궁정맥(deep uterine vein)과 골반내장신경(pelvic splanchnic nerve)의 구분이 보다 쉽고 후방방광자궁인대(posterior vesicouterine ligament)에 존재하는 여러 작은 정맥들을 순차적으로 분리하여 아래아랫배신경얼기(inferior hypogastric plexus)의 방광분지를 보존하는 데 큰 도움이 된다.

최근 메타분석에 의하면 RRH는 복식 광범위 자궁절제술(abdominal radical hysterectomy, ARH)에 비해 출혈량이 작고 입원기간이 짧다고 보고 하였다.[3] 반면 RRH는 LRH에 비해 출혈량은 적으나 수술 시간 및 수술 중 합병증은 유사하다고 하였다.

RRH의 수술방법은 다음과 같다.

- 위아랫배신경얼기(superior hypogastric plexus) 확인(그림 7-4-1)
- 골반내장신경(pelvic splanchnic nerve), 아래아랫배신경얼기(inferior hypogastric plexus) 및 하복신경(hypogastric nerve) 확인(그림 7-4-2)
- 자궁천골인대(uterosacral ligament) 박리 중 하복신경(hypogastric nerve) 및 아래아랫배신경얼기(inferior hypogastric plexus) 확인(그림 7-4-3)
- 후방방광자궁인대(posterior vesicouterine ligament)로 부터 아래아랫배신경얼기(inferior hypogastric plexus)의 방광 분지 확인(그림 7-4-4)

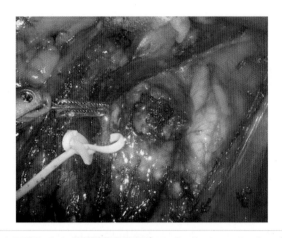

■ 그림 7-4-1. 위아랫배신경얼기(superior hypogastric plexus)

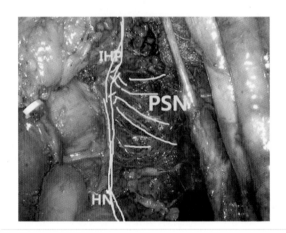

■ 그림 7-4-2. 골반내장신경(pelvic splanchnic nerve, PSN), 아래아랫배신경얼기(inferior hypogastric plexus, IHP) 및 하복신경(hypogastric nerve, HN).

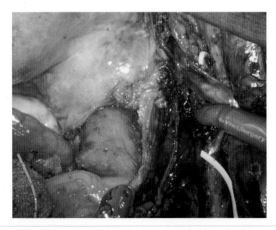

■ 그림 7-4-3. 자궁천골인대(uterosacral ligament) 및 아래아랫배신경얼기(inferior hypogastric plexus).

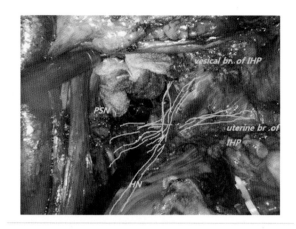

■ 그림 7-4-4. 아래아랫배신경얼기(inferior hypogastric plexus)의 방광 분지.

위에서 언급한 Radical hysterectomy 동영상을 소개한다.

동영상 7-4-1 https://www.youtube.com/watch?v=BWeNt7_bUlo&t=6s

동영상 제목 Robot extended nerve sparing radical hysterectomy with extended pelvic lymphadenectomy for the cervical cancer−For reducing local recurrence

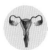

V. 로봇 광범위 자궁경부절제술(Robot assisted radical trachelectomy)

1. 배경

자궁경부암의 표준 치료는 광범위 자궁절제술 혹은 방사선치료이나 젊은 여성에서는 치료 후유증으로 임신력이 상실되거나 저하되기 때문에 생식력보존이 필요한 수술이 필요하게 되었다. 2008년 한국부인암등록사업 조사보고서에 따르면 20%의 자궁경부암환자가 40세 미만에서 발생하였다.[1] 또한 최근 만혼에 의한 영향으로 임신과 출산 연령이 늦게 되어 자궁경부암세포검사의 시작 연령이 늦어지고, 젊은 여성에서 선암 발생이 증가함에 따라서, 자궁절제가 필요하였던 과거의 수술법 대신에 자궁을 보존하는 광범위 자궁경부절제술이 필요하게 되었다. 1994년 프랑스의 Dargent가 처음 질식 광범위 자궁경부절제술을 발표한 이래에 개복 혹은 복강경뿐만 아니라 로봇을 이용한 광범위 자궁경부절제술이 점차 시도되고 있다.

2. 역사

2008년 스웨덴의 Persson 은 2명의 병기 IA2, IB1 자궁경부암 환자를 대상으로 로봇을 이용한 광범위 자궁경부절제술을 처음 보고하였다.[2] 동결절편으로 보초 림프절이 음성임을 확인한 후, 자궁동맥을 보존하면서 자궁방, 질방 조직을 분리하였다. 하향 자궁동맥을 결찰하고 단극성 소작기로 자궁경부와 질 일부를 제거하였다. 질과 남은 자궁경부를 봉합하고, 영구적인 자궁경부 봉합을 시행하였다. 평균 수술소요시간은 358, 387분이었고, 출혈량은 100, 150 mL이었다.

이어서 Geisler는 23세 자궁경부선육종 1기의 여성에서 로봇 광범위 자궁경부절제술을, Chuang은 30세 자궁경부선암 1기의 여성에서 로봇을 이용하여 골반 림프절제거술과 함께 광범위 자궁경부절제술을 보고하였다.[3,4]

3. 수술법

로봇 광범위 자궁경부절제술의 수술기법은 복강경을 이용한 광범위 자궁경부절제술과 큰 차이는 없다.[5] 우선 마취하에 쇄석위 자세에서 도뇨관을 삽입하고 자궁거상기를 삽입한다. 투관침을 삽입하여 기복을 만든 후에 카메라로 복강을 관찰하고 2~3개의 로봇 투관침과 보조용 투관침을 삽입하고 로봇 시스템을 장착한다. 후복강막을 열어서 방광주위와 직장주위 공간을 확보하고 로봇용 양극성 소작기와 단극성 가위를 주로 사용하면서 골반 림프절절제술을 우선 시행한다. 림프절은 육안으로 커진 부위를 확인하거나, 동결절편이나 감시림프절 방법으로 전이여부를 보고 음성인 경우 자궁경부절제술을 진행한다. 복막에서 뇨관을 분리하여 자궁 앞의 방광으로 주행경로를 확인하고 방광자궁인대를 박리하면서 뇨관이 지나가는 터널을 열고 뇨관을 측면으로 위치시킨다. 주인대(cardinal ligament) 주변을 박리하여 자궁동맥과 정맥을 확인하고 결찰한다. 자궁천골인대를 결찰하면서 하복신경을 확인하고 자궁후방의 직장을 자궁과 분리한다. 자궁경부와 충분한 거리를 두면서 질 절개를 시행하고 자궁목부위도 절개한다. 예방적 자궁경부봉합술을 시행하고 자궁체부와 질을 봉합한다(그림 7-5-1). 우리나라의 홍 등은 4명의 로봇 광범위 자궁경부절제술을 시행하면서 자궁동맥을 보존하고 신경보존술을 시행하면서 4명의 복강경 광범위 자궁경부절제술과 비교하여 차이가 없음을 보고하였다.[6]

동영상 7-5-1 https://www.youtube.com/watch?v=3OcSLl8gBE8&feature=youtu.be

동영상 제목 Robot assisted radical trachelectomy

4. 비교연구

Persson은 2012년 전향적조사로 모집된 13명의 로봇 광범위 자궁경부절제술 환자를 12명의 후향적 질식 광범위 자궁경부절제술 환자와 비교하였다.[7] 남겨진 자궁경부의

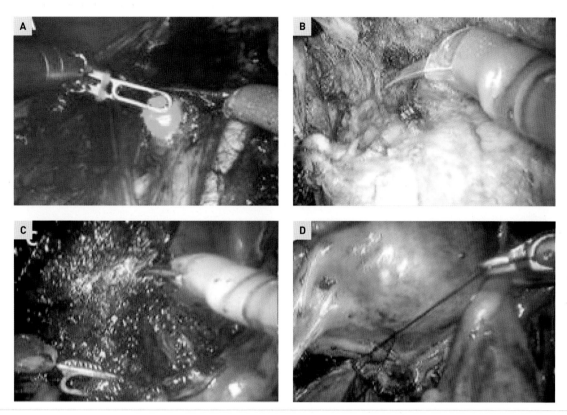

■ 그림 7-5-1. **로봇 광범위 자궁경부절제술 술기순서.** A) 골반감시림프절생검, B) 자궁방, 질방 분리, C) 자궁경부절제, D) 질과 자궁본체 봉합.

길이는 두 군에서 모두 11 mm였고, 자궁경부 봉합부위와 내경부와의 거리는 로봇 군에서 2 mm에서 더 짧았다. 봉합이 풀리거나 자궁경부 협착은 모두 질식 수술군에서 발생하였다.

Johansen은 2016년 두기관의 후향적 조사를 통하여 48명의 로봇 광범위 자궁경부절제술 환자의 수술 결과를 보고하였다.[8] 병기 IA 16명, IB1은 32명이 대상이었고, 편평세포암이 25명, 선암이 18명, 선편평세포암이 5명이었다. 수술소요시간은 321분(189-558), 출혈양은 75 mL (0-300)이었다. 자궁경부봉합술은 Prolene 0, Ethibond 2-0, Gore-Tex CV-2을 이용하였다. 수거된 림프수는 24개(10-59)이었고, 특이한 수술 후 합병증은 없었다. 27개월 추적을 하여 재발은 2명이 발생하였고, 자궁경부 협착이 한 건 발생하였다. 이 중 21명이 임신을 시도하여 17명(81%)이 임신에 성공하였다. 16명은 임신 삼분기에 출산을 하였다.

Vieira 등은 광범위 자궁경부절제술을 58명의 개복술군과 42명의 최소침습수술군으로 나누어서 비교하였다.[9] 42명 중 20명은 로봇을 이용하였다. 평균 수술시간은 270분과 272분으로 두 군 간에 차이가 없었지만, 림프절 갯수는 22개, 17개로 최소침습수술군이 적었고, 출혈양은 300 mL, 50 mL, 재원기간은 4일과 1일로 최소침습수술군이 유의하게 적고 짧았다. 수술 후 합병증은 두 군 간에 차이를 보이지 않았고, 재발은 개복술 군에서 한 명이 있었다.

5. 결론

로봇을 이용한 광범위 자궁경부절제술의 보고는 많지 않으나 수술기법은 실현성이 있고, 수술 후 경과도 호의적인 성과를 보였다. 로봇의 장점을 활용하여 보다 좋

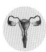

은 시야를 확보할 수 있고, 출혈이 적고, 재원기간이 짧아 정상적인 생활로의 복귀가 빨랐다. 그러나 종양학적, 생식력에 대한 결과보고는 아직 많지 않다. 로봇 광범위 자궁경부절제술이 긍정적인 인정을 받기 위해서는 다른 수술법과의 비교연구, 특히 복강경 수술과의 비교가 필요할 것이다. 또한 획기적인 로봇기구와 기술이 개발되어야 수술을 더욱 정확하고 쉽고, 그리고 안정적으로 시행할 수 있을 것이다.

Ⅵ. 로봇 림프절절제술(Robot assisted lymph node dissection)

부인암 수술에서 골반 및 대동맥주위 림프절절제술을 통한 림프절 전이 여부 판별은 향후 치료 방향 및 병기 결정에 매우 중요한 과정이다. 그러나 림프절은 골반 혈관 및 대동맥 등 중요한 구조에 근접해 있어 림프절절제술 수행에는 특별한 주의가 요망된다. 최근 최소침습수술 기법이 도입된 이후로 림프절절제술에도 복강경 또는 로봇 복강경 수술로 본 수술을 수행한 보고가 발표된 바 있고 충분히 수행 가능하고 안전하다는 것이 알려졌으나 특히 후복막 공간에 대한 해부학적 지식이 요구된다.

기존 복강경 수술의 경우, 화면 영상이 2차원이기 때문에 3차원적 공간 인지가 제한적이고 기구의 조작이 직관적이지 않아 결과적으로 복강 내 수술 기구 움직임에 어려움이 따른다.[1] 따라서 장기간의 숙련을 통한 고난도의 기술 습득이 없다면 림프절 절제 수술 같은 복잡하고 미세한 수술에는 한계가 있다.

반면 로봇 수술은 기존 복강경 수술이 갖는 기술적 어려움들을 극복하여 개복술 및 복강경 수술의 장점을 갖춘 수술 방법이다. 기존 복강경 수술에 비해 수술 시간을 단축할 수 있으며 출혈량이 적고 수술 중이나 수술 후 합병증 발생이 적어 평균 입원 기간도 짧다는 연구 보고가 있고, learning curve에서도 적은 시간이 소요된다는 보고가 있다.[2-5] 또한 로봇 수술은 술자의 손의 크기에 비하여 1/5 또는 1/3로 줄어든 크기의 복강경 기구가 움직이도록 자동화되어 있기 때문에 림프절절제술 같은 수술 시에 미세하고 정밀한 작업을 수행할 수 있다.[6] 3차원 입체 영상으로 시야가 넓고 로봇이 일곱 방향으로 움직일 수 있어 사람의 손보다 다양한 동작이 가능하며 미세 떨림이 없어 개복술에서처럼 직관적이고 용이하게 할 수 있다.[7-9] 그리고 술자가 앉아서 편안하게 수술할 수 있다는 점도 수술시간이 길어지더라도 정확하고 안정되게 미세한 수술을 할 수 있도록 도와준다. 심지어

개복술에서 기술적 어려움이 있는 수술일지라도 로봇 수술에서는 용이한 경우도 있어, 좁은 공간 안에서 정밀한 작업을 해야 하는 림프절 절제 수술에는 로봇 수술은 매우 유용한 수술법이다.[2]

로봇 수술 시 포트 위치 선정은 기존 복강경 수술 시와는 다소 차이가 있으며 효과적인 로봇 수술을 위해서는 이를 충분히 숙지할 필요가 있다. 자궁경부암의 광범위 자궁절제술 경우에는 카메라 포트가 배꼽으로 들어가고 배꼽의 라인에서 2~3 cm가량 아래에 양측 팔을 설치하는 경우가 일반적이나 기관에 따라 변형이 존재한다(그림 7-6-1). 네 개의 로봇 팔을 쓰고 하나의 보조의용 복강경 포트를 이용하는 술식이 널리 쓰이고 있으며 최근 한 보고에 의하면 3개의 포트를 사용해도 4개의 포트를 쓰는 것과 수술 결과에 큰 차이가 없으면서도, 비용을 줄일 수 있음이 발표되기도 하였다(그림 7-6-2).[10]

반면 하장간막정맥(inferior mesenteric artery) 레벨까지 대동맥 주변 림프절을 절제해야 하는 자궁내막암 병기결정술에는 수술의 범위가 넓어지는 만큼 주의가 요구된다. 도킹의 붐(boom)의 회전을 할 수 없는 S 및 Si 모델의 경우 배꼽보다 3~5 cm가량 위쪽에 포트 삽입 부위를 설정하여 상복부로의 접근을 용이하게 하여야 한다(그림 7-6-3).[12,13] 이에 반해, Xi 모델의 경우에는 수술 도중 상복부 접근이 필요한 시점에 도킹을 방향을 반대로 돌리는 것이 가능해짐으로써 배꼽을 카메라 포트 위치로 삼고, 나머지 수술 팔도 배꼽 레벨에 위치 시키는 방법으로 골반 림프절절제술 및 대동맥주위 림프절절제술 등 모든 수술이 가능해졌다(그림 7-6-4).

그림 7-6-4의 다빈치 Xi 모델을 이용한 자궁내막암 병기결정술 시행 시의 림프절절제술에 대해 부연하자면, 우선 골반 림프절절제술 시에는 카메라를 C 포트에 삽입하고 나머지 포트에 로봇 팔을 넣어 골반 림프절절제술을 시행할 수 있다. 이후 상복부의 대동맥 주변 림프절절제술을 시행해야 할 경우에는 도킹을 해제한 후 B 포트와 assist 포트의 위치를 맞교환 하고 붐(boom)을 회

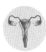

전하여 상복부를 향하게 하여 대동맥 주변 림프절에 접근 가능하게 한다. 술자에 따라서는 상복부의 대동맥 주변 림프절절제술을 먼저 시행한 후에 붐을 회전하여 골반 부위 림프절 및 자궁절제술을 시행하는 순서로 수술을 진행하기도 한다.

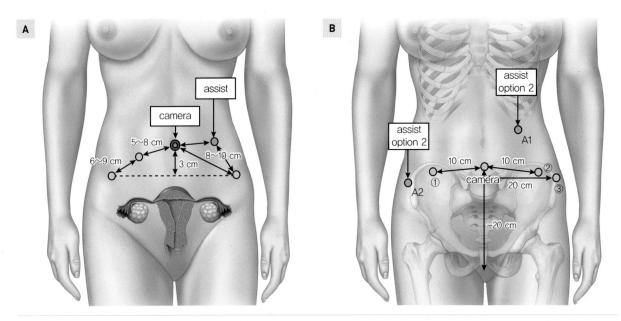

■ 그림 7-6-1. **자궁경부암의 광범위 자궁절제술 시 포트 삽입 위치.** S/Si/Xi 모델, 4 포트[11]

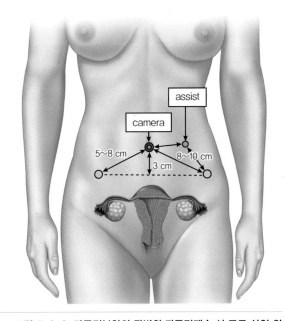

■ 그림 7-6-2. **자궁경부암의 광범위 자궁절제술 시 포트 삽입 위치.** S/Si/Xi 모델, 3 포트

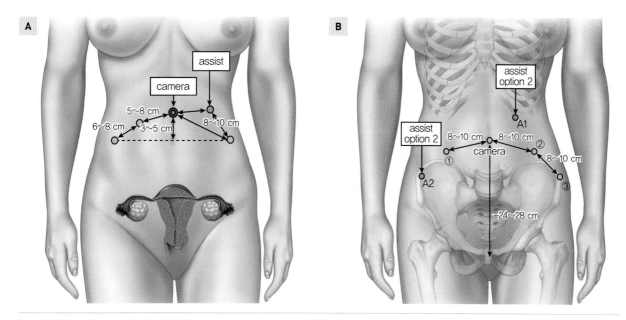

■ **그림 7-6-3. 자궁내막암 병기결정술 시 포트 삽입 위치.** S/Si 모델, 4 포트[14]

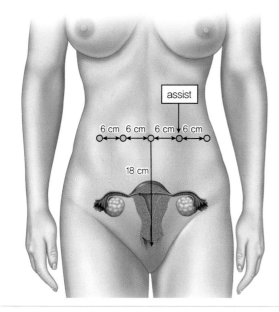

■ **그림 7-6-4. 자궁내막암의 병기결정술 시 포트 삽입 위치.**
Xi 모델, 4 포트

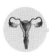

■ 참고문헌

[I. 수술 플랫폼과 장비]

1. Luketich JD, Fernando HC, Buenaventura PO, et al. Results of a randomized trial of HERMES - assisted versus non Hermes - assisted laparoscopic anti-reflux surgery. Surg Endosc. 2002;16:1264-6.

2. Mettler L, Ibrahim M, Jonat W. One year of experience working with the aid of a robotic assistant (the voice - controlled optic holder AESOP) in gynecologic endoscopic sugery. Hum Reprod. 1998;13: 2748-50.

3. Marecaux J, Leroy J, Gagner M. Transatlantic robotic-assisted tele-surgery. Nature. 2001;413:379 -80.

4. Marecaux J, Leroy J, Rubino F, et al. Transcontinental robot-asissted remot telesurgery: Feasibility and potential applications. Ann Surg. 2002;235:487-92.

5. Anvari M, McKinley C, Stein H. Establishment of the world's first telerobotic remote surgical suite. Ann Surg. 2005;241:460-4.

6. 홍재성. 자율성 가진 지능형 로봇 시대 열렸다. 자동화 기술. 2015;6-9.

7. Chen CC, Falcone T. Robotic gynecologic surgery: past,present, and future. Clin Obstet Gynecol. 2009 Sep;52(3):335-43.

8. Dakin GF, Gagner M. Comparison of laparoscopic skills performance between standard instruments and two surgical robotic systems. Surg Endosc. 2003;17:574-9.

9. Sarle R, Tewari A, Shrivastava A, et al. Surgical robotics and laparoscopic training drills. J Endourol. 2004;18:63-6.

10. Da Vinci Surgical system brochure, Intuitive Surgical

11. 홍재성. 자율성 가진 지능형 로봇 시대 열렸다. 자동화 기술. 2015;6-9.

[II. 로봇 자궁절제술]

1. Lenihan JP, Kovanda D, Seshadri-Kreaden U. What is the learning curve for robotic assisted gynecologic surgery? J Minim Invasive Gynecol. 2008;15:589-594

2. Smorgick N As-Sanie S et al. The benefits and challenges of robotic-assisted hysterectomy. Curr Opin Obstet Gynecol 2014;26:290-294.

3. ACOG Committee Opinion. Obstet Gynecol. 2017;129(6):1149-1150.

4. Truong M, Kim JH, Scheib S, et al. Advantages of robotics in benign gynecologic surgery. Curr Opin Obstet Gynecol, 28 (4) (2016), pp. 304-310

5. Aarts JW, Nieboer TE, Johnson N, et al. Surgical approach to hysterectomy for benign gynaecological disease. Cochrane Database Syst Rev. 2015;12(8): CD003677.

6. H. Liu, T.A. Lawrie, D. Lu, et al. Robot-assisted surgery in gynaecology. Cochrane Database Syst Reve (12) 2014, p. CD011422

7. Lonnerfors C, Reynisson P, Persson J. A Randomized trial comparing vaginal and laparoscopic hysterectomy vs robot-assisted hysterectomy. J Min Inv Gynecol. 2015;22(1):78-86.

8. Albright BB, Witte T, Tofte AN, et al. Robotic versus laparoscopic hysterectomy for benign disease: a systematic review and meta-analysis of randomized trials. J Minim Invasive Gynecol 2016;23(1): 18-27.

9. 김영태, 김상운, 김재욱, 외. 로봇 복강경 전자궁절제술: 한국최초 임상보고. 대한산부인과학회지 2006;49(12):2620-2625

10. Kim YT, Kim SW, Hyung WJ, et al. Robotic radical hysterectomy with pelvic lymphadenectomy for cervical carcinoma: a pilot study. Gynecol Oncol. 2008;108(2):312-6

11. Park DA, Yun JE, Kim SW, et al. Surgical and clinical safety and effectiveness of robot-assisted laparoscopic hysterectomy compared to conventional laparoscopy and laprotomy for cervical cancer: a systematic review and meta-analysis. Eur J Surg Oncol. 2017;43:994-1002

12. Sung NS, Kim SH. Current Status and Future Prospect of Robotic Surgery in Korea. J Minim Invasive Surg 2014;17(4): 55-61

13. Barnett JC, Hurd WW, Rogers RM Jr, et al. Laparoscopic positioning and nerve injuries. J Minim Invasive Gynecol 2007;14:664-672.

14. Yim GW Yim GW, Eoh KJ, et al. Perioperative outcomes of 3-arm versus 4-arm robotic radical hysterectomy in patients with cervical cancer. J Minim Invasive Gynecol. 2018 Jul - Aug;25(5):823-831

15. Kho RM, Hilger WS, Henta JG et al. Robotic hysterectomy: technique and initial outcomes. Am J Obstet Gynecol. 2007;197(1):113. e1-4

16. Advincula AP. Surgical techniques: robot-assisted laparoscopic hysterectomy with the da Vinci surgical system. Int J Med Robot 2006;2:305-311

17. Simpson KM, Advincula AP. The essential elements of a robotic-assisted laparoscopic hysterectomy. Obstet Gynecol Clin N Am 2016;43:479-493

18. Haber GP, Crouzet S, Kamoi K, et al. Robotic NOTES (natural orifice translumenal endoscopic surgery) in reconstructive urology: initial laboratory experience. Urology. 2008;71:996-1000.

19. Kaouk JH, Goel RK, Haber GP, et al. Robotic single-port transumbilical surgery in humans: initial report. BJU Int. 2009;103:366-369.

20. Escobar PF, Fader AN, Paraiso MF, et al. Robotic-assisted laparoendoscopic single-site surgery in gynecology: initial report and tech-

nique. J Minim Invasive Gynecol 2009;16:589-591.

21. Nam EJ, Kim SW, Lee M, et al. Robotic single-port transumbilical total hysterectomy: a pilot study. J Gynecol Oncol. 2011;22(2):120-6.

22. Iavazzo C, Minis EE, Gkegkes ID. Single-site port robotic-assisted hysterectomy: an update. J Robot Surg. 2018;12(2):201-213.

[III. 로봇 자궁근종절제술]

1. Luciano AA. Myomectomy. Clin Obstet Gynecol 2009;52:362-71.

2. Mukhopadhaya N, De Silva C, Manyonda IT. Conventional myomectomy. Best Pract Res Clin Obstet Gynaecol 2008;22:677-705.

3. Jin C, Hu Y, Chen XC, et al. Laparoscopic versus open myomectomy: a meta-analysis of randomized controlled trials. Eur J Obstet Gynecol Reprod Biol 2009;145:14-21.

4. Advincula AP, Xu X, Goudeau S, et al. Robot-assisted laparoscopic myomectomy versus abdominal myomectomy: a comparison of short-term surgical outcomes and immediate costs. J Minim Invasive Gynecol 2007;14:698-705.

5. Ascher-Walsh CJ, Capes TL. Robot-assisted laparoscopic myomectomy is an improvement over laparotomy in women with a limited number of myomas. J Minim Invasive Gynecol 2010;17:306-10.

6. Takeuchi H, Kinoshita K. Evaluation of adhesion formation after laparoscopic myomectomy by systematic second-look microlaparoscopy. J Am Assoc Gynecol Laparosc 2002;9:442-6.

7. Tulandi T, Murray C, Guralnick M. Adhesion formation and reproductive outcome after myomectomy and second-look laparoscopy. Obstet Gynecol 1993;82:213-5.

8. Lonnerfors C. Robot-assisted myomectomy. Best Pract Res Clin Obstet Gynaecol. 2018;46:113-9.

9. Quaas AM, Einarsson JI, Srouji S, et al. Robotic myomectomy: a review of indications and techniques. Rev Obstet Gynecol 2010;3:185-91.

10. Pundir J, Pundir V, Walavalkar R, et al. Robotic-assisted laparoscopic vs abdominal and laparoscopic myomectomy: systematic review and meta-analysis. J Minim Invasive Gynecol 2013;20(3):335-45.

11. Iavazzo C, Mamais I, Gkeqkes ID. Robot assisted vs laparoscopic and/or open myomectomy: a systematic review and meta-analysis of the clinical evidence. Arch Gynecol Obstet 2016;294(1):5-17.

12. Barakat EE, Bedaiwy MA, Zimberg S, et al. Robotic-assisted, laparoscopic, and abdominal myomectomy: a comparison of surgical outcomes. Obstet Gynecol 2011;117(2 Pt 1):256-65.

13. Lönnerfors C, Persson J. Pregnancy following robot-assisted laparoscopic myomectomy in women with deep intramural myomas. Acta Obstet Gynecol Scand 2011;90:972-7.

14. Pitter MC, Gargiulo AR, Bonaventura LM, et al. Pregnancy outcomes following robot-assisted myomectomy. Hum Reprod 2013;28:99-108.

15. Shai KL, Sekhon LH, Rosen L, et al. Reproductive outcomes following robotic myomectomy. Int J Reprod Contracept Obstet Gynecol. 2017;6(5):1737-45

16. Kang SY, Jeung IC, Chung YJ, et al. Robot-assisted laparoscopic myomectomy for deep intramural myomas. Int J Med Robot. 2017;13(2).

17. Nash K, Feinglass J, Zei C, et al. Robotic-assisted laparoscopic myomectomy versus abdominal myomectomy: a comparative analysis of surgical outcomes and costs. Arch Gynecol Obstet 2012;285:435-40.

18. Lopez S, Mulla ZD, Hernandez L, et al. A Comparison of Outcomes Between Robotic-Assisted, Single-Site Laparoscopy Versus Laparoendoscopic Single Site for Benign Hysterectomy. J Minim Invasive Gynecol 2016;23(1):84-8.

19. Choi EJ, Rho AM, Lee SR, et al. Robotic single-site myomectomy: clinical analysis of 61 consecutive cases. J Minim Invasive Gynecol 2017;24(4):632-9.

[IV. 로봇 광범위 자궁절제술]

1. Marchal F, Rauch P, Vandromme J, et al. Telerobotic-assisted laparoscopic hysterectomy for benign and oncologic pathologies: initial clinical experience with 30 patients. Surg Endosc. 2005;19:826-31.

2. Magrina JF, Pawlina W, Kho RM, et al. Robotic nerve-sparing radical hysterectomy: feasibility and technique. Gynecol Oncol. 2011;121:605-9.

3. Shazly SA, Murad MH, Dowdy SC, et al. Robotic radical hysterectomy in early stage cervical cancer: A systematic review and meta-analysis. Gynecol Oncol. 2015;138:457-71.

[V. 로봇 광범위 자궁경부절제술]

1. Lee HP. Annual report of gynecologic cancer registry program in Korea;1991-2004. Korean J Obstet Gynecol 2008;51:141-20.

2. Persson J, Kannisto P, Bossmar T. Robot-assisted abdominal laparoscopic radical trachelectomy. Gynecol Oncol 2008;111:564-7.

3. Geisler JP, Orr CJ, Manahan KJ. Robotically assisted total laparoscopic radical trachelectomy for fertility sparing in stage IB1 adenosarcoma of the cervix. J Laparoendosc Adv Surg Tech A 2008;18:727-9.

4. Chuang LT, Lerner DL, Liu CS, et al. Fertility-sparing robotic-assisted radical trachelectomy and bilateral pelvic lymphadenectomy in early-stage cervical cancer. J Minim Invasive Gynecol 2008;15:767-70.

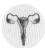
5. Nick AM, Frumovitz MM, Soliman PT, et al. Fertility sparing surgery for treatment of early-stage cervical cancer: open vs. robotic radical trachelectomy. Gynecol Oncol 2012;124:276-80.

6. Hong DG, Lee YS, Park NY, et al. Robotic uterine artery preservation and nerve-sparing radical trachelectomy with bilateral pelvic lymphadenectomy in early-stage cervical cancer. Int J Gynecol Cancer 2011;21:391-6.

7. Persson J, Imboden S, Reynisson P, et al. Reproducibility and accuracy of robot-assisted laparoscopic fertility sparing radical trachelectomy. Gynecol Oncol 2012;127:484-8.

8. Johansen G, Lonnerfors C, Falconer H, et al. Reproductive and oncologic outcome following robot-assisted laparoscopic radical trachelectomy for early stage cervical cancer. Gynecol Oncol 2016;141:160-5.

9. Vieira MA, Rendon GJ, Munsell M, et al. Radical trachelectomy in early-stage cervical cancer: a comparison of laparotomy and minimally invasive surgery. Gynecol Oncol 2015;138:585-9.

[VI. 로봇 림프절절제술]

1. Chuang LT, Lerner DL, Liu CS, et al. Fertility-sparing robotic-assisted radical trachelectomy and bilateral pelvic lymphadenectomy in early-stage cervical cancer. J Minim Invasive Gynecol 2008;15:767-70.

2. Mettler L, Schollmeyer T, Boggess J, et al. Robotic assistance in gynecological oncology. Curr Opin Oncol 2008;20:581-9.

3. Magrina JF, Zanagnolo VL. Robotic surgery for cervical cancer. Yonsei Med J 2008;49:879-85.

4. Burnett AF, Stone PJ, Duckworth LA, et al. Robotic radical trachelectomy for preservation of fertility in early cervical cancer: case series and description of technique. J Minim Invasive Gynecol 2009;16:569-72.

5. Ramirez PT, Schmeler KM, Malpica A, et al. Safety and feasibility of robotic radical trachelectomy in patients with early-stage cervical cancer. Gynecol Oncol 2010;116:512-5.

6. Nezhat CH, Rogers JD. Robot-assisted laparoscopic trachelectomy after supracervical hysterectomy. Fertil Steril 2008;90:850.e1-3.

7. Reynolds RK, Advincula AP. Robot-assisted laparoscopic hysterectomy: technique and initial experience. Am J Surg 2006;191:555-60.

8. Nezhat C, Saberi NS, Shahmohamady B, et al. Robotic-assisted laparoscopy in gynecological surgery. Jsls 2006;10:317-20.

9. Kho RM, Hilger WS, Hentz JG, et al. Robotic hysterectomy: technique and initial outcomes. Am J Obstet Gynecol 2007;197:113.e1-4.

10. Yim GW, Eoh KJ, Chung YS, et al. Perioperative Outcomes of 3-Arm Versus 4-Arm Robotic Radical Hysterectomy in Patients with Cervical Cancer. J Minim Invasive Gynecol 2018;25(5):823-831.

11. Surgical I. Setup Card, Hysterectomy for Cervical Cancer. Available at <https://www.davincisurgerycommunity.com/documents/10184/10442/871916_dVHC_Cervical_Setup_Card_404485. pdf/a3bfec37-0d01-4bda-acf1-ac0785b71cc8>.

12. Seamon LG, Cohn DE, Valmadre S, et al. Robotic hysterectomy and lymphadenectomy for endometrial cancer: technical aspects and details of success-the Ohio State University method. J Robot Surg 2008;2:71-6.

13. Shafer A, Boggess JF. Robotic-assisted endometrial cancer staging and radical hysterectomy with the da Vinci surgical system. Gynecol Oncol 2008;111:S18-23.

14. Surgical I. Setup Card, Hysterectomy for Endometrial Cancer. Available at https://www.davincisurgerycommunity.com/documents/10184/10442/871412_dVHC_Endometrial_Setup_Card_404421.pdf/9df2580a-b539-46ae-bc1d-db2308175ad9

[수술 동영상]

1. 동영상 7-1-1: da Vinci Surgical System Overview: https://www.youtube.com/watch?v=EiVY-htgRUY

2. 동영상 7-1-2: 다빈치 Xi 로봇 수술기 소개: https://youtu.be/tUtB-238n4v0

3. 동영상 7-2-1: 로봇 단일공 자궁절제술: https://www.youtube.com/watch?v=4_EsNemcT7o

4. 동영상 7-2-2: da Vinci SP™ 소개 © [2018] Intuitive Surgical, Inc.

5. 동영상 7-3-1: Robot assisted myomectomy - Submucosal myoma: https://youtu.be/StSpTqqMwyE

6. 동영상 7-3-2: Robot assisted myomectomy - Huge cervical myoma: https://youtu.be/mzCoj6HB0iA

7. 동영상 7-3-3: Robot assisted single-site myomectomy: https://youtu.be/IzpqGM1a9WU

8. 동영상 7-4-1: Robot extended nerve sparing radical hysterectomy with extended pelvic lymphadenectomy for the cervical cancer-For reducing local recurrence: https://www.youtube.com/watch?v=BWeNt7_bUIo&t=6s

9. 동영상 7-5-1: Robot assisted radical trachelectomy: https://www.youtube.com/watch?v=3OcSLI8gBE8&feature=youtu.be

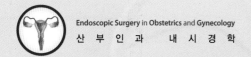

제 **08** 장

자궁경 수술
(Hysteroscopic Surgery)

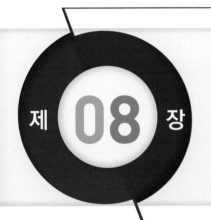

제08장 자궁경 수술
(Hysteroscopic Surgery)

이사라, 김슬기, 이상훈, 이용석, 지용일

I. 수술 플랫폼과 장비(Platforms and instrumentation)

자궁경(hysteroscopy)은 그리스어로 자궁을 뜻하는 'hysteros'와 내시경을 뜻하는 'scopy'가 조합된 단어로써 기존에는 자궁경부개대소파술(D&C) 외에 달리 진단 및 치료의 방법이 없어 일종의 미지의 세계였던 자궁내강을 직접 볼 수 있게 되었고 여러 기구들을 이용하여 치료할 수 있게 되어 자궁내병변의 진단 및 치료의 중요한 기구일 뿐 아니라, 질 및 자궁내외경부의 병변의 진단 및 치료에도 그 사용이 확대되고 있다.[1,2]

자궁경은 시행목적에 따라 자궁내병변의 진단목적 및 치료적 목적으로 구분될 수 있으며, 내시경의 굴곡여부에 따라서 경성(rigid type)과 굴곡형 혹은 연성(flexible type)으로 구분할 수 있다. 또한 마취의 필요성에 따라 외래용 혹은 수술용으로 구분할 수 있는데, 자궁경에서 통증유발 및 마취의 필요성을 결정하는 가장 중요한 부분은 자궁경의 직경이며 질식분만을 한 경산부인지 아닌

지에 따라 자궁경부의 크기 및 통증이 다를 수 있으나 대개 5 mm 이상이면 통증유발이 되므로 국소 혹은 전신 마취가 필요하다. 자궁경술은 적절히 준비된 환경이라면 자궁경부주위마취(paracervical block) 및 정맥 진정(intravenous sedation)으로도 안전하고 효과적으로 시행할 수 있다. 자궁경부주위마취(paracervical block)를 시행하는 경우 환자가 통증에 견디는 정도 및 수술자의 선호도에 따라 경구 혹은 정맥 진정제(conscious sedation)를 추가적으로 사용할 수 있다.[3] NSAIDs를 수술 전 투여할 경우 술기 중 및 술기 후 자궁의 수축을 감소시키는 데 중등도의 효과가 있다. 자궁내막절제술 등을 함께 시행할 경우에는 보통 수술방에서 전신마취 혹은 부분마취 후 시행된다.

일반적으로 진단 및 치료에 사용되어 온 자궁경은 직경 4 mm짜리이며 각도는 대개 25~30도가 가장 많이 사용되고 있다. 직경이 클수록 시야가 크고 충분한 광원이 뒷받침될 수 있으나 자궁개대 및 통증유발의 단점이 있다. 진단적 자궁경인 경우는 수술용과 달리 입수구와

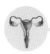

출수구가 없이 입수구 하나만 있게 되는데, 그렇다고 해도 외피의 직경이 약 5 mm이므로 자궁경부의 상태에 따라 시술이 다르게 되는데, 경산부인 경우는 질경을 넣고 바로 자궁경을 삽입할 수 있으나, 미산부 혹은 제왕절개한 경우, 특히 자궁경부가 협착이 있는 경우는 자궁당기개(tenaculum)로 자궁경부를 잡아 견인하고 sound나 자궁경부확장기(Hegar dilator)를 사용해야 한다. 최근 2.7 mm의 작은 소자궁경(minihysteroscope)의 사용도 점차 늘어나고 있다.[4,5]

1970~1980년대에는 자궁경의 직경이 컸으므로 전통적 방식, 즉 자궁경부 개대가 필수적이고 CO_2를 확장매체로 이용하여 국소 혹은 전신마취가 필요하고 시술 및 시술 후 회복을 위해 입원을 요하는 방식이 대부분이었다. 1990년대 초, 기술의 발전으로 작은 구경의 자궁경이 개발되어 통증 및 자궁경부 개대의 필요성이 감소하였으므로 수술실에서의 시행이 감소하고 외래자궁경(office hysteroscopy)의 사용이 증가하면서 자궁경 시술이 더욱 확대되었다. 또한 그 후로 외래자궁경에 대한 수많은 연구보고들에서 자궁내막개대소파술(D&C), 흡인술(suction) 등의 맹검(blind approach)과 비교한 이점이 부각되고 수술실자궁경과의 비교에서도 진단적 정확도에서 차이가 나지 않으므로 마취가 필요하지 않아 비용 및 환자 순응도의 면에서 이점이 있는 외래자궁경의 시행이 증가하고 있다.[6,7]

외래자궁경의 유용성이라면, 질초음파 혹은 생리식염수주입 골반초음파에서 자궁내강의 종물의 소견이 있을 때, 마취 및 입원이 필요한 치료적 자궁경을 시행할지 결정하기 전, 외래 자궁경으로 자궁 내 종물의 유무를 직접 확인할 수 있으므로 자궁 내 혈전이나 유착으로 인해 마치 자궁 내 종물이 있는 것처럼 보이는 경우, 즉 위양성 병변을 배제할 수 있다는 면에서도 유용하다. 또한 질내시경으로도 사용할 수 있어 소아 및 성경험이 없는 경우에도 질내 이물질 및 종물의 유무를 확인할 수 있으며 시술이 익숙해지면, 진단적 외래 자궁경 시술에 소요되는 시간이 약 1~2분 정도이므로 단시간 내에 즉각적으로 병변을 확인하는 방법이 된다. 최근 자궁경의 직경 감소뿐 아니라 다양한 시술용 기구들이 개발되고 있으므로 앞으로 더 많은 임상적 적용이 기대되는 바이다.

자궁경검사 및 자궁경 수술을 위한 다양한 플랫폼이 존재하고 그 중 하나인 3.8 mm 굴곡형자궁경을 이용한 외래자궁경검사 세팅의 동영상을 첨부한다.

동영상 8-1-1 https://youtu.be/i6SJ7Mz4vw4

동영상 제목 Platform for office hysteroscopy using flexible hysteroscopy

1. 수술 장비

외래 자궁경은 경성 및 연성 모두 가능하며, 최근 출시된 경성모델은 직경이 4 mm 이하까지 감소하였다.

1) 렌즈(Lens telescope)

경성자궁경의 rod lens telescope와 연성자궁경의 hystero-fiberoscope로 구분할 수 있고, 또한 자궁강 내를 볼 때 직접 시술자의 눈을 대고 보는 방식과 화면과 연결되어 화면을 보면서 시술하는 방식의 자궁경으로 구분할 수 있다.

2) 활동 채널(Working channel)

Rod lens telescopy 위에 씌워 장착하는 채널로, 생리식염수 등의 확장매체가 통과하는 외피(outer sheath)와 반경성(semirigid)의 시술용기구들의 통로가 되는 내피(inner sheath)로 이루어져 있다.

3) 자궁 확장 용액(Distending media)

자궁내강을 확장시키기 위한 다양한 매체들이 있으며 외래자궁경용으로는 생리식염수와 CO_2를 가장 많이 사용하는데 특히 생리식염수가 통증이 적고 비용이 저렴하며 쉽게 구할 수 있을 뿐 아니라 자궁출혈이 있는 경

표 8-1-1. 자궁경 수술에서의 자궁 확장 용액(distending media)

전도성 용액(conductive solution) (electrolytic crystalloids)
: Normal saline (290 mOsm/L)
비전도성 용액(non-ionic, non-electrolytic)
: mannitol (275 mOsm/L) : isotonic/hyponatremic, induces diuresis
: glycine 1.5% (200 mOsm/L) : hypotonic/hyponatremic ; pH 6.1
: sorbitol 3.3% (165 mOsm/L) : hypotonic/hyponatremic
: cystosol (mannitol 0.54% and sorbitol 2.7%) : isotonic/hyponatremic

표 8-1-2. 자궁 확장 용액 사용에 대한 미국 내시경학회 가이드라인

Intracervical injection of 8 mL of a dilute vasopressin solution (0.05 U/mL) immediately prior to the procedure reduces distending media absorption during resectoscopic surgery.
The uterine cavity distention pressure should be the lowest pressure, maintained below the mean arterial pressure (MAP).
The risk of hypotonic encephalopathy is greater in reproductive-aged women than in postmenopausal women.
It is advisable to obtain baseline levels of serum electrolytes (sodium, chloride, and potassium)
When maximum absorption occurs with electrolyte-free distending media, immediate measurement of plasma electrolytes and osmolality is recommended.
The surgical team should accurately monitor distending fluid medium input and output.

우에도 시야가 잘 확보되므로 사용이 용이하여 가장 많이 사용되는 확장매체이다.

자궁경 수술을 위해 단극성 기구(monopolar system)를 사용할 시에는 비전해질용액(non-electrolyte solution)을 사용하며, 양극성 기구(bipolar device)를 사용할 시에는 생리식염수를 사용할 수 있다. 각각의 용액의 특징은 다음과 같다(표 8-1-1).

저장성 용액을 사용하는 경우 용액의 흡수로 인한 합병증을 예방하기 위해 삼투압을 맞춰주어야 한다. 등장성 용액 역시 저나트륨혈증을 야기할 수 있지만, 저장성 용액이 흡수되는 경우에 비해 뇌부종을 일으킬 가능성이 적다. 자궁 내 압력이 평균 동맥압보다 높으면 용액의 흡수가 유의하게 많아진다. 비전도성 용액이 100 mL 흡수될 때마다 혈청 나트륨은 1 mEq씩 감소한다. 전자식 유체관리시스템(electronic fluid management system)은 유속, 유압, 유출량 등으로 정확한 용액 손실량을 측정하여 과도한 흡수로 인한 합병증을 방지할 수 있다. 수술적 치료 전 자궁내막 및 자궁경관 내에 vasopressin, epinephrine 등의 약제를 투입하고 환자의 평균 동맥압보다 낮게 확장 용액을 사용한다면 과도한 용액 흡수를 어느 정도 예방할 수 있다.

미국 내시경학회(AAGL)에서는 확장용액의 합병증을 줄이기 위한 권고사항을 제시하고 있는데[8] 이는 실질적으로 임상에서 특히 압력이나 수술 시간에 따라 반드시 숙지하여 할 사항이다(표 8-1-2).

4) 세척 및 흡입기구(Irrigation and suctioning device)

자궁내강을 적절히 확장시켜 자궁내강을 잘 관찰할 수 있게 하면서 동시에 확장매체가 복강 안으로 유입되는 것을 감소시키기 위해서는 확장매체를 70 mmHg 이하가 적정압이므로 이러한 장치를 사용하여 적정압을 유지한다.

5) 수술 기구(Operating instruments)

전기를 이용하는 기구들은 단극성(monopolar)과 양극성(bipolar)으로 구분되며 외래 자궁경용 수술 기구 중 양극성기구에는 dissection electrode, vaporization electrode, ball electrode 등이 있고 전기를 사용하지 않는 기구에는 curettage, scissors, biopsy and grasping forceps, spoon forceps, punch, tenaculum forceps이 있다.

6) 기구소독(Disinfection)

기구 및 확장매체가 통과하는 채널들을 모두 세심하게 소독하여야 한다. 소독액을 준비하고 누수테스트를 한 후, 외부를 소독액으로 세척하고 전용 세척솔로 채널 안을 세척한 후 소독액을 채널 안에 주입, 통과시킨다. 다시 생리식염수로 외부 및 채널 안을 통과시켜 소독액을

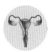

깨끗이 씻어낸다. 외래자궁경의 소독 및 준비과정의 동영상을 첨부한다.

동영상 8-1-2 https://youtu.be/tm7776x0C9l

동영상 제목 Disinfection process for flexible hysteroscopy

7) 모니터(Monitor)

외래자궁경의 경우는 환자도 자궁강 내 병변을 직접 관찰할 수 있도록 이중 모니터(dual monitor)를 설치하는 것이 환자를 참여시키고 환자에게 용이한 설명이 가능하므로 권장된다.

II. 자궁경 유착박리술(Hysteroscopic adhe-siolysis)

자궁강 내 유착박리(adhesiolysis)은 자궁내막의 손상과 상처 형성의 결과로 생기는 자궁강 내 공간 유착을 박리하는 수술이다. 자궁강 내 유착증은 통증, 월경장애, 생식능력저하 같은 임상 증상이 있는 경우, 아셔만증후군(Asherman's syndrome)으로 불리기도 한다.[1]

1. 유병율

자궁강 내 유착증은 많은 경우에서 특별한 증상이 없기 때문에 정확한 유병율을 파악하기 힘들다.[1] 자궁내장치(IUD)를 넣는 과정에서 우연히 발견된 유병율은 0.3%이며, 산후 자궁 소파술을 겪은 병력이 있는 경우 21.5%로 보고되었다.[2] 유산한 환자의 19%에서 발견되며, 반복유산과 소파 수술이 자궁강 내 유착증의 위험인자이다.[3] 최근 자궁경이 보편화되고 영상기법들이 개선되면서, 질병의 발견이 늘어남에 따라 유병율이 증가하였다.[4]

2. 원인

가장 흔한 원인은 출산 또는 유산 후의 과도한 자궁내막 소파술이다. 임신 관련 원인은 유산 후 소파 수술 67%, 분만 후 소파술이 22%를 차지한다.[2] 주요한 발병 기전으로, 저에스트로겐과 자궁내막 기저층의 손쉬운 손상이 있다.[5] 심한 형태의 자궁강내 유착증은 산후저성선증에 의해, 분만 후 소파술에서 나타난다.[5] 비임신 관련 원인은 진단 자궁내막 소파술, 자궁근종 절제술, 용종 절제술, 자궁내장치 삽입, 자궁성형술, 자궁내막제거술, 자궁동맥색전술, 골반 결핵(tuberculosis)이나 자궁내 주혈흡충증(schistosomiasis)이 있다.[2, 6-8] 자궁동맥 색전술은 자궁근종이나 산후출혈에 대한 치료법으로 사용되며, 자궁내막의 허혈성 손상을 유발하여 자궁강 내 유착증이 발생할 수 있다.

3. 병리

자궁강내 유착은 자궁내막, 근육층, 결합 조직 등 다양한 층에서 나타나고, 자궁내막의 기저층이 손상을 받은 후 섬유화 과정에 의해 발생한다.[9, 10] 섬유화로 자궁 근층의 활성이 제한되고 성스테로이드 호르몬의 관류가 감소되어 자궁내막이 위축된다.[11] 이물질성 육아종, 헤모시데린 침착, 탄소 또는 금속 색소 침착, 괴사성 육아종성 염증 반응이 동반되기도 한다.[12-14]

4. 임상 증상 및 진단

임상 증상은 무월경, 희소월경, 월경통, 불임증, 반복유산, 정상 월경이 유지되는 무증상 등 다양하게 나타난다.[2, 15, 16] 무월경은 자궁경관 유착 또는 자궁내막 섬유화에 기인한다. 난임은 난관 개구, 자궁강, 자궁경관 등의 유착에 의해 생식세포 이동이나 착상이 방해되어 발생한다.[1, 17] 반복유산은 자궁강 협착, 태반 발육이나 자궁내막 혈관 형성 결함에 의해 발생한다.[17] 자궁강 내 유착증이 있는 환자의 43%에서 2차성 난임이 초기 증상이라고 보고된다.[2]

진단은 주로 병력과 임상 증상에 의해 추정되고 자궁난관조영술(hysterosalpingography), 자궁경 등이 이용된다. 자궁난관조영술에서 다발성 충전 결합 소견을 확인할 수 있는데 자궁강 내 유착에 대한 전통적인 검사법이며, 선별검사로 유용하다(그림 8-2-1).[16] 제한점으로는, 자궁하부에 유착이 있을 경우 상부의 상태를 알 수 없는 점, 유착의 성상을 확인할 수 없다는 점, 공기방울이나 점액에 의한 위양성 소견이 많다는 점이 있다. 자궁난관조영술의 진단 능력을 자궁경과 비교했을 때, 특이도 80%, 민감도 75%로 보고 되었다.[18]

자궁경은 자궁강 안을 직접 관찰하고 유착의 범위와 정도, 성상까지 확인할 수 있으며, 경증의 유착까지 발견할 수 있어 가장 정확한 방법으로 알려져 있다(그림 8-2-2).[16]

다른 방법으로는 초음파, 초음파자궁조영술, 자기공명영상 등이 있다.[18-20] 초음파에서 자궁강 내 유착은 자

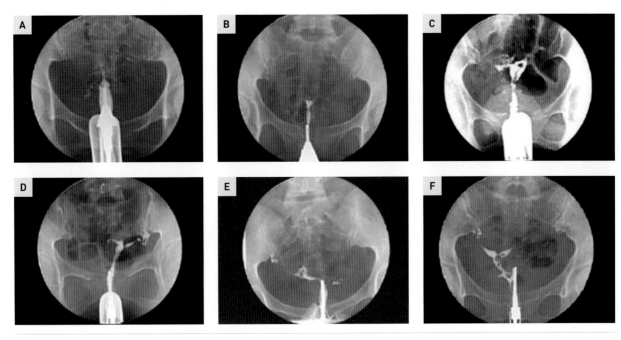

■ 그림 8-2-1. 자궁강내유착의 자궁난관조영술 소견. A, B) 완전 유착. C) 측벽유착. D) 측벽 및 저부 유착. E, F) 중앙부 유착

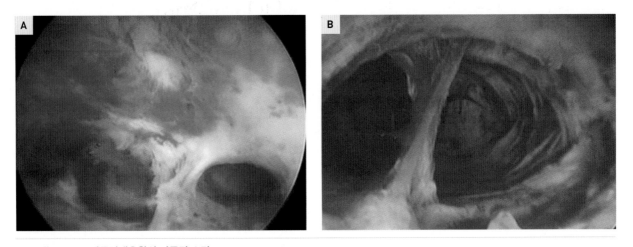

■ 그림 8-2-2. 자궁강내유착의 자궁경 소견

궁내막내의 고반향으로 나타나고, 심한 경우 불규칙한 자궁내막 두께를 보인다.[21] 질식초음파는 특이도 11%, 민감도 52%로 낮은 진단 능력을 가지나,[19] 자궁내강을 채우는 식염수나 젤 같은 확장 매체를 사용한 초음파자궁조영술의 경우 자궁난관조영술과 비슷한 정도의 진단 능력을 보인다.[18,19] 최근 도플러(doppler)를 추가한 3차원 초음파를 이용한 새로운 기술이 연구되고 있다.[22,23]

5. 분류

유착의 위치, 정도, 성상 등에 따라 평가한 분류 체계가 있다. 치료 방법의 선택과 치료 결과를 예측하는 데 이용된다. 현재 주로 이용되는 것은 미국생식의학회(American Fertility Society)와 유럽부인내시경학회(European Society of Gynecological Endoscopy)에서 만든 분류체계이다(표 8-2-1, 8-2-2).

표 8-2-1. 자궁강 내 유착증 미국생식의학회 분류[24]

1기(경증) 1-4점, 2기(중등증) 5-8점, 3기(중증) 9-12점으로 분류됨			
자궁강 유착 정도	〈 1/3	1/3 - 2/3	〉 2/3
점수	1	2	4
유착 형태	필름형	필름형과 치밀형	치밀형
점수	1	2	4
월경유형	정상	과소월경	무월경
점수	0	2	4

표 8-2-2. 자궁강 내 유착증 유럽부인내시경학회 분류[25]

등급	자궁강내유착 성상
I	박막 또는 필름형 유착으로 자궁경 기구만으로 쉽게 박리됨. 정상 자궁각 영역.
II	자궁강 양면을 연결하는 단일 필름형 유착. 양측 난관개구부 관찰 가능. 자궁경 기구만으로 박리되지 않음.
IIa	자궁경부 내구에만 폐쇄성 유착. 정상 상부 자궁내막강.
III	자궁강 양면을 연결하는 다발성 치밀 유착. 일측 난관 개구부 폐쇄.
IV	자궁강내 부분 폐쇄를 동반한 광범위 치밀 유착. 양측 난관 개구부 부분 폐쇄.
Va	1 또는 2등급 유착으로 광범위한 자궁내막 상처 조직 및 섬유화가 형성되어 있으면서 무월경 또는 명백한 월경과소증을 동반.
Vb	3 또는 4등급 유착으로 광범위한 자궁내막 상처 조직 및 섬유화가 형성되어 있으면서 무월경을 동반.

6. 치료

자궁내구의 협착이나 폐쇄는 자궁강 내 내압을 상승시켜 자궁 내막을 불응 상태에 이르게 한다. 치료의 목표는 자궁강 형태와 크기의 복원, 재유착 방지, 손상된 자궁내막의 재생, 정상 임신 능력의 회복이다.[26] 진단적 자궁경 과정에서의 단순 자궁 확장만으로 치료되는 경우도 있지만,[27] 표준 치료는 자궁경하 자궁경 가위나 절제경, 광섬유 레이저를 통한 유착박리술이다.[5] 다른 치료 방법으로 단순 맹안적 자궁강 확장과 소파수술, 자궁절제가 있는데 현재는 거의 이용되지 않는다.[1, 28]

임신을 원하지 않는 무증상 환자는 기대요법 치료를 고려할 수 있다. 자궁강내 유착증이 1년에서 7년 사이에 무월경 환자의 78% 정도에서 월경이 복원되고 45.5%에서 자연 임신이 이루어진다는 보고가 있다.[2] 자궁절제는 자궁강 내 유착이 매우 심하여 수술이 여러 번 실패한 경우 마지막으로 시도해 볼 수 있다.[29]

자궁경은 현재 자궁강 내 유착증의 표준 치료이다(그림 8-2-3).[30] 시각적 관찰하에 정교한 유착 박리가 가능하여 맹안 상태로 시행되는 단순 자궁강 확장과 소파수술에 비해 우수한 치료 성적을 보인다. 자궁경 수술 시 유착 정도와 특성, 각 기구의 장점과 단점을 고려하여 기구를 선택한다.

자궁강 내 유착은 대부분 무혈관성 병변이고 유착 부

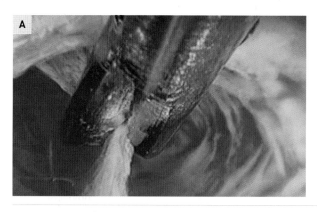
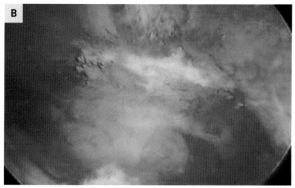

■ 그림 8-2-3. A) 유착 띠를 자르는 자궁경 가위. B) 유착박리술 후 자궁경 소견

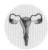

위의 절제보다는 박리가 목적이므로 자궁경 가위가 많이 사용된다. 자궁경 가위는 경계역을 만들어 가며 수술할 수 있고, 지혈 기능이 없어 수술 중 출혈 발생 시 근육층에 도달한 것을 인식하여 수술 진행을 중지함으로써 자궁 천공을 피할 수 있다는 점과 수술 후 주위 정상 자궁 내막 조직의 손상을 최소화할 수 있다는 장점이 있다.[1, 5] 그러나 단점으로 자궁 측면 조작과 정교한 절단이 어렵다는 점이 있다.

절제경(resectoscope)은 단극 전기 에너지를 사용하여 반드시 무전해질 용액이 사용되어야 한다. Loop를 장착하여 유착박리, 절제, 지혈을 동시에 시행할 수 있다. 주위 정상 자궁내막 손상과 미세혈관 지혈 효과에 의한 경계역 확보의 어려움 같은 단점이 있다.

광섬유 레이저(fiberoptic laser)는 Nd:YAG, Argon, KTP/532 등이 이용되는데 다루기 쉽고 자궁 측벽과 저부 유착 박리가 용이하다.[31, 32] 수술 시간이 오래 걸리고, 절제경에서와 같이 지혈 효과에 의한 경계역 상실 위험성이 있다는 점이 단점이다.

유착 박리는 보통 아래쪽에서 시작하여 자궁 저부쪽으로, 중앙의 유착에서 심부 유착 쪽으로 진행하며, 정상 자궁강 구조가 확보되면 수술을 종료한다.[1, 26]

자궁경관 확대나 자궁경 삽입 시 또는 수술 도중 자궁 천공이 생기면 수술 자체가 불가능해지므로 주의를 기울여야 한다. 복강경 감시하 자궁경 수술은 유착이 심한 경우에 자궁 천공 및 천공 시 골반 내 장기 외상 예방에 도움이 된다.[33] 모든 유착 박리 수술의 2%에서 자궁 천공이 발생한다.[1]

유착박리술을 시행받은 환자에서 수술 후 재유착이 3.1~23.5%로 흔하게 발생하고, 중증 유착이 있었던 경우에는 20~62.5%까지 나타나므로, 유착 재발 방지가 중요하다.[34, 35] 수술 시 전기수술(electrosurgery)의 사용을 줄이고 병변 옆의 정상 자궁내막과 근육이 손상되는 것을 막아야 수술 후 재유착의 위험을 낮출 수 있다.[30]

7. 수술 후 관리

수술 후 유착박리가 시행된 자궁 내막 면이 접촉하는 것을 막기 위해 자궁내장치나 소아용 도뇨관을 삽입한다. 자궁내장치는 loop형이 가장 적당하고 T형은 크기가 너무 작아 좁은 표면을 갖고 있다는 제한이 있다.[1, 36] 소아용 도뇨관은 3 cc 정도의 물을 넣어 자궁내막강을 팽창시키고 7~10일 정도 거치 후 제거한다.[37] 수술 후 치료 효과를 비교하였을 때 자궁내장치에 비해 도뇨관이 더 우수하고 많이 사용한다.[38] 그러나 도뇨관에 의해 상행감염이 초래될 수 있고, 과도한 확장에 의한 통증을 유발하거나, 과도한 압력으로 자궁내막 재생에 나쁜 영향을 줄 수 있다.

이 밖에도 auto-cross linked hyaluronic acid gel, modified hyaluronic acid, 양막(amniotic membrane)을 유착방지제로 쓴 연구들이 보고되어 있으나, 임상에서 쓰이기 위해서는 더 많은 연구가 필요하다.[39-42]

손상된 자궁내막의 빠른 상피화와 재생을 기대하며 호르몬을 투여하기도 하나, 그 효과는 아직 확실하지 않다. 에스트로겐의 용량과 기간, 투여 방법 등에 대해서 정해진 표준은 없다.[5] 고용량 에스트로겐을 2개월 정도 투여한다. Estradiol valerate 2 mg을 21일간 매일 투여하고 Norgestrel 0.5 mg을 10일간 투여를 하였던 연구에서, 의미 있는 자궁내막 두께 증가를 관찰할 수 있었다.[43] 소퇴성 출혈을 유발시킴으로써 자궁내막의 반응을 평가할 수 있다.

자궁내막의 재생을 촉진시키기 위해 자궁내막의 혈류를 증가시키는 aspirin, sildenafil, nitroglycerine 같은 제제들이 쓰이는 연구들도 발표되었다.[44-46] 최근에는 자궁내막 재생을 돕기 위해 골수유래줄기세포를 자궁의 혈관 내 주사하였던 16명의 환자에서 시행 후 모두 생리가 돌아온 연구가 발표되기도 하였다.[47]

8. 치료 결과 및 예후

수술 효과는 고용량 에스트로겐 투여 2개월 후 자궁조

영술 또는 자궁경 검사를 통해 판정한다. 수술 성공 여부는 자궁강의 해부학적 복원, 월경 복원, 임신율, 출산율 등으로 평가된다.[5] 첫번째 수술 후 자궁강의 해부학적 복원율은 57.8~97.5%, 월경 복원율은 52.4~88.2%로 보고된다.[15,34,48,49] 반복 임신 실패 환자에서 수술 전 생존아 출산율이 18.3%인데 수술 후 64%로 증가한다.[50]

자궁강 내 유착증을 치료한 병력이 있는 여성에서는 주의 깊은 산전 진찰이 필요하다. 임신 시 자연유산, 자궁외임신, 조기 진통, 유착태반, 태아발육부전, 전치태반, 자궁파열, 산후 출혈 등의 산과적 합병증의 위험이 높기 때문이다.[51-55]

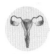
III. 자궁경 자궁근종절제술(Hysteroscopic myomectomy)

자궁경을 이용한 자궁근종의 제거술은 1976년 Neuwirth 와 Amin에 의해 처음 시행되었으며, 입원기간과 이환기 간을 단축시키고, 출혈량과 술 후 유착 형성을 줄이고, 조기에 일상생활로 복귀를 기대할 수 있는 장점을 보고 하였다. 자궁근종은 여성 생식기에 흔히 발생하는 양성 종양으로, 발생하는 위치에 따라 임상증상이 다양하며, 그 중 점막하 자궁근종은 월경과다, 자궁출혈, 반복 자 연유산, 또는 불임을 야기하는 것으로 알려져 있다. 월 경과다증이나 이상자궁출혈을 호소하는 폐경 전 여성에 서 자궁 내 병변의 유무를 관찰하는 것은 매우 중요하 며, 그 중 25%에서 점막하 자궁근종이 있는 것으로 보 고되며 이들 대부분은 자궁근층으로 침범하고 있는 것 으로 보고되고 있다.[1]

1. 점막하 자궁근종의 분류

자궁경수술의 성공률을 높이기 위해서는 점막하 자궁 근종의 크기, 위치, 유형을 분류하는 것이 중요하다. 1993년 Wamsteker가 제안한 점막하 자궁근종의 분류를 유럽 부인과 내시경학회가 채택함에 따라 가장 많이 쓰 여지고 있는 분류에 따르면, 점막하 자궁근종을 자궁근 층으로 침범된 정도에 따라 3가지 유형으로 구분하였다 (그림 8-3-1, 표 8-3-1). 즉 0형은 자궁근층으로 침범이 없 는 점막하 자궁근종, I형은 점막하 자궁근종의 50% 미

만이 자궁근층으로 침범한 경우, II형은 50% 이상이 자 궁근층에 묻혀있는 점막하 자궁근종으로 구분한다. 최 근 Lasmar 등이 점막하 자궁근종이 자궁근층으로 침범 한 정도뿐만 아니라, 근종의 크기, 근종의 기저부가 자 궁내벽을 차지하고 있는 넓이와 위치를 따져 각각 점수 화해서 3그룹으로 분류하였다(표 8-3-2). 이들은 이러한

표 8-3-1. 점막하 자궁근종의 분류

Type	Degree of intramural extension
0	No intramural extension
I	intramural extension < 50%
II	intramural extension ≥ 50%

(European Society of Hysteroscopy, 1993)

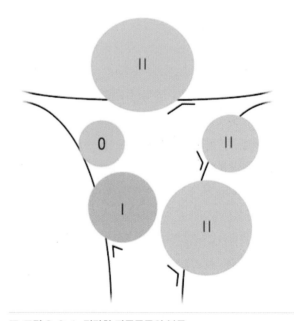

■ 그림 8-3-1. 점막하 자궁근종의 분류

표 8-3-2. Lasmar' s classification

Points	Penetration	Size (cm)	Base	Third	Lateral wall(+1)
0	0	≤ 2	≤ 1/3	Lower	
1	≤ 50%	> 2-5	> 1/3 to 2/3	Middle	
2	> 50%	> 5	> 2/3	Upper	

Score 0-4(Group I): low complexity hysteroscopic myomectomy

Score 5-6(Group II): complex hysteroscopic myomectomy, consider preparing GnRH analogue and/or two stage surgery

Score 7-9(Group III): recommend an alternative non-hysteroscopic technique

분류가 수술시간 및 용이도와 높은 상관관계를 보인다고 하였다.[2]

2. 수술 전 평가

1) 생리식염수 주입하 초음파(Saline infusion sonography, SIS)

부인과 외래에서 자궁내막을 평가하는 여러 방법 중 경질초음파는 쉽고 간편하게 시행할 수 있는 검사로 널리 사용되어 왔으나, 자궁강 내의 병변이 있는 경우에는 정확한 감별 진단이 어려웠다. 1981년 Nannini 등이 복식 초음파하에 자궁강 내에 식염수를 주입하는 방법을 도입한 이래 1992년 Bonilla-Musoles 등이 경질 초음파를 이용하여 자궁강 내에 생리 식염수를 주입하여 자궁 내 병변을 감별할 수 있는 방법을 소개한 후 saline infusion sonography는 자궁강 내에 병변이 있는 경우 그 위치, 형태에 관하여 정보를 얻을 수 있는 유용한 진단방법으로 널리 이용되고 있다.[3] 자궁경 검사는 자궁강 내의 병변을 확진할 수 있는 유용한 진단방법이나, 자궁경은 자궁강 내로 돌출되어 있는 병변의 크기만을 볼 수밖에 없고 그 크기의 측정 또한 정확하지 않으며 시술자 간에도 차이가 있는 단점이 있다. 그러나 외래에서 경질초음파검사를 시행할 때 자궁강 내에 병변이 의심되는 경우 부가적인 saline infusion을 하여 간편하고 효과적으로 자궁강 내의 병변에 관한 정보를 얻을 수 있다. 즉 수술 전 saline infusion sonography를 하여 점막하 자궁근종의 정확한 위치, 크기, 자궁근층으로의 침범 정도를 정확히 측정하고 분류하여 수술계획과 수술 이후의 예후를 예측하여 환자와의 상담의 기초자료로 사용할 수 있다. 2005년 이루어진 한 연구에서는 3D-SIS와 hysteroscopic finding을 비교한 연구에서 type 0, type I인 점막하 근종의 경우엔 90% 이상의 진단 일치율을 보임을 확인하였다.[4]

자궁강 내로 삽입하는 카테터가 상업용으로 판매되고 있으나, 굳이 이를 사지 않고도 8Fr 소아용 foley catheter를 자궁경부를 통해 자궁강 내에 넣어 1.5~2 cc 정도의 식염수를 넣어 팽대시켜 자궁경부를 막은 다음, 자궁강

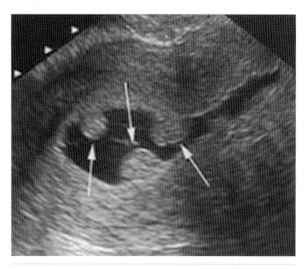

그림 8-3-2. 생리식염수 주입 하 점막 자궁근종의 초음파 소견

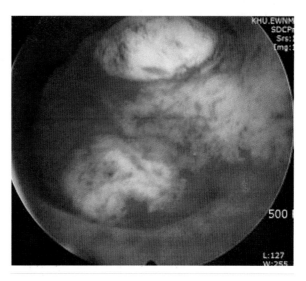

그림 8-3-3. 자궁경 소견

내로 식염수를 5~10 cc 가량 천천히 화면을 보면서 주입하여 자궁강을 팽창시켜 경질 초음파로 자궁강 내 병변의 위치, 형태 및 크기를 측정할 수 있다(그림 8-3-2, 8-3-3). 대부분의 경우 항생제는 필요치 않으며, 시술 2시간 전에 진통제를 투여하나, 동통의 정도를 그리 많이 감소시키지 않는 것으로 보고되고 있다. Widrich 등에 의하면 자궁의 크기가 임신 12~14주 이상이거나 5 cm 이상인 점막하 자궁근종, intramural myoma가 큰 경우에는

검사의 정확도가 떨어지며, 이 외에도 자궁경부협착증, 심한 자궁후굴인 경우에도 검사가 어렵다고 하였다.[5]

2) 자기공명영상(MRI)

자기공명영상은 점막하 자궁근종의 자궁근육층 내로의 침범 정도를 가장 정확하게 평가할 수 있는 유용한 방법이나 고가의 비용으로 자유롭게 사용할 수 없다는 단점이 있다. 특히 다발성 자궁근종인 경우 자기공명영상촬영을 하여 그 위치, 형태를 정학하게 파악할 수 있다.

3) 자궁난관조영술(HSG)

자궁난관조영술은 불임환자에서 자궁과 난관의 상태를 평가하기 위한 방법으로 흔히 사용되고 있다. 자궁강 내에 병변이 있는 경우 자궁난관 조영술을 시행함으로써 그 윤곽과 위치를 대략적으로 파악할 수 있으므로 초음파와 병용하여 사용할 경우 자궁근종의 진단적 정확도를 높일 수 있다.

3. 수술 전 처치

자궁경 수술 전 근종의 크기를 감소시켜 수술을 용이하게 하기 위하여 약물치료를 하기도 하는데, 이에는 Gn-RHa (gonadotropin-releasing hormone agonist), 다나졸(danazol) 등을 사용한다. GnRHa는 수술 전 3~4주 전에 투여하거나 또는 첫 투여 4주 후에 2번째 GnRHa를 투여한 다음 2주 후에 수술을 할 수 있으며, danazol은 400~800 mg을 6주간 사용한 후 수술을 시행한다. 자궁경 수술 전 GnRHa를 사용함으로써 빈혈을 교정하고 자궁내막의 두께와 자궁근종의 크기를 감소시켜, 수술 중 출혈을 감소시키고 자궁확장제의 사용량을 줄여 수술시간을 단축시킴으로써 수술을 용이하게 할 수 있는 장점을 얻을 수 있다고 하나, GnRHa 제재의 적절한 투여방법이나 적응증에 관하여는 일치된 의견이 제시되지 못하고 있다. 경험적으로 점막하 자궁근종의 크기가 3 cm 이상, 자궁근층 내로 침범이 있는 경우에 사용

할 것을 권하고 있다.[6,7] 일부에서는 자궁근종이 작은 경우 GnRHa에 의해 줄어들어 자궁경 수술을 하려고 할 때 찾을 수 없는 경우가 생길 수 있으며 이러한 경우 자궁경 수술의 재발 또는 실패의 요인이 되기도 하며, 저에스트로겐혈증으로 인한 자궁경부 및 자궁근육층의 위축으로 인해 자궁경부 개대의 실패 또는 자궁천공의 위험요인이 된다고 하였다.[8-10] 한 이중 맹검 무작위 임상시험에서 점막하 근종이 있는 환자의 수술 전 GnRHa를 사용한 경우와 그렇지 않은 경우를 비교하였을 때 근종의 완전 절제 비율은 두 군 간의 차이가 없음을 확인한 바 있다.[11]

또한 최근 systematic review 및 meta-analysis에서 GnRHa의 사용이 수술시간을 다소 줄여주고 수술 시 fluid의 흡수량 감소에 도움이 될 수 있으나 역시 완전 절제 비율에서는 차이가 없음을 확인하였다.[12] 현재 미국에서는 GnRHa만이 수술 전 처치에 사용하는 것을 허가받은 상태이나, aromatase inhibitor의 사용으로도 최소한 동등한 효과를 기대함과 동시에 GnRHa 사용 시 2주차에 주로 나타나는 출혈 증상도 줄어드는 것을 기대할 수 있다.[13]

4. 수술

1) 자궁경부개대 전처치

절제경을 자궁 내에 삽입하기 위해서는 자궁경부를 Hegar 10번까지 자유로이 드나들 수 있게끔 확장하여야 하는데, 자궁경부를 개대시키기 위하여 수술 전 라미나리아를 자궁경부에 삽입하거나 또는 프로스타글란딘 제재를 자궁경부 또는 질 후벽에 주입할 수 있으며, 수술 중 자궁경부에 바소프레신 희석액을 주사하는 방법이 있다(그림 8-3-4). 분만의 경험이 없는 경우에는 수술 4~6시간 전에, 경산부인 경우에는 수술 2시간 전에 2~3 mm의 라미나리아 1개를 삽입한다. Misoprostol (prostaglandin E2)은 수술 4시간 전에 2~4알을 경구 복용 또는 질 후벽에 삽입하게 하는데, 설사, 고열과 같은 부작

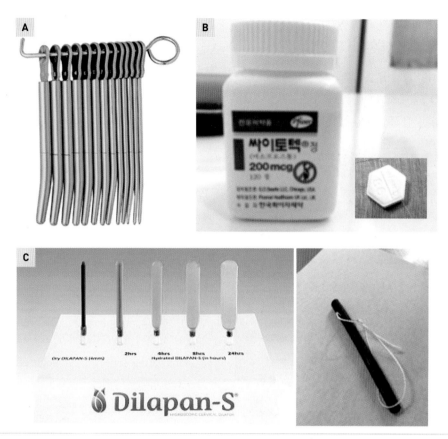

■ 그림 8-3-4. **자궁경부 개대 전처치.** A) Hegar dilator, B) Misoprostol, C) Hydroscopic cervical dilator

용이 있을 수 있다. 라미나리아 또는 미소프로스톨 투여를 무작위 비교 연구한 결과를 보면 미소프로스톨 삽입이 더 쉬운 반면에 자궁경부의 천공의 위험이 있다고 하였다.[14] 0.05 U/ml 바소프레신 액을 자궁경부 4시, 8시 방향에 각각 10 ml씩 주사하는 방법은 자궁경부개대에 필요한 힘이 50%가량 감소하는 것으로 대조군 연구에서 알려졌다[15]

2) 기구와 장비

절제경은 굵기가 24-27 Fr(8~9 mm)이며, 렌즈 시야는 0°, 5°, 12°, 30°를 선택하여 사용할 수 있다. 각도가 클수록 자궁측면의 자궁각부위를 더 쉽게 관찰할 수 있는 장점이 있다. 절제경을 이용하여 자궁근종 수술에서 시야 확보를 위해 "continuous flow irrigation system"을 유지하는 것이 중요하다(그림 8-3-5). 즉 절제경의 말단부위가 많은 유출구로 둘러싸여 있어 자궁확장제가 절제경의 유입구를 통하여 자궁으로 들어가 자궁강을 확장시켜 시야가 확보되며, 수술 중 발생하는 출혈, 기포들은 유출구를 통해 제거되므로 지속적으로 자궁확장제가 자궁강을 순환하면서 시야를 늘 깨끗하게 유지할 수 있다.

자궁확장제는 저점도 용액인 glycine 1.5%, sorbitol 3%, 또는 고점도 용액인 32% dextran, 등장액 용액인 식염수를 사용할 수 있다. 절제경에 부착되어 근종을 절제하는 working electrode의 에너지원으로 단극성 전기에너지를 사용하는 경우에는 저점도 용액을 사용하였으나, 양극성 전기에너지를 사용함에 따라 등장성 용액인 생리식염수를 사용하게 되었다. 절제경을 통해 자궁근종을 절제, 기화, 지혈, 응고시킬 수 있는 가구를 부착

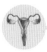

하여 수술을 하게 되는데, 이러한 기구로 cutting loop, vapotrode, roller ball, roller bar, vaportrode가 있다. cutting loop는 그 loop의 각도가 90°, 45° 두 종류가 있는데, 자궁근종 수술 시에는 90°를 주로 사용한다(그림 8-3-6). cutting loop를 단극성 또는 양극성 전기에너지를

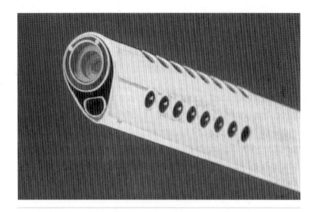

■ 그림 8-3-5. 지속적 관류 절제경

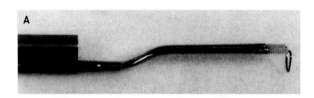

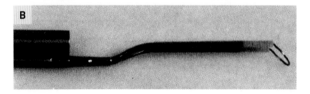

■ 그림 8-3-6. 절제경에 사용되는 절제 루프. A) 90°, B) 45°

통과시키면서 근종에 대고 수술자 방향으로 당기면 3~5 mm 두께로 절제된다. 양극성 에너지를 사용하는 loop의 크기가 단극성 에너지를 사용하는 loop보다 작은 반면에 조직이 loop에 달라붙는 charring effect가 적다. vapotrode는 전기에너지를 통과시켜 기화되면서 조직이 파괴되는 효과를 얻는 것인데, 조직의 조각이 거의 생기지 않고 출혈이 적어 시야를 확보하는 데 좋은 반면에 열에너지로 인해 기포가 많이 생긴다. 절제한 근종 조직을 자동으로 흡입하여 제거할 수 있는 장비도 개발되어 절제경을 빼내지 않고도 근종조직을 얻을 수 있다. 자궁 내 압력을 감지하여 입력한 기준치를 넘지 않게 조절하는 장비를 사용하여 자궁 내 압력을 일정하게 유지할 수 있다.

수술 원리에 따라서도 크게 3가지로 분류될 수 있는데 morcellating type과 monopolar resector, 그리고 bipolar resector로 나뉜다(그림 8-3-7). Morcellator blade는 blade의 회전력을 이용하여 병변을 제거하며, monopolar 와 bipolar resector는 모양과 시술 방법은 비슷하며 morcellator에 비해 조직 탄화의 가능성이 있고 수술 시간이 상대적으로 길 수 있다. 특히 monopolar resector를 이용하는 경우 saline이 아닌 sorbitol 등의 전해질을 사용해야 한다.

3) 수술방법

Pedunculated type은 pedicle을 twisting 시키거나 hys-

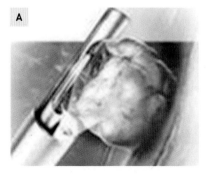

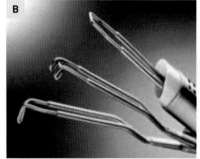

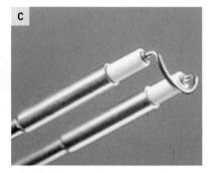

■ 그림 8-3-7. 수술 원리에 따른 기구 분류. A) morcellator blade, B) monopolar resector, C) bipolar resector

teroscopic scissor를 이용하여 절제를 한 후 자궁강 밖으로 빼낸다(그림 8-3-8). 먼저 자궁확장제가 지속적으로 자궁강 내로 주입되어 다시 밖으로 흘러나오도록 순환되는 체계를 갖추어 시야를 확보한 다음, 절제경에 acting electrode를 장착하여 in-and-out trigger mechanism으로 3~5 mm 두께의 조각으로 반복적으로 절제해낸다. 기저부에 가까워 짐에 따라 정상 자궁근육층의 조직이 확인되면 절제를 끝내고 자궁내압을 조절하면서 출혈부위를 확인하여 지혈을 한다. 대부분의 점막하 자궁근종 O형은 자궁강내로 돌출된 자궁근종을 주위 정상 자궁내막과 편평하게 절제한다(그림 8-3-9). 점막하 자궁근종 I, II형인 경우, 자궁강 내의 근종의 일부를 절제한 후 기

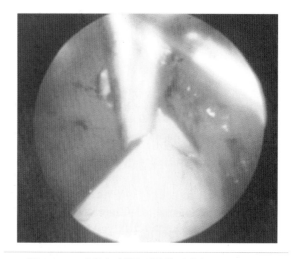

■ 그림 8-3-8. 절제경 가위를 이용한 점막하 자궁근종 기저부위 절제

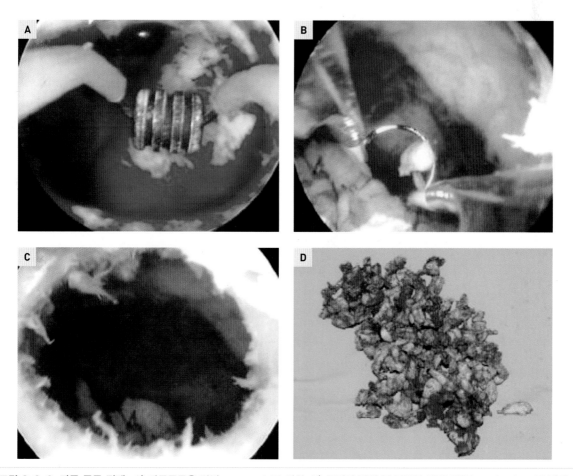

■ 그림 8-3-9. 자궁 근종 절제. A) 자궁근종을 먼저 vapotrode로 기화, B) 크기가 줄어 든 근종의 기저부위를 cutting loop로 절제, C) 자궁근종 절제 후 기저부위의 자궁내막, D) 절제된 자궁근종의 검체조직

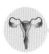
구와 자궁확장제를 제거한 다음 기다리면, 자궁수축이 옴에 따라 자궁근육층 내의 근종이 자궁강 내로 돌출되는 것을 기다려 다시 주위 정상 자궁내막과 편평하게끔 절제해낸다. 이 때 자궁 천공을 우려하여 복식 초음파나 복강경으로 자궁경 수술을 monitoring하기도 한다. 특히 점막하 자궁근종 II형인 경우 초음파 감시하에 완전 절제를 시도하기도 하나, 완전절제가 어려우므로 절제할 수 있는 만큼 절제해낸 다음 자궁근층 내 자궁근종 부분을 전기응고(intramural coagulation)시키고 나오거나, 초음파나 복강경 감시하에 완전절제를 할 수 있다. 또는 절제해낼 수 있는 만큼 절제한 후 4주 후에 다시 수술을 하여 2회에 걸쳐 수술(two-stage operation)하기도 한다.

수술 후 출혈이 심한 경우 도뇨관을 5~30 ml ballooning시켜 6시간 후 제거하여 지혈한다. 수술 후 자궁 내 유착이 우려되는 경우에는 에스트로겐 1.25 mg을 55일간 사용한 후 소퇴성 출혈을 시킨다.

5. 수술의 결과

Hamou에 의하면 0, I형의 4 cm 이하인 점막하 자궁근종에 자궁경 수술을 적용하였을 때 가장 좋은 결과를 얻을 수 있다고 하였으며, 자궁근종이 주로 자궁근층 내에 위치하고 있는 경우에는 자궁경으로 수술하는 것이 적당하지 않다고 하였다.[16] 점막하 자궁근종 II형의 경우, 수술 시간과 수술 중 자궁확장제의 흡수량이 증가하며, 자궁천공 등의 합병증의 위험이 높고 또 완전 절제가 어려우므로 재수술 또는 재발의 위험성이 높다. 그러므로 수술 2개월 후 다시 saline infusion sonography를 하여 intramural portion에 대한 평가가 이루어져야 하며 불충분한 경우에는 환자와 상의하여 다시 수술할 것을 권한다. 그러므로 자궁경 수술 전에 점막하 근종의 유형에 따른 수술의 결과 및 예후에 관한 정보를 환자에게 제공하고 충분한 상담이 이루어져야 한다.

점막하 자궁근종을 절제경을 이용한 수술의 성공률은 수술자에 따라 70~99%로 보고되고 있다.[17-20] 수술의 성공률은 수술 후 시간이 경과함에 따라 감소하는 것으로 보고하고 있다. 수술의 성공률에 영향을 끼치는 인자로는 자궁의 크기 즉 임신 6주 이하의 크기와 점막하 자궁근종의 유형이 0, I형인 경우에 성공률이 높다고 하였다.[21] 또 자궁경수술 시에 완전절제를 하였느냐가 재발여부에 가장 중요하며, 수술 성공의 예후인자로는 자궁의 크기와 점막하 자궁근종의 숫자를 들었다.[22] 그리하여 정상 자궁크기이면서 점막하 자궁근종이 2개 이하인 경우 5년 후 추가적인 수술을 받지 않는 율이 90%, 자궁이 커져 있고 점막하 자궁근종이 3개 이상인 경우에는 5년 후 추가적인 수술을 받지 않는 율을 65%로 보고하였다.[23] 수술적 제거가 완전히 이루어지지 못했더라도, 3개월 뒤에 SIS를 통해 추적검사를 하였을 때 상당수의 잔여 병변이 소실되었음이 보고된 바도 있다.[24] 더 이상의 임신을 원하지 않는 여성에서 출혈의 재발률을 감소시키기 위하여 자궁내막절제술을 동시에 시행하기도 한다.[25,26] Type II 점막하 근종을 복강경으로 제거한 경우와 자궁경으로 제거한 경우를 비교한 후향적 연구에서는 두 방법 모두 적합한 방법이기는 하지만 근종의 크기가 4 cm 이상인 경우는 수술 시간과 출혈량에 있어서 복강경을 통한 접근이 더 우월한 것으로 나타났다.[27]

불임환자에서 자궁근종절제술의 효과를 평가하기 어려우나, 자궁경을 이용한 점막하 자궁근종 수술 후 임신율은 38%에서 77%까지 보고되고 있다.[18] 이러한 차이는 대부분의 연구가 후향적 연구이며, 불임을 야기하는 원인인자로서 자궁근종에 대한 평가가 정확히 내려지기가 어렵고 추적기간에 따른 차이, 대상 환자와 자궁근종에 대한 변수가 조절되지 않는 대상군에 대한 임신율은 차이가 많이 날 수 밖에 없는 것으로 보인다.[28,29]

6. 합병증

점막하 자궁근종의 자궁경 수술은 다량의 자궁확장제를 이용하는 고난이도의 수술이다. 특히 근종이 I, II형, 크기가 크고 수가 많은 경우 수술의 합병증이 발생할 위험도가 높다. 지금까지의 보고를 보면 점막하 자 궁근종의 자궁경수술의 합병증은 0.3~28%이며 자궁확 장제의 과부하로 인한 합병증과 자궁 천공이 가장 흔하 다.[18,19,30-32] 이 외에도 출혈, 자궁경부의 손상, 공기 색전 증, 수술 후 자궁 내막 유착증, 수술 후 임신에서 자궁파 열 등이 있다.

1) 자궁확장제 과부하로 인한 합병증

저점도의 자궁확장제가 다량 흡수되면 저나트륨혈증의 혈액과다증(hyponatremic hypervolemia)을 야기한다. 처 음에는 post-TURP (transurethral resection of prostate) syndrome으로 명명되었는데, 오심, 구토, 두통, 초조를 보인다. 치료하지 않으면 서맥, 고혈압을 가져오며 이어 서 저혈압, 폐부종, 뇌부종, 심혈관허탈을 가져와 치명적 인 결과를 초래한다. 만니톨(mannitol)은 삼투압에 의한 이뇨효과를 가지고 있어 저삼투압성 자궁확장제의 과부 하(hypotonic fluid overload)를 방지한다. 글라이신(gly-cin)은 glyoxylic acid와 ammonia로 대사된다. 이는 과암 모니아성 뇌증(hyperammonemic encephalopathy)을 야 기할 수 있다. 글라이신은 망막에서 억제성 신경전달물 질(inhibitory neurotransmitter)로 작용하여 경요도전립 선 절제술 후 일시적인 시력감소와 일시적인 실명이 보 고되었다.

post TURP syndrome을 피하기 위해서는 매 15분마 다 자궁확장제의 유입량과 유출량을 잘 점검하는 것이 중요하며, 1~1.5 L의 차이가 있는 경우 수술을 중단하여 야 한다. 그리고 즉시 혈중 전해질을 검사한 다음 이뇨 제를 투입하고 수액제를 제한하면서 혈중 나트륨 농도를 추적 관찰한다.

등장성의 생리식염수를 자궁확장제로 사용하는 경우, post-TURP syndrome의 발생빈도가 낮다고 하나, 이를 완전히 예방하는 것은 아니므로 자궁확장제의 유출입량 을 잘 점검하여야 한다. 특히 점막하 자궁근종이 자궁 근층 내로 침윤되어 있는 정도가 클수록 자궁확장제의

혈관 내 유입이 증가하여 저나트륨혈증의 위험도가 증가 하며, 수술 시간, 근종의 크기도 영향을 미치는 것으로 알려져 있다.

2) 물리적 손상

가장 드물고 치명적인 합병증이 공기색전증이다. 공기색 전증은 자궁내막 표면의 정맥이 열려서 유입된 공기에 노출되면 발생할 수 있다. 자궁이 심장보다 상위에 있다 면 심장근 이완이 일어날 때 음압에 의해 발생할 수 있 다. 유발인자로 과도한 trendelenberg position, 자궁경부 손상, 자궁경 삽입이전에 개대된 자궁경부가 공기에 노 출되는 경우가 있다.

공기색전증의 첫 신호는 end-tidal CO_2가 감소하고 폐동맥압이 증가하며, 서맥, 명치부위에 millwheel mur-mur가 들린다. 초음파를 사용하여 심자의 우측부위에 가스의 위치를 확인하는 것도 도움이 된다. 확인이 되면 환자의 폐동맥으로부터 가스 덩어리를 흡인해낸다.

자궁천공은 자궁경수술 시에 흔하지 않은 합병증으 로 자궁하절부에 유착이 있거나 자궁근종이 있는 경우 또는 자궁경부를 개대하는 동안 잘못된 통로가 만들어 지는 경우 천공의 위험이 증가한다. 자궁 저부의 작은 천공인 경우 출혈되지 않으면 관찰 대기할 수 있으며 필 요한 경우 항생제를 사용한다. 그러나 크거나 자궁측벽 의 천공인 경우 개복술을 하여 다른 손상은 없는지 광 인대에 출혈은 없는지 확인하여야 한다.

3) 열손상

working electrode를 부착하여 전기에너지를 사용하는 경우 자궁천공이 되면서 주위조직의 열손상을 가져올 수 있다. 자궁천공 없이도 roller ball을 이용하여 자궁내 막응고술 후장의 열손상 받은 예가 보고되어 있다.

4) 마취합병증

국소 마취 때 사용하는 리도케인을 부주의하게 혈관 내

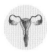

주입하거나 과량 사용하게 되면 중추신경계를 억제 또는 자극한다. 국소마취제를 주입하기 이전에 꼭 흡출을 하여 혈관 내 주입을 피하도록 한다. 최대 허용량은 200 mg 또는 1% 용액 20 ml 이상 쓰지 않는다.

리도케인과 같은 국소마취제의 독성 반응은 급성이거나 지연성이다. 그 반응은 중추신경계, 심혈관계, 알러지 반응을 나타낸다. 중추 신경계증상은 불안, 초조, 현훈, 오조, 발작, 경련을 나타낸다. 반대로 저혈압, 서맥, 부정맥, 심혈관계 허탈, 죽음까지 야기할 수 있다. 그러므로 응급조치기구를 구비하여야 한다. 알러지 반응으로는 다양한데 피부발진, 기도폐색, status asthmaticus 등이 나타난다. 치료는 아드레날린 0.5 ml (1:10000)를 피하 근육주사하며 때로는 호흡기 장치가 필요할 수 있다.

5) 감염
자궁경 수술 후 감염이 생기는 것은 극히 드물며 그 빈도는 0.03~0.9%로 보고되고 있다.

6) 출혈
점막하 자궁근종절제술을 시행할 때 혈관이 노출되어 과도한 출혈을 야기하기도 한다. 대부분은 자궁수축에 의해 지혈되나 멈추지 않는 경우 소아용 도뇨관을 자궁내강에 삽입하여 ballooning tamponade시켜 4~6시간 동안 두었다가 제거한다.

7) 수술 후 자궁 내 유착
자궁근종의 자궁경 수술 후 유착의 빈도는 1~13%로 보고되고 있다. 이를 예방하기 위해서는 과도한 자궁경부의 기계적 확장손상, 자궁근종 주위의 건강한 자궁내막 또는 자궁근층의 손상을 피하도록 하며, 서로 마주보고 있는 점막하 자궁근종이 있는 경우에는 2번에 나누어 각각 수술을 하는 것도 하나의 예방법이 될 수 있다. 유착이 우려되는 경우에는 미리 에스트로겐제제를 경구로 투여하거나 도뇨관을 자궁내강 유치, 히알루론산 용액을 사용해 볼 수 있는데, 가장 효과적인 방법은 현재까지는 없는 것으로 보고하고 있다.[33]

8) 임신 중 자궁파열
자궁경을 이용하여 점막하 자궁근종 수술을 한 후 임신이 된 경우 제왕절개가 필요치 않고 정상 분만이 가능한 것이 큰 장점이다. 그러나 자궁근층 내로의 침윤이 있는 점막하 자궁근종의 자궁경 수술 후 자궁파열이 일어난 예들이 보고되어 있다.[19,21,34] I, II형의 점막하 자궁근종을 자궁경 수술한 이후의 임신에서는 수술부위의 자궁근층 두께에 대하여 관심을 가져야 하며, 진통 중 면밀한 관찰을 하고, 필요한 경우 제왕절개술도 고려하여야 하겠다.

7. 결론
점막하 자궁근종의 치료에서 자궁경 수술이 도입됨에 따라 개복술을 하지 않고 자궁을 보전함으로써, 통증이 적고 수술 후 이환율이 낮으며 입원기간이 짧고 회복기간이 단축되어 경제적으로 도움이 되며 수술 후 임신이 될 경우 제왕절개술을 피하고 질식분만이 가능하게 되었다. 이러한 치료효과는 장기간 추적 관찰한 결과에 의하면 점막하 자궁근종의 수, 유형뿐만 아니라 전 자궁의 병리유무에 의해 영향을 받는 것으로 보고되고 있다. 그러므로 수술자의 숙련도, 경험을 바탕으로 적절한 적응증을 대상으로 효과적으로 시행될 때 이러한 자궁경 수술의 장점을 극대화할 수 있을 것으로 사료된다. 2012년 AAGL에서 발간한 자궁경하 근종절제술의 practice guideline에서 9가지의 recommendation을 level A로 언급하였다(표 8-3-3). 명확한 근거에 의거하여 환자에게 알맞은 최선의 치료법을 선택할 때 환자의 삶의 질 향상에 기여할 수 있을 것이다.

표 8-3-3. AAGL recommendation for hysteroscopic myomectomy (Level A)

1. 점막하 근종은 불임의 원인이 될 수 있으며, 수술적 제거를 통해 임신율을 향상시킬 수는 있으나 가임력은 정상 여성에 비해 여전히 낮다.
2. 50세 미만의 여성에서 점막하 근종이 육종으로 발견되는 경우는 극히 드물다. 따라서 이러한 여성에서는 점막하 병변이 악성인 경우가 매우 희귀하다는 것을 고려하여 임상적 판단을 내려야 하겠다.
3. 자궁경검사와 SIS, MRI는 모두 점막하 근종 진단에 높은 민감도와 특이도를 보인다.
4. HSG는 점막하 근종 진단에 있어 자궁경검사와 SIS, MRI에 비해 민감도가 떨어진다.
5. 경질초음파 검사는 자궁경 검사와 SIS에 비해 점막하근종 진단 민감도 및 특이도가 낮다.
6. MRI 검사는 점막하근종이 자궁근층 및 자궁 점막과 어떤 관계를 이루고 있는지 확인하는 데 있어 다른 검사들에 비해 우월하다.
7. 2형 점막하 근종이 있는 여성이 만약 더 이상 임신을 원하지 않는다면 자궁내막 소작술이 효과적인 치료가 될 수 있다.
8. 수술 전 자궁경부 전처치를 통해 수술 시 자궁경부 확장 필요성 감소, 자궁 손상 감소를 기대할 수 있으며 laminaria 또는 prostaglandin을 사용할 수 있다.
9. 수술 전 GnRHa 의 사용을 통해 수술 전에 발생한 빈혈을 교정하는 과정에 도움을 줄 수 있다.

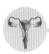

IV. 자궁경 자궁내막제거술(Hysteroscopic endometrial ablation)

자궁내막제거술(endometrial ablation)이란 비정상자궁출혈을 치료하기 위한 여러 최소침습수술을 일컫는다. 향후 임신계획이 없는 여성에서 다른 병변 없이 약물치료에 반응하지 않는 생리양 과다가 있는 경우 내막의 표면을 파괴하거나 제거하는 자궁내막제거술을 시행할 수 있다. 자궁내막제거술은 자궁절제술을 줄일 수 있는 대안이기는 하나 이 시술방법을 시행한 후 자궁절제술이 줄어들었다는 증거는 없다. 하지만, 이는 자궁절제술에 비해 덜 침습적인 방법으로 사용할 수 있는 방법임에는 틀림없다.

자궁경관을 통해 자궁내막조직을 파괴시키는 것은 1937년에 처음 소개가 되었으며, 1981년 레이저를 이용한 자궁내막제거술이 소개되면서 1980년대 말에 롤러볼(rollerball) 소작술 및 루프전기절제술(loop resection)이 널리 쓰이게 되었다.[1-3] 그 이후 자궁절제경을 이용하지 않은 자궁내막제거술(non-resectoscopic ablation technique)이 소개되었으며 상황에 따라 자궁절제경을 이용한 자궁내막제거술(resectoscopic endometrial ablation) 혹은 자궁절제경을 이용하지 않은 자궁내막제거술(non-resectoscopic endometrial ablation)로 자궁내막제거술이 시행되고 있다.[4,5]

자궁내막제거술을 시행하는 방법으로는 크게 자궁절제경을 이용하는 방법과 이용하지 않는 방법으로 나눌 수 있다. 자궁절제경을 이용하는 방법은 자궁경으로 보면서 수술도구들을 사용하여 자궁내막을 절제하게 되며, 1세대 혹은 자궁내막제거를 위한 표준술기라 할 수 있다. 자궁절제경을 이용하지 않은 자궁내막제거술은 자궁 내강으로 기구를 넣어 에너지로 자궁내막을 태우는(destroy) 방법으로 시행한다.[4] 최근에 여러 가지 기전의 다양한 에너지 기구들이 소개되고 있다(표 8-4-1). 하지만 자궁경을 통한 내막제거술은 직접적으로 보면서 수

표 8-4-1. 2세대 자궁절제경을 이용하지 않는 자궁내막제거술의 종류

Hot liquid balloons
Thermochoice™
Cavaterm™ (Hot glycerine balloon)
Thermablate™
Hot free saline system (Teterboro, NJ, USA)
Microwave endometrial ablation system (MEA, micorsulis, Waterlooville, UK)
Her Option™ cryoablation system (CryoGen, san diego, CA, USA)
NovaSure™ impedance-controlled electrocoagulation system (Novacept, Palo alto, Ca, USA)

술할 수 있으며 레이저나 롤러볼 등의 소작술을 함께 사용함으로써 효과를 증대할 수 있고, 병변을 확인하고 조직을 얻음으로써 조직학적 병변을 확인할 수가 있다는 보다 좋은 장점을 가진다.

자궁절제경을 이용한 방법은 곧 자궁경하 자궁내막절제술(hysteroscopic endometrial ablation)이라 할 수 있으며 여러 기구에 따른 술기의 종류, 방법, 합병증 등을 보고자 한다.

1. 자궁경 자궁내막절제술의 종류

자궁경하 자궁내막절제술은 자궁내막의 기저층(basal layer)을 파괴시켜 이후에 자궁내막이 증식하는 것을 막기 위한 방법이다. 수술적 자궁경은 1976년 Neuwirth에 의해 처음 보고가 되었으며, 비뇨기과의 절제경(resectoscope)을 변형하여 점막하근종을 절제하였다.[2] 이후 1981년 Goldrath에 의해 레이저 소작술(laser ablation)이 소개가 되었으나, 높은 비용과 확실치 않은 효과로 잘 쓰이지 않게 되었다.[1] 1983년 DeCherney와 Polan 및 1988년 Lin 등은 단극성 혹은 양극성 수술기구(bipolar electrosurgery)를 이용한 루프전기절제(loop electrode), 롤러볼 절제(rollerball ablation)를 소개하였고, 이후 자궁내막절제술의 표준치료로 널리 쓰이게 되었다.

2. 자궁경 자궁내막절제술의 방법

자궁경 자궁내막절제술을 시행하기 위해서는, 우선 환자를 쇄석위 자세(lithotomy position)를 취한 후 자궁경관을 최소한 10 mm 이상 확장시킨다. 대부분의 자궁경 수술기구는 9 mm(27 French) 직경으로 쓰여 왔는데 점점 직경이 작아지고 있는 추세이다. 보통 자궁경은 단단하며 12, 15, 30도의 만곡이 있는 경우도 있다. 자궁을 필요한 직경만큼 확장한 뒤, 자궁강을 직접 살피면서 자궁경을 넣고 자궁내막에 병변이나 비정상적인 구조가 있는지 전반적으로 살펴본다. 중요한 것은 난관(tubal ostia), 내측자궁입구(internal cervical os), 자궁내막의 특징적인 모양 등의 표지자(landmark)를 확인하여 자궁내강으로 잘 들어갔는지, 잘못된 길을 만든 것은 아닌지를 확인하는 것이다. 국소적인 병변이 있는 경우 절제를 하여 조직학적 검사를 시행한다.[5]

1) 롤러볼을 이용한 절제술

롤러볼(Rollerball)은 자궁 기저부(fundus)와 난관부(ostial region)에 압력이 가해지지 않게 접촉하며 사용한다. 이 술기는 육안적으로 수술하고자 하는 부위의 자궁내막이 황갈색의 벌집모양으로 변하면, 즉 자궁근층에 도달하면 종료하게 된다. 보통 조직의 4~6 mm 정도 깊이로 들어가면 자궁내막의 기저층을 파괴하게 된다.

2) 루프전기절제기구를 이용한 절제술

루프전기절제기구로 자궁내막절제술을 시행하면, 절제된 검체로 조직검사를 시행할 수 있다는 장점이 있다. 전기를 사용할 때는 언제나 시야가 확보된 상태에서 조직에 접촉시킨 후 수술자를 향해 움직이면서 사용해야 한다. 자궁경을 자궁강의 중간 부분까지만 삽입하고 루프절제기구를 움직여 루프경계가 시야에 보이도록 하여 안전거리를 확인한다. 확전기를 장기간 활성화하면 용량 결합(capacitive coupling) 및 다른 전기 손상들을 일으킬 수 있어 주의해야 한다. 가능하면 자궁경관 부위까지 절제하여야 하며, 벌집모양의 자궁내막선조직이 보이지 않아야 내막절제가 완전히 되었다고 판단할 수 있으며, 자궁과 경관의 연결부위의 내막을 제거하는 경우 경관협착을 일으킬 수 있으므로 이 부분을 수술할 시에는 최소한의 손상을 주도록 해야 한다. 자궁강의 앞면을 시술할 때에는 공기방울로 인한 시야확보가 어려울 수 있으므로 중간 중간 공기방울을 흡입기 등의 사용으로 제거하면서 절제하는 것이 안전하다. 난관입구 부위는 출혈로 인한 시야확보의 어려움이 있을 수 있으니 루프가 큰 경우에는 볼을 이용한 지혈 및 소작이 효과적일 수도 있다. 마지막으로 출혈되는 지점을 볼 등을 이용하여 전기소작하고 이 때 자궁강 내 용액의 압력을 줄이면 출혈 위치를 더 잘 파악할 수 있다.

자궁내막용종이나 작은 점막하근종은 자궁절제경으로 절제할 수 있으며, 근종이 3 cm를 넘어가는 경우에는 좀 더 숙련된 술기가 필요하다. 수술 시간이 길어질수록 용액의 흡수량이 많아질 수 있다는 것을 명심하여야 한다(그림 8-4-1, 2, 3, 4).

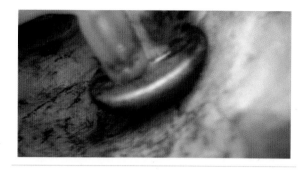

■ 그림 8-4-1. 롤러볼을 이용한 소작술(Bipolar rollerball cautery)

3) 자궁경 자궁내막절제술의 효과

O'Connor와 Magos는 자궁경하 자궁내막절제술을 시행한 525명의 환자를 대상으로 5년간 추적관찰하였으며, 9%의 자궁절제술을 포함하여 총 20%의 환자에서 반복수술을 시행한 것으로 보고하였다.[3] Martyn과 Allan 또한 5년간의 추적관찰에서 비슷한 결과를 보였으며,

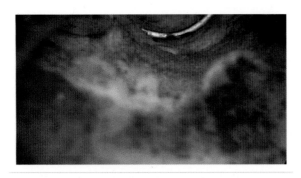

■ 그림 8-4-2. 자궁내막샘을 절제하는 모습(Excision of glandular buds)

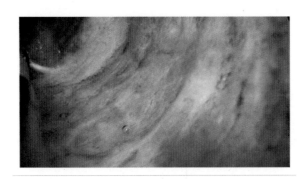

■ 그림 8-4-3. 시술 중 보이는 자궁근층(Process until the myometrium layer visible)

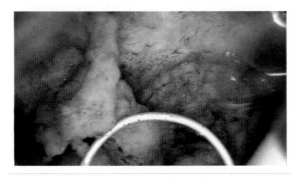

■ 그림 8-4-4. 시술 중 보이는 물방울(Example of the bubbles)

11.6%의 자궁절제술을 포함하여 총 19.2%의 환자에서 반복수술을 시행하였다고 보고하였다.[6] 자궁근종 및 생리통의 유무는 실패율에 영향을 미치지 않았다.

내막절제술 당시 자궁상태도 효과의 차이를 보이는데 자궁근종이나 선근증 그리고 용종 등의 병변의 유무가 수술 후 효과 및 재발율에 영향이 있다는 보고도 있다.

자궁내막을 제거하는 여러 방식의 자궁경 자궁내막절제술을 비교한 총 25개의 무작위연구를 대상으로 시행된 메타 분석에서 1세대와 2세대 자궁내막절제술간에 비정상자궁출혈에 대한 호전 정도는 차이가 없었다.[5]

4) 자궁경 자궁내막절제술의 합병증

자궁경 자궁내막절제술 후 가장 많은 합병증은 골반통, 쥐어짜는 듯한 통증, 오심, 구토이며 이들은 보통 12~24시간 이내에 사라진다. 그 외 합병증으로 혈자궁증(hematometra), 농자궁증(pyometra), 자궁내막염(endometritis) 등이 있다. 드물지만 심한 합병증으로는 골반혈관, 장, 비뇨기계 등의 장기 손상이 있을 수 있으며 심한 통증, 출혈, 자궁 천공, 감염 등이 있다면 수술적 응급처치의 가능성을 고려해야 한다.[7-9]

(1) 자궁 천공(Uterine perforation)

자궁 천공은 자궁경 자궁내막절제술에서 1.3%로 보고된다.[5] 자궁경부 확장시 혹은 자궁경 시행 중 자궁 천공이 의심된다면, 즉시 술기를 멈추고 복강 내 출혈 혹은 장기 손상의 징후를 잘 관찰해야 한다. 만일 전기를 사용하던 중 천공이 일어났거나 천공이 일어난 원인이 모호한 경우, 지혈을 시행하고 장기 손상을 배제하기 위해 복강경이나 개복하여 확인하는 것이 필요할 수 있다.[10]

(2) 출혈

출혈은 자궁경 자궁내막절제술을 시행받은 경우 약 3.0%에서 보고된다.[5] 자궁 천공을 우선 배제한 후 자궁내 도뇨관거치(intrauterine foley balloon tamponade), 자궁경부 내 승압제 투여, 직장 내 misoprostol 투여 등으로 처치한다.

(3) 혈자궁증(Hematometra)

혈자궁증은 자궁경 자궁내막절제술을 시행받은 환자의 약 2.4%에서 보고된다.[5] 자궁내막절제술을 시행하면 자궁 내 상처가 생기게 되며, 주변의 내막이 유착되고 그 안의 내막에서 출혈이 있으면 혈자궁증이 발생한다. 혈자궁증과 자궁경부협착은 자궁경부 확장, 자궁경하 유착박리술 및 배액, 호르몬제 등으로 치료할 수 있다. 최소침습적인 치료에도 불구하고 통증이 계속된다면 자궁절제술을 시행할 수 있다.

(4) 자궁내막제거술 후 난관결찰증후군(Postablation tubal sterilization syndrome)

자궁내막제거술 후 난관결찰증후군은 약 10%까지 나타나는 것으로 보고된다. 이전에 난관결찰을 시행받은 여성에서 자궁내막제거술 후 주기적 혹은 간헐적 골반통이 나타날 수 있다. 이는 아마도 활성화된 내막에서의 출혈이 자궁각에 모이는 것이 원인으로 생각되며, 복강경으로 난관의 끝을 절제하거나 자궁절제술을 시행함으로써 치료할 수 있다.[11]

(5) 감염 및 발열

자궁내막제거술을 시행받은 여성 중 약 1%에서 수술 직후 골반감염 및 발열이 발생한다. 한 메타분석에 따르면, 감염으로 인한 합병증 및 발생률은 자궁내막염(1.4~2.0%), 자궁근염(0~0.9%), 골반염(1.1%), 골반농양(0~1.1%)이었다.[5]

(6) 비정상자궁출혈의 재발

자궁내막제거술 시행 후 장기적으로 재발하는 비정상자궁출혈은 대부분 자궁내막증식, 자궁선근증 등에 의하며, 드물게 자궁의 전암상태(pre-malignant condition) 및 암상태(malignant condition)에 의해 발생한다. 원인을 평가할 때 만일 술기를 시행한 지 1년 이상이 경과하였다면 자궁내막 조직검사를 반드시 시행해야 한다. 자궁내막제거술 후 치밀한 자궁 내 유착이 발생할 수 있으며, 자궁내막 조직검사 혹은 자궁긁어냄술(D&C)이 불가능할 수 있다. 만일 자궁내막이 적절히 채취되지 않으면서 비정상 자궁출혈이 지속되고 질초음파에서 두꺼워진 자궁내막이 관찰된다면, 치료 및 진단 목적의 자궁절제술을 시행할 수 있다.

5) 자궁경 난관불임술(Hysteroscopic tubal sterilization)

미국에서는 자궁경하 불임술(hysteroscopic sterilization)이 복강경 불임술을 빠르게 대체하고 있지만, 한국에서는 아직 널리 받아들여지지는 않고 있다. Essure®는 5년간 피임성공률이 99.8%로 보고되며, 실패 시 대부분의 원인은 프로토콜을 제대로 따르지 않은 것과 연관된다. FDA에서는 삽입 3개월 후 자궁난관촬영(hysterosalpingography, HSG)을 시행하여 난관폐쇄여부를 필수적으로 확인할 것을 요구하지만, 자궁내막제거술 후엔 자궁내강이 폐쇄될 수 있어 자궁난관촬영술로 난관폐쇄여부를 확인하기가 어려울 수 있다. 이 때는 3D 초음파 혹은 엑스레이로 삽입기구가 양측에 잘 위치하고 있는지 여부를 확인할 수 있다.[12]

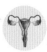

V. 자궁경 용종절제술
(Hysteroscopic polypectomy)

자궁내막용종(polyp)은 국소적인 자궁내막의 과다증식으로 발생하며 단독 혹은 다발성으로 수 센티미터까지 자랄 수 있다. 자궁내막용종은 자궁내막선(endometrial gland), 간질(stroma)과 혈관으로 이루어진다. 자궁내막용종의 위험요소로는 나이, 고혈압, 비만, 타목시펜 사용 등이 포함된다.[1] 자궁내막용종은 많은 경우 무증상이며 증상이 발현될 경우 비정상 자궁출혈이 가장 흔하며 불임의 원인으로 보고된다. 악성 종양은 흔하지 않으며 0%에서 12.9% 사이에서 발생하는 것으로 알려져 있다.[2]

1. 임상 증상

자궁내막용종은 흔한 부인과 질환으로 많은 경우 무증상이므로 정확한 유병률을 알 수 없으나 7.8~34.9%까지 보고되고 있다.[3] 자궁내막용종은 가임기에서 연령에 따라 증가하나 폐경 이후에는 연령과의 상관관계가 명확하지 않다. 타목시펜의 복용은 자궁내막용종의 발생을 30~60%까지 증가시키는 것으로 알려져 있으나 호르몬 치료와의 관계는 명확하지 않다.[4] 불임 여성에서는 자궁내막용종의 유병률이 높은 것으로 보고되며 이는 자궁내막용종과 불임간에 인과관계가 있을 수 있음을 나타낸다.[5] 일반적이지 않지만, 비정형 자궁내막증식(atypical hyperplasia)와 자궁내막암이 자궁내막용종에서 발생할 수 있으나 가임기 여성의 자궁내막용종에서 악성 종양이 발생할 확률은 낮은 것으로 알려져 있다. 비정상출혈 등의 증상이 있는 경우에서, 용종의 크기가 증가할수록 악성 종양의 가능성은 높아지는 것으로 알려져 있으며 비만, 당뇨병, 고혈압, 타목시펜의 사용 등이 악성 종양의 위험성을 증가시키는 것으로 알려져 있다.[6] 제한된 연구에서 자궁내막용종의 27%가 1년 이내에 자연 소멸되었으며 주로 크기가 작은 경우 자연 소멸되는 확률이 높았다.[7]

2. 진단

자궁내막용종은 질초음파검사(transvaginal sonography)에서 자궁내강의 고에코성(hyperechoic) 병변으로 나타난다. 이러한 초음파 소견은 특징적이지 않아서 점막하 근종 등 다른 병변과 구분되지 않을 수 있으며 생리주기 중 증식기(proliferative phase)에 시행하는 것이 가장 신뢰할 수 있는 결과를 얻을 수 있는 것으로 알려져 있다. 초음파의 보고된 민감도는 19~96%, 특이도는 53~100%에 이르는 것으로 알려져 있으며 Color-Flow나 도플러의 사용, 식염수주입초음파(saline infusion sonography) 등이 진단에 도움을 줄 수 있다.[8] saline infusion sonography는 소아용 도뇨관을 자궁경부에 삽입해 ballooning 후 초음파 probe를 조심스럽게 질강 안에 삽입한 후 자궁강 내에 5~10 cc의 saline을 주입하여 관찰하며 자궁내막과 구분된 용종의 영상을 얻을 수 있다(그림 8-5-1).

1) 맹검 생검(Blind biopsy)

소파술(curettage) 또는 자궁내막생검(endometrial biopsy)은 자궁내막용종의 진단 목적으로 부정확하며 조직이 불완전하게 절제되어 조직학적 진단을 곤란하게 할 수 있다.

2) 자궁경을 이용한 생검(Hysteroscopic-guided biopsy)

자궁경을 이용한 생검이 자궁내막용종을 진단하는 가장 신뢰성 높은 기법으로 보고된 민감도가 58~99%, 특이도가 87~100%로 보고된다.[8]

3. 치료
1) 보존적 치료

대부분의 용종들이 악성이 아니라는 것을 고려하면 기대치료(expectant management)도 옵션이 될 수 있다. 작은 사이즈의 자궁내막용종의 경우 약 1/4의 예에서 자연적으로 소멸된다는 보고가 있다.[7] 무증상인 폐경 후 자궁내막용종의 경우 악성의 가능성이 크지 않아 환자와

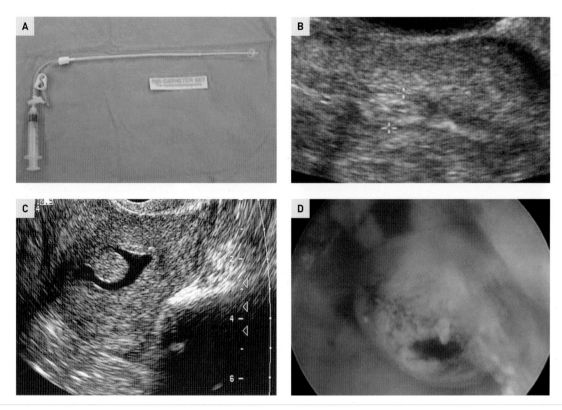

■ 그림 8-5-1. **질초음파검사와 식염수주입초음파검사에서 보이는 용종.** A) 자궁강 내 식염수 주입을 위한 7-8 Fr 소아용 도뇨관, B) 질초음파검사, C) 식염수주입초음파검사, D) 자궁경으로 관찰한 동일한 용종의 사진

충분한 상담과정을 거친 후 관찰할 수 있다.

2) 약물적 치료

GnRHa가 자궁경 용종절제술 이전에 자궁내막을 안정화시킬 목적으로 보조적으로 쓰이지만 약물치료의 자궁내막용종에 대한 역할은 제한적이다. 타목시펜을 복용하는 여성에서 레보노르게스트렐(levonorgestrel) 방출자궁 내 장치는 자궁내막용종의 발생을 줄인다고 보고되었다.[9]

3) 자궁경을 이용한 용종절제술

자궁경 용종절제술은 진단 및 치료에 가장 효과적인 방법이다. 자궁경을 이용해 용종을 시각적으로 확인과 동시에 절제하는 "see-and-treat" 방식이 가장 효율적이다. 자궁경 용종절제술은 증상을 없애고 임신 가능성을 높일 수 있으며 시각적으로 확인 후 기저부까지 절제하여 재발 확률을 낮출 수 있다. 자궁경 용종절제술은 술자의 경험, 폴립의 크기, 해부학적인 위치에 따라서 난이도가 달라질 수 있으며 두꺼운 자궁내막은 완전한 절제가능성을 낮출 수 있으므로 생리 주기에 맞추거나 GnRHa 등의 사전 처치가 도움이 될 수 있다. 자궁경 용종절제술은 일반적으로 전신마취하에 시행되나 기구 및 수술 기법의 발전으로 입원 없이 외래 기반으로 시행되는 경우가 늘고 있다. 자궁경을 이용하여 자궁내막용종을 제거하는 다양한 기구 및 기법들이 있으나 각 기구들간의 효율성 및 안전성의 비교는 많지 않으며 임상의사들이 가장 친숙한 방법을 선택하는 경향이 있다. 크기가 작은 용종의 경우 5-Fr sharp scissor이나 grasping forcep 등의 기구를 이용해 절제가 가능하다. 절제경(resectoscopy)은 널리 쓰이는 장비로 휘어진 절제고리

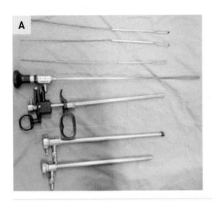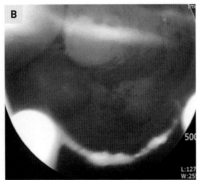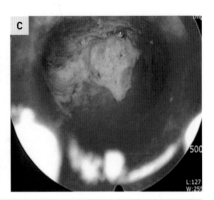

■ 그림 8-5-2. **절제경을 이용한 용종절제술.** A) 절제경, B) 절제 전 용종, C) 용종 절제 후. 사진 하방에 loop가 관찰됨

(angled cutting loop)를 이용하여 용종을 절제 후 조직을 기구와 같이 빼내며 최근에는 양극성 절제경(biopolar resectoscope)이 도입되어 안전성과 효율성이 향상되었다.[10] 절제경을 이용하여 크기가 큰 용종을 절제할 때는 용종의 말단부위(free end)부터 절제하기 시작하여 기저부(base)쪽으로 진행하며 절제고리를 술자 쪽으로 진행시키면서 절제하는 것이 자궁 천공 등 예기치 않은 부작용을 줄일 수 있다(그림 8-5-2). 용종절제 시에는 폴립의 기저부(base)까지 절제하여야 재발을 줄일 수 있으나 근층까지 절제하는 것은 피해야 한다. 자궁근층까지 절제하지 않을 경우 술 후 자궁내유착의 가능성은 낮은 것으로 알려져 있다.[11] 최근에는 자궁경 세절기(hysteroscopic morcellator)를 이용하여 용종 조직을 분쇄한 후 흡인으로 제거하는 방법이 안전하고 효과적인 용종제거

술로 보고되고 있다.[12]

4. 임상적 결과

비정상출혈 등 증상을 나타내는 용종은 자궁경 용종절제술 후 75~100%에서 증상의 개선이 나타나는 것이 입증되었으므로 폐경 여부에 관계없이 절제하여야 한다. 폐경 후 여성에서의 출혈은 악성 및 전암병변과의 관련성을 의심해 볼 수 있어서 조직학적인 확진이 중요하다. 조직학적으로 확인된 자궁내막용종의 재발률은 2.5%에서 3.7%로 알려져 있다. 용종절제술은 생식능력저하가 의심되는 여성에서 가임력을 올릴 수 있는 효과적인 방법이며 임신율이 43%에서 80% 개선되는 것으로 보고되었다.[13]

■ 참고문헌

[I. 수술 플랫폼과 장비]

1. Bettocchi S, Ceci O, Spinelli ML, et al. Office hysteroscopy. Gynecol Obstet.2010;12:1-9.

2. Bettocchi S, Selvaggi L. A vaginoscopic approach to reduce the pain of office hysteroscopy. J Am Assoc Gynecol Laparosc. 1997;4:255-258.

3. Ahmad G, O'Flynn H, Attarbashi S, et al. Pain relief for outpatient hysteroscopy. Cochrane Database Syst Rev 2010(11)

4. Paschopoulos M, Paraskevaidis E, Stefanidis K, et al. Vaginoscopic approach to outpatient hysteroscopy. J Am Assoc Gynecol Laparosc. 1997;4:465-467.

5. Cicinelli E. Diagnostic mini-hysteroscopy with vaginoscopic approach: rationale and advantages. J Minim Invasive Gynecol. 2005;12:396-400.

6. Committee on Practice Bulletins d Gynecology. Practice bulletin no.136: management of abnormal uterine bleeding associated with ovulatory dysfunction. Obstet Gynecol. 2013;122:176-185.

7. Marsh F, Kremer C, Duffy S. Delivering an effective outpatient service in gynaecology. A randomised controlled trial analysing the cost of outpatient versus day-case hysteroscopy. BJOG. 2004;111:243-248.

8. Munro MG, Storz K, Abbott JA, et al. AAGL Practice Report: Practice Guidelines for the Management of Hysteroscopic Distending Media. J Minim Invasive Gynecol. 2013;20(2):137-48.

[II. 자궁경 유착박리술]

1. Yu D, Wong Y-M, Cheong Y et al. Asherman syndrome—one century later. Fertility and Sterility 2008;89:759-779.

2. Schenker JG, Margalioth EJ. Intrauterine adhesions: an updated appraisal. Fertil Steril 1982;37:593-610.

3. Hooker AB, Lemmers M, Thurkow AL et al. Systematic review and meta-analysis of intrauterine adhesions after miscarriage: prevalence, risk factors and long-term reproductive outcome. Hum Reprod Update 2014;20:262-278.

4. Al-Inany H. Intrauterine adhesions. An update. Acta Obstet Gynecol Scand 2001;80:986-993.

5. Khan Z, Goldberg JM. Hysteroscopic Management of Asherman's Syndrome. J Minim Invasive Gynecol 2018;25:218-228.

6. Davies C, Gibson M, Holt EM, et al. Amenorrhoea secondary to endometrial ablation and Asherman's syndrome following uterine artery embolization. Clin Radiol 2002;57:317-318.

7. Taskin O, Sadik S, Onoglu A et al. Role of endometrial suppression on the frequency of intrauterine adhesions after resectoscopic surgery. J Am Assoc Gynecol Laparosc 2000;7:351-354.

8. Krolikowski A, Janowski K, Larsen JV. Asherman syndrome caused by schistosomiasis. Obstet Gynecol 1995;85:898-899.

9. March CM. Intrauterine adhesions. Obstet Gynecol Clin North Am 1995;22:491-505.

10. Shaffer W. Role of uterine adhesions in the cause of multiple pregnancy losses. Clin Obstet Gynecol 1986;29:912-924.

11. March CM. Update: Intrauterine adhesions. Fertil News 1996;19(1):Forum.

12. Clark IW. Necrotizing granulomatous inflammation of the uterine body following diathermy ablation of the endometrium. Pathology 1992;24:32-33.

13. McCulloch TA, Wagner B, Duffy S et al. The pathology of hysterectomy specimens following trans-cervical resection of the endometrium. Histopathology 1995;27:541-547.

14. Silvernagel SW, Harshbarger KE, Shevlin DW. Postoperative granulomas of the endometrium: histological features after endometrial ablation. Ann Diagn Pathol 1997;1:82-90.

15. Fedele L, Vercellini P, Viezzoli T et al. Intrauterine adhesions: current diagnostic and therapeutic trends. Acta Eur Fertil 1986;17:31-37.

16. Magos A. Hysteroscopic treatment of Asherman's syndrome. Reprod Biomed Online 2002;4 Suppl 3:46-51.

17. Polishuk WZ, Sadovsky E. A syndrome of recurrent intrauterine adhesions. Am J Obstet Gynecol 1975;123:151-158.

18. Soares SR, Barbosa dos Reis MM, Camargos AF. Diagnostic accuracy of sonohysterography, transvaginal sonography, and hysterosalpingography in patients with uterine cavity diseases. Fertil Steril 2000;73:406-411.

19. Salle B, Gaucherand P, de Saint Hilaire P, Rudigoz RC. Transvaginal sonohysterographic evaluation of intrauterine adhesions. J Clin Ultrasound 1999;27:131-134.

20. Letterie GS, Haggerty MF. Magnetic resonance imaging of intrauterine synechiae. Gynecol Obstet Invest 1994;37:66-68.

21. Confino E, Friberg J, Giglia RV, et al. Sonographic imaging of intrauterine adhesions. Obstet Gynecol 1985;66:596-598.

22. Malhotra N, Bahadur A, Kalaivani M, et al. Changes in endometrial receptivity in women with Asherman's syndrome undergoing hysteroscopic adhesiolysis. Arch Gynecol Obstet 2012;286:525-530.

23. Yan L, Wang A, Bai R et al. Application of SonoVue combined with three-dimensional color power angiography in the diagnosis and prognosis evaluation of intrauterine adhesion. Eur J Obstet Gynecol

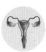
Reprod Biol 2016;198:68-72.

24. The American Fertility Society classifications of adnexal adhesions, distal tubal occlusion, tubal occlusion secondary to tubal ligation, tubal pregnancies, mullerian anomalies and intrauterine adhesions. Fertil Steril 1988;49:944-955.

25. Wamsteker K, De Block S. Diagnostic hysteroscopy: technique and documentation. In: Sutton C, Diamond M, eds. Endoscopic surgery for gynecologists. London: WB Saunders, 1998:511-24.

26. Deans R, Abbott J. Review of intrauterine adhesions. J Minim Invasive Gynecol 2010;17:555-569.

27. Sugimoto O. Diagnostic and therapeutic hysteroscopy for traumatic intrauterine adhesions. Am J Obstet Gynecol 1978;131:539-547.

28. Comninos AC, Zourlas PA. Treatment of uterine adhesions (Asherman's syndrome). Am J Obstet Gynecol 1969;105:862-868.

29. Roge P, D'Ercole C, Cravello L et al. Hysteroscopic management of uterine synechiae: a series of 102 observations. Eur J Obstet Gynecol Reprod Biol 1996;65:189-193.

30. Roge P, Cravello L, D'Ercole C et al. Intrauterine adhesions and fertility: results of hysteroscopic treatment. Gynaecological Endoscopy 1997;6:225-228.

31. Newton JR, MacKenzie WE, Emens MJ, et al. Division of uterine adhesions (Asherman's syndrome) with the Nd-YAG laser. Br J Obstet Gynaecol 1989;96:102-104.

32. Chapman R, Chapman K. The value of two stage laser treatment for severe Asherman's syndrome. Br J Obstet Gynaecol 1996;103:1256-1258.

33. McComb PF, Wagner BL. Simplified therapy for Asherman's syndrome. Fertil Steril 1997;68:1047-1050.

34. Valle RF, Sciarra JJ. Intrauterine adhesions: hysteroscopic diagnosis, classification, treatment, and reproductive outcome. Am J Obstet Gynecol 1988;158:1459-1470.

35. Pabuccu R, Atay V, Orhon E et al. Hysteroscopic treatment of intrauterine adhesions is safe and effective in the restoration of normal menstruation and fertility. Fertil Steril 1997;68:1141-1143.

36. March CM, Israel R. Gestational outcome following hysteroscopic lysis of adhesions. Fertil Steril 1981;36:455-459.

37. Amer MI, Nadim AE, Karim H. The role of intrauterine balloon after operative hysteroscopy in the prevention of intrauterine adhesions: a prospective controlled study. 2005.

38. Orhue AA, Aziken ME, Igbefoh JO. A comparison of two adjunctive treatments for intrauterine adhesions following lysis. Int J Gynaecol Obstet 2003;82:49-56.

39. Burns JW, Skinner K, Colt J et al. Prevention of tissue injury and postsurgical adhesions by precoating tissues with hyaluronic acid solutions. J Surg Res 1995;59:644-652.

40. Tsapanos VS, Stathopoulou LP, Papathanassopoulou VS, et al. The role of Seprafilm bioresorbable membrane in the prevention and therapy of endometrial synechiae. J Biomed Mater Res 2002;63:10-14.

41. Acunzo G, Guida M, Pellicano M et al. Effectiveness of auto-cross-linked hyaluronic acid gel in the prevention of intrauterine adhesions after hysteroscopic adhesiolysis: a prospective, randomized, controlled study. Hum Reprod 2003;18:1918-1921.

42. Amer MI, Abd-El-Maeboud KH. Amnion graft following hysteroscopic lysis of intrauterine adhesions. J Obstet Gynaecol Res 2006;32:559-566.

43. Farhi J, Bar-Hava I, Homburg R et al. Induced regeneration of endometrium following curettage for abortion: a comparative study. Hum Reprod 1993;8:1143-1144.

44. Hsieh YY, Tsai HD, Chang CC et al. Low-dose aspirin for infertile women with thin endometrium receiving intrauterine insemination: a prospective, randomized study. J Assist Reprod Genet 2000;17:174-177.

45. Sher G, Fisch JD. Effect of vaginal sildenafil on the outcome of in vitro fertilization (IVF) after multiple IVF failures attributed to poor endometrial development. Fertil Steril 2002;78:1073-1076.

46. Zackrisson U, Brannstrom M, Granberg S et al. Acute effects of a transdermal nitric oxide donor on perifollicular and intrauterine blood flow. Ultrasound Obstet Gynecol 1998;12:50-55.

47. Santamaria X, Cabanillas S, Cervello I et al. Autologous cell therapy with CD133+ bone marrow-derived stem cells for refractory Asherman's syndrome and endometrial atrophy: a pilot cohort study. Hum Reprod 2016;31:1087-1096.

48. Feng ZC, Huang YL, Sun JF et al. Diagnostic and therapeutic hysteroscopy for traumatic intrauterine adhesion. Clinical analysis of 70 patients. Chin Med J (Engl) 1989;102:553-558.

49. Pace S, Stentella P, Catania R et al. Endoscopic treatment of intrauterine adhesions. Clin Exp Obstet Gynecol 2003;30:26-28.

50. Katz Z, Ben-Arie A, Lurie S et al. Reproductive outcome following hysteroscopic adhesiolysis in Asherman's syndrome. Int J Fertil Menopausal Stud 1996;41:462-465.

51. Capella-Allouc S, Morsad F, Rongieres-Bertrand C et al. Hysteroscopic treatment of severe Asherman's syndrome and subsequent fertility. Hum Reprod 1999;14:1230-1233.

52. Deaton JL, Maier D, Andreoli J, Jr. Spontaneous uterine rupture during pregnancy after treatment of Asherman's syndrome. Am J

Obstet Gynecol 1989;160:1053-1054.

53. Friedman A, DeFazio J, DeCherney A. Severe obstetric complications after aggressive treatment of Asherman syndrome. Obstet Gynecol 1986;67:864-867.

54. Hulka JF. Uterine rupture after treatment of Asherman's syndrome. Am J Obstet Gynecol 1990;162:1352-1353.

55. Yasmin H, Adeghe JH. Severe early-onset intrauterine growth restriction (IUGR) in a woman with Asherman's syndrome. J Obstet Gynaecol 2004;24:312-314.

[III. 자궁경 자궁근종절제술]

1. Torrejon R, Fernandez-Alba JJ, Martin CA, et al. The value of hysteroscopic exploration of abnormal uterine bleeding. J Am Assoc Gynecol Laparoscop 1997;4:453.

2. Lasmar RB, Barrozo PR, Dias R, et al. Submucous fibroids: a new presurgical claasification to evaluate the viability of hysteroscopic surgical treatment-preliminart report. J Minim Invasive Gynecol 2005;12:308.

3. 양혜진, 지병철, 구승엽, 외. 자궁강내 병변 확인을 위한 식염수 주입 초음파의 유용성. 대한 산부인과 학회지 2006;49:1508.

4. Salim R, Lee C, Davies A, et al. A comparative study of three-dimensional saline infusion sonohysterography and diagnostic hysteroscopy for the classification of submucous fibroids. Hum Reprod 2005;20:253-257.

5. Widrich T, Bradley LD, Mitchinson AR, et al. Comparison of saline infusion sonography with office hysteroscopy for the evaluation of the endometrium. Am J Obstet Gynecol. 1996 Apr;174(4):1327-34.

6. Romer T, Schmidt T, Foth D. Pre- and postoperative Pre- and postoperative hormonal treatment inpatients with hysteroscopic surgery. Contrib Gynecol Obstet 2000;20:1.

7. Valle RF, Baggish MS. Hysteroscopic myomectomy. In : Baggish MS, Valle RF, Guedj H9eds)., Hysteroscopy. Visual persepectives of uterine anatomy, Physiology and Pathology Diagnostic and Operative Hysteroscopy, 3rd edn. Philadelphia: Lippincott Williams &Wilkins,a Wolters Kluwer business, 2007, 385.

8. Fedele L, Vercellini P, Bianchi S, Brioschi D, Dorta M. Treatment with GnRH agonists before myomectomy and the risk of shor-term fibroid recurrence. Br J Obstet Gynecol 1990;97:393.

9. Bradley LD. Complications in hysteroscopy:prevention,treatment and legal risk. Curr Opin Obstet Gynecol 2002;14:409.

10. Campo S, Campo V, Gambadauro P. Short-term and longterm results of resectoscopic myomectomy with and without pretreatment with GnRH analogues in premenopausal women. Acta Obstet Gynecol Scand 2005;84:756.

11. Mavrelos D, Ben-Nagi J, Davies A, et al. The value of pre-operative treatment with GnRH analogues in women with submucous fibroids: a double-blind, placebo-controlled randomized trial.Hum Reprod. 2010;25(9):2264-9.

12. Kamath MS, Kalampokas EE, Kalampokas TE. Use of GnRH analogues pre-operatively for hysteroscopic resection of submucous fibroids: a systematic review and meta-analysis. Eur J Obstet Gynecol Reprod Biol. 2014;177:11-8

13. Parsanezhad ME, Azmoon M, Alborzi S, et al. A randomized, controlled clinical trial comparing the effects of aromatase inhibitor (letrozole) and gonadotropin-releasing hormone agonist (triptorelin) on uterine leiomyoma volume and hormonal status. Fertil Steril. 2010;93(1):192-8.

14. Darwish AM, Ahmad AM, Mohammad AM. Cervical priming prior to operative hysteroscopy : a randomized comparison of laminaria versus misoprostol. Hum Reprod 2004;19:2391.

15. Phillips DR, nathanson HG, Milim SJ, et al. The effect of dilute vasopressin solution on the force needed for cervical dilatation: a randomized controlled trial. Obstet Gynecol 1997;89:507.

16. Hamou JE. Hysteroscopy and microcolpohysteroscopy. Norwalk, Aplleton&Lange 1991;182.

17. Valle RF. Hysteroscopic removal of submucous leiomyomas. J Gynecol Surg 1990;6:89.

18. Corson SL, Brooks PG. Resectoscopic myomectomy. Fertil Steril 1991;55:1041.

19. Derman SG, Rehnstrom J, Neuwirth RS. The long term effectiveness of hysteroscopic treatment of menorrhagia and leiomyomas. Obstet Gynecol 1991;77:591.

20. 유은희, 정혜원, 김종일, 외. Resectoscope을 이용한 자궁근종 절제술 117예의 추적관찰. 대한 산부인과 내시경학회지 1999;11:57.

21. Hart R, Molnar BG, Magos A. Long term follow up of hysteroscopic myomectomy assessed by survival analysis. Br J Obstet Gynecol 1999;106:700.

22. Van Dongen H, Emanuel MH, Smeets MJ, et al. Follow up after incomplete hysteroscopic removal of uterine fibroids. Acta Obstet Gynecol Scand 2006;85:1463.

23. Emanuel MH, Wamsteker K, Hart AA et al. Long-term results of hysteroscopic myomectomy for abnormal uterine bleeding. Obstet Gynecol 1999;93:743.

24. Dueholm M, Forman A, Ingerslev J. Regression of residual tissue after incomplete resection of submucous myomas. Gynaecol Endosc. 1998;7:309.

25. Loeffer FD. Improving results of hysteroscopic submucosal myomectomy for menorrhagia by concomitant endometrial ablation. J Minim Invasive Gynecol 2005;12:254.

26. Polena V, Mergui JL, Perrot N, et al. Long-term results of hysteroscopic myomectomy in 235 patients. Eur J Obstet Gynecol Reprod Biol 2007;130:232.

27. Haibo W, Jinrong Z, Xiujuan L, et al. The indication and curative effect of hysteroscopic and laparoscopic myomectomy for type II submucous myomas. BMC Surgery. 2016, Volume 16, Number 1, Page 1

28. Fernandez H, Sefrioui O, Virelizier C, et al. Hysteroscopic resection of submucosal fibroids in patients with infertility. Hum Reprod 2001;16:1489.

29. Somigliana E, Vercellini P, Daguati R, et al. Fibroids and female reproduction: a critical analysis of the evidence. Hum Reprod Update. 2007;13(5):465-76.

30. Wamsteker K, Emanuel MH, de Kruif JH. Transcervical hysteroscopic resection of submucous fibroids for abnormal uterine bleeding: results regarding the degree of intramural extension. Obstet Gynecol 1993;82:736.

31. Agostini A, Cravello L, Bretelle F, et al. risk of uterine perforation during hysteroscopic surgery. J Am Assoc Gynecol Laparosc 2002;9:264.

32. Darwish A. Modified hysteroscopic myomectomyof large submucous fibroids. Gynecol Obstet Invest 2003;56:192.

33. Nappi C, Di Spiezio Sardo A, Greco E, et al. Prevention of adhesions in gynecological endoscopy. Hum Reprod Update 2007;13:379.

34. Yaron Y, Shenhav M, Jaffa AJ, et al. Uterine rupture at 33weeks' gestation subsequent to hysteroscopic uterine perforation. Am J Obstet Gynecol 1994;170:786.

[IV. 자궁경 자궁내막제거술]

1. Goldrath MH, Fuller TA, Segal S. Laser photovaporization of endometrium for the treatment of menorrhagia. Am J Obstet Gynecol 1981;140(1):14-9.

2. Neuwirth RS, Amin HK. Excision of submucus fibroids with hysteroscopic control. Am J Obstet Gynecol 1976;126(1):95-9.

3. O'Connor H, Magos A. Endometrial resection for the treatment of menorrhagia. N Engl J Med 1996;335(3):151-6.

4. Glasser MH. Practical tips for office hysteroscopy and second-generation "global" endometrial ablation. J Minim Invasive Gynecol 2009;16(4):384-99.

5. Lethaby A, Penninx J, Hickey M, et al. Endometrial resection and ablation techniques for heavy menstrual bleeding. Cochrane Database Syst Rev 2013(8):CD001501.

6. Martyn P, Allan B. Long-term follow-up of endometrial ablation. J Am Assoc Gynecol Laparosc 1998;5(2):115-8.

7. Gurtcheff SE, Sharp HT. Complications associated with global endometrial ablation: the utility of the MAUDE database. Obstet Gynecol 2003;102(6):1278-82.

8. MacLean-Fraser E, Penava D, Vilos GA. Perioperative complication rates of primary and repeat hysteroscopic endometrial ablations. J Am Assoc Gynecol Laparosc 2002;9(2):175-7.

9. McCausland AM, McCausland VM. Long-term complications of endometrial ablation: cause, diagnosis, treatment, and prevention. J Minim Invasive Gynecol 2007;14(4):399-406.

10. Munro MG. Mechanisms of thermal injury to the lower genital tract with radiofrequency resectoscopic surgery. J Minim Invasive Gynecol 2006;13(1):36-42.

11. McCausland AM, McCausland VM. Frequency of symptomatic cornual hematometra and postablation tubal sterilization syndrome after total rollerball endometrial ablation: a 10-year follow-up. Am J Obstet Gynecol 2002;186(6):1274-80; discussion 80-3.

12. Donnadieu AC, Deffieux X, Gervaise A, et al. Essure sterilization associated with endometrial ablation. Int J Gynaecol Obstet 2007;97(2):139-42.

[V. 자궁경 용종절제술]

1. Cohen I. Endometrial pathologies associated with postmenopausal tamoxifen treatment. Gynecol Oncol. 2004;94:256-266.

2. Lieng M, Istre O, Qvigstad E. Treatment of endometrial polyps: a systematic review. Acta Obstet Gynecol Scand. 2010;89:992-1002.

3. Anastasiadis PG, Koutlaki NG, Skaphida PG, et al. Endometrial polyps: prevalence, detection, and malignant potential in women with abnormal uterine bleeding. Eur J Gynaecol Oncol. 2000;21:180-183.

4. Dreisler E, Sorensen S, Lose G. Endometrial polyps and associated factors in Danish women aged 36-74 years. Am J Obstet Gynecol. 2009;200:1-6.

5. Perez-Medina T, Bajo-Arenas J, Salazar F, et al. Endometrial polyps and their implication in the pregnancy rates of patients undergoing intrauterine insemination: a prospective randomized study. Hum Reprod. 2005;20:1632-1635.

6. Ben-Arie A, Goldchmit C, Laviv Y, et al. The malignant potential of endometrial polyps. Eur J Obstet Gynecol Reprod Biol. 2004;115:206-210.

7. Lieng M, Istre O, Sandvik L, et al. Prevalence, 1-year regression rate, and clinical significance of asymptomatic endometrial polyps: cross-sectional study. J Minim Invasive Gynecol. 2009;16:465-471.

8. Fabres C, am V, Balmaceda J, et al. Comparison of ultrasonography and hysteroscopy in the diagnosis of intrauterine lesions in infertile women. J Am Assoc Gynecol Laparosc. 1998;5:375-378.

9. Gardner FJ, Konje JC, Bell SC, et al. Prevention of tamoxifen induced endometrial polyps using a levonorgestrel releasing intra-uterine system long-term follow-up of a randomised control trial. Gynecol Oncol. 2009;114:452-456.

10. Golan A, Sagiv R, Berar M, et al. Bipolar electrical energy in physiologic solutionda revolution in operative hysteroscopy. J Am Assoc Gynecol Laparosc. 2001;8:252-258.

11. Taskin O, Sadik S, Onoglu A, et al. Role of endometrial suppression on the frequency of intrauterine adhesions after resectoscopic sur-gery. J Am Assoc Gynecol Laparosc. 2000;7:351-354.

12. Noventa M, Ancona E, Quaranta M, et al. Intrauterine morcellator devices: the icon of hysteroscopic future or merely a marketing image? A systematic review regarding safety, efficacy, advantages and contraindications. Reprod Sci 2015;22(10):1289-96.

13. Mouhayar Y, Yin O, Mumford SL, et al. Hysteroscopic polypectomy prior to infertility treatment: A cost analysis and systematic review. Eur J Obstet Gynecol Reprod Biol. 2017;213:107-115.

[수술 동영상]

1. 동영상 8-1-1: Platform for office hysteroscopy using flexible hyster-oscopy: https://youtu.be/i6SJ7Mz4vw4

2. 동영상 8-1-2: Disinfection process for flexible hysteroscopy: https://youtu.be/tm7776x0C9I

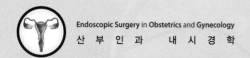

Endoscopic Surgery in Obstetrics and Gynecology
산 부 인 과   내 시 경 학

제 **09** 장

복강경 수술의 합병증: 예방과 처치
(Management of Complications)

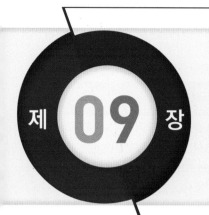

제 09 장 복강경 수술의 합병증: 예방과 처치
(Management of Complications)

주웅, 김상운, 김용범, 김태중, 김태훈, 이원무, 이철민, 정근오, 최중섭

최근 복강경은 부인과 영역에서 매우 중요한 기구이며, 이 기구의 발달과 더불어 많은 부인과 수술이 시행되고 있다. 그러나 복강경을 이용한 시술 시 시술자의 숙련도와 같이 수술을 함께하는 수술팀의 팀웍이 수술의 합병증을 줄이는 큰 요인이 될 수 있다. 일반적으로 합병증의 발병율을 수술시행 횟수로 비교해 보았을 때 처음 50~100례 정도 시술 시 가장 높으며 200례 이상 시술 시 그 발병율이 가장 감소한다는 보고에서 알 수 있듯이 시술자의 경험과 숙련도, 그리고 수술팀웍이 중요함을 나타낸다.

빠른 회복은 복강경 수술의 가장 대표적인 장점이다. 따라서 회복이 지연될 경우 합병증을 의심하여야 한다. 부인과 복강경 수술 합병증 발병 비율은 도입기인 1994년 Nezhat 등이 3.08%를 보고하였고, 국내에서는 윤 등 (1999)이 24개 국내시술기관의 자료를 종합하여 그 빈도를 조사한 결과 1.51%로 개복수술과 비교해 낮은 빈도를 보였다. 최근 기술의 발전으로 저난이도의 복강경 수술 시 합병증 발병 비율은 감소했을 것으로 예상되지만 악성 질환 등 고난이도의 복강경 수술이 증가하고 이러한 수술은 합병증 발생 위험이 높기 때문에 전체적인 합병증 빈도는 크게 감소하지 않았다. 2014년부터 2016년까지 일본에서 시행한 20만 건 이상의 복강경 수술을 전수조사한 연구에 따르면 출혈을 포함한 합병증 발병 비율은 수술 중 합병증이 2.35%, 수술 후 합병증이 1.22%이었다(표 9-1, 표 9-2). 자궁경 수술의 합병증 비율은 0.78%이었다.[1] 수술 중 합병증 중 과다출혈이 가장 흔한 합병증이었으며 위장관손상, 방광손상, 혈관손상, 요관손상이 뒤를 이었다. 합병증 발병 비율은 수술 종류에 따라 큰 차이를 보였으며 수술 중 합병증 위험이 가장 높은 수술은 LAVH (laparoscopic assisted vaginal hysterectomy)이었다.

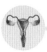

표 9-1. 복강경 수술 중 합병증 발병 빈도(2014-2016, 일본)[1]

Operation	Cases	Number of Complication	Massive bleeding	Vascular injury	Ureter injury	Bladder injury	Bowel injury	Others
Laparoscopic-assisted myomectomy (LAM)	4528	414 (9.14%)	427 (9.43%)	1 (0.02%)	0	4 (0.09%)	3 (0.07%)	8 (0.18%)
Laparoscopic-assisted vaginal hysterectomy (LAVH)	3,949	305 (7.72%)	251 (6.36%)	7 (0.18%)	7 (0.18%)	20 (0.51%)	5 (0.13%)	12 (0.41%)
Surgery for malignant tumor (containing lymph-adenectomy)	4443	256 (5.76%)	149 (3.35%)	41 (0.92%)	6 (0.14%)	11 (0.51%)	15 (0.13%)	30 (0.41%)
Laparoscopic myomectomy (LM)	23516	882 (3.75%)	781 (3.32%)	6 (0.03%)	3 (0.01%)	8 (0.03%)	23 (0.10%)	57 (0.24%)
Total laparoscopic hysterectomy or laparoscopic hysterectomy (TLH or LH)	39546	1123 (2.84%)	731 (1.85%)	32 (0.08%)	84 (0.21%)	113 (0.29)	75 (0.19%)	91 (0.23%)
Total	172919	4064 (2.35%)	2955 (1.71%)	119 (0.07%)	115 (0.07%)	219 (0.13%)	260 (0.15%)	398 (0.23%)

표 9-2. 복강경 수술 후 합병증 발병 빈도(2014-2016, 일본)[1]

Operation	Cases	Number of Complication	Peritonitis	Wound Infection	Bleeding or hematoma	Vaginal cuff dehiscence	Intestinal complication	Ureter injury	Bladder injury	Others
Surgery for malignant tumor (containing lymph-adenectomy	4443	174 (3.92%)	30 (0.68%)	20 (0.45%)	9 (0.20%)	16 (0.36%)	25 (0.56%)	8 (0.18%)	7 (0.16%)	37 (0.83%)
Total laparoscopic hysterectomy or laparoscopic hysterectomy (TLH or LH)	39546	945 (2.39%)	214 (0.54%)	187 (0.47%)	91 (0.23%)	161 (0.41%)	48 (0.12%)	53 (0.13%)	29 (0.07%)	67 (0.17%)
Laparoscopic-assisted vaginal hysterectomy (LAVH)	3949	79 (2.0%)	17 (0.43%)	14 (0.35%)	13 (0.33%)	5 (0.13%)	8 (0.2%)	5 (0.13%)	0	11 (0.28%)
Laparoscopic-assisted myomectomy (LAM)	4531	70 (1.54%)	12 (0.26%)	11 (0.24%)	22 (0.49%)	n.a.	9 (0.20%)	1 (0.02%)	0	4 (0.09%)
Laparoscopic myomectomy (LM)	23536	182 (0.77%)	36 (0.15%)	43 (0.18%)	48 (0.2%)	n.a.	15 (0.06%)	2 (0.01%)	3 (0.01%)	19 (0.08%)
Total	172919	2104 (1.22%)	415 (0.24%)	413 (0.24%)	304 (0.18%)	191 (0.10%)	203 (0.12%)	84 (0.05%)	45 (0.03%)	245 (0.14%)

I. 마취 및 심폐 합병증(Anesthesia and cardiopulmonary complication)

복강경 수술은 개복술과 달리 쇄석위 위치를 취하게 되며 이산화탄소 가스를 이용한 기복을 형성하여 복압을 증가시켜 수술을 시행하게 되는데 이에 따라 호흡기 및 심혈관계 합병증을 유발할 가능성이 개복술보다 증가한다. 쇄석위 위치로 인해 증가하는 위험으로는 저호흡이나 위경련에 따른 흡인, 기관경련, 폐렴 등이 있으며, 이산화탄소 가스로 증가된 복강내압 형성으로 이산화탄소의 혈중 흡수가 증가되면 고탄산혈증, 대사성 산증, 빈맥, 서맥, 부정맥이 유발될 수 있고, 흡수된 이산화탄소에 의해 말초혈관 수축이 일어나 이산화탄소 색전증이 일어날 수 있다.[2] 이를 방지하기 위해 복강 내 압력은 20 mmHg 이하로 유지하는 것이 좋겠고, 보통 8~12 mmHg로 유지하는 것이 추천된다.[2,3] 또한 지혈이 잘 이루어져야 혈관 내로의 직접적인 이산화탄소의 유입을 막을 수 있으므로 지혈에 주의하여야 한다.

심혈관계 합병증도 여러 가지 요인에 의할 수 있다. 심부정맥은 저산소증, 복압의 증가, 고탄산혈증, 미주신경 항진과 혈중의 감소된 칼륨치에 의한다.[4] 이러한 경우 산소의 공급, 복강 내 이산화탄소 압력의 감소, 미주신경 과도항진을 감소시키기 위해 항콜린성 제제를 투여한다. 그 외에도 저혈압은 출혈이나 정맥혈류 반환의 감소, 심박출량의 감소, 마취제의 과다사용, 과다한 복강 내 압력의 증가, 저산소증으로 인해 올 수 있다.

광범위 자궁절제술, 골반 림프절절제술, 천골질고정술 등 광범위한 복강경 수술은 필연적으로 장시간 소요되며 이는 합병증 위험 증가와 연관이 있다. 자궁내막암 9145례의 최소침습수술에서 4시간 이상의 수술시간은 심폐 합병증을 포함한 모든 합병증의 위험을 증가시키는 것으로 보고되었다.[5]

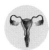
II. 복강 외 공기유출(Gas leak-related complication)

1. 피하기종

복강경 수술 중 피하기종은 그 정도가 다양한데 대부분 작은 구역에 국한된 경우가 많으나 심할 경우에는 피하기종이 음순(labia), 사지, 목 혹은 종격동에서도 발견이 된다. 육안으로 확인할 수 있을 정도의 피하기종의 발생율은 0.43~2.3% 정도로 보고되고 있다.[1]

피하 조직 내로 복막의 결함이 있을 경우 이산화탄소 가스가 유출되어 생기며, 복강 내 압력이 15 mmHg보다 높은 경우, 투관침을 많이 쓸수록, 혹은 수술 시간이 길어지면서 투관침의 움직임이 많아질수록 위험성이 증가한다.

수술 중 환자상태를 잘 감시하여 피하기종을 조기에 발견하기 위해 수술포로 환자를 완전히 덮지 않는 것이 선호되며, 만약 수술 도중 환자에서 염발성 수포음과 부종이 발견되어 피하기종이 의심될 경우에는 개복수술로 전환하거나 수술을 중단한다. 피하기종이 임상적으로 중요한 이유는 과탄산혈증(hypercarbia)과 산증(acidosis)을 야기시킬 수 있기 때문이다. 수술 중 피하기종이 의심되거나 확인된다면 기흉에 대한 검사를 진행하고 호기말 이산화탄소분압(end-tidal CO_2) 및 동맥이산화탄소분압($PaCO_2$)을 측정하고 환기량(ventilation rate)과 일회호흡량(tidal volume)을 증가시킨다. 또한 산소를 100%로 증가시키고 복강 내 압력(intra-abdominal pressure)을 감소시킨다. 이산화탄소의 흡수는 호흡저하를 유발하여 기계 환기를 필요로 할 수도 있으므로 수술 후에도 주의 깊은 관찰이 필요하다. 증상의 심한 정도에 따라 차이가 있으나 대부분 24시간 이내 자연적으로 흡수된다. 심하지 않으면 수시간 내에 흡수되나 목까지 퍼져 있을 경우 종격동 기종, 기흉의 가능성이 있으므로 복강 내 이산화탄소를 빼고 기도에 압박이 없는 것을 확인한 후 발관(extubation)이 필요하다.

특히 로봇 수술의 경우 집도의가 기구의 강도 및 움직임을 파악하기 어렵고 수술대에서 떨어진 콘솔에 있으므로 피하기종 발생을 인지하기 어려우므로 항상 주의를 해야 한다. 또한, 보조의로 하여금 로봇 기구의 움직임과 피하기종 발생에 대해 주의 깊게 관찰하도록 해야 한다.

2. 기흉

복강 내 이산화탄소 가스가 횡경막과 식도의 선천적 혹은 이차적 열공으로 들어가 생기고 빈도는 0.03% 정도로 알려져 있다.[2] 겸상인대(falciform ligament) 내의 작은 결손이라도 가스가 들어가 문제를 일으킬 수 있다. 흉막복막관의 개구도 가스의 축적을 만들어 종격동 기종이나 기흉을 일으킬 수 있고 양압환기로 인해서도 생길 수 있다. 흉막의 손상은 의인성으로도 생길 수 있다. 이산화탄소의 일회호흡량(end tidal volume)이 증가하고 청진 시 호흡음 감소가 있다. 만약 기흉이 발견되지 않으면 긴장성기흉으로 발전할 수 있다. 원인이 무엇이든 빠른 진단이 중요하다. 수술 중 기도압(airway pressure) 증가, 혈역학 불안정, 설명되지 않는 저산소증 및 과탄산혈증(hypercarpnia)이 나타나면 기흉을 의심해 볼 수 있다. 이산화탄소의 일회호흡량이 50 mmHg를 넘거나 수술 시간이 200분 이상 될 경우에 위험이 증가한다. 기도의 압력이 증가하는 것이 첫 증후이며 혈압은 일정시간이 지나도 떨어지지 않을 수 있다. 호기말 이산화탄소분압(end-tidal CO_2)과 동맥이산화탄소분압($PaCO_2$)이 혈압 변화보다 더 빨리 변할 수 있다. 집도의는 횡경막을 잘 관찰해서 한쪽으로 치우친 움직임이 있는가를 확인해야 한다. 긴장성기흉의 가능성도 항상 고려되어야 한다. 다른 흔한 원인으로 기도 내 삽관 시 한쪽 기관지 내로 튜브를 깊게 넣었을 경우를 들 수 있다. 치료는 각각의 원인에 따라 시행하여야 하고 허파꽈리의 압력을 증가시키고 압축 경향을 줄여야 한다. 양압 환기를 사용하고 산소포화도와 시간당 환기량을 증가시키는 것도 호전을 시키는 방법이다. 환자가 이를 잘 견디고 호전이 있으면 흉부 삽관은 불필요하며 복강 내 가스를 제거 후 60분 이내에 대개 호전된다.

3. 종격동 기종, 심낭 기종

종격동 기종은 산부인과적 수술 시에는 매우 드물고 간혹 후복막 수술 시에 생길 수 있다. 대개 3~4일 이내 호전된다. 심낭 기종은 크기가 크면 생명을 위협할 수 있으나 독립적으로 일어나지는 않는다. 복강 내압을 최소한의 정도로 유지하는 것이 발생을 낮춘다. 경식도 초음파가 진단에 가장 도움이 된다.

4. 폐색전증

폐색전증은 비록 드물지만 복강 내 가스 주입 시 이차적으로 정맥순환이 정체되어 생길 수 있다. 최소 가스주입량인 12 mmHg에서도 외부의 기구 압박 없이 정맥순환 정체는 일어날 수 있다. 폐색전증은 심장합병증과 반드시 감별 진단되어야 한다.

5. 가스색전증

가스색전증은 직접적으로 투관침을 혈관이나 다른 기관에 넣어 가스 주입 시에 생길 수 있다. 이는 복강경보다 자궁경수술 시에 더 증가한다. 이산화탄소는 25 mL/kg에서, 일상공기는 5 mL/kg에서 증상을 유발할 수 있다. 주로 수술 시작 시에 집도의의 기술적인 문제로 생기므로 베레스바늘의 적절한 위치선정이 중요하다. 또는 베레스바늘을 사용하지 않는 노출 기법(open technique)을 사용하여 복강 내를 확인한 후 투관침을 넣는 경우,

이를 예방할 수 있다. 전통적인 방식으로 베레스바늘을 사용할 경우, 베레스바늘이 적절한 기술로 삽입되었다면 가스 주입 속도를 1 L/min 이하로 제한할 필요는 없다. 그러나 복강 내 가스 주입 시 환자를 주의 깊게 살펴 빈맥, 부정맥, 저혈압, 물레방아양 잡음(millwheel murmur)이 있거나 심전도상 우심긴장(right heart strain) 등의 색전증의 증후가 있는지 확인해야 한다. 심박출량이 줄면 이산화탄소의 일회호흡량(end-tidal CO_2 volume)이 줄어들 수 있다. 중심정맥혈관으로 거품이 있는 피나 가스가 흡입되거나 혹은 경식도 초음파상 공기 거품이 확인되면 확진된다. 김 등은 복강경 전자궁절제술 시 경식도 초음파를 삽입하여 정맥가스색전증(venous air embolism)의 발생 빈도를 살펴보았다.[3] 비록 색전증의 증후는 없지만 grade 3 이상의 가스색전증이 37.5%에서 발생하였다. 특히 자궁원인대(round ligament)와 자궁넓은인대(broad ligament)의 절개 시 많이 일어난다고 하였다. 이와 같이 비록 색전증의 증후를 일으키는 가스색전증은 매우 드물지만 복강경 수술 시 정맥가스색전증의 빈도가 매우 높음은 인지하고 있어야 한다.

베레스바늘을 통한 혈관 내 가스주입이 진단되면 즉시 베레스바늘을 제거하고 마취의에게 알려야 한다(그림 9-2-1).[4] 일단 이산화탄소색전증이 일어나면 갑자기 발생되는 저혈압과 부정맥, 청색증 등을 일으키며 이것이 의심될 시에는 복강 내의 이산화탄소 가스를 모두 제거한 뒤 환자를 쇄석위 자세로 머리를 낮게 하고, 100% 산소를 흡입시켜야 하며 중심정맥도관을 넣어 심장 내의 공기를 제거할 수 있다.

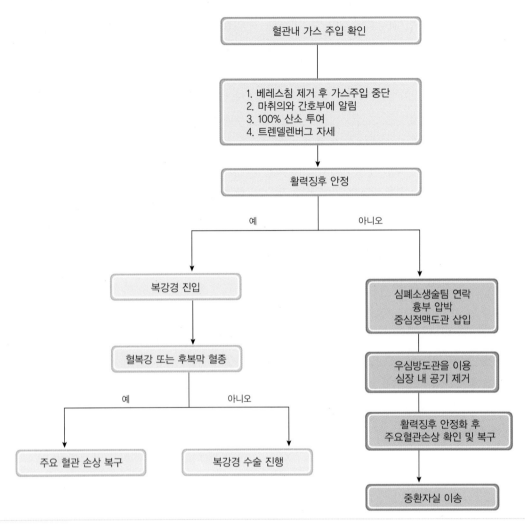

■ 그림 9-2-1. 혈관내 가스 주입(intravascular insufflation) 발생 시 알고리즘[4]

III. 전기수술적 합병증(Electrosurgical complications)

에너지 기반 기기로 인한 합병증은 열화상, 출혈, 기기 고장 및 화재와 관련이 있다. 전기 수술적 합병증은 1000건당 2~5건 정도로 발생한다.[1,2] 합병증 발생률은 수술 의사의 경험에 따라 달라진다. 가장 심각한 합병증 중 하나는 소장 또는 대장의 손상이며 이는 발견이 늦어질 경우 치명적인 결과를 초래할 수 있다.[3,4] 열손상 후에 2차 장 천공은 응고 괴사의 정도에 따라 수술 후 4~10일 후에 나타난다.

높은 전압은 더 많은 조직 손상과 열 확산을 일으켜 합병증의 위험을 더 증가시킨다. 따라서 집도의는 수술할 때 대장이나 요관과 같은 열 손상에 의한 합병증이 심한 장기 주변에서 수술을 할 때 이점을 명심해야 한다. 수술 기구의 팁을 둘러싼 조직의 미백 현상은 열 확산을 의미한다. 조직에 열을 가하는 동안 형성되는 기포가 사라지면 조직은 건조해지고, 이는 열 에너지 적용을 중단해야 함을 시사한다.

피부의 더 작은 표면에서 증가된 전류 밀도로 인해 분산형 전극패드가 환자로부터 조금이라도 떨어지면 심각한 화상이 발생할 수 있다. 이러한 문제는 리턴 전극 모니터링 시스템의 사용으로 예방할 수 있다. 전기 임플란트를 가지고 있는 환자는 단극성 전기장치를 사용할 때 주의해야 한다. 대부분의 임플란트 기계가 전류로부터 보호되도록 설계되었지만 가능하면 양극성 전기장치를 사용하고 수술 중 및 수술 후 전기 임플란트의 기능을 적절하게 확인해야 한다. 또한 집도의의 수술 장갑에 구멍이 있거나 용량 결합(capacitive coupling)이 있을 경우 수술 장갑을 통해 전류가 전달될 수 있다.

1. 직접 결합(Direct coupling)

직접 결합은 두 개의 비절연 장비의 부주의한 접촉으로 인하여 발생한다. 제1 장비에서 제2 장비로 전류가 흐르고 이때 제2 장비가 장 또는 다른 장기에 접촉해 있을 경우 제2 장비가 전도체 역할을 하여 심각한 합병증을 유발하게 된다.[5]

2. 용량 결합(Capacitive coupling)

모든 활동성 단극성 전극의 경우 전류의 전압에 비례하는 주변 전하(surrounding charge)를 방출하게 되는데, 이는 전극을 잠재적 축전기로 만들어준다.[6] 일반적으로 전하가 복벽으로 넓게 분배되면 특별한 문제를 일으키지 않는다. 그러나 만약 복벽 분배가 절연체 등에 의해 막히게 되면 전류가 인접한 장기로 흘러 들어가면서 용량 결합 효과에 의한 손상을 유발하게 된다.[7]

3. 절연 실패(Insulation failure)

절연 실패는 활성 전극의 샤프트를 덮고 있는 절연물이 파손되어 발생한다. 이는 수술 장비의 세척, 소독 또는 수술 과정 중에 발생할 수 있다. 재사용하는 복강경 기구에서는 최대 20%까지 절연 불량을 일으킬 수 있다고 보고되고 있다.[8] 복강경 수술 기구의 끝 1/3 부분이 절연 실패가 가장 많이 일어나는 부위이다. 또한 일회용 기구를 부적절하게 재사용할 경우에도 절연 실패는 일어날 수 있다.[9]

전기 수술적 합병증을 예방하기 위해서 수술자는 항상 기구가 복강 내 어디에 위치하고 있는지를 파악하고 있어야 하며, 단극성 모드 패드를 밟기 전 모든 기구의 끝을 확인하고 기구가 서로 접지되어 있지 않은가를 파악해야 한다. 또한 용량 결합을 예방하기 위해서 하이브리드 투관침은 사용하지 않고, 고전압의 사용을 최소한으로 해야 한다.

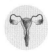

Ⅳ. 혈관 손상(Vascular injury)

복강경 수술 시 발생하는 주요합병증 중에서 30~50%의 빈도를 차지한다. 특히 드물게는 대동맥, 대정맥, 장골동맥, 하복벽동맥 등과 같은 대형동맥의 손상이 올 수도 있어 가장 주의가 요망된다.

1. 베레스바늘 또는 투관침 삽입 시 혈관 손상

1) 복강 내 진입 시 혈관 손상

주요 혈관 손상은 대부분 베레스바늘 또는 투관침(tro-car)의 비시야하 삽입(blind insertion)에 따라 일어나는 특이한 합병증이다. 일차 투관침 삽입 시 발생하는 주요혈관 손상 빈도는 약 0.4/1000이며 이로 인한 사망율은 12~23%이다.[1] 투관침에 의한 주요 혈관 손상으로 가장 잦은 손상을 받는 부위는 우측 온엉덩동맥(common iliac artery)과 좌측 온엉덩정맥(common iliac vein)이며 대동맥과 하대정맥 등도 잦은 손상 부위이다. 정맥 손상 시에는 기복을 위한 이산화탄소 가스의 주입으로 복압이 10~15 mmHg 정도로 증가되어 있고, 쇄석위 위치에 의하여 정맥압이 감소되어 있어 수술 중에는 후 복막 내 혈종 형성이 미미할 수 있다. 하지만 수술 종료 후 복강 압력이 정상으로 떨어지고 정맥압이 정상적으로 상승되면 출혈이 진행할 수 있다.

2) 복강 내 진입 시 혈관 손상의 예방

일반적으로 베레스바늘을 이용 투관침 삽입 전에 적절한 기복을 형성시킨다. 기복 상태의 복강 내 압력 15~20 mmHg은 정맥 내 압력 2~8 mmHg보다 높으므로 기복 상태가 정맥 출혈을 예방할 수 있다. 개복하지 않고 투관침을 거치는 폐쇄 접근법(closed entry)이 대부분 사용되나 소개복술(mini-laparotomy)을 시행하여 근막과 복막을 직접 눈으로 확인하고 복강에 진입하는 개방 접근법(open entry)도 사용할 수 있다. 2015년 코크레인 리뷰에 따르면 개방 접근법은 폐쇄 접근법에 비해 진입 실

패율은 낮았으나 혈관 손상과 장간 손상 등은 차이가 없었다.[2] 또한 베레스바늘을 이용한 기복형성 없이 바로 투관침을 삽입하는 직접 투관침 삽입법은 기복 후 투관침 삽입법에 비해 진입 실패율과 혈관 손상율이 낮았다.[20] 투관침의 종류에 따라 손상 위험을 보는 임상연구들을 분석한 메타연구에서 조직확장형 투관침이 칼날형 투관침보다 투관침 부위 출혈이 적다고 보고하였다.[3]

베레스바늘 또는 투관침 삽입 시 주요 혈관 손상을 예방하기 위한 주의사항은 다음과 같다.[4]

(1) 베레스바늘이나 첫 번째 투관침을 삽입하기 전에 골반을 촉진하여 골반강 내 종괴 등이 있는지 확인한다.

(2) 베레스바늘 삽입 전에 복벽을 들어올려 주요 혈관과의 거리를 멀리한다.

(3) 투관침을 안전하게 삽입하기 위해 투관침을 쥐지 않은 손가락을 복벽에 대고 지지를 해준다.

(4) 투관침 삽입을 위한 피부 절개 시 투관침의 직경을 고려하여 절개함으로써 과도한 힘을 사용하지 않고 삽입이 가능하도록 해야 한다.

(5) 가스 주입침이나 투관침이 들어가는 방향은 천골쪽의 비어있는 공간을 향해야 하며 그 끝은 인체의 정중선을 향하게 하여 장골혈관 손상이 발생하지 않도록 한다.

(6) 두 번째 투관침의 삽입부터는 반드시 카메라를 통해 모니터링하면서 시행한다. 또한 드물지 않게 투열기구나 가위 등에 의해 혈관 손상이 발생할 수도 있으므로 이 역시 반드시 직접 보면서 골반강 내에 삽입하도록 한다.

(7) 마른 환자는 배꼽 바로 하방에 대동맥이 위치하기 때문에 혈관 손상이 더 자주 일어날 수 있다는 점을 주지해야 한다.

3) 복강 내 진입 시 발생한 주요 혈관 손상의 인지

베레스바늘이나 투관침의 의한 혈관 손상 시 가스색전

증 발생을 주의해야 한다. 가스색전증의 진단 및 처치는 9-2장을 참고한다.

베레스바늘이나 투관침의 삽입 시 혈관 손상은 다음 과 같은 양상으로 나타난다.

(1) 베레스바늘을 통한 혈액 역류

(2) 복강 내 신선한 혈액(fresh blood)(자궁외 임신 등 의 명확한 출혈 원인이 없을 때)

(3) 투관침 주위 혈액 누출

(4) 일차 투관침 주변 대망에서 출혈

(5) 빠르게 증가하는 후복막 혈종

정맥의 작은 손상의 경우 기복에 의한 복강 내 압력 으로 출혈이 최소화되어 혈종의 크기가 작을 수 있다. 진입 후 복강 내 혈액이 발견되면 후복막을 자세히 살펴 봄으로써 혈종 유무를 확인하며 수술 마지막까지 혈종 크기와 범위를 지속적으로 확인한다.

투관침에 의한 주요혈관 손상이 확인되며 먼저 마취 의에게 상황을 즉시 전달하여 응급상황임을 알리고 가 스색전증 여부 확인 및 치료를 시작한다(9-2장 참조). 혈관 손상의 정도와 위치, 장 손상 동반 여부를 알기 위 해 복강 내를 자세히 살펴보아야 한다. 복강 팽창 및 혈 색소 감소 등 복강 내 출혈 정황이 명확할 경우 즉각적 인 개복수술이 필요하다. 활력징후가 안정적이라면 복강 경을 통한 복강 관찰도 가능하며 주요 혈관 손상이 의 심될 시에는 주요 혈관의 주행을 직접 확인하는 것이 중 요하다. 진입 시 발생한 출혈 시 투관침을 그대로 삽입 한 상태로 개복술을 시행하는 것이 손상 부위를 찾는 데 도움이 된다는 주장도 있으나 투관침이 움직일 경우 혈관 손상 범위를 더 악화시킨다는 주장도 있다.

4) 복벽혈관 손상

복벽혈관 손상은 가장 흔히 대퇴동맥에서 기시한 표재 성 하복벽혈관 손상(superficial inferior epigastric ves- sel injury)으로 보조적 투관침에 의해 일어나게 되며 투

관침으로 인해 자연적으로 지압되어 수술이 끝날 때에 는 대부분의 경우에서 출혈이 멈추게 된다. 그러나 심부 하복벽혈관 손상(deep inferior epigastric vessel injury) 이 있을 시는 출혈량이 상기의 표재성 복벽혈관 손상 (superficial vessel injury)보다 많게 되며, 발견되지 않았 을 경우에는 큰 문제를 일으킬 수 있다. 특히 복직근초 (rectus sheath) 내에 출혈이 될 때는 바로 발견되지 않으 므로 주의를 요한다. 따라서 투관침 삽입부위는 모든 복 직근 측면 경계안에서 시행되어야 한다.

5) 복벽혈관 손상의 예방

보조 투관침 삽입 시 복벽을 투영하여 복벽혈관을 피할 수 있으나 하복벽혈관은 마른 환자를 제외하고는 대부 분 투영에 의해서 발견되지 않는다. 복벽혈관 손상 시에 는 수술이 끝난 후 자연적인 투관침의 압박에 의해 지혈 이 주로 이루어지나 이를 돕기 위해 제 2 천자관을 360 도 회전시킬 수 있고, 출혈이 지속될 경우 압박이나 양 극성 응고(bipolar coagulation) 등의 간단한 처치로 대부 분의 출혈을 처치할 수 있다. 또 다른 방법으로는 투관 침에 도뇨관을 삽입하여 풍선을 팽창시킨 다음 투관침 을 제거하고 복벽에 대고 도뇨관을 당기면 압박을 유지 할 수 있다.

2. 주요 혈관 손상의 처치

수술 중 주요 혈관 손상이 발생했을 경우 빠른 판단과 대처가 필요하다. 마취의와 간호인력에게 상황을 빠르게 알리는 것이 가장 급선무이다. 혈관외과 의사나 혈관 봉 합에 숙련된 의사를 호출하여야 한다. 경험 많은 집도의 는 복강경으로 혈관 손상 복구를 시도할 수 있다. 하지 만 대량 출혈이 동반된 주요 혈관의 열상은 개복수술을 통해 복구하는 것이 안전하다.[1] 집도의는 주요 혈관 손 상 발생 시 침착하게 알고리즘에 따라 대처해야 한다(그 림 9-4-1).

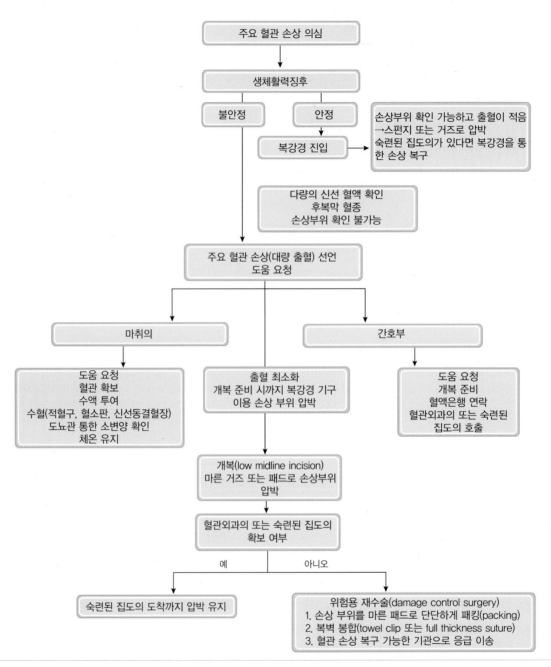

■ 그림 9-4-1. 주요 혈관 손상 치료 알고리즘

1) 개복 전 준비

개복 전까지 출혈 부위를 압박한다. 투관침을 통해 거즈를 삽입하여 출혈부위에 놓고 비외상성 겸자 또는 흡인 세척기로 눌러서 압박한다. 혈관용이 아닌 겸자로 혈관을 잡는 행위는 오히려 손상부위를 악화시키거나 또 다른 혈관의 손상을 유발할 수 있다. 작은 손상의 경우 압박만으로 지혈이 되는 경우가 있다. 개복수술 준비가 될 때까지 압박을 지속한다.

수액 투여 및 수혈용 혈관을 추가적으로 확보하고 혈액검사를 통해 헤모글로빈 및 혈소판 수치와 응고인자

표 9-4-1. 복강경 수술 시 사용 가능한 국소 지혈제

종류	기전	상품명	형태	원료	흡수기간	사용	가격
Oxidized Regernated Cellulose	혈액 응고 활성화 응고 연쇄반응 유발 혈관수축	Surgicel	거즈 모양	식물	1-2주	손상 부위 거치	낮음
Gelatins	혈액 응고 활성화 조직 팽창	Gelfoam	스폰지	동물(돼지)	4-6주	주변 혈액을 흡수하여 팽창 거치 후 수분간 압박 필요	낮음
Throm bin + gelatin	혈액 응고 활성화 피브리노겐을 피브린 으로 변환	Floseal	액체	동물(소)	6-8주	사용 전 혼합 필요 거치 후 2분간 압박 지혈 후 남은 제제 세척	높음
Fibrean Sealants	피브리노겐 + 트롬빈 자체적으로 피브린클 롯(Fibrin clot) 형성	Tisseel Greenplast Beriplast	액체	인체	〈-〉	사용 전 혼합 필요	높음
		TachoSil	스폰지	인체	〈-〉	약물이 발라져 있는 노란색 면을 조직에 부착. 수분을 적시면 부착 용이	높음

등을 확인한다. 도뇨관을 통해 시간당 요량을 확인한다. 가급적 신속히 수혈을 진행하며 대량출혈의 경우 신선 냉동 혈장: 적혈구: 혈소판을 1:1:1의 비율로 투여한다. 적혈구와 같이 신선 냉동 혈장을 충분히 투여하는 것이 생존율 향상에 중요한 요인이다.[5]

2) 손상 복구

개복은 빠르게 시행할 수 있어야 하며 넓은 시야확보를 위해 Pfannenstiel incision보다는 low midline incision 이 일반적으로 사용된다. 개복용 패드로 출혈부위를 압박하며 손상부위를 찾는다. 손상 부위를 확인하면 손상 혈관 주변을 박리하고 손상부위의 근위부와 원위부에 혈관용 겸자 거치한 뒤 비흡수성 봉합사를 이용하여 봉합한다. 봉합사로는 4-0 또는 5-0 Prolene을 일반적으로 사용한다.

봉합 외에도 클립핑, 국소지혈제, 전기소작술 등도 적절히 사용한다. 다양한 국소지혈제가 시판 중에 있다(표 9-4-1).

골반 혈관 손상 시에는 정확한 손상부위 확인이 어려운 경우가 있다. 필요 시 안쪽엉덩동맥(internal iliac artery)은 결찰이 가능하며 이는 골반혈관은 곁순환이 잘

발달되어 있기 때문이다.

수술 동영상 9-4-1

수술 제목　Primary repair of IVC vessel injury

3) 손상 복구가 불가능할 경우

주요 혈관 손상이 중소규모의 기관에서 발생할 경우 혈관수술 가능 인력 확보가 어렵다. 이때는 손상의 복구가 아닌 출혈 억제와 이송을 목표로 처치해야 한다. 능숙하지 않은 혈관 복구 시도는 오히려 상황을 악화시킬 수 있다. 위험 통제 수술(damage control surgery)이란 개복용 패드를 손상부위에 패킹하여 추가 출혈을 최소화하고 빠르게 복벽을 봉합한 후 복구 가능한 기관으로 이송하는 것을 말한다. 이때 복벽은 타월 클립(towel clip)를 1 cm 간격으로 거치하여 임시 봉합을 하면 이송을 빠르게 진행할 수 있다.[6]

이송 시 혈압은 수축기 90 mmHg 정도로 약간 낮게 유지하는 것이 추천되며 혈압을 정상 이상으로 유지하기 위해 과도한 수액을 투여하는 것은 오히려 출혈을 악화시킬 수 있다. 산혈증과 저체온증 예방도 주의가 필요하다.

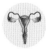
V. 위장관계 합병증(Gastrointestinal tract complication)

복강경 수술에 의한 위장관손상은 드물지만 높은 이환율(morbidity)과 사망률(mortality)을 가진다. 수술 후 늦게 발견되는 위장관손상은 복강경 수술 후 사망하는 가장 흔한 원인이다. 2015년 Llarena 등은 474,063건의 부인과 복강경 증례를 포함한 90개의 연구를 분석하였다.[1] 위장관 손상의 발병 빈도는 769건 중 1건(0.13%)이었으며 가장 흔히 손상을 받는 부위는 소장이었다(표 9-5-1). 위장관 손상의 원인으로는 베레스바늘이나 투관침 삽입 시 발생하는 경우가 55%로 가장 흔한 원인이었다(표 9-5-2).

전체 위장관 손상의 41%는 수술 후에 발견되었으며 수술 후 진단까지 소요된 기간의 중앙값은 3일이었다.[1] 수술 후 위장관 손상을 의심할 수 있는 증상은 복막염 증후, 복통, 고열, 복부 팽창 등이 있다. 장관 손상 진단이 지연되는 가장 큰 원인은 장관 손상을 입은 환자들의 대부분이 장천공에 따른 전형적인 증상이 나타나지 않고, 미열이나 저백혈구혈증 등 모호한 증상이나 검사소견만 보인다는 것이다. 실제로 266예의 장관 손상을 조사한 보고에 의하면 오심, 구토, 장폐색, 심한 통증, 복막자극증상 등 진단에 도움이 되는 소견은 흔하지 않았으며, 투관침 삽입부 근처의 통증, 복부 팽만감, 설사 등이 더 자주 관찰되었다.[2] 전형적인 증상이 나타나지 않는 이유로는 개복술에 비해 복강경 수술이 염증 반응이나 면역반응을 덜 유발시키기 때문으로 생각된다.

위장관 손상으로 인한 사망은 대부분 수술 후 발견되었을 경우에 발생하며 이때 사망률은 3.2%이었다.[1] 수술 중 진단되어 복구된 경우 사망은 보고되지 않았다. 따라서 수술 중 위장관 손상을 놓치지 않으려는 노력이 필요하며 발견 후 즉시 복구하는 것이 중요하다고 하겠다.

위장관 손상 발생 시 손상 부위를 시야에서 놓칠 경우 다시 발견하기가 어렵다. 복강경으로 손상 위치 확인

표 9-5-1. 복강경 수술 시 장관 손상 부위[1]

부위	빈도
소장	46.9
대장	29.9
직장	17.5
위	5.6

표 9-5-2. 복강경 수술 시 장관 손상 원인[1]

원인	빈도
베레스침 또는 투관침 삽입	54.9
전기소작	28.7
유착 박리	11.5
겸자 또는 가위	4.1
기타	0.9

이 불가능할 경우 개복 수술을 통해 복구해야 한다.

1. 베레스바늘 삽입에 의한 손상

베레스바늘에 의한 위장관 손상은 보고되는 것보다 그 발생률은 훨씬 높게 나타난다. 위천공은 이산화탄소 가스의 복강 내 압력이 급격히 상승하는 것으로 알 수 있고, 또한 복부의 비대칭적인 팽창으로도 추측해 볼 수 있다. 특히 마취 시 위장팽창이 되는 경우 위장손상을 줄 수 있으므로 이때는 위장 내에 관을 꽂아 가스를 제거한 후 시행하는 것이 안전하다. 또한 장관의 침에 의한 손상 시에도 상기와 같은 증상을 볼 수 있으며, 변냄새를 확인할 수도 있다. 만약 이러한 손상이 의심이 될 경우에는 손상을 만든 침은 그대로 두고 다른 투관침을 통해 카메라를 진입하면 손상 부위를 쉽게 확인할 수 있다. 손상 부위는 복강경 또는 개복수술을 통해 즉시 복구해야 하는 것이 원칙이다. 베레스바늘에 의한 작은 손상은 복구 없이 보존적 치료만으로 치유 가능하다는 보고가 있다.[1]

2. 투관침에 의한 손상

투관침에 의한 손상은 베레스바늘에 의한 손상보다 그 범위와 정도가 심하게 된다. 투관침에 의한 위손상은 기관 내 삽관 시의 공기 흡입으로 인해 일어나게 되며 이전의 수술에 의한 유착으로도 일어나게 된다. 투관침에 의한 장의 손상도 주로 복강 내 유착에 의해 일어나며, 이러한 장의 손상은 투관침이 장을 관통했을 경우에는 당시에 인지되지 못하는 점이 있을 수 있다. 이에 수술 후 투관침을 제거할 때 첫 번째 투관침 부위를 다른 보조 포트를 통해 확인하거나 첫 번째 투관침 부위를 봉합할 때 주의 깊은 관찰이 필요하다.

3. 손상 복구

베레스바늘에 의한 관통 손상은 복강경 또는 개복을 통해 즉시 복구하는 것이 원칙이다. 작은 관통 손상은 기대요법으로 치유가 가능하다는 보고가 있다.[1]

장손상이 표면적이고 크기가 5 mm 미만인 경우에는 보존적 치료가 가능하나, 그 이상의 크기인 경우에는 2-0 또는 3-0 흡수 봉합사를 사용하여 한층 혹은 두 층으로 봉합을 시행한다. 위장관 손상 306례 중 약 80%에서 개복을 통해 복구를 하였다.[1] 장손상이 클 경우에는 손상된 부위의 장을 절제하여 장문합술이 필요한 경우도 있다. 장준비(bowel preparation)가 잘 되어있지 않은 경우에는 대변 유출의 여부와 양이 중요하며 대장의 천공 시에는 복수를 채취하여 세균배양을 하고 장세척 등에 신경을 써야 한다. 대변 유출양이 많을 경우에는 개복술이 필요한 경우가 있고 복강경 하 장 봉합술 시에도 다량의 장세척이 필요하다. 소장 손상의 경우 투관침 삽입 부위를 약간 연장하는 등의 소개복술(mini-laparotomy)을 통해 복강 외로 소장을 꺼낸 뒤 복구를 시행할 수 있다.

전기소작기에 의한 열손상은 손상부위를 잘라내고 봉합한다. 열손상이 얕고 작은 경우 보존적 치료도 가능하다.

수술 시에 장손상을 모르고 지나쳤을 경우 열에 의한 장손상은 대개 수술 후 4~10일 후에 나타나고 투관침에 의한 장손상은 1~2일 만에 증상이 나타난다. 이 경우 치료방법으로는 괴사된 장 조직의 제거와 장문합술 시행, 장세척, 항생제 투여 등의 철저한 처치를 시행하도록 한다. 대부분 개복 수술이 필요하다.

4. 투관침에 의한 장손상의 예방

심한 복강 내 유착이 의심되는 경우에는 배꼽 하부보다 위쪽에서의 천자가 추천된다. 쇄골 중앙선에서 좌측 늑골 경계부가 안전한 것으로 여겨지고 있으며 이 부위를 통해 배꼽 천자부위를 확인하고 진행할 수 있다. 또한 적당한 기복을 형성시킨 후에 15도 정도의 쇄석위 위치를 취한 후에 베레스바늘이나 투관침을 삽입하며, 좌측 복부를 타진하여 공명음이 들리면 경비위 삽관을 한 후에 투관침을 삽입하도록 하는 것이 위의 손상을 피할 수 있다.

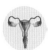

VI. 비뇨기계 합병증(Urinary tract complication)

여성의 생식 기관은 골반강 내에서 요관 및 방광을 포함한 비뇨계통과 해부학적으로 매우 가까이 위치하고 있다. 그러므로 심부자궁내막증(deep infiltrating endometriosis, DIE)나 악성 종양으로 방광과 요관에 수술적 치료가 필요한 경우도 있지만, 부인과적 수술과 관련되어 발생하는 비뇨기계의 손상으로 인한 복원수술도 필요하다. 이는 부인과 수술 영역에서 복강경을 비롯한 최소 침습수술(minimally invasive surgery)이 차지하는 비중이 점차 늘어남에 따라 양성질환뿐만 아니라 일부 악성질환을 포함하여 이전에는 개복으로 시행하였던 복잡한 수술들을 복강경을 이용하여 시행하는 경우가 많아지고 있다. 이에 따라 요관, 방광 등 비뇨기계의 손상 빈도가 증가하였으며 수술 범위가 확대됨에 따라서 장, 혈관 등 다른 기관을 손상시키는 경우 또한 증가하였다.[1]

1. 발생빈도

양성질환에 대한 부인과 복강경 수술 중 발생하는 비뇨기계 손상은 대략 0.33%에서 8.3%의 빈도로 발생하며 방광 손상(0.02~8.3%)이 요관손상(0.5~3%)보다 발생 빈도가 약 3배 정도 높다.[1] 방광손상은 수술 중 쉽게 알 수 있으나 요관손상은 수술 중에 모르고 지나치는 경우가 많아 진단이 지연되기 쉬우며, 누공(fistula), 복막염, 신장기능손상 등을 초래할 가능성이 높다.

2. 방광손상
1) 손상기전

방광 손상은 부인과 수술과 관련된 요로계 손상 중 가장 흔하며 그 이유는 자궁이나 난소의 혈관과 매우 가깝게 위치하며 질의 전부 및 자궁과 맞닿아 있기 때문에 수술 중 손상을 받기가 쉽다. 복강경 수술 시 발생하는 방광손상은 방광이 차 있는 상태에서 치골 상부 투관침을 삽입할 때 주로 발생하며 그 외에도 자궁절제 수술에서 방광박리, 자궁내막증 병변 절제, 자궁 근종이나 난소종양과 같은 골반종괴 제거 시에도 발생할 수 있다. 골반의 정상 해부학적 구조의 변형이 있는 경우(이전 제왕절개술이나 이전 방사선 치료 등으로 인한 골반 내 유착 등)에서 그 위험성이 높아진다. 방광 돔(bladder dome)이 가장 손상을 많이 받는 부위이며 그 다음 방광기저부(bladder base) 순이다. 방광 손상 중 가장 심각한 후유증을 일으키는 부분은 방광의 삼각부로 질전벽과 인접해 있다. 방광의 삼각부는 배뇨를 위한 작용의 중추가 되는 부분이며 양측 요관구가 위치한 부분으로 손상을 입을 경우 수술 후 배뇨 장애 및 요관 협착의 원인이 될 수 있다.

방광손상을 빨리 인식하고 교정하는 것이 누공발생을 막을 수 있는 길이다. Ostrsenski 등(1998)은 1372예의 복강경 수술을 분석한 결과 전체 방광손상 예 중 53.24%만이 수술 중에 방광손상을 알 수 있었다고 했으며 Gilmour 등(1999)은 수술 후 발견된 방광손상의 97%에서 방광-질누공이 있었다고 보고했다.[2,3]

2) 예방

비뇨기계 손상을 예방하기 위해서는 골반 해부학적 구조에 대한 지식과 세심한 수술 술기, 무혈관 공간 사용 등이 필요하다. 방광손상의 위험을 줄이기 위해서는 수술 전에 항상 환자의 방광을 비우도록 하고, 방광 돔을 피하여 치골상부 투관침을 삽입하도록 하며, 방광을 자궁으로부터 박리할 때는 예리한 기구를 사용하여 기계적인 박리(sharp mechanical dissection)를 하도록 하며 환자의 기형 유무에 대한 사전지식이 있어야 한다. 일반적인 경우 방광 후벽과 질전벽은 잘 박리가 되지만 이전에 수술을 받았거나, 방사선 치료를 받은 경우, 심한 염증을 앓은 경우에는 박리가 잘 되지 않는 경우가 있다. 방광의 손상을 줄이면서 보다 용이한 박리를 위해서는 방광을 생리식염수와 인디고카민을 섞은 용액으로 적당히 채우고 박리를 하면 방광벽에 tension이 생기며 박리가 쉬워지고 방광점막이 드러날 경우 파란색으로 점막이 보이기 때문에 심한 방광 손상을 미연에 방지할 수 있다.

3) 방광손상의 치료

1~2 mm 정도의 작은 방광손상은 다른 조치 없이 3~7일 정도의 도뇨관 유치만으로도 치유되며 만약 발견 즉시 손상을 복구했다면 도뇨관을 유치할 필요는 없다. 방광 근육층의 부분적인 손상은 방광경으로 관찰 시 방광 내부 점막이 부풀어 오른 것으로 나타날 수 있다. 전 층의 손상이 발생하게 되면 소변이 복강으로 새는 일이 발생한다. 만약 의심이 되면 메틸렌 블루(methylene blue)를 요도관을 통해 방광으로 주입한 뒤 복강 내로 새는지 확인해야 한다. 방광경을 이용하면 방광손상의 정도와 방광으로 들어오는 요도입구를 확인할 수 있다.

만약 방광이 손상되었거나 방광 손상을 확인하기 위해 방광을 절개한 경우에는 방광점막은 4-0 absorbable continuous suture를 사용하여 봉합하고 방광근층은 2-0 absorbable interrupted suture를 이용하여 두 층으로 나누어 봉합해야 한다. 열에 의한 손상이 발생했다면 소작한 부위를 절제하고 봉합하도록 한다. 만약 방광 삼각근의 열상이 발생했을 경우에는 개복하여 봉합하는 것이 바람직하다. 봉합할 때 비흡수사를 사용하게 되면 결석, 육아종, 누공 등을 형성할 수 있기 때문에 꼭 흡수사를 사용하도록 해야 하며 조직이 치유되는 7~10일 간 도뇨관을 유치하여야 한다.

봉합이 끝나면 추후 혈뇨로 인해 방광세척이 필요할 수 있기 때문에 3-way Foley catheter를 삽입하고 방광을 다시 생리식염수로 충만시켜서 새는 부분이 없는지 확인해야 한다. 방광의 절반 이하의 손상이었고 수술 중 새는 부분이 없는 경우는 3~5일 정도 도뇨관을 유지하면 대부분 완전히 회복된다.

수술 동영상 9-6-1

동영상 제목 Bladder injury repair

3. 요관손상

악성종양의 경우 요관을 침범하는 경우 수술적 치료만으로 환자의 생존율의 증가가 어려운 경우가 많아 직접적으로 요관에 관하여 수술할 기회는 많지 않다. 최근, DIE와 관련된 수술의 증가와 수술적 난이도 때문에 안전한 요관박리술(ureterolysis)의 시행이 증가하고 있고 직접적인 ureteral endometriosis로 인한 수신증(hydronephrosis)이나 수뇨관(hydroureter)에 관한 수술의 빈도도 증가하고 있다. 또한, ureteral injury의 발생으로 인한 수술도 우리가 꼭 알아야 할 것 중 하나가 되고 있다.

1) 손상기전

요관 손상의 발생률은 1~2.2%에 달하는 것으로 알려져 있으며 수술 중에 구조물의 봉합, 전기 소작, 결찰 또는 절단 등의 과정에서 발생하게 된다. 우리나라에서 전체 3929명의 환자를 대상으로 한 연구 결과에서도 전체 복강경수술 중 요관손상의 발생률은 0.15%로 나타났으며, 그 중 양성 질환의 경우는 0.05%, 악성질환의 경우는 1.8%로 악성 질환의 수술 시 통계학적으로 유의하게 높은 요관 손상이 발생하였으며 모든 환자들은 자궁절제가 포함된 수술을 받은 경우였다.[4] Tamussino 등이 보고한 790명의 복강경 수술을 받은 환자를 대상으로 한 연구에서도 0.38%의 환자에게서 요관 손상이 발생하였으며 모든 환자들이 질식전자궁절제술 수술을 받은 경우였다고 보고하였다.[5] 요관 손상은 앞서 언급하였듯이 주로 골반 내 유착이 있거나 골반 구조가 왜곡된 경우 흔하게 발생하며 악성 질환의 수술 시 가능성이 더욱 증가된다고 알려져 있다. 하지만 Chan 등의 보고에 의하면 요관 손상 환자 중 약 50%에서 특별한 병력이 없는 것으로 알려져 있다.[6]

수술 과정 중에서는 특히 난소와(ovarian fossa) 안쪽

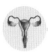

의 크기가 큰 낭종 혹은 종양을 제거할 때, 자궁절제 과정 중 누두골반인대(infundibulopelvic ligament) 주변부를 수술할 때, 자궁동맥을 결찰 혹은 박리하는 과정중 등쪽(dorsal part)에서 요관과 접하는 부위, 복막복구(reperitonealization)하는 중에 방광질공간(vesicovaginal space) 안쪽 부위에서 손상이 많이 발생한다.

복강경 수술 중 발생하는 요관손상의 가장 큰 원인은 전기소작술에 의한 손상이며 그 외 기계적인 절단(transection) 그리고 결찰(ligation) 등에 의해서도 발생한다. 수술 중 요관으로 혈액을 공급하는 혈관의 일부분에 열손상을 줄 수 있는데 이는 수술 중에 진단되지 않고 수술 후 요관의 괴사, 소변 누수, 소변으로 인한 복막염 등을 초래한다.

2) 예방

요관 손상은 대부분 혈관으로 오인되어 발생한다. 요관은 온엉덩동맥(common iliac artery)을 넘으면서 골반으로 진입하기 때문에 만약 수술 중 확인이 어려울 것으로 판단될 경우 온엉덩동맥을 먼저 확인하고 요관을 박리하여 확보하는 것이 좋다. 이전에 방사선 치료를 받았거나, 재수술이거나, 또는 림프절의 침범이 심한 것으로 보이는 경우에는 수술 전 미리 stent를 삽입하고 수술을 진행하는 것도 도움이 된다.

3) 요관손상의 발견

많은 요관 손상이 수술 중에 잘 발견되지 않으며, 일부에서는 증상이 나타나지 않기 때문에 발견이 늦어지는 경우도 많다. Parpala-Sparman 등이 시행한 후향적 연구에 따르면 요관 손상 환자의 79%가 수술 후 평균 6일이 지난 후에야 진단되었다고 한다.[7]

수술 중에 요관손상이 의심된다면 진단을 위해 해 볼수 있는 몇 가지 방법이 있다. 골반강 내 부인과 수술을 끝낼 무렵, 도뇨관을 통해 메틸렌블루가 섞인 생리식염수로 세척을 하고 정맥으로 인디고카민은 주사하여 파란 배액이 보이는지 여부를 확인하는 것이 술 중 발견되지 않은 요로계 손상을 확인하는 데 도움이 된다. 방광경을 통하여 방광으로 들어오는 요관 입구로 인디고카민이 섞인 소변이 들어오는지 확인하는데 이 때 손상이 의심되는 쪽의 요관입구로부터 인디고카민의 사출이 늦어지거나 없다면 요관의 손상을 의심해 볼 수 있다. 요관으로 스텐트 삽입이 안될 때도 요관이 막힌 것을 의심해 볼 수 있다. 하지만 모든 환자에게 술 후 방광내시경을 하는 것은 권장되지 않는다.

요관손상이 발생하면 초음파, 신우조영술, 컴퓨터단층촬영에서 수신증, 수뇨관증, 복강 또는 후복강의 수분저류, 조영제 누수 등이 관찰된다. 방광경을 통해서 조영제를 요관속으로 밀어 넣는 역행성 요로 조영술을 시행하면 신우조영술이나 CT에서 나타나지 않는 미묘한 요관손상을 관찰할 수 있다.

요관 손상이 뒤늦게 발견된 환자들은 수술 후 다양한 증상을 나타낸다. 수신증이나 요도 폐쇄로 인한 허리통증, 혈뇨, 요실금, 뇨감소증, 방광질누공, 고혈압, 장마비, 복막염 그리고 패혈증 등이 올 수 있다. 소변이 복막으로 재흡수되므로 혈액검사에서 크레아티닌 농도 상승이 나타나게 되고 복강 내 혹은 후 복강에 고여 있는 용액을 빼서 검사하면 소변과 같은 삼투질농도(osmolality)를 나타낸다.

4) 요관손상의 복구

수술 당시 발견된 요관 손상의 경우 그 즉시 치료를 하여야 좋은 예후를 기대할 수 있다. 이러한 손상은 개복하여 치료를 했으나 최근에는 복강경을 통하여 성공적으로 요관복구를 한 사례들이 많이 보고되고 있으며,[8] 개복술(90.4%)이나 복강경(91.3%)에 있어서 성공률에 큰 차이가 없음이 알려졌다.[9] 일반적으로 손상부위가 방광에 가깝지 않고 손상 부위가 1.5 cm보다 적을 때 복강경수술의 성공률이 높은 것으로 알려져 있다.

만약 요관이 결찰되거나 꼬인 부위가 있다면 즉시 풀

어주고 연동운동과 색깔 변화를 관찰하면서 요관이 원래의 모습으로 돌아오는지 관찰해야 한다. 조직손상의 가능성이 있으면 스텐트를 요관에 삽입하고 열흘 후에 신우조영술을 시행하여 요관 소통이 원활한지 확인해주어야 한다.

열상 혹은 절단이 되었을 경우에는 수술적인 교정이 필요하다. 해부학적으로 요관은 세 부분으로 나눌 수 있는데, 절단된 부위에 따라 요관깔때기이음부(ureteropelvic junction)부터 엉치엉덩관절(sacroiliac joint)에서 요관이 횡단하는 부위까지의 상부 3분의 1 지점의 손상이라면 intestinal substitution 혹은 요관사이이음술(ureteroureterostomy)을 시행하여야 하며, 골반(bony pelvis)과 엉덩혈관(iliac vessels) 위쪽으로 주행하는 중간 3분의 1 부분 요관 손상의 경우는 무장력연결술(tension-free anastomosis)이 가능한 경우라면 요관사이이음술(ureteroureterostomy)이 가장 이상적인 치료방법이 될 수 있다. 엉덩혈관(iliac vessels)부터 방광까지 하부 3분의 1지점의 요관 손상은 특히 혈관 분포가 적은 방광요관접합(vesicoureteral junction)에 근접한 부위로 이에 대해서는 요관방광이음술(ureteroneocystostomy)을 권고하고 있다. 숙련된 수술자에 의해 적절한 수술이 시행된다면 하부 요관의 양단연결술(end-to-end anastomosis)도 성공적인 치료가 될 수 있다. 교정술을 할 때는 혈류를 저해하지 않도록 조심하면서 적당한 정도의 박리를 하여야 수술 후 좋은 결과를 기대할 수 있게 된다.

요관의 양단연결술(end-to-end anastomosis) 수술 시 요관 손상 부위 양 끝부분을 45도 각도로 잘라내거나 spatulation을 시행하여 요관의 둘레를 늘려 접촉면을 넓히고 스텐트를 삽입하면 접근이 더욱 용이해지고 요관 협착의 빈도 또한 줄게 되며 술 후 소변이 새는 것을 예방할 수도 있게 된다.[10] 이차적인 요관 손상을 예방하고 양측 요관 절단면의 접합을 용이하게 하기 위해 원위 요관 절단 주위의 방광벽과 근위 요관 절단 부위 조직을 3-0 흡수성 봉합사로 봉합하여 절단면을 접근시켜야 하

며, 손상 부위를 교정한 후 omental flap을 덮어주면 치유 과정 중에 혈류 공급이 향상되는 데 도움이 된다. 교정술을 모두 종료한 후에는 반드시 인디고카민을 정맥 내로 주사하여 교정 부위에서 색소의 유출 여부를 확인하여야 한다.

요관 손상의 정도의 차이에 따라 차이가 있으나 술 후 2주 정도에 정맥신우조영술(intravenous pyelography, IVP) 또는 역방향신우조형사진(retrograde pyelogram, RGP)을 시행하여 요관의 연속성을 확인하고 요관 부목을 제거하면 된다.

수술 후 뒤늦게 발견되었을 경우 손상부위의 염증반응 등으로 수술을 바로 시행하기 힘들고 치유력도 좋지 않아 비수술적인 처치를 상당시간 동안 우선 시행한 후 수술적 치료를 필요한 경우 추가로 하게 된다. 만약 감염이나, 조직 괴사로 복구수술을 시행할 수 없는 상황이면 경피적 신루설치술(percutaneous nephrostomy)를 시행하여 배뇨시키고 손상부위가 아물 수 있도록 하는 것이 필요하다. 최근 그 손상이 발견되자마자 복원수술을 시행하는 것을 권유하는 경우도 많이 있다.

4. 방광질누공(Vesico-vaginal fistula, VVF)

방광질누공은 요관이나 방광 손상 후 발생할 수 있는 가장 대표적인 장기 후유증이며 요로에 발생하는 누공 중 가장 흔하다. 산과적 합병증으로 발생하는 방광질누공은 장기 진통과 관련이 있어 저개발국에서 흔하지만 대부분의 선진국에서는 매우 드물다. 선진국에서는 부인과 수술에 의한 요로 손상이 방광질누공의 대부분의 원인이다. 자궁절제술을 후 방광질누공 발병 위험은 0.08%이다.[11] 수술 후 방광질누공의 발생은 환자에 있어서 사회적, 경제적, 정서적인 문제를 야기시킬 뿐만 아니라 수술을 시행한 임상의에게도 적지 않은 스트레스를 야기한다. 방광질누공은 수술적 치료가 원칙이며 복강경 및 로봇을 통한 수술이 보고되고 있다.

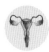

1) 증상 및 진단

질을 통한 소변 배출이 가장 중요한 증상이다. 방광질누공 형성이 의심될 때는 방광 속으로 메틸렌블루를 주입한 후 질 속에 넣어둔 탐폰이나 거즈가 푸르게 염색되는 것을 관찰함으로써 확진할 수 있다.

2) 치료

고식적 치료와 수술적 치료로 나뉜다. 고식적 치료법은 도뇨관을 3~6개월간 유치하여, 자연적 폐쇄를 기대하며 초기 염증반응이 소실될 때까지 수술적 교정술을 연기하는 것이다. 수술적 치료는 접근법에 따라 분류된다. 2017년 Bodner-Adler 등은 메타분석을 통해 124개 연구, 1430명을 조사하였다.[12] 수술적 치료는 96.4%에서 시행되었고 질부접근법(39%), 개복/방광 경유 접근법(36%), 복강경/로봇 접근법(15%), 복부-질부 동시 접근법(3%) 순으로 시행되었다. 성공율은 고식적 치료법 92.8%, 수술적 치료 95%, 고식적 치료 후 지연 수술 91.6%이었다. 우월한 치료법에 대한 결론은 도출하지 못하였다.

하지만 최근의 여러 보고들에 의하면 일단 초기 염증반응이 소실된 후에는 수술적 교정술을 연기함으로써 얻을 수 있는 이익이 없으며, 조기에 수술적 교정술을 시행하였을 경우에도 고식적 방법만큼의 높은 성공률을 나타내는 것으로 보고 되고 있다.[13] 또한, 자궁절제술 후 발생한 방광질누공의 대부분은 산과적 합병증에 의해 발생하거나 방사선치료 후 발생한 방광질누공과는 다르게 그 크기가 작고, 염증반응이 심하지 않기 때문에 조기 수술적 교정술의 성공률이 높게 보고되고 있다. 이에 더하여 부인과적 수술 후 방광질누공이 발생하였을 경우 환자 및 의사에게 발생할 정신적 스트레스와 경제적 손실을 생각할 때 조기 수술적 교정술은 치료 기간의 단축 및 의료비의 절감 등의 장점 이외에 더 큰 이점을 가질 것으로 생각된다. 따라서 자궁절제술 후 발생한 방광질누공 환자의 경우 조기 수술적 교정술을 고려하는 것은 의미 있는 것으로 여겨진다.

방광질누공의 고식적인 수술법은 복식 또는 복강경 수술법에 상관 없이 방광경유 접근법(transvesical approach)를 통하여 이루어져 왔다. 이전의 여러 보고들에서 방광질누공의 수술적 교정술 후 많은 환자에서 빈뇨, 절박뇨, 요실금, 성교통 등이 보고되어 왔다. 이러한 증상들 가운데 배뇨근불안정(detrusor instability)과 관련된 증상들은 방광 손상의 정도와 관련될 것으로 여겨진다. 방광경유 접근법(transvesical approach)의 경우 방광질누공으로 인한 손상과 더불어 이를 교정하기 위해 시행된 방광절개로 인한 손상의 가능성이 있다.[12] 따라서 배뇨근불안정(detrusor instability)과 관련된 증상의 발생빈도가 높아질 것으로 기대되며, 이는 질식 접근법을 이용한 경우 배뇨근불안정과 관련된 증상이 발생 빈도가 낮게 보고되고 있기 때문에 미루어 짐작할 수 있다. 이러한 이유로 복식 또는 복강경 수술법의 시행에 있어서 방광을 경유하지 않는 접근법(non-transvesical approach)이 수술 후 방광의 기능적 결과가 좋을 것으로 예상된다. 또한 방광삼각 윗부분의 크기가 작은 방광질누공의 경우 방광-질 경계에 익숙한 부인과 복강경 전문의에 의하여 시행될 경우 수술 후 방광의 기능적 측면에서 더 좋은 결과를 보일 것으로 생각된다.[13]

수술 동영상 9-6-2

동영상 제목 Repair of vesico-vaginal fistula

Ⅶ. 탈장 및 창상열개(Hernia and wound dehiscence)

1. 발생빈도

복강경 수술은 개복수술로 인하여 발생하는 복벽탈장(ventral hernia)의 빈도를 놀랄 만큼 낮춰 주었다. 부인과 복강경 수술에서 발생하는 복벽탈장의 빈도는 0.06~1%로 보고되는데, 이는 개복수술에서 발생하는 탈장의 빈도를 10~100배 가량 낮춘 것이다.[1] 그러나, 단일공복강경수술에서는 복벽탈장의 빈도가 1.7~10.0%로 기존의 복강경 수술에 비해 탈장이 빈번하게 발생하며, 이는 로봇복강경수술에서도 비슷한 빈도로 관찰된다.[2]

2. 손상기전

투관침을 넣은 부분에서 발생하는 탈장은 대부분 예방 가능한 것으로 봉합이 제대로 안되어 창상열개(wound dehiscence)가 발생한 것에서 기인한다. 또한, 이러한 탈장은 투관침 및 창상절개 직경의 크기와 관련이 있다. 일반적으로 5 mm 미만의 투관침에서는 탈장이 잘 발생하지 않아 근막 봉합이 필요하지 않는 것으로 여겨지며 10 mm가 넘는 큰 투관침 상처에서는 탈장과 장 괴사가 1.0~3.1%로 좀 더 빈번하게 발생하므로 봉합이 필요하다. 투관침과 연관된 대부분의 탈장은(61.7~100%) 배꼽 이외의 부분에서 발생하며 탈장의 내용물은 소장(84.2%)이 가장 많고 그리고 대장과 대망도 드물게 발생한다.[1,3,4] 많게는 84%에서 장폐쇄의 전형적인 증상이 없을 수도 있으며 초기에 주로 통증을 호소하며, 장의 감돈(incarceration)이 발생하면 열이 나고 장 천공과 복막염에 이를 수 있다.

단일공복강경수술에서 탈장은 기존의 복강경 수술에 비해 약 2.3배 빈번하게 발생하며, 이는 배꼽 자체의 약한 구조와 더불어, 기존의 복강경 수술에 비해 큰 창상절개가 원인이다. 단일공복강경수술의 경우, 지연발생(late-onset) 탈장이 많게는 배꼽탈장의 3분의 2에서 발생하며, 이러한 지연탈장의 대부분은 12개월 내에 발생한다.[5]

3. 예방

작은 직경의 투관침을 사용하거나 투관침 혹은 단일공 플랫폼 제거 후 복막 및 근막을 닫아주면 탈장은 예방할 수 있다. 사용하는 투관침도 끝이 뭉툭한 투관침(blunt trocar)이 칼날이 달린 투관침(sharp cutting trocar)보다 탈장이 적게 발생하는 것으로 보고된다(0.17 vs 1.83%).[6] 12 mm 투관침을 사용할 경우는 10 mm 투관침을 사용하는 경우보다 12배 가량 탈장이 더 많이 발생하는 것으로 알려졌다(0.23 vs 3.1%).[7] 모든 보조 투관침을 제거할 때는 복강경 카메라로 직접 보면서 제거하여 장이 절개 부위로 빠지는지, 출혈이 있는지 꼭 확인하도록 해야 한다.[1]

단일공복강경수술의 경우, 211명을 대상으로 한 연구에서 7명의 탈장발생 군 모두가 단속봉합(interrupt suture)이 아닌 연속봉합으로 근막을 봉합하였다.[4] 또한, 비만, 긴 수술시간, 탈장 기왕력 및 당뇨환자 등의 탈장 고위험군을 선별하여 복강경 수술 후 근막 봉합 시 특별한 주의를 기울여야 한다.

4. 치료

복강경 수술 후 탈장의 치료는 증상이 발생한 시간과 탈장 된 장의 상태에 따라 다르지만, 수술적 치료가 원칙이다. 장의 괴사나 감돈 소견이 없다면 탈장이 진단된 즉시 복강경 하에 장을 원위치 시키고 수술상처를 복구하도록 해야 한다. 만약 진단이 지연되어 장의 감돈이나 천공의 위험이 있다면 장 절제를 위해 개복술이 필요하다. 단일공복강경수술의 경우 배꼽탈장 발생 시 수술상처 복구를 위해 피부 절개를 연장하여 창상 근막층의 모든 경계를 노출시키고, 이를 우선 봉합하거나, Mesh 등을 이용하여 봉합을 시행한다.[8]

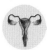
■ 참고문헌

[I. 마취 및 심폐 합병증]

1. Taniguchi F, Wada-Hiraike O, Hirata T et al. A nationwide survey on gynecologic endoscopic surgery in Japan, 2014-2016. J Obstet Gynaecol Res 2018.

2. Gutt CN, Oniu T, Mehrabi A et al. Circulatory and respiratory complications of carbon dioxide insufflation. Dig Surg 2004;21:95-105.

3. Ishizaki Y, Bandai Y, Shimomura K et al. Safe intraabdominal pressure of carbon dioxide pneumoperitoneum during laparoscopic surgery. Surgery 1993;114:549-554.

4. Myles PS. Bradyarrhythmias and laparoscopy: a prospective study of heart rate changes with laparoscopy. Aust N Z J Obstet Gynaecol 1991;31:171-173.

5. Singh S, Swarer K, Resnick K. Longer operative time is associated with increased post-operative complications in patients undergoing minimally-invasive surgery for endometrial cancer. Gynecol Oncol 2017;147:554-557.

[II. 복강 외 공기유출]

1. Ott DE. Subcutaneous emphysema--beyond the pneumoperitoneum. Jsls 2014;18:1-7.

2. Fitzgerald SD, Andrus CH, Baudendistel LJ et al. Hypercarbia during carbon dioxide pneumoperitoneum. Am J Surg 1992;163:186-190.

3. Kim CS, Kim JY, Kwon JY et al. Venous air embolism during total laparoscopic hysterectomy: comparison to total abdominal hysterectomy. Anesthesiology 2009;111:50-54.

4. Sandadi S, Johannigman JA, Wong VL et al. Recognition and management of major vessel injury during laparoscopy. J Minim Invasive Gynecol 2010;17:692-702.

[III. 전기수술적 합병증]

1. Nduka CC, Super PA, Monson JR, et al. Cause and prevention of electrosurgical injuries in laparoscopy. J Am Coll Surg 1994;179:161-170.

2. Hulka JF, Levy BS, Parker WH, et al. Laparoscopic-assisted vaginal hysterectomy: American Association of Gynecologic Laparoscopists' 1995 membership survey. J Am Assoc Gynecol Laparosc 1997;4:167-171.

3. Tucker RD. Laparoscopic electrosurgical injuries: survey results and their implications. Surg Laparosc Endosc 1995;5:311-317.

4. Krebs HB. Intestinal injury in gynecologic surgery: a ten-year experience. Am J Obstet Gynecol 1986;155:509-514.

5. Humes DJ, Ahmed I, Lobo DN. The pedicle effect and direct coupling: delayed thermal injuries to the bile duct after laparoscopic cholecystectomy. Arch Surg 2010;145:96-98.

6. Vilos GA, Newton DW, Odell RC et al. Characterization and mitigation of stray radiofrequency currents during monopolar resectoscopic electrosurgery. J Minim Invasive Gynecol 2006;13:134-140.

7. Vilos G, Latendresse K, Gan BS. Electrophysical properties of electrosurgery and capacitive induced current. Am J Surg 2001;182:222-225.

8. Yazdani A, Krause H. Laparoscopic instrument insulation failure: the hidden hazard. J Minim Invasive Gynecol 2007;14:228-232.

9. Montero PN, Robinson TN, Weaver JS, et al. Insulation failure in laparoscopic instruments. Surg Endosc 2010;24:462-465.

[IV. 혈관 손상]

1. Asfour V, Smythe E, Attia R. Vascular injury at laparoscopy: a guide to management. J Obstet Gynaecol 2018;38:598-606.

2. Ahmad G, Gent D, Henderson D et al. Laparoscopic entry techniques. Cochrane Database Syst Rev 2015;8: Cd006583.

3. la Chapelle CF, Swank HA, Wessels ME et al. Trocar types in laparoscopy. Cochrane Database Syst Rev 2015; Cd009814.

4. 구승엽. 골반경수술의 합병증의 예방과 처치법. Korean Journal of Obstetrics and Gynecology 2007;50:243-254.

5. Borgman MA, Spinella PC, Perkins JG et al. The ratio of blood products transfused affects mortality in patients receiving massive transfusions at a combat support hospital. J Trauma 2007;63:805-813.

6. Rutherford EJ, Skeete DA, Brasel KJ. Management of the patient with an open abdomen: techniques in temporary and definitive closure. Curr Probl Surg 2004;41:815-876.

[V. 위장관계 합병증]

1. Llarena NC, Shah AB, Milad MP. Bowel injury in gynecologic laparoscopy: a systematic review. Obstet Gynecol 2015;125:1407-1417.

2. Bishoff JT, Allaf ME, Kirkels W et al. Laparoscopic bowel injury: incidence and clinical presentation. J Urol 1999;161:887-890.

[VI. 비뇨기계 합병증]

1. Wong JMK, Bortoletto P, Tolentino J et al. Urinary Tract Injury in Gynecologic Laparoscopy for Benign Indication: A Systematic

Review. Obstet Gynecol 2018;131:100-108.

2. Ostrzenski A, Ostrzenska KM. Bladder injury during laparoscopic surgery. Obstet Gynecol Surv 1998;53:175-180.

3. Gilmour DT, Dwyer PL, Carey MP. Lower urinary tract injury during gynecologic surgery and its detection by intraoperative cystoscopy. Obstet Gynecol 1999;94:883-889.

4. Eom JM, Lee JH, Kim JY et al. Clinical efficacy on laparoscopic management of genitourinary tract injuries in gynecological surgery. Korean Journal of Obstetrics 2011;54:199.

5. Tamussino KF, Lang PF, Breinl E. Ureteral complications with operative gynecologic laparoscopy. Am J Obstet Gynecol 1998;178:967-970.

6. Chan JK, Morrow J, Manetta A. Prevention of ureteral injuries in gynecologic surgery. Am J Obstet Gynecol 2003;188:1273-1277.

7. Parpala-Sparman T, Paananen I, Santala M et al. Increasing numbers of ureteric injuries after the introduction of laparoscopic surgery. Scand J Urol Nephrol 2008;42:422-427.

8. Kyung MS, Choi JS, Lee JH et al. Laparoscopic management of complications in gynecologic laparoscopic surgery: a 5-year experience in a single center. J Minim Invasive Gynecol 2008;15:689-694.

9. De Cicco C, Ret Davalos ML, Van Cleynenbreugel B et al. Iatrogenic ureteral lesions and repair: a review for gynecologists. J Minim Invasive Gynecol 2007;14:428-435.

10. Choi KM, Choi JS, Lee JH et al. Laparoscopic ureteroureteral anastomosis for distal ureteral injuries during gynecologic laparoscopic surgery. J Minim Invasive Gynecol 2010;17:468-472.

11. Bazi T. Spontaneous closure of vesicovaginal fistulas after bladder drainage alone: review of the evidence. Int Urogynecol J Pelvic Floor Dysfunct 2007;18:329-333.

12. Bodner-Adler B, Hanzal E, Pablik E et al. Management of vesicovaginal fistulas (VVFs) in women following benign gynaecologic surgery: A systematic review and meta-analysis. PLoS One 2017;12:e0171554.

13. Lee JH, Choi JS, Lee KW et al. Immediate laparoscopic nontransvesical repair without omental interposition for vesicovaginal fistula developing after total abdominal hysterectomy. Jsls 2010;14:187-191.

[VII. 탈장 및 창상열개]

1. Al Chalabi H, Larkin J, Mehigan B, et al. A systematic review of laparoscopic versus open abdominal incisional hernia repair, with meta-analysis of randomized controlled trials. Int J Surg 2015;20:65-74.

2. Antoniou SA, Morales-Conde S, Antoniou GA et al. Single-incision laparoscopic surgery through the umbilicus is associated with a higher incidence of trocar-site hernia than conventional laparoscopy: a meta-analysis of randomized controlled trials. Hernia 2016;20:1-10.

3. Gunderson CC, Knight J, Ybanez-Morano J, et al. The risk of umbilical hernia and other complications with laparoendoscopic single-site surgery. J Minim Invasive Gynecol 2012;19:40-45.

4. Agaba EA, Rainville H, Ikedilo O, Vemulapali P. Incidence of port-site incisional hernia after single-incision laparoscopic surgery. JSLS 2014;18:204-210.

5. Antoniou SA, Garcia-Alamino JM, Hajibandeh S, et al. Single-incision surgery trocar-site hernia: an updated systematic review meta-analysis with trial sequential analysis by the Minimally Invasive Surgery Synthesis of Interventions Outcomes Network (MISSION). Surg Endosc 2018;32:14-23.

6. Leibl BJ, Schmedt CG, Schwarz J, et al. Laparoscopic surgery complications associated with trocar tip design: review of literature and own results. J Laparoendosc Adv Surg Tech A 1999;9:135-140.

7. Kadar N, Reich H, Liu CY, et al. Incisional hernias after major laparoscopic gynecologic procedures. Am J Obstet Gynecol 1993;168:1493-1495.

8. Sun N, Zhang J, Zhang C, et al. Single-site robotic cholecystectomy versus multi-port laparoscopic cholecystectomy: A systematic review and meta-analysis. Am J Surg 2018.

[수술 동영상]

1. 동영상 9-4-1: Primary repair of IVC vessel injury
2. 동영상 9-6-1: Bladder injury repair
3. 동영상 9-6-2: Repair of vesico-vaginal fistula

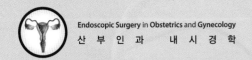
Endoscopic Surgery in Obstetrics and Gynecology
산 부 인 과 내 시 경 학

제 **10** 장

최소침습수술에서 사용되는 재료와 약물
(Materials & Drugs Used in MIS)

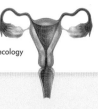

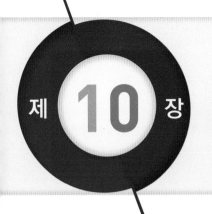

제 **10** 장

최소침습수술에서 사용되는 재료와
약물(Materials & Drugs Used in MIS)

김성훈, 송재윤, 심승혁, 정대훈, 조연진

최소침습수술은 개복수술에 비하여 절개 부위가 작고, 흉터와 출혈이 적으며, 회복 시간이 짧을 뿐 아니라, 수술 후 통증도 훨씬 덜하다는 장점을 가지고 있다는 것은 이미 잘 알려진 사실이다. 그러나, 이러한 장점을 극대화하기 위해서는 이러한 최소침습수술에 사용할 수 있는 재료나 약제에 대한 숙지가 반드시 필요하다. 따라서 본 장에서는 최소침습수술에 도움이 되는 유착 방지제, 지혈제, 봉합사의 재료와 자궁근종, 자궁내막증, 자궁선근증의 약제에 대하여 기술하고자 한다.

Ⅰ. 재료(Materials)

1. 유착 방지제(Anti-adhesive agents)

유착은 수술 후 발생하는 가장 흔한 합병증으로 심각한 결과를 초래할 수 있다. 거의 모든 복부 수술에서 유착이 발생하는데, 유착으로 인한 장 폐색 때문에 환자가 사망할 수도 있고, 많은 환자들에게 지속적인 통증, 성교통, 불임, 수술 후 장과 연관된 증상이 있을 수 있다.

수술 후 발생한 유착의 치료로 유착박리술이 시행되지만, 유착박리술 후에 다시 유착이 잘 발생한다. 따라서, 수술의는 수술 후 유착이 발생하지 않도록 예방하는 데 효과적인 방법들을 사용해야 한다.

1) 유착의 원인

수술하는 동안 지혈 기전에 의해 fibrin이 수술부위에 침착하게 되는데, 침착된 fibrin은 재흡수되거나 섬유성 유착(fibrous adhesion)을 형성한다.[1] 어떤 환자에게서 재흡수가 일어나고, 어떤 환자에게서는 유착을 형성하는지는 잘 알려져 있지 않다. 하지만, 수술 후 유착은 수술로 인한 조직 손상과 염증 반응에 의해 발생하는 것으로 알려져 있다.[1]

(1) 허혈 손상

혈류 공급이 원활하지 못해 조직손상이 일어나면 허혈 손상을 예방하기 위해 유착이 발생하게 된다. 따라서 수술하는 동안 조직이 짓뭉겨지거나, 봉합되거나 결찰이

277

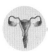

된 후에는 혈류가 차단된 조직에 새로운 혈류를 공급하기 위해 조직이 손상된 부위에 유착이 발생한다.[2]

(2) 염증반응

활석 가루, 봉합, 찌꺼기 등과 같은 이물질에 의해 복강 내가 오염되거나 세균감염이 있게 되면, 염증 반응이 일어나기 때문에 유착이 발생한다.[1,3,4] 따라서, 장 손상을 피하고, 수술 후 감염을 예방하고, 이물질 소재를 사용하지 않는 것이 염증을 예방하기 위한 좋은 방법이지만, 항상 이대로 할 수 있는 것은 아니다.[2]

2) 유착 예방을 위한 방법
(1) 세심한 수술 기법[2,5,6]

① 조직을 조심스럽게 다룸으로써 조직 손상을 최소화한다.
② 조직 handling을 최소화한다.
③ 꼼꼼하게 지혈한다.
④ 복강 내 혈액 침전물들을 제거한다.
⑤ 전기소작술의 시간 및 사용 횟수를 줄이고, 전기소작술 후 에어로졸화된 조직을 잘 흡인한다.
⑥ 방전요법(fulguration)을 줄이고, 조직을 잘라내도록 한다.
⑦ 수술 시간을 줄인다.
⑧ 감염 위험을 최소화한다.
⑨ 조직이 건조되지 않게 한다.
⑩ 세척과 흡인을 자주 시행한다.
⑪ 봉합은 최소한으로 사용하고 굵기가 가느다란 비반응성 봉합사를 사용한다.
⑫ 가급적 loose fibers 소재와 같은 재료 사용을 피한다.
⑬ 복강 내 mesh의 사용은 피한다.
⑭ 마른 거즈의 사용은 최소화한다.
⑮ 녹말과 라텍스가 없는 장갑을 사용한다.

(2) 유착방지제의 사용

3) 유착방지제

유착방지제는 크게 유착방지막(barrier) 제제와 약물 제제 2가지로 분류된다.

(1) 유착방지막 제제[2,6-9]

유착방지막은 상처가 치유되는 과정에 접촉하는 구조물들 사이를 물리적 장벽으로 막아 상처부위를 덮어줌으로써 상처 부위와 주변 구조물들과의 접촉을 차단하는 역할을 한다. 유착방지막으로서 적합한 제제는 안전하고 효과가 있어야 하며, 염증반응이나 면역반응을 일으키지 않아야 한다. 유착방지막은 크게 액체 및 젤 방지막과 고형성 방지막인 필름 및 멤브레인 형태로 나눌 수 있다. 액체 형태의 유착방지제는 Adept®, 젤 형태는 Hyalobarrier gel®, Guardix®, 등과 같은 제품들이 있다. 필름 및 멤브레인 형태의 유착방지제로는 Interceed®, Seprafilm®, Gore-Tex® 등과 같은 제품들이 있다. 이들 중 3가지 제제 Adept®, Interceed®, Seprafilm®이 유착방지제로서 FDA 승인을 받았다. 이러한 유착 방지막 제제들은 수술 후에 유착의 빈도가 감소한다고 보고되고 있지만, 장 폐색, 만성골반통증, 임신율 등과 같은 임상적인 효과에 대한 자료는 아직 불충분하다.[2,6-9]

① Oxidized regenerated cellulose (Interceed®, Ethicon) (그림 10-1-1)[2,6-12]

멤브레인 형태의 Absorbable synthetic mechanical barrier로서 8시간 내에 젤라틴처럼 되고 2주 이내에 완전히 흡수된다. 개복수술과 복강경수술에 사용할 수 있지만, 개복수술에 대해서만 FDA 승인을 받았다. 상처부위에 덮은 후에 잘 부착되기 위해 saline으로 촉촉하게 하고, 반드시 단층(single layer)으로 덮어야 하며, 접히면 안 된다. 혈액과 만나게 되면 fibrin 침착이 증가함으로써 유착 형성이 증가할 수 있기 때문에 사용하기 전에

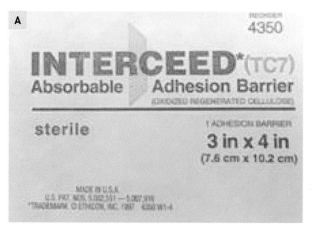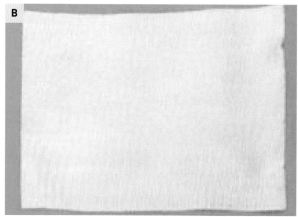

■ 그림 10-1-1. Oxidized regenerated cellulose (Interceed®, Ethicon)

꼼꼼한 지혈이 필요하다.

② Chemically modified sodium hyaluronate/carboxymethylcellulose (Seprafilm®, Sanofi-Aventis) (그림 10-1-2)[2,6-11]

Absorbable synthetic membrane으로서 24~48시간 내에 젤라틴처럼 되고, 1주 이내에 흡수된다. 얇고 잘 부서지기 때문에 복강경수술에는 잘 사용되지는 않고, 개복수술에 대해서만 FDA 승인을 받았다.

③ Polytetrafluoroethylene (Gore-Tex®, W.L. Gore & Associates)[2,6-10]

Permanent, non-absorbable membrane으로서 수술한 부위에 봉합을 하여 붙여야 한다. Interceed®보다 유착이 덜 생기는 것으로 보고되고 있으나, Gore-Tex®를 복강경수술에 사용하게 되면 수술 시간이 길어질 수 있다.

④ 4% icodextrin solution (Adept®, Baxter) (그림 10-1-3)[2,6-9,11,13]

An iso-osmolar and non-viscous high molecular weight glucose polymer로서 hydroflotation 현상에 의해 수술 상처와 복막 표면을 일시적으로 분리시켜 준다. 교

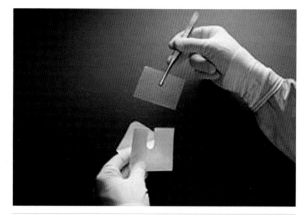

■ 그림 10-1-2. Chemically modified sodium hyaluronate/carboxymethylcellulose (Seprafilm®, Sanofi-Aventis, image from https://seprafilm.us)

질삼투압 작용은 3~4일 동안 복강 전체에 작용해 중피 재생과 fibrin의 형성 시기 동안 조직의 부착을 최소화하여 유착 형성을 막아주며 이후 복강 내로부터 천천히 흡수된다. 복강 내 세척(irrigation)하거나 점적주입(instillation)할 수 있으며, 녹말 알레르기나 말토즈 과민증이 있는 환자에게는 사용하지 못한다.

⑤ Gel agents including hyaluronic acid derivatives (Hyalobarrier gel®, Guardix®, SprayGel®, SepraCoat®)[2,6-9,12,13]

Hyaluronic acid는 sodium D-glucuronate and N-

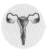

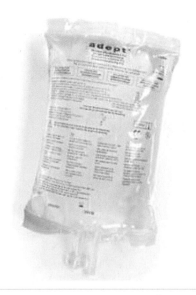

■ 그림 10-1-3. 4% icodextrin solution (Adept®, Baxter, image from https://www.baxter.co.kr)

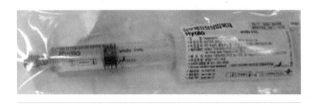

■ 그림 10-1-4. Hyalobarrier gel®, Anika Therapeutics

acetyl-D-glucosamine로 구성된 linear polysaccharide with repeating disaccharide units로서 많은 제품들이 있다.

i) Hyalobarrier gel® (Anika Therapeutics) (그림 10-1-4)

Auto cross-linked hyaluronic acid gel로서 점도가 매우 높다. 복강경 수술이나 개복술 모두 사용 가능하며, 최근 연구에서 Hyalobarrier gel®을 사용하면 임신율이 증가함이 보고되고 있다.

ii) Guardix® (한미약품) (그림 10-1-5)

Sodium Hyaluronate와 Carboxymethycellulose의 복합 제제로 2주 후에 체내에서 분해되어 1개월 내에 흡수, 배출된다. 적용하기 어려운 수술 부위에 효과적으로 적

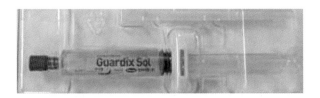

■ 그림 10-1-5. Guardix®, 한미약품

용이 가능하며 복강경 수술이나 개복술 모두 사용 가능하다.

iii) SprayGel® (Confluent Surgical)

Polyethylene Glycol (PEG) based liquid precursors로서 조직에 뿌려지면 수초 이내에 hydrogel barrier를 형성하며, gel의 형태는 5~7일간 유지되다가 복강 내로부터 한 달 내에 흡수된다.

(2) 약물 제제[2,6,7,9,13]

약물 제제에는 섬유소용해제, 항응고제, 항생제, 호르몬제 등이 있으며, 유착 예방을 위해 다양한 약물제제들이 제안되어 왔지만, 아직까지 효과적이라는 자료가 부족하고, 지금까지 FDA 승인된 제제는 없다.

2. 지혈제(Hemostatic agents)

지혈제는 수술 시 발생하는 출혈을 조절하기 위해 전기소작 또는 결찰 및 봉합의 대안으로 사용된다. 이러한 물질은 특히 미세 출혈 또는 중요 구조물에서의 출혈에 효과적이다. 이러한 제제의 진화는 외과 역사상 흥미로운 주제이며, 최소침습수술이 점차적으로 수술의 많은 부분을 차지함에 따라 복강경 포트를 통해 사용할 수 있는 형태의 제품들도 많이 개발되었다. 지혈제는 크게 두 가지 범주로 나뉘는데 물리적 제제와 생물학적 활성제이다. 물리적 제제는 수동 기질을 이용하여 지혈을 촉진하며, 생물학적 활성제는 출혈 시 응고 작용을 강화한다. 조직 접합제 및 부착제를 국소 지혈에 사용할 수도 있다.

표 10-1-1. 국소 지혈제의 적합한 적용 부위의 예

복막 또는 늑막 표면
절단면 또는 봉합 부위 표면
뼈 표면 또는 뼈가 절단된 가장자리
전기 소작이 손상을 일으킬 수 있는 중요한 구조물(예: 요관, 신경)
대형 혈관의 미세 천공 또는 바늘에 의한 혈관 손상
내시경을 통한 위장관 출혈 조절
접근할 수 없거나 시야가 충분하지 않은 심부에서 흘러나오는 출혈 등

표 10-1-2. 국소 지혈제의 종류

제재	물질
물리적 제제	젤라틴 매트릭스
	산화 재생 섬유소
	미소공성 다당류 구체
	미세 섬유 콜라겐
	외용제
생물학적 활성제	국소 트롬빈
	트라넥사민산
조직 부착제 및 접합제	섬유 부착제
	사이아노아크릴레이트
	알부민 제제
	폴리에틸렌 글리콜 수산화겔

1) 적응증

수술 중 출혈은 기존 지혈 기법 및 지혈제의 적절한 사용을 통해 조절할 수 있다. 하지만 신경이나, 큰 혈관의 미세 천공, 뼈 표면, 그리고 요관과 같은 몇몇 부위의 출혈을 통제하는 데에는 전기소작이나 봉합이 위험할 수 있다. 지혈제 사용을 위한 부위의 예는 표 10-1-1에 기술하였다.[14-19] 이러한 지혈제를 혈관 내에 사용할 경우 혈전증 유발 가능성이 있으므로 금기에 해당한다.

2) 종류

(1) 물리적 제제

국소 지혈에 사용되는 제품의 유형은 표 10-1-2와 같다. 물리적 제제들은 혈소판의 자극과 활성화, 그리고 혈전 제거 경로를 통해 지혈을 촉진하여, 물의 흡수와 지혈 인자들을 출혈 부위에 응집시키는 발판이 된다. 이 물질들은 응고 단계 활성화를 통해 혈전 생성을 용이하게 하는 촉매재가 된다. 이러한 제제는 사용은 편리하지만 대부분의 국소지혈제와 마찬가지로 출혈이 심할 경우 효과가 없을 수 있다.

① 젤라틴 매트릭스(Gelatin matrix)

젤라틴은 친수성 콜로이드로서 돼지에서 유래한 콜라겐의 산성 부분 가수분해 효소이며, 거품 형태로 휘저은 후 건조시켜 만들어진다.[20] 이 형태의 물질에는 Gelfoam®과 Surgifoam®이 포함되어 있고, 이들은 제품 무게의 40배까지 피를 흡수하고 제품 크기의 2배까지 팽창

될 수 있다. 처음에는 건조하고 각진 스펀지 형태로 제공되지만 뜯거나 잘라서 어떤 형태로든 만들 수 있다. 이 스펀지의 형태는 물에 닿으면 유연한 형태로 바뀌어 복강경 포트를 통해 삽입될 수 있다. 출혈 부위에 위치시킨 후에는 지혈을 위해 잠시 압력을 주어야 하며 몇 시간 후에 체내로 흡수되기 때문에 출혈 부위에 그대로 둘 수 있다.

② 산화 재생 섬유소(Oxidized regenerated cellulose, ORC)

이 그룹에 속하는 제품으로는 대표적으로 Surgicel®이 있다. 이것은 출혈 부위 표면에 직접 적용하는 흡수성 망(mesh)이다. 출혈이 미미할 경우 최적의 지혈 효과를 기대할 수 있다.[21] ORC는 자궁과 같은 고형 장기의 절단면 봉합 부위 표면(그림 10-1-6)이나 림프절절제술 후 후복막 표면에 적용할 수 있다.[22,23] 재질이 유연하여 포트를 통해 쉽게 복강 내에 적용할 수 있다. 복강 내에 남겨진 ORC가 유착이나 감염을 일으킬 수 있다고 보고된 바 있다.

③ 미소공성 다당류 구체(Microporous polysaccharide spheres, MPS)

MPS는 감자 전분으로 만든다. 제품으로는 Arista®가

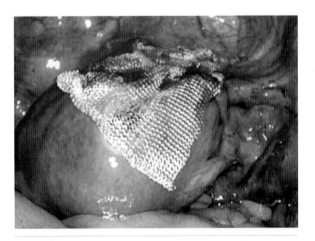

■ 그림 10-1-6. 로봇 자궁근종 절제술 후 산화 재생 섬유소를 봉합 부위에 적용한 예

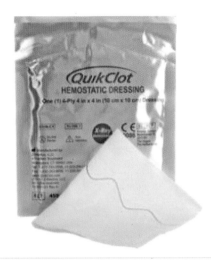

■ 그림 10-1-7. QuikClot® 4×4 hemostatic dressing 제품의 모습

있다. 이 물질은 물을 흡수하고 혈소판과 혈중 단백질 응집을 통해 응혈을 발생시킨다.[24] 이 제품은 가루 형태로 존재하며 긴 막대 형태의 관을 이용하여 복강경 포트를 통해 복강 내에 적용할 수 있다.

④ 미세 섬유 콜라겐(Microfibrillar collagen, MC)

소의 콜라겐에서 얻은 흡수성 산성 소금으로 만들어지며,[25] Avitene®이 여기에 속한다. MC는 응고 형성의 골격 역할을 하며 혈소판을 활성화시킨다. 적용 방법은 출혈 부위에 분말로 직접 도포할 수 있지만, 거품 형태로 제공되는 제품도 있다. 이 제재는 3개월 이내에 완전히 흡수되며, 전신 헤파린화 요법 중인 환자에게도 유효하게 유지되지만 혈소판 수치가 20000개/mm3 미만일 때는 덜 효과적이다.

⑤ 외용제

QuikClot®은 고령토 기반의 드레싱 제품으로, 고령토는 응고 단계의 factor XII를 활성화시키는 무기(inorganic) 제품이다(그림 10-1-7).[26] 이 제품은 수술 중 외부 출혈뿐만 아니라 내부 출혈도 제어하기 위해 다양하게 적용할 수 있다. 성상은 거즈 형태로 제공되며, 최소침습수술 시에도 8 mm 이상의 넓은 포트를 통해 복강 내에 적용

하여 사용할 수 있으며 사용 후에는 제거해야 한다.

(2) 생물학적 활성제

생물학적 활성제는 지혈 작용을 강화하는 역할을 한다. 지혈은 일반적으로 혈소판 플러그 형성, 지혈 단계를 통한 응고 확산, 항트롬빈 제어 메커니즘에 의한 응고 종료, 그리고 섬유용해에 의한 혈전 제거의 4가지 과정을 거친다.

① 국소 트롬빈

이 제제는 트롬빈의 동결 건조 가루를 재구성하여 제작한다.[27,28] 이는 스프레이를 이용하여 적용할 경우 복막의 삼출성 출혈 등에서 넓은 부위에 적용하는 데 유용하며, 주사기와 바늘을 이용하여 특정 출혈 부위에 직접적으로 적용하는 것도 가능하다. 혈소판 혈전 생성을 위한 즉각적인 도움을 줄 수 있는 젤라틴 매트릭스제와 함께 사용할 수 있다. 젤라틴 거품이나 과립제와 함께 사용하면 혈관 천공 시 지혈을 촉진하는 데 유용하다. 특히 과립제와 함께 사용할 경우엔 액체 성상의 특성으로 인해보다 빠른 지혈 효과를 낼 수 있다. 대표적인 제품으로 FloSeal®(그림 10-1-8)과 Surgiflo®가 있다. (참고 영

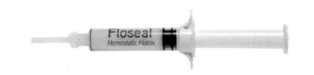

■ **그림 10-1-8. FloSeal® 제품 실물 사진**

상: http://www.floseal.com/us/videos-gyn.html)

② 트라넥사민산

트라넥사민산은 플라스미노겐 분자들에 있는 lysine 결합 부위의 가역적 봉쇄를 통해 항섬유화 효과를 발휘하는 아미노산 lysine의 합성 유래물이다. 이를 출혈 표면에 국소 도포할 경우 전신 효과를 최소화하는 동시에 출혈 부위의 국소적인 섬유 용해를 억제하여 출혈을 조절 할 수 있다.[29] 그러나 아직 관련 연구가 제한적이므로 이 제품이 권장되기 위해서는 추가적인 임상 시험이 필요하다.

(3) 조직 부착제 및 접합제

조직 접착제는 지혈을 촉진하는 데 사용될 수 있지만 주로 조직을 가까이 붙이기 위한 봉합 대신 사용되기도 한다.

① 섬유 부착제

이 제재는 일반적으로 농축된 피브리노겐과 factor XII의 용액, 그리고 트롬빈 및 칼슘의 용액을 포함하는 2개의 성분으로 이루어져 있다. 사용하기 직전에 함께 섞으면 섬유혈전 형성된다. 이는 혈관 봉합 부위의 출혈을 제어하는 데 사용할 수 있고, 조직 절단면의 출혈을 조절하는 데 사용할 수 있다. 대표적인 제품으로 Tisseel®, Evicel®, TachoSil® 등 다양한 제품이 존재한다 (그림 10-1-9). 최소침습수술에 적용할 경우 관 형태의 복강경용 카테터를 이용하여 쉽게 적용 가능하다(그림 10-1-10). Tisseel® 을 사용하는 영상은 http://www.tisseel.com/us/video_library_gynecology.html에서 확인할 수 있다.

② 기타

Dermabond®와 Histoacryl® 등은 사이아노아크릴레이트에 속하며 주로 피부 봉합에 사용되고 있지만, 혈관 봉합 부위나 탈장 수술 시 메시 적용 부위 등 여러 부위에 사용된 바가 있다.[30-32] 복강경 영역에서는 특히 탈장에서 많이 사용되었다. 알부민 기반의 조직 접착제는 사용 직전에 알부민과 유기 화합물을 결합하며, 그 혼합물은 접착 특성을 가진 매트릭스를 형성한다. 예를 들어, 소의 알부민과 글루타알데하이드를 조합한 Bioglue®, ArterX®이나, 사람 알부민과 폴리에틸렌글리콜의 조합 (FocalSeal-L®, Progel®) 등이 폐 공기 누출을 치료하는 데 사용된다.[33] 폴리에틸렌글리콜 수산화겔은 두 가지 형태의 폴리에틸렌글리콜(PEG)을 결합하여 수산화겔을 생성하는 완전히 합성된 조직 접착제이다. CoSeal®이라는 제품이 있으며, 이 화합물은 혈관 이식 봉합 부위의 천공으로 인한 출혈을 치료하기 위해 사용되었으며, 외과 수술에서도 사용되었다.[34]

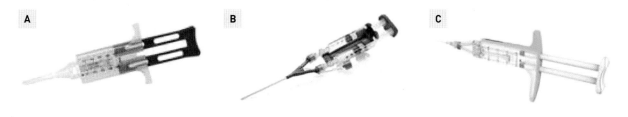

■ **그림 10-1-9. 섬유 부착제 제품의 예.** A) Tisseel®, B) Evicel®, C) Greenplast®

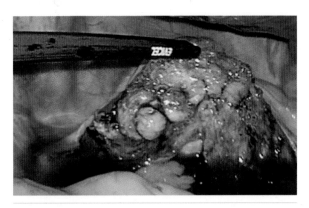

■ 그림 10-1-10. 복강경 전자궁절제술 후 카테터를 이용하여 섬유 부착제를 질 봉합부위에 적용하는 모습

3) 효용성

수술 시 국소 지혈제의 효과를 입증하는 강력한 근거 연구는 부족한 상태이다. 대부분의 지혈제에 대한 설명문과 미국 식품 의약국(FDA) 의료 기기 지원서에는 동물 연구만 포함되거나 및 젤라틴 거품 또는 ORC 제재와의 효과를 비교한 미발표 시험의 데이터만을 포함하고 있다. 경미한 출혈 부위에 국소 지혈제 사용에 대해 출간된 무작위 시험이 몇 가지 존재한다. 3개의 임상시험(혈관 수술, 척추 수술, 심장 수술)에서 Floseal®, Proceed® 등의 지혈 접합제가 트롬빈-젤라틴 복합제에 비해 우월한 지혈 능력을 보였으며, 산부인과 영역에서는 섬유 부착제가 ORC에 비해 더 효과적인 지혈 성공률이 보고된 바 있다. 또한 한 다기관 연구에서 섬유 부착제가 재래식 국소 지혈제에 비해 월등한 지혈 능력이 확인되었다.[20,35-38]

4) 부작용

국소 지혈제와 조직 접착제 및 부착제의 부작용은 재료의 구성 및 특성, 적용 위치 및 흡수 시간과 관련이 있다. 과도한 양을 적용하여 체내에서 천천히 제거되는 경우 감염의 원인이 될 수 있으며, 간혹 팽창 경향이 있는 지혈제가 국한된 장소에 놓인 경우 주변 구조물의 압박을 야기할 수도 있다.[39]

(1) 공기 및 가스 색전증

색전증은 사망의 원인이 될 수 있는데, 스프레이형 트롬빈이나 섬유 부착제와 같은 주입 가능 제재를 사용한 경우에서 보고된 바 있다.[40,41] 특히 제품이 조직에 너무 가까이 분사되거나 권장되는 최대 압력을 초과할 때 발생 위험이 증가한다.

(2) 감염

지혈제 사용과 관련된 감염에 대한 많은 임상 보고가 있다. 응급 수술, 수혈 및 긴 수술 시간과 같은 불리한 요소들은 수술 상처 감염 위험의 증가와 관련이 있으며, 지혈제 사용 빈도와도 같은 양상을 보인다. 따라서 지혈제로 인한 감염 위험성에 대한 분석은 그 관계를 명확화하기 어렵다. 가능한 경우 지혈이 이루어진 후 상처에서 과도한 지혈제를 제거함으로써 감염 위험을 최소화할 수 있다.

(3) 상처 치유 저하

국소 지혈제를 과도하게 사용하면 상처 치료를 방해할 수 있다. 미세섬유 콜라겐, 젤라틴 거품, 사이아노아크릴레이트의 사용에서 육아종 형성이 보고되었다. 또한, 사이아노아크릴레이트 대사물(사이아노아세테이트와 포름알데하이드)은 주변 조직에서 염증 반응을 일으킬 수 있다.[42,43]

(4) 저혈압

섬유 부착제 조직 실질 내 직접 주입 후 일부 환자에서 저혈압이 발생하였는데 이는 소에서 유래한 트롬빈의 높은 농축률 때문인 것으로 여겨진다.[44] 30초간 지속되며 에피네프린에 반응한다. 트롬빈 사용 용량을 줄이고 주입 부위를 압박함을 통해 이 합병증을 예방할 수 있다.

(5) 과민증

알레르기 반응(과민증을 포함)은 주로 소에서 나온 제품

(예: 국소 트롬빈)과 관련이 있다.[45] 이러한 제품은 혈장 제품에 대한 이전의 과민 반응 이력이 있거나 IgA결핍이 있는 환자에게는 사용해서는 안 된다.

(6) 혈관 혈전증

지혈제의 국소적 사용과 관련하여 증가된 혈관 혈전증 비율은 보고된 바 없다. 과거에는 폴리에스테르 그래프트(Dacron 등)가 트롬빈을 혈관 안으로 흘러 들어가게 하여 혈전증 및 색전증을 유발할 수 있다는 우려가 있었지만, 현재는 문제되지 않는다. 국소 지혈제는 절대로 혈관 내에 주입되거나 개방된 혈관에 적용되어서는 안 되며, 젤라틴 매트릭스가 뼈의 절단면에 분사된 경우 혈류로 흡수될 수 있다는 보고가 있다.[46] 또한 콜라겐이나 젤라틴 제재가 혈액에 접촉된 경우에는 Cell Saver 같은 혈액 회수 장치는 절대로 사용하지 말아야 하는데, 그 이유는 섬유질이 필터를 통과하여 혈관 내 응고를 유발할 수 있기 때문이다.

3. 봉합사(Sutures)

봉합사는 편의상 다음과 같이 구별할 수 있다.[47-50]

- 흡수성에 따라 흡수성 봉합사(absorbable suture), 비흡수성 봉합사(non-absorbable suture)
- 재료에 따라 자연사(natural suture), 합성사(synthetic suture)
- 구조에 따라 합사(braided suture), 단섬유사(monofilament suture)

흡수성 봉합사는 신체의 효소 시스템에 의해 분해되고 흡수된다. 비흡수성 봉합사는 체내에서 2년 이내에 사라지는 견사(silk)를 제외하고는 거의 영구적으로 유지된다. 감염된 조직의 경우는 단기간 긴장 강도(tensile strength)를 제공하고 분해되는 흡수성 봉합사를 선택한다. 반면 복부 봉합을 하는 경우는 벌어짐(dehiscence) 및 내장 탈출(evisceration)을 최소화하기 위해 비흡수성

표 10-1-3. 봉합사의 크기

봉합사	직경, inch
5-0	.0056
4-0	.0080
3-0	.0100
2-0	.0126
0	.0159
1	.0179

봉합사를 사용하게 된다. 합성사는 자연사에 비해 다루기가 어렵고 매듭 묶기(knot tying)가 편하지 않지만 긴장 강도가 크고 조직 반응이 적다.

봉합 부위의 긴장 강도는 1주 후에는 5%, 2주 후에 10%, 4주 후에 45%로 점차 증가하여 8주 후에 최대치에 이르지만 정상 부위의 80%를 넘지 못한다.

봉합사는 U.S. Pharmacopeia (USP)에서 정의한 직경을 기준으로 크기가 결정된다(표 10-1-3).

봉합사의 일차적 역할은 상처를 닫고, 출혈하는 혈관을 보호하며, 내부 구조를 봉쇄하는 것이다. 따라서 크기, 재질, 함량 측면에서 다양한 종류의 봉합사를 이용할 수 있다(표 10-1-4).

1) 흡수성 자연사(Absorbable natural suture)

장선(catgut)은 양이나 소의 소장에 있는 교원질을 추출하여 만들며, 단순 장선(plain catgut)을 흡수가 늦도록 처리한 것이 크롬 장선(chromic catgut)이다. 장선은 체내의 단백 분해 효소에 의해서 70~90일 이내에 분해되므로 조직 반응이 비교적 심하고 긴장 강도도 7~10일 내에 급격히 소실된다.

2) 비흡수성 자연사(Non-absorbable natural suture)

견사(silk)는 다루기 쉽고 매듭 묶기가 편하지만 긴장 강도가 약하고 조직 반응이 크다. 철사(surgical wire)는 다루기는 어렵지만 긴장 강도가 강하고 조직 반응이 적다.

표 10-1-4. 봉합사의 분류

흡수성 봉합사	재료	분해 시간
단순 장선(Plain gut)	natural	7~10일
크롬 장선(Chromic gut)	natural	12~24일
Braided polyglactin 910 (Vicryl®)	synthetic	3주 경 긴장 강도의 50% 유지, 5주 경 대부분 소실
Monofilament polydioxanone (PDS II®)	synthetic	4주 경 긴장 강도의 50% 유지, 6주 경 25% 유지
Monofilament polyglyconate (Maxon®)	synthetic	4주 경 긴장 강도의 50% 유지, 6주 경 25% 유지
비흡수성 봉합사	재료	상대적인 긴장 강도
Cotton	natural	+
Silk	natural	++
Nylon	synthetic	+++
Polyester, Polypropylene	synthetic	++++
Steel wire	synthetic	+++++

3) 흡수성 합성사(Absorbable synthetic suture)

Polyglactin 910 (Vicryl®), Polyglycolic acid (Dexon®)와 같은 합사와 Polyglyconate (Maxon®), Polydioxanone (PDS II®), Poliglecaprone (Monocryl®)과 같은 단섬유사가 있으며 가수분해에 의해서 흡수된다. 단섬유사는 합사에 비해 다루기가 어렵고 매듭 묶기가 잘 되지 않지만 조직 반응이 적고 표면이 매끄럽다. 합사는 단섬유사와 비교할 때 braid의 틈 사이에 파편과 세균으로 오염될 가능성이 더 높다.

4) 비흡수성 합성사(Non-absorbable synthetic suture)

Neurolon, Surglion, Polyester, Dacron, Mersilene과 같은 합사와 Nylon, Polybutester, Polypropylene (Prolene®)과 같은 단섬유사가 있으며 조직 반응이 적어 피부봉합이나 진피 내 연속 봉합에 적합하다. Nylon은 매우 강하지만 매듭이 느슨해지는 것을 막기 위해 여러 번의 매듭 묶기를 해야한다. Polyester는 견사가 가지고 있는 장점을 지니면서도 긴장 강도와 보전성이 우수하다. Polypropylene (Prolene®)은 조직에 부착되지 않아 Nylon보다 조직 반응이 적어서 조직이 감염되거나 오염된 상황에 적합하다.

최소침습수술에서 사용하는 봉합사는 개복수술에서와 같이 흡수성, 강도 및 조직 반응과 같은 특성에 따라 선택하며 또한 취급 특성 및 가시성도 선택의 중요한 요소가 된다. 밝은 색 또는 무색의 봉합사는 최소침습수술에서 가시성이 불리하여 그 사용이 제한될 수 있다. 또한 개복수술과 비교하여 최소침습수술에서의 매듭 묶기는 봉합사 마찰과 마모를 증가시키고 매듭 묶기 사이의 시간은 더 길다는 특성이 있다. 따라서, 긴장 강도가 크면서 형상 기억이 좋은 재료가 최소침습수술에서는 사용하기 좋은 봉합사가 된다. 예를 들어, 흡수성 합성사는 높은 긴장 강도, 적은 조직 반응성, 높은 매듭 신뢰도, 체내(intracorporeal) 또는 체외(extracorporeal) 매듭 묶기의 용이성을 제공한다. 반면, 가장 일반적인 흡수성 자연사인 장선은 흡수성 합성사와 비교할 때, 긴장 강도가 작고 매듭 신뢰도가 떨어져 최소침습수술에는 많이 사용하지 않는다. 견사, Polyglactin 910 (Vicryl), braided Polyester와 같이 꼰 소재의 경우 유연성이 좋아 복강경 수술의 봉합사로 더 적합하다. Polypropylene (Prolene), Polydioxanone (PDS II), Nylon 과 같은 봉합사는 뻣뻣하여 체내 봉합하기에 어려울 수 있다.

복강경 수술의 경우, 2-0 및 3-0 게이지 범위의 좁은 봉합사가 선호된다. 이 직경은 적절한 긴장 강도를 제공

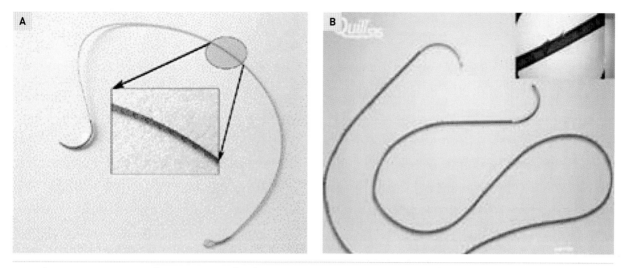

■ **그림 10-1-11. 미늘봉합사(barbed sutures).** A) V-Loc® (Covidien Healthcare, Mansfield, MA), B) Quill® (Angiotech Pharaceuticals, Inc., Vancouver, Canada)

하면서 이물질 반응으로 인한 흉터 형성을 감소시키고 두꺼운 봉합사에 비해 세균 수를 줄일 수 있다. 그러나, 질원개(vaginal cuff)의 봉합과 같은 술식의 경우, 좀 더 큰 긴장 강도가 요구되는 0 게이지 봉합사를 사용한다.

최근에는 매듭 묶기가 필요 없는 미늘봉합사(knotless barbed suture)가 소개되어 미세침습수술에 많이 이용하고 있다(그림 10-1-11). 미늘봉합사의 표면에는 단방향으로 미늘이 돋아 있어 봉합사가 조직을 통과한 뒤에도 느슨해지지 않으며 따로 매듭 묶기를 하지 않아도 된다. 결과적으로, 조직은 고르게 분포된 조직 장력으로 결합된 상태로 남아 있게 된다. 이러한 장점으로 더욱 신속한 조직 봉합을 가능하게 하였다. 특히, 부인과 최소침습수술영역에서도 복강경 자궁절제술에서 질원개를 봉합하거나, 복강경 자궁근종절제술에서 자궁근층을 봉합하는데 사용되어 수술 시간을 단축하는 데 도움을 준다. 한편, 미늘봉합사를 사용하는 경우에는 조직 외부로 튀어 나오는 미늘로 인하여 장협착이 유발되는 경우가 있으므로 미늘이 조직 외부로 돌출되지 않도록 봉합사가 조직 내에 묻히게끔 잘라주거나 봉합사의 끝을 클립 등으로 물어주는 것이 좋다.[51,52]

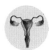

II. 약물(Drugs)

1. 자궁근종의 약물치료(Medical treatment of myoma)

자궁근종의 수술적 치료가 필요하지 않다면 주기적 검사를 통해 자궁근종으로 인한 임상적 증상 발생 여부 및 크기의 변화를 추적 관찰해야 한다. 부인과 초음파 검사를 통하여 자궁근종의 크기, 개수 및 위치를 기록해 두는 것이 도움이 된다. 자궁근종의 흔한 증상은 생리량의 증가와 생리기간의 연장이다. 약물치료는 수술 전에 자궁근종으로 인한 과다출혈로 생길 수 있는 빈혈을 교정, 일시적인 통증의 경감 그리고 최소침습수술을 위한 자궁근종의 크기를 줄이는 효과 등이 있다.

1) 경구 피임제(Oral contraceptives)

저용량 경구 피임약이 자궁 근종의 크기를 증가시킨다는 보고는 없다. 그러므로 자궁근종으로 인한 월경과다 및 월경통이 있을 경우 단기간 사용해 볼 수 있다. 저용량 경구 피임약은 단기간에 자궁근종으로 인한 출혈을 줄이는 데 효과적이며 자궁근종의 크기가 증가하는 것을 예방할 수 있다.[1]

2) 생식샘자극호르몬방출호르몬작용제(GnRH agonist)

생식샘자극호르몬방출호르몬작용제는 성선 자극 호르몬(FSH, LH)의 분비를 억제함으로써 저에스트로겐 상태를 유발시켜 자궁근종의 크기를 감소시키고 그로 인한 증상 경감 및 출혈을 줄이는 데 효과가 있다. 생식샘자극호르몬방출호르몬작용제는 peptidase 활성도가 높기 때문에 비강 내, 근육주사, 또는 경피내주사와 같은 비경구 요법을 통해 투여해야 한다. 자궁근종이 있는 여성에게 생식샘자극호르몬방출호르몬작용제를 투여하면 3개월 이내에 자궁근종의 크기를 40~60% 정도 감소시킬 수 있으며 치료 기간은 3~6개월로 단기간 치료 방법으로 추천된다. 치료를 중단하게 되면 12주 이내에 자궁근종의 크기가 급속히 증가하여 원래 크기로 돌아온다.

생식샘자극호르몬방출호르몬작용제의 적응증은 다음과 같다.[1]

① 가임력 보존이 필요한 커다란 자궁근종이 있는 여성에서 임신을 시도하기 전 혹은 자궁근종 절제술을 시행하기 전에 수술 전 치료가 필요한 경우

② 수술 전 빈혈을 교정하고 수혈 요구량의 최소화 혹은 자가 수혈을 요구하는 경우

③ 폐경기가 가까운 여성에서 수술적 치료를 피하고자 하는 경우

④ 커다란 자궁근종으로 질식 혹은 복강경 자궁절제술을 시행 받을 여성에서 수술 전 자궁근종 크기의 감소가 요구되는 경우

⑤ 수술적 치료에 대한 의학적 금기가 있는 경우

⑥ 개인적 또는 의학적 문제로 수술을 연기해야 하는 경우

3) 생식샘자극호르몬방출호르몬길항제(GnRH antagonist)

생식샘자극호르몬방출호르몬길항제는 GnRH 수용체에 경쟁적으로 작용하여 차단시키는 역할을 한다. 생식샘자극호르몬방출호르몬작용제와 달리 치료 초기에 "flare-up" 현상이 없고 비교적 짧은 시간인 2~4주 내에 자궁근종의 크기를 감소시킨다.[2]

4) Levonorgestrel intrauterine system (LNG-IUS)

LNG-IUS는 20 mg/일 용량의 레보노르게스트렐을 분비하는 자궁 내 삽입 장치로 시술이 간편하고 부작용이 거의 없기 때문에 비수술적 치료로 많이 사용된다. 자궁근종으로 인한 월경 과다가 있는 환자군에서 75~95% 정도의 생리양 감소를 보였고 자궁근종 크기의 감소는 없었다.[3] 저용량 경구피임약을 복용했던 환자군과 비교했을 때 치료 성적은 비슷하나 자궁근종으로 인한 과다 출혈에는 LNG-IUS가 더 효과적이다.[4]

5) 선택적 프로게스테론 수용체 조정자(SPRM)

(1) Mifepristone (RU-486)

프로게스테론 수용체 조정자로 항프로게스테론으로써 작용을 한다. 자궁근종으로 인한 증상이 있는 폐경 전 여성에서 mifepristone은 위약군에 비하여 자궁근종의 크기 감소 및 자궁근종으로 인한 증상을 완화시킨다. 하루 2.5 mg을 3~6개월 동안 투여하는 것이 권고된다.[5] GnRH 효능제가 치료 중단 이후 자궁근종의 크기가 치료 전으로 빠르게 회복되는 것과 달리 mifepristone은 6개월 사용한 이후 치료를 중단하였을 때 치료 효과가 약 1년 정도 유지되는 것으로 보고되었다.[3,6]

(2) Ulipristal acetate (UPA)

선택적 프로게스테론 수용체 조정자로서 자궁 근종 세포와 자궁 내막의 증식을 억제 시켜 자궁근종의 크기를 감소시킨다. 증상이 있는 자궁근종이 있는 환자에서 수술 전 치료로 13주동안 UPA를 투여한 군은 위약군에 비하여 자궁근종의 크기가 감소하고 자궁 출혈량도 감소하였다.[7] UPA는 출혈량을 줄이고 자궁 근종의 크기를 감소시키는 효과는 leuprolide acetate보다 월등하지 않았다. 무월경까지 소요되는 기간은 UPA 복용한 그룹이 5~7일로 21일인 leuprolide acetate군보다 더 짧은 것으로 나타났다. Vasomotor symptom은 leuprolide acetate군에서 40%의 환자가 경험한데 비하여 UPA 군에서는 10~11%으로 더 적었다. 생식샘자극호르몬방출호르몬작용제 치료 시 나타나는 부작용이 적기때문에 수술 전 치료를 목적으로 사용되었다.

그러나 유럽에서 UPA (Esmya®)를 복용하던 환자에서 11건의 심각한 간손상이 보고되었다. 이에 따라 European medicines agency (EMA)는 간기능에 문제가 있는 환자에게는 투여를 금하며 새로이 투여하는 경우에는 정기적인 간기능 검사를 시행하고 부작용을 최소화하기 위하여 다음과 같이 권고 사항을 고시하였다.

① 간질환이 있는 경우 금기

② 치료 전 간기능 검사 시행(정상치의 2배 이상인 경우 금기)

③ 치료 후 간기능 검사는 처음 두 사이클 동안은 한 달에 한번씩 시행하며 치료 중단 후 2~4주 안에 시행(정상치의 3배 이상인 경우 처방을 중단)

④ 수술적 치료의 대상이 아닌 환자의 경우 한 사이클 이상 처방이 가능하나 수술 예정인 환자의 수술 전 치료로 사용할 경우 한 사이클만 처방 가능

⑤ 환자에게 간손상으로 인한 부작용(구역, 구토, 상복부통증, 식욕부진, 무기력함, 황달 등)이 있을 경우 즉시 의사와 상의하도록 함

6) 선택적 에스트로겐 수용체 조절자(SERM)

SERM은 에스트로겐 수용체에 결합하여 조직에 특이적으로 효능제 또는 길항제로서 작용하는 약물이다. 생식샘자극호르몬방출호르몬작용제와 선택적 에스트로겐 수용체 조절자(Raloxifene®)을 함께 사용하면 골밀도 감소를 예방할 수 있으며, 이 경우 폐경 전, 후 여성에서 모두 생식샘자극호르몬방출호르몬작용제를 단독으로 사용했던 군에 비해 자궁근종으로 인한 증상 경감에는 차이가 없으나 자궁근종의 크기 감소에는 더 큰 효과를 주는 것으로 나타났다.[8,9]

7) 비스테로이드성 항염증제(NSAIDs)

비스테로이드성 항염증제(NSAIDs)은 자궁근종으로 인한 이차성 월경통과 통증을 경감시키는 효과가 있고 메커니즘이 명확히 알려지지는 않았지만 출혈량을 줄이는 데도 일부 효과가 있는 것으로 나타났다. 월경 과다가 있는 경우 Ibuprofen (400 mg, 하루 세 번)과 mefenamic acid (500 mg, 하루 세 번)를 복용하면 출혈량을 20~40% 정도 감소시키는 효과가 있다.[10]

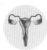

2. 자궁내막증의 약물치료(Medical treatment of endo-metriosis)

자궁내막증의 치료는 환자의 증상, 나이, 가임력, 수술 시의 병기, 내과적 치료의 부작용 및 경제적 문제 등을 고려하여 개별화 되어야 한다.[11] 환자에게 맞는 약물을 적절히 선택하여 증상을 완화시키는 것뿐만 아니라 자궁내막증의 재발로 인한 반복적인 수술을 피할 수 있도록 지속적인 관리가 필요하다. 따라서 만성 재발성 질환의 관점으로 접근하여 약제를 선택하는 것도 고려해야 한다. 통증을 완화 시키기 위한 약제는 크게 비스테로이드성 항염증제(Non-steroidal anti-inflammatory drugs, NSAIDs)와 호르몬 치료제이다. 호르몬 치료제는 혈중 에스트로겐 농도를 저하시킴으로써 치료 효과를 보는 약제들이 대부분으로 경구피임제(Oral contraceptives), 생식샘자극호르몬방출호르몬작용제(Gonadotropin-releasing hormone agonist, GnRH agonist), 프로게스틴(Progestin), 다나졸(Danazol), 방향화효소억제제(Aromatase inhibitor), 프로게스테론길항제(Progesterone antagonist) 등이 대표적이다. 이외에 비 호르몬 치료제로 종양괴사 인자 억제제(Tumor necrosis factor-α inhibitor)나 Pentoxifylline 등이 있다.

1) 비스테로이드성 항염증제(NSAIDs)

비스테로이드성 항염증제는 자궁내막증과 연관된 통증 치료에 일차 약제로 광범위하게 사용되고 있다. 약제의 기본 기전인 항염증성 반응이 자궁내막증 관련 통증의 치료에 이득이 될 것이라고 생각할 수 있으나 자궁내막증으로 인한 통증의 감소에 명백히 효과적이라는 과학적 근거는 부족한 편이다.[12] 그럼에도 불구하고 비스테로이드성 항염증제는 가용성, 저렴한 가격, 심하지 않은 부작용, 일차성 생리통을 효과적으로 경감시킨다는 연구들에 근거를 두고 널리 사용되고 있다.[13] 비스테로이드성 항염증제는 경구피임약과 병용 할 수 있으며, 임신을 원하는 여성에서는 비스테로이드항염증제 단독 요법

을 사용한다. Celecoxib과 같은 선택적 COX-2 저해제(selective COX-2 inhibitor)는 배란 장애가 가능하기 때문에 임신 시도 여부를 확인하는 것이 좋겠다.[14]

2) 호르몬 치료제

(1) 생식샘자극호르몬방출호르몬작용제(GnRH agonist)

생식샘자극호르몬방출호르몬작용제의 반감기는 내인성 생식샘자극호르몬방출호르몬의 반감기보다 길어서 뇌하수체의 생식샘자극호르몬방출호르몬 수용체에 결합하여 지속적으로 생식샘자극호르몬방출호르몬 수용체의 소실과 활성을 하향 조절한다. 이러한 변화로 인하여 여포자극호르몬(FSH)과 황체형성호르몬(LH)가 떨어지고, 이어서 난소에서 에스트로겐 생산이 저하되어 가성 폐경 상태가 된다. 이는 에스트로겐 의존성 병변인 자궁내막증의 소멸 혹은 위축 상태를 유도한다. 자궁내막증 치료제로 사용중인 생식샘자극호르몬방출호르몬작용제는 leuprolide, buserelin, nafarelin, goserelin 및 triptorelin 등이 있다(표 10-2-1). 근육, 피하 혹은 비강 내 흡수를 통하여 투여할 수 있으며, 에스트라디올 농도가 약 20~40 pg/mL (75~150 pmol/L)이 될 때 적절한 치료 효과를 보이는 것으로 알려져 있다.[15] Depot 제제는 약제 투여 빈도가 적어 환자의 순응도를 높일 수 있으며, 3개월 제제도 개발되어 사용하고 있다. 생식샘자극호르몬방출호르몬작용제를 3개월간 치료를 하면, 자궁내막증과 관련된 통증은 좋아지며, 그 효과는 6개월까지 지속된다.

저에스트로겐증으로 인하여 안면 홍조, 발한, 수면장애, 두통, 질 건조증, 우울감, 성욕 감퇴 등이 발생할 수 있다. 6개월간 치료 시 골 밀도가 6~8% 감소할 수 있기 때문에 6개월 이상의 치료가 필요한 경우에는 주의가 필요하다. 보충요법(add-back therapy)을 통하여 에스트로겐 농도 저하에 따른 부작용을 최소화하면서 자궁내막증을 억제하는 에스트로겐 농도(30~45 pg/mL)를 유지하는 데 사용하는 제제로는 norethisterone 1.2 mg/일, norethindrone acetate 5 mg/일, tibolone 2.5 mg/일, 혹

표 10-2-1. 생식샘자극호르몬방출호르몬작용제의 종류

종류	용법	용량	투여간격
루프롤리드(leuprolide)	피하주사	3.75 μg	4주
		11.25 μg	3개월
부세렐린(buserelin)	피하주사	200 μg	매일
	비강분무	300-400 μg	매일
나파렐린(nafarelin)	비강분무	200 μg	매일
고세렐린(goserelin)	피하주사	3.6 μg	4주
트립토렐린(triptoreline)	근육주사	3.75 μg	4주

은 에스트로겐 프로제스틴 병합 호르몬제 등이 있다.[16] 최대 골량에 이르지 못한 사춘기 환자에게 생식샘자극 호르몬방출호르몬작용제 처방은 권고하지 않는다. 치료 종결 후 월경의 회복은 약제에 따라 차이가 있으나 95% 이상에서 3개월 이내에 이루어진다.[17]

(2) 경구 피임제

복합경구피임제는 자궁내막조직의 탈락막화와 위축을 일으켜서 치료 효과를 보이며, 장기간 복용이 가능한 점, 경제적인 점, 그리고 피임 효과와 난소 혹은 자궁내 막암의 위험을 낮춘다는 점 등의 추가적 이익도 고려하 여 자궁내막증의 치료제로 많이 쓰인다. 통증과 관련하 여 경구피임제를 사용하는 경우 휴약기 없이 지속적으 로 경구피임제의 복용하게 되면 가성임신 상태가 유지되 어 자궁내막 조직의 탈락막화 현상과 위축을 일으키고 무월경 상태에 이르게 되는데, 이러한 요법을 6~12개월 간 지속할 경우 자궁내막증과 관련 있는 월경통, 골반통 및 성교통 등의 증상이 유의하게 호전된다.[18,19] 단, 경구 용 피임제를 중단한 이후까지 치료효과가 유지되는 것을 기대하기는 어렵다. 수술 이후에 경구용 피임제를 장기 간 복용하는 것은 자궁내막증의 재발을 낮춰주는 효과 가 있으나, 복용 방법에 따른(주기적 복용 혹은 지속적 복용) 자궁내막증 재발의 빈도 차이는 없는 것으로 알려 져 있다.[20] 경구피임제의 장기 복용은 자궁내막증의 통 증 조절에도 효과적이고, 자궁내막증의 발생 빈도 혹은

자궁내막증의 재발을 유의하게 감소시킬 것이라고 기대 해 볼 수 있으나 아직은 대규모 연구가 필요하다.[21,22]

(3) 프로게스틴

① Medroxyprogesterone acetate (MPA)

자궁내막증 치료제로 가장 많이 쓰여진 약제로 많은 연구를 통해 자궁내막증에 의한 증상 호전 효과가 입증 되었다. 하루 30 mg 초기 용량으로 시작하여 통증 감 소 등의 치료 반응 및 출혈 경향에 따라 용량을 조절한 다. 대표적 부작용으로 월경 불순, 무월경, 체중 증가 또 는 유방통, 우울증 등이 있다. Depot 제제는 150 mg을 함유하고 있으며 3개월마다 근주하게 되며 자궁내막증 으로 인한 통증 조절에 효과적이다.[23] 하지만 난임 여성 에서는 장기간 무월경과 무배란을 일으킬 수 있고, 치료 종결 후 배란 재개까지의 기간이 모호하기 때문에 추천 하지 않는다.

② Dienogest

Dienogest는 19-nortestosterone 유도체의 하나로 자 궁내막조직에 강한 프로게스테론 효과를 보이고 항안드 로겐 효과를 나타내는 프로게스틴이다. 매일 Dienogest 2 mg을 복용하면 성교통, 월경통, 골반통이 유의하게 좋 아진다.[24] Dienogest와 생식샘자극호르몬방출호르몬작용 제의 6개월간의 치료효과를 비교한 연구에서도 두 군 간 의 통증 감소 효과는 차이가 없었지만, 저에스트로겐혈

증에 따른 골 감소, 안면 홍조 및 부정기 출혈 등의 부작용이 Dienogest 군에서 더 적게 관찰되었다.[25,26] 65주에 이르는 장기간 치료 시에도 통증 감소 효과가 유지되고, 중대한 부작용의 발생이 적었다는 보고가 있다. 그러나 장기간 복용할 경우 골밀도 감소 등의 위험이 있을 수 있으므로 주의를 기울여야 한다.[27]

③ Levonorgestrel intrauterine system (LNG-IUS)

LNG-IUS는 경구 프로게스틴 제제를 대신할 수 있는 장기적 치료법으로 사용되고 있다. 특히 복막 혹은 직장질중격의 자궁내막증으로 인한 통증 조절에 유의한 효과를 보인다. 매일 levonorgestrel 20 µg을 방출하여 자궁내막을 위축시키고, 가성 탈락막화를 유도한다. LNG-IUS는 심부자궁내막증에 의한 월경통, 골반통, 성교통을 개선시키며 직장-질 자궁내막증 병변의 크기도 유의하게 감소시킨다.[28] 자궁내막증 연관 통증에는 생식샘자극호르몬방출호르몬작용제와 유사한 효과가 있으며 골 감소를 포함한 저에스트로겐혈증에 따른 부작용의 발생이 적다.[29]

④ 항프로게스틴

프로게스테론 길항제와 프로게스테론 수용체 조절제는 자궁내막 조직의 성장을 방해하여 자궁내막증을 억제한다.

Mifepristone (RU-486): 자궁내막 세포에 직접적인 억제작용을 가지는 항프로게스토젠으로 매일 20~100 mg을 복용한다. 50~100 mg까지 복용 용량에서는 부작용 거의 없이 자궁내막증 관련 통증을 55% 가량 감소시킨다.[30]

Gestrinone: 19-nortestosterone 유도체로 항프로게스테론, 항에스트로겐, 안드로겐, 항생식샘호르몬 특징을 가진다. 유리 테스토스테론을 증가시키고 성호르몬결합글로불린을 감소시키고, 에스트라디올을 초기 난포기 수준으로 감소시키며, LH/FSH surge를 방해하여 무

월경/무배란을 유도한다. 경구로 복용 시 반감기가(28시간) 긴 장점이 있는데, 한번 2.5 mg 주 2회 복용한다. 부작용은 오심, 근육통, 체중 증가, 여드름, 지루성 피부 등이 있다.

⑤ 다나졸(Danazol)

17α-ethinyltestosterone 유도체로 과거에는 자궁내막증의 치료제로 흔하게 사용되었지만 부작용들로 인하여 최근에는 거의 사용하지 않는다. 주 기전은 생식샘자극호르몬방출호르몬이나 성선자극호르몬의 분비 억제, 스테로이드 합성 억제, 에스트라디올과 프로게스테론의 청소율 억제, 자궁내막조직의 호르몬 수용체 변화 유도 등을 통한 자궁내막조직의 증식 억제이다. 혈중 유리 테스토론을 증가와 함께 에스트로겐 농도가 감소하여 자궁내막증 병변을 위축시키며, 무월경으로 인하여 골반강 내로 자궁내막 조직이 착상되는 것을 저지한다. 다나졸은 1일 400 mg에서 시작하여 무월경 및 증상의 완화 정도에 따라 1일 800 mg까지 사용할 수 있으며 표준 용량은 1일 600 mg이다. 흔한 부작용으로는 여드름, 체중증가, 체액저류, 지루성 피부, 다모증, 목소리 변화, 유방축소, 우울증 등이며, 환자의 10%에서 이로 인해 복용을 중단한다.[31] 이중 목소리의 변화는 비가역적이다. 다나졸은 간에서 대사되므로 간질환 환자에서는 금기이며, 체액을 저류시키므로 고혈압, 울혈성 심부전증, 신장 기능 저하 환자에서도 복용의 금기이다. 또한 임신 중에는 태아의 남성화를 초래하므로 금기이다.[32]

⑥ 방향화효소억제제(Aromatase inhibitor)

방향화효소억제제는 난소와 지방조직 등에서 안드로겐을 에스트로겐으로 전환시키는 효소를 억제하는 약물로 자궁내막증 병변에서 에스트로겐 생산을 억제시켜 병변의 성장을 억제 또는 쇠퇴시킨다. Letrozole이나 Anastrozole과 같은 방향화효소억제제를 사용하는 경우에는 LH, FSH가 증가하여 난소의 기능성 낭종이 생길

표 10-2-2. 자궁선근증의 약물 치료

종류	기전	효과	부작용
LNG-IUS	자궁내막 위축, 자궁선근증 조직 크기 감소	월경혈 감소, 빈혈 개선, 자궁 부피 및 통증 감소	부정출혈, 무월경
생식샘자극호르몬방출 호르몬작용제	저에스트로겐혈증, 항증식효과 세포자멸사유도	자궁의 부피, 출혈, 통증 감소	폐경증상 (안면 홍조, 골감소, 생식기 위축, 기분변화) 보충요법 추가
프로게스틴	자궁내막 탈락막화 및 위축, 경한 저에스트로겐혈증, 항증식, 항염증 효과	출혈 및 통증 감소	파탄성 출혈
경구피임제	자궁내막탈락막화 및 위축	무월경으로 인한 이점	출혈, 두통, 혈전성 성향
비스테로이드소염제	프로스타글란딘 생성 억제	통증 출혈 감소	위장장애

우려가 있는데 이는 경구피임제나 프로게스틴 제제와 함께 사용할 경우 예방 할 수 있다. 연구들에 의하면, 방향화효소억제제제를 경구피임제나 프로게스틴 제제나 생식샘자극호르몬방출호르몬작용제와 병합하여 사용한 경우에 자궁내막증 관련 통증뿐만 아니라 병변의 크기도 유의하게 줄어들며 이차적으로는 삶의 질도 개선되었다.[33,34] 그러나 방향화효소억제제는 에스트로겐을 감소시키므로 질 건조증, 안면 홍조, 두통, 요통, 관절통 등의 폐경 증상 및 골밀도의 감소를 초래할 수 있는 단점이 있고, 아직까지는 이 약제들의 자궁내막증 치료효과에 대한 정확한 근거는 부족하다.

3) 비호르몬 치료제

(1) 종양괴사 인자-α 억제제(Tumor necrosis factor-α inhibitor)

동물실험에서 재조합 인간 TNF-α 결합 단백질이 자궁내막증의 복강 내 병변의 크기를 64% 감소시킨다는 연구가 보고되었다. 인간을 대상으로 한 연구는 제한적이다.[35]

(2) Pentoxifylline

Pentoxifylline의 항염증 효과를 이용하여 자궁내막에 대한 영향을 분석한 4개의 연구를 systemic review하였고, 통증경감 및 불임의 개선, 자궁내막증 재발 방지 등에 효과가 없다고 보고하였다.[36]

3. 자궁선근증의 약물치료(Medical treatment of adenomyosis)

자궁선근증은 환자의 나이, 증상, 임신 계획 등에 따라 치료방법을 선택하는데, 증상완화를 위한 약물치료의 효과는 환자마다 다양하다. 약물치료로 증상이 조절되지 않는 경우, 증상으로 인하여 일상생활이 곤란한 경우, 더 이상 임신을 원하지 않는 경우 등에서는 자궁절제술을 고려할 수 있으나 미혼, 향후 임신을 원하는 여성, 또는 자궁 보존을 원하는 여성에서는 보존적 치료가 필요하다. 자궁선근증의 약물치료는 자궁내막증과 유사하며 에스트로겐의 생산을 억제하거나 프로게스틴을 투여하여 자궁내막조직의 성장을 억제하는 기전의 약제들이 쓰인다. 사용되는 약물은 경구피임제, 프로게스틴, LNG-IUS, 생식샘자극호르몬방출호르몬작용제, 다나졸 등이 있으며 최근에는 선택적 에스트로겐 수용체 조정자(selective estrogen receptor modulators, SERMs), 선택적 프로게스테론 수용체 조정자(selective progesterone receptor modulators, SPRMs), 방향화효소억제제(aromatase inhibitor) 등이 있다. 이중, LNG-IUS에 대한 효과가 다수 보고된 바 있으나 다른 제제에 대한 장기적 연구는 아직 미흡한 편이며 각각의 약제 및 주요 기전은 표 10-2-2와 같다.

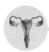

1) Levonorgestrel intrauterine system (LNG-IUS)

LNG-IUS는 자궁선근증 병변의 크기 및 프로스타글란딘의 합성을 감소시켜 월경통을 호전시킨다. 이미 여러 연구들에서 LNG-IUS가 월경통과 과다 월경에 효과가 있음이 입증되었다. 무작위 시험에서 6개월 동안 경구피임제와 LNG-IUS 를 사용하고 효과를 비교하였는데 통증 경감효과와 출혈량에서 LNG-IUS 군에서 더 우수하게 나타났다.[37] LNG-IUS는 한 번 사용에 5년 정도 지속 가능하므로 장기 사용에 적합한 방법이다. 가장 흔한 부작용은 소량의 질출혈(58.3%), 장치의 조기분출(10.4%)이다. 자궁의 용적이 큰 경우와 출혈량이 많은 경우에는 증상의 완화의 효과가 있기 전에 자연적인 빠짐 현상이 나타날 수 있으므로 주의가 필요하다. 한 연구에서는 이러한 환자들에게 생식샘자극호르몬방출호르몬작용제를 투여하여 자궁의 크기를 줄게 한 이후 LNG-IUS를 삽입하여 효과적으로 증상 조절 및 조기분출의 가능성을 줄였다고 보고 하였다.[38] 월경 과다와 월경통을 호소하는 여성에서 LNG-IUS를 삽입하고 2년간 추적검사를 한 결과 13.5%에서만 치료 실패로 자궁절제술을 시행받았다.[39] 즉, LNG-IUS는 경증에서 중등도의 선근증을 가진 환자에서는 수술을 대체 할 만한 효과적인 방법이다.

2) 생식샘자극호르몬방출호르몬작용제(GnRH agonist)

생식샘자극호르몬방출호르몬작용제는 전신적으로 시상하부 뇌하수체 난소축을 억제할 뿐만 아니라 자궁선근증의 생식샘자극호르몬방출호르몬의 수용체에 작용하여 자궁선근증의 증식을 억제한다. 뿐만 아니라 프로제스테론 수용체의 변화를 통해 염증 반응을 줄여주고, 세포 자멸사 반응을 증폭 시켜줌으로써 변화로 기대하는 치료효과가 나타날 수 있다.[40] 자궁선근증의 부피를 줄이고, 통증 및 출혈양을 조절해주는 역할을 한다. 저에스트로겐증으로 인하여 안면 홍조, 발한, 수면장애, 두통, 질 건조증, 골밀도 감소, 우울감, 성욕 감퇴 등이 발생할 수 있다. 다른 약물 치료에 반응이 없거나 수술

적 치료의 위험이 매우 높은 경우를 제외하고는 일반적으로 장기간 사용은 권하지 않는다.

3) Dienogest

프로게스틴 중 Dienogest를 자궁선근증 세포에 투여하면 세포 증식이 억제 될뿐만 아니라, nerve growth factor나 nerve fiber density의 발현이 적어진다. 한 무작위 대조이중맹검 연구에 의하면 자궁선근증을 가진 폐경전 여성에서 Dienogest를 16주간 투여하였을 때 통증이 좋아졌으며, 생리기간 내 진통제 복용양도 감소하였다.[41] Dienogest를 사용한 군에서 자궁의 부피가 줄어드는 경향을 보이나, 생식샘자극호르몬방출호르몬작용제에 비해서 효과는 덜하다. 흔한 부작용은 부정출혈, 안면 홍조 등이며, 아직까지 정확한 효용성, 용량 및 사용 기간 등에 대한 연구는 많지 않다.

4) 경구 피임제

경구용 피임제는 자궁내막의 탈락막화 및 위축을 일으킬 뿐만 아니라 자궁내막조직 혹은 자궁선근증 조직 내의 방향화 효소를 억제시키는 작용을 한다. 따라서 자궁선근증 환자가 복용할 경우 생리통과 생리양을 효과적으로 조절하여 증상의 완화를 보여준다. 이러한 경구용 피임제는 경험적으로 많이 사용하고 있으나 자궁선근증의 장기적인 치료 효과 등에 대한 명확한 연구는 적다.

5) 비스테로이드성 항염증제(NSAIDs)

비스테로이드성 항염증제는 자궁선근증과 관련된 생리통과 생리양 조절에 가장 흔하게 쓰이는 비교적 안전한 약제이다.[13] 제제간의 효과 차이는 크게 없기 때문에 처방하기 쉬운 약제를 선택하여 사용하여 생리통을 효과적으로 조절할 수 있다. 생리양 조절 자체는 호르몬 제재나 tranexamic acid보다 효과가 다소 떨어질 수 있으나, 일반적으로는 생리양을 줄이기 위하여는 일차적으로 선택하여 사용할 것을 고려한다.

■ 참고문헌

[I. 재료]

1. Ellis H. The causes and prevention of intestinal adhesions. Br J Surg 1982;69:241-3.

2. Robertson D, Lefebvre G, Leyland N, et al. SOGC clinical practice guidelines: Adhesion prevention in gynaecological surgery. Int J Gynaecol Obstet 2010;111(2):193-7.

3. Luijendijk R, de Lange D, Wauters C, et al. Foreign material in postoperative adhesions. Ann Surg 1996;223:242-8.

4. Thompson JN, Whawell SA. Pathogenesis and prevention of adhesion formation. Br J Surg 1995;82:3-5.

5. De Wilde RL, Brölmann H, Koninckx PR, et al. Prevention of adhesions in gynaecological surgery: the 2012 European field guideline. Gynecol Surg 2012;9(4):365-8.

6. Pados G, Venetis CA, Almaloglou K, et al. Prevention of intra-peritoneal adhesions in gynaecological surgery: theory and evidence. Reprod Biomed Online. 2010;21(3):290-303.

7. Royal College of Obstetricians & Gynecologists. The use of adhesion prevention agents in obstetrics and gynecology. Scientific Impact Paper No.39 2013 May.

8. Oh A. Trends of anti-adhesion adjuvant. Biomaterials Research. 2013 17(4):138-45.

9. Hindocha A, Beere L, Dias S, et al. Adhesion prevention agents for gynaecological surgery: an overview of Cochrane reviews. Cochrane Database Syst Rev 2015 Jan 6;1:CD011254.

10. Ahmad G, O'Flynn H, Hindocha A, et al. Barrier agents for adhesion prevention after gynaecological surgery. Cochrane Database Syst Rev 2015 Apr 30;4:CD000475.

11. Diamond MP. Reduction of postoperative adhesion development. Fertil Steril 2016;106(5):994-7

12. Farag S, Padilla PF, Smith KA, et al. Management, Prevention, and Sequelae of Adhesions in Women Undergoing Laparoscopic Gynecologic Surgery: a Systematic Review. J Minim Invasive Gynecol 2017 Dec 28. pii: S1553-4650(17)31339-0. doi: 10.1016/j.jmig.2017.12.010. [Epub ahead of print]

13. Ahmad G, Mackie FL, Iles DA, et al. Fluid and pharmacological agents for adhesion prevention after gynaecological surgery. Cochrane Database Syst Rev 2014 Jul 9;7:CD001298.

14. Berrevoet F, de Hemptinne B. Use of topical hemostatic agents during liver resection. Dig Surg 2007;24(4):288-93.

15. Fischer L, Seiler CM, Broelsch CE, et al. Hemostatic efficacy of TachoSil in liver resection compared with argon beam coagulator treatment: an open, randomized, prospective, multicenter, parallel-group trial. Surgery 2011;149(1):48-55.

16. Ding H, Yuan JQ, Zhou JH, et al. Systematic review and meta-analysis of application of fibrin sealant after liver resection. Curr Med Res Opin 2013;29(4):387-94.

17. Vaiman M, Eviatar E, Segal S. Effectiveness of second-generation fibrin glue in endonasal operations. Otolaryngol Head Neck Surg 2002;126(4):388-91.

18. Malapert G, Hanna HA, Pages PB, et al. Surgical sealant for the prevention of prolonged air leak after lung resection: meta-analysis. Ann Thorac Surg 2010;90(6):1779-85.

19. Chang YJ, Park JJ, Joo MK, et al. Long-term outcomes of prophylactic endoscopic histoacryl injection for gastric varices with a high risk of bleeding. Dig Dis Sci 2010;55(8):2391-7.

20. Weaver FA, Hood DB, Zatina M, et al. Gelatin-thrombin-based hemostatic sealant for intraoperative bleeding in vascular surgery. Ann Vasc Surg 2002;16(3):286-93.

21. Mannucci PM. Hemostatic drugs. N Engl J Med 1998;339(4):245-53.

22. Sharma JB, Malhotra M. Topical oxidized cellulose for tubal hemorrhage hemostasis during laparoscopic sterilization. Int J Gynaecol Obstet 2003;82(2):221-2.

23. Sharma JB, Malhotra M, Pundir P. Laparoscopic oxidized cellulose (Surgicel) application for small uterine perforations. Int J Gynaecol Obstet 2003;83(3):271-5.

24. Borten M, Friedman EA. Translaparoscopic hemostasis with microfibrillar collagen in lieu of laparotomy. A report of two cases. J Reprod Med 1983;28(11):804-6.

25. Holub Z, Jabor A. Laparoscopic management of bleeding after laparoscopic or vaginal hysterectomy. JSLS 2004;8(3):235-8.

26. Johnson D, Agee S, Reed A, et al. The effects of QuikClot Combat Gauze on hemorrhage control in the presence of hemodilution. US Army Med Dep J 2012:36-9.

27. Schoenecker JG, Johnson RK, Fields RC, et al. Relative purity of thrombin-based hemostatic agents used in surgery. J Am Coll Surg 2003;197(4):580-90.

28. Bak JB, Singh A, Shekarriz B. Use of gelatin matrix thrombin tissue sealant as an effective hemostatic agent during laparoscopic partial nephrectomy. J Urol 2004;171(2 Pt 1):780-2.

29. Dunn CJ, Goa KL. Tranexamic acid: a review of its use in surgery and other indications. Drugs 1999;57(6):1005-32.

30. Schwaiger N, Wu J, Wright B, et al. BioWeld((R)) Tube and surgical glue for experimental sutureless venous microanastomosis. Br J Surg 2010;97(12):1825-30.

31. Lumsden AB, Heyman ER, Closure Medical Surgical Sealant Study G. Prospective randomized study evaluating an absorbable cyanoacrylate for use in vascular reconstructions. J Vasc Surg 2006;44(5):1002-09; discussion 09.

32. Testini M, Lissidini G, Poli E, et al. A single-surgeon randomized trial comparing sutures, N-butyl-2-cyanoacrylate and human fibrin glue for mesh fixation during primary inguinal hernia repair. Can J Surg 2010;53(3):155-60.

33. Allen MS, Wood DE, Hawkinson RW, et al. Prospective randomized study evaluating a biodegradable polymeric sealant for sealing intraoperative air leaks that occur during pulmonary resection. Ann Thorac Surg 2004;77(5):1792-801.

34. Glickman M, Gheissari A, Money S, et al. A polymeric sealant inhibits anastomotic suture hole bleeding more rapidly than gelfoam/thrombin: results of a randomized controlled trial. Arch Surg 2002;137(3):326-31; discussion 32.

35. Oz MC, Cosgrove DM, 3rd, Badduke BR, et al. Controlled clinical trial of a novel hemostatic agent in cardiac surgery. The Fusion Matrix Study Group. Ann Thorac Surg 2000;69(5):1376-82.

36. Renkens KL, Jr., Payner TD, Leipzig TJ, et al. A multicenter, prospective, randomized trial evaluating a new hemostatic agent for spinal surgery. Spine (Phila Pa 1976) 2001;26(15):1645-50.

37. Hanks JB, Kjaergard HK, Hollingsbee DA. A comparison of the haemostatic effect of Vivostat patient-derived fibrin sealant with oxidised cellulose (Surgicel) in multiple surgical procedures. Eur Surg Res 2003;35(5):439-44.

38. Rousou J, Levitsky S, Gonzalez-Lavin L, et al. Randomized clinical trial of fibrin sealant in patients undergoing resternotomy or reoperation after cardiac operations. A multicenter study. J Thorac Cardiovasc Surg 1989;97(2):194-203.

39. Edwards SJ, Crawford F, van Velthoven MH, et al. The use of fibrin sealant during non-emergency surgery: a systematic review of evidence of benefits and harms. Health Technol Assess 2016;20(94):1-224.

40. Olsen PS, Hjelms E. Intravascular air after fibrin sealing by spray gun in cardiovascular surgery. Eur J Cardiothorac Surg 1989;3(4):376-7.

41. Felema GG, Bryskin RB, Heger IM, et al. Venous air embolism from Tisseel use during endoscopic cranial vault remodeling for craniosynostosis repair: a case report. Paediatr Anaesth 2013;23(8):754-6.

42. Nakajima M, Kamei T, Tomimatu K, et al. An intraperitoneal tumorous mass caused by granulomas of microfibrillar collagen hemostat (Avitene). Arch Pathol Lab Med 1995;119(12):1161-3.

43. Edmonson MB. Foreign body reactions to dermabond. Am J Emerg Med 2001;19(3):240-1.

44. Ochsner MG, Maniscalco-Theberge ME, Champion HR. Fibrin glue as a hemostatic agent in hepatic and splenic trauma. J Trauma 1990;30(7):884-7.

45. Milde LN. An anaphylactic reaction to fibrin glue. Anesth Analg 1989;69(5):684-6.

46. Ferschl MB, Rollins MD. Thromboemboli, acute right heart failure and disseminated intravascular coagulation after intraoperative application of a topical hemostatic matrix. Anesth Analg 2009;108(2):434-6.

47. 대한성형외과학회: 표준성형외과학 2판, 서울: 군자출판사, 2009, p13-15.

48. Michael S. Baggish: Atlas of Pelvic Anatomy and Gynecologic Surgery, 4th Edition, Philadelphia, PA: Elsevier, 2016, Chapter 5, 109-128.

49. Courtney M. Townsend JR., Daniel Beauchamp, B. Mark Evers, Kenneth L. Mattox: Sabiston Textbook of Surgery, Philadelphia, PA : Elsevier, 2017, Chapter 10, 201-240

50. Barbara L. Hoffman, John O. Schorge, et al. Corton: Williams gynecology, 3rd edition. New York, N.Y.: McGraw-Hill Education LLC, 2016, Chapter 41, 201-240

51. Greenberg JA, Einarsson JI. The use of bidirectional barbed suture in laparoscopic myomectomy and total laparoscopic hysterectomy. Journal of minimally invasive gynecology. 2008;15(5):621-3.

52. Mikhail E, Wyman A, Hahn L, Hart S. Barbed Sutures in Minimally Invasive Gynecologic Surgery. Surgical technology international. 2016;28:185-91.

[II. 약물]

1. Sayed GH, Zakherah MS, El-Nashar SA, et al. A randomized clinical trial of a levonorgestrel-releasing intrauterine system and a low-dose combined oral contraceptive for fibroid-related menorrhagia. Int J Gynaecol Obstet 2011;112:126-30

2. Britten JL, Malik M, Levy G, et al. Gonadotropin-releasing hormone (GnRH) agonist leuprolide acetate and GnRH antagonist cetrorelix acetate directly inhibit leiomyoma extracellular matrix production. Fertil Steril 2012;98:1299-307.

3. Esteve JL, Acosta R, Pérez Y, et al. Treatment of uterine myoma with 5 or 10 mg mifepristone daily during 6 months, post-treatment evolution over 12 months: double-blind randomized clinical trial. Eur J Obstet Gynecol Reprod Biol 2012;161(2):202-8.

4. Magalhães J, Aldrighi JM, de Lima GR. Uterine volume and menstrual patterns in users of the levonorgestrel-releasing intrauterine

system with idiopathic menorrhagia or menorrhagia due to leiomyomas. Contraception 2007;75:193-8.

5. Shen Q, Hua Y, Jiang W, et al. Effects of mifepristone on uterine leiomyoma in premenopausal women: a meta-analysis. Fertil Steril 2013;100:1722-6.

6. Bagaria M, Suneja A, Vaid NB, et al. Low-dose mifepristone in treatment of uterine leiomyoma: a randomized double-blind placebo-controlled clinical trial. Aust N Z J Obstet Gynaecol 2009;49(1):77-83.

7. Donnez J, Tomaszewski J, Vazquez F, et al. Ulipristal acetate versus leuprolide acetate for uterine fibroids. N Engl J Med 2012;366:421-32.

8. Palomba S, Orio Jr F, Russo T, et al. Long-term effectiveness and safety of GnRH agonist plus raloxifene administration in women with uterine leiomyomas. Hum Reprod 2004;19(6):1308-14.

9. Deng L, Wu T, Chen XY, Xie L, et al. Selective estrogen receptor modulators (SERMs) for uterine leiomyomas. Cochrane Database Syst Rev 2012;10: CD005287.

10. Hall P, Maclachlan N, Thorn N, et al, Control of menorrhagia by the cyclo-oxygenase inhibitors naproxen sodium and mefenamic acid, Br J Obstet Gynaecol 1987;94:554

11. Practice Committee of the American Society for Reproductive Medicine. Treatment of pelvic pain associated with endometriosis: a committee opinion. Fertil Steril 2014;101:927-35.

12. Brown J, Crawford TJ, Allen C et al. Nonsteroidal anti-inflammatory drugs for pain in women with endometriosis. Cochrane Database Syst Rev 2017;1: CD004753.

13. Marjoribanks J, Proctor M, Farquhar C, Derks RS. Nonsteroidal anti-inflammatory drugs for dysmenorrhoea. Cochrane Database Syst Rev 2010; (1):CD001751. doi: CD001751.

14. Duffy DM, VandeVoort CA. Maturation and fertilization of non-human primate oocytes are compromised by oral administration of a cyclooxygenase-2 inhibitor. Fertil Steril 2011;95:1256-60.

15. Barbieri RL. Hormone treatment of endometriosis: the estrogen threshold hypothesis. Am J Obstet Gynecol 1992;166:740-5.

16. Surrey ES. Gonadotropin-releasing hormone agonist and add-back therapy: what do the data show? Curr Opin Obstet Gynecol 2010;22:283-8.

17. Schindler AE, Buhler K, Gerhard I et al. Treatment of endometriosis with the GnRH agonist leuprorelin acetate depot (Enatone-Gyn monthly depot): a multicenter study. Zentralbl Gynakol 1994;116:679-86.

18. Bedaiwy MA, Allaire C, Yong P, Alfaraj S. Medical Management of Endometriosis in Patients with Chronic Pelvic Pain. Semin Reprod Med 2017;35:38-53.

19. Davis L, Kennedy SS, Moore J, Prentice A. Oral contraceptives for pain associated with endometriosis. Cochrane Database Syst Rev 2007; (3):CD001019.

20. Muzii L, Di Tucci C, Achilli C et al. Continuous versus cyclic oral contraceptives after laparoscopic excision of ovarian endometriomas: a systematic review and metaanalysis. Am J Obstet Gynecol 2016;214:203-11.

21. Vercellini P, Eskenazi B, Consonni D et al. Oral contraceptives and risk of endometriosis: a systematic review and meta-analysis. Hum Reprod Update 2011;17:159-70.

22. Yap C, Furness S, Farquhar C. Pre and post operative medical therapy for endometriosis surgery. Cochrane Database Syst Rev 2004; (3):CD003678.

23. US Food and Drug Administration. FDA approved product information: Medroxyprogesterone acetate injection. Revised April 6, 2016. US National Library of Medicine 2016; December 01, 2017

24. Kohler G, Faustmann TA, Gerlinger C et al. A dose-ranging study to determine the efficacy and safety of 1, 2, and 4mg of dienogest daily for endometriosis. Int J Gynaecol Obstet 2010;108:21-5.

25. Schlaff WD, Carson SA, Luciano A et al. Subcutaneous injection of depot medroxyprogesterone acetate compared with leuprolide acetate in the treatment of endometriosis-associated pain. Fertil Steril 2006;85:314-25.

26. Strowitzki T, Marr J, Gerlinger C et al. Dienogest is as effective as leuprolide acetate in treating the painful symptoms of endometriosis: a 24-week, randomized, multicentre, open-label trial. Hum Reprod 2010;25:633-41.

27. Strowitzki T, Faustmann T, Gerlinger C et al. Safety and tolerability of dienogest in endometriosis: pooled analysis from the European clinical study program. Int J Womens Health 2015;7:393-401.

28. Lockhat FB, Emembolu JO, Konje JC. The evaluation of the effectiveness of an intrauterine-administered progestogen (levonorgestrel) in the symptomatic treatment of endometriosis and in the staging of the disease. Hum Reprod 2004;19:179-84.

29. Petta CA, Ferriani RA, Abrao MS et al. Randomized clinical trial of a levonorgestrel-releasing intrauterine system and a depot GnRH analogue for the treatment of chronic pelvic pain in women with endometriosis. Hum Reprod 2005;20:1993-8.

30. Kettel LM, Murphy AA, Morales AJ, Yen SS. Preliminary report on the treatment of endometriosis with low-dose mifepristone (RU 486). Am J Obstet Gynecol 1998;178:1151-6.

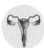
31. Selak V, Farquhar C, Prentice A, Singla A. Danazol for pelvic pain associated with endometriosis. Cochrane Database Syst Rev 2007; (4):CD000068.

32. 임용택 김승조. 골반성자궁내막증환자에서의 Nafarelin (Synarel) 및 Danazol의임상적인치료효과. 대한산부학회지 1991;34:1716-24.

33. Soysal S, Soysal ME, Ozer S et al. The effects of post-surgical administration of goserelin plus anastrozole compared to goserelin alone in patients with severe endometriosis: a prospective randomized trial. Hum Reprod 2004;19:160-7.

34. Ferrero S, Gillott DJ, Venturini PL, Remorgida V. Use of aromatase inhibitors to treat endometriosis-related pain symptoms: a systematic review. Reprod Biol Endocrinol 2011;9:89.

35. D'Antonio M, Martelli F, Peano S et al. Ability of recombinant human TNF binding protein-1 (r-hTBP-1) to inhibit the development of experimentally-induced endometriosis in rats. J Reprod Immunol 2000;48:81-98.

36. Lv D, Song H, Li Y et al. Pentoxifylline versus medical therapies for subfertile women with endometriosis. Cochrane Database Syst Rev 2009; (3):CD007677.

37. Shaaban OM, Ali MK, Sabra AM, Abd El Aal DE. Levonorgestrel-releasing intrauterine system versus a low-dose combined oral contraceptive for treatment of adenomyotic uteri: a randomized clinical trial. Contraception 2015;92:301-7.

38. Lee KH, Kim JK, Lee MA et al. Relationship between uterine volume and discontinuation of treatment with levonorgestrel-releasing intrauterine devices in patients with adenomyosis. Arch Gynecol Obstet 2016;294:561-6.

39. Yoo HJ, Lee MA, Ko YB et al. The efficacy of the levonorgestrel-releasing intrauterine system in perimenopausal women with menorrhagia or dysmenorrhea. Arch Gynecol Obstet 2012;285:161-6.

40. Khan KN, Kitajima M, Hiraki K et al. Changes in tissue inflammation, angiogenesis and apoptosis in endometriosis, adenomyosis and uterine myoma after GnRH agonist therapy. Hum Reprod 2010;25:642-53.

41. Osuga Y, Fujimoto-Okabe H, Hagino A. Evaluation of the efficacy and safety of dienogest in the treatment of painful symptoms in patients with adenomyosis: a randomized, double-blind, multicenter, placebo-controlled study. Fertil Steril 2017;108:673-8.

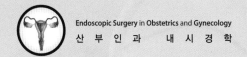

제 **11** 장

비뇨부인과 수술
(Urogynecologic Surgery)

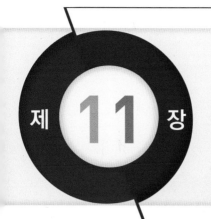

제 11 장

비뇨부인과 수술
(Urogynecologic Surgery)

신정호, 서동훈, 유은희, 전명재

I. 비뇨부인과 수술을 위한 골반해부학
(Pelvis anatomy for urogynecologic surgery)

1. 서론

모든 수술에서 가장 중요하고 기본이 되는 지식은 해당 부위의 해부학이라는 데에 이견이 있는 외과의는 없을 것으로 생각한다. 이만큼 해부학의 중요성은 아무리 강조해도 지나치지 않다. 특히, 골반부위의 해부학은 그 구조물 간의 3차원적 위치 관계가 매우 복잡하고, 사람마다 변이의 정도와 빈도가 높아 매우 까다롭다. 이런 어려움에 직접적으로 영향을 받는 수술이 비뇨부인과 수술이다. 여러 가지의 구조물들을 이용해서 기능적 재건을 해야 하기 때문이다. 이런 배경에서, 본 장에서는 기본적인 골반해부학뿐만 아니라, 기능적 해부학의 측면에서 흔하게 시행되는 비뇨부인과 수술에 따라 연관된 해부학적 구조물들을 설명함으로써, 수술을 하는 집도의에게 살아있는 지식이 될 수 있도록 하고자 한다.

2. 골반장기 지지를 위한 해부학적 구조(그림 11-1-1)

1) 구조적 해부학(Structural anatomy)

(1) 골반뼈(Pelvic bone)

골반뼈는 그림에서 보는 바와 같이, 각각 엉덩뼈(ilium), 궁둥뼈(ischium), 두덩뼈(pubis)로 구성된 2개의 볼기뼈(hip bone)와 엉치뼈(sacrum), 꼬리뼈(coccyx)로 구성되어 있다(그림 11-1-2A). 골반뼈로 둘러싸인 골반강은 일종의 굽이진 관(curved canal)으로 볼 수 있는데, 허리엉치뼈(lumbosacral)의 척주앞굽음(lordosis)으로 인해 골반입구(pelvic inlet)는 수평선 기준 60° 각도를 형성하며 뒤쪽이 높게 들린 형상이다. 즉, 이런 골반입구의 각도 꺾임으로 인해 골반 내로부터 아래로 향하는 힘이 골반출구(pelvic outlet)와 비뇨생식기 구멍(urogenital hiatus) 쪽보다는 두덩결합(symphysis pubis) 상부 쪽으로 향하게 된다. 이로써, 정상적인 골반 해부학적 구조를 가진 여성에서는 골반출구는 어떤 아래쪽으로 쏠리는 힘에 대해서 구조적으로 보호를 받게 되어 있다(그림 11-1-2B).

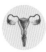

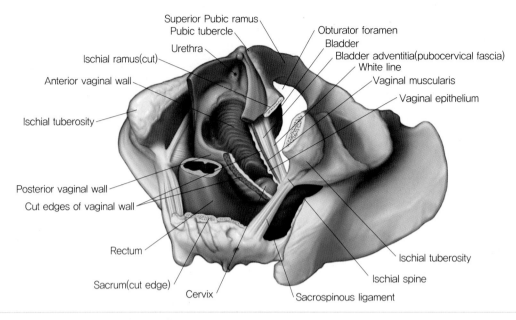

■ 그림 11-1-1. Normal anatomy of pelvic floor

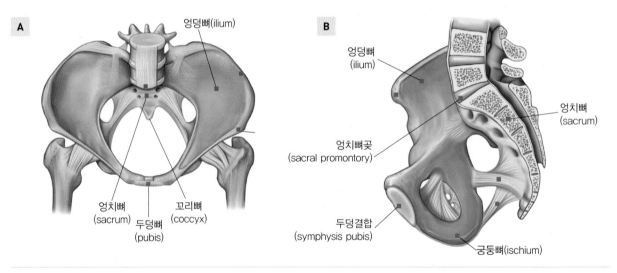

■ 그림 11-1-2. A) Pelvic bone-anterior view, B) Side view

(2) 골반가로막(Pelvic diaphragm)

골반저(pelvic floor)를 형성하는 근육을 통칭하여 골반가로막이라고 부르며, 사실상 해먹처럼 펼쳐져 아래에서 떠받치는 양상으로 골반의 일차 지지체를 형성한다. 골반가로막은 여러 개의 근육들로 이루어진 항문올림근(levator ani muscles)과 꼬리근(coccygeus muscle)으로 구성된다(그림 11-1-3). 항문올림근은 두덩꼬리근(pubococcygeus), 두덩곧창자근(puborectalis), 엉덩꼬리근(iliococcygeus)으로 이루어지고, 두덩꼬리근은 붙는 장기에 따라서 세분하여 두덩질근(pubovaginalis), 두덩항문근(puboanalis) 등으로 나누기도 한다(그림 11-1-4).

복잡하지만, 결국 요도와 질(urogenital hiatus), 항문

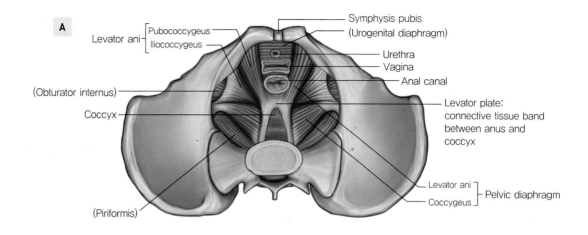

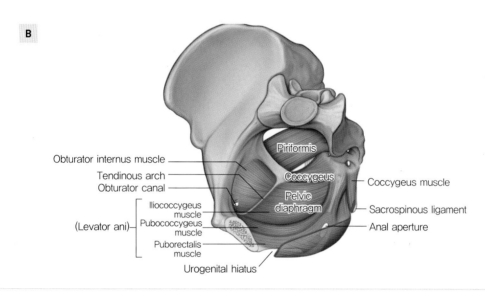

■ 그림 11-1-3. A) Pelvic diaphragm-superior view, B) Lateral view

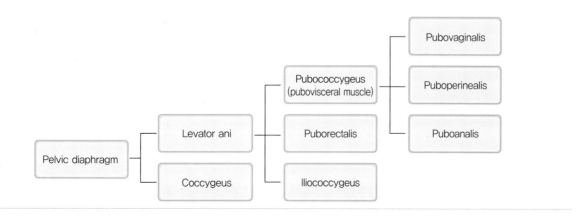

■ 그림 11-1-4. **골반가로막(Pelvic diaphragm)의 구성**

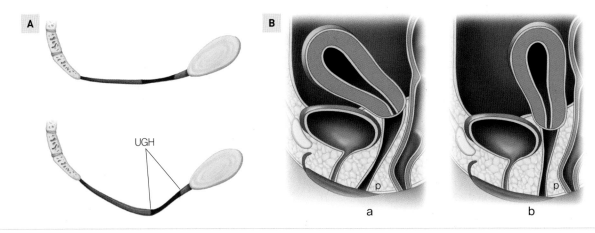

■ 그림 11-1-5. Change of levator ani muscle tone(A) and vaginal axis(B) predisposing to prolapse. A) 항문올림근판 근긴장도 감소하면, 아래로 쳐지고 비뇨생식기 구멍으로 골반장기탈출 호발하게 됨. B) 정상적인 질의 각도(a), 샅힘줄중심 결손으로 인해 정상 질 각도를 잃어버리고 수직에 가깝게 됨(b).

을 바로 감싸고 있는 두덩꼬리근과 그 외 부위로 생각하면 이해하는 데 쉽다. 두덩꼬리근은 여러 골반 장기들에 붙기 때문에 두덩내장근(pubovisceral muscle)이라고도 불린다. 술자는 이름으로부터 그 부착 부위를 좀 더 기능과 연관지어 유추할 수 있기 때문에 두덩꼬리근보다 두덩내장근 명칭을 더 선호한다. 항문올림근은 평상시 지속적으로 기본적인 긴장도(tone)를 유지하여, 비뇨생식기 구멍을 좁게 유지하며 골반가로막 위에 골반장기들이 얹혀져 있을 수 있게 받치는 역할을 한다. 배뇨, 배변 시에만 이러한 항문올림근의 긴장도가 풀려 기능을 조절한다.

• 임상적 연관 설명: 정상적인 해부학적 구조를 가진 여성에서는 서 있는 자세에서 질 상부 2/3의 방향 각도는 거의 수평에 가까워 항문올림근판(levator plate)의 평면 위를 평행하게 주행하는 모양이다. 골반저근육이 약해져서 늘어나게 되면, 해먹과 같은 골반가로막이 아래로 쳐지고, 골반저근육 사이에 끼어서 구멍을 좁게 유지해오던 비뇨생식기 구멍이 넓어지고, 이는 질 상부의 수평적 주행 각도를 수직으로 변화시켜 골반장기탈출 호발 환경이 조성된다(그림 11-1-5). 따라서, 골반장기탈출 교정 수술에서는 질의 각도를 원래대로 수평에 가깝게

복원시키는 것이 재발 방지에 중요하다.

(3) 샅막(Perineal membrane=urogenital diaphragm)
샅막은 골반가로막 아래에 위치한 질긴 근섬유조직으로 구성된 판(sheet)모양의 막으로서, 앞쪽 골반출구를 덮고 있다. 양쪽 가장자리는 궁둥두덩뼈가지(ischiopubic rami)에 붙고, 안쪽으로는 원위부 1/3 요도와 질, 뒤쪽으로는 샅힘줄중심(perineal body)에 붙어 있다. 샅막은 원위부 요도와 질을 지지하는 중요 구조물이다. 또한, 샅막 바로 위에 비뇨생식기 조임근 복합체(urogenital sphincter complex)가 위치한다.

(4) 골반내근막(Endopelvic fascia) (그림 11-1-6A)
① 벽쪽근막(Parietal fascia)
이 구조물은 골반벽근육들의 골반 안쪽면에 위치한 질긴 막으로서 근육이 골반뼈에 붙을 수 있도록 부착 부위를 제공하는 역할을 한다. 대표적으로 ATLA (arcus tendinous levator ani)와 일명 백색선(white line)으로 불리는 ATFP (arcus tendinous fascia pelvis)가 있다. ATLA는 내폐쇄근(obturator internus)의 내측면을 덮는 근막이 뭉친 구조물(condensation)로서, 이곳으로부터 엉덩꼬리근이 시작된다. ATFP는 ATLA 바로 아래

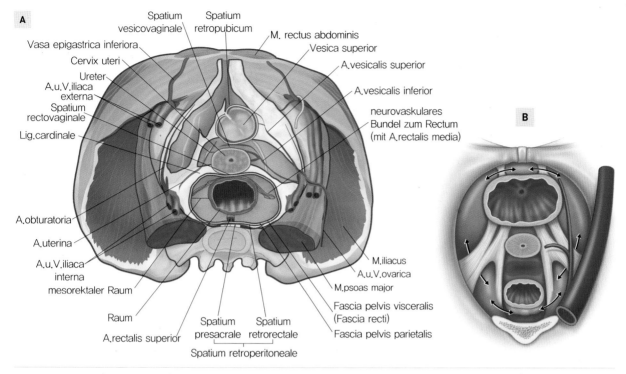

■ 그림 11-1-6. A) 골반내근막, B) 자궁목주위인대

에 엉덩꼬리근의 벽쪽근막이 두꺼워져 형성된 구조물로서, 두덩목근막(pubocervical fascia)과 곧창자질사이막(rectovaginal septum)의 외측(lateral) 부착 부위(attachment)이다.

② **깊은 골반 내 결합조직(Deep endopelvic connective tissue)**

이 구조물의 역할은 자궁목을 골반 뒤에 고정시킴으로써 항문올림근판(levator plate) 위에 질이 놓이게 하고, 이로써 비뇨생식기 구멍으로 탈출되지 않게 하는 것이다. 다음과 같이 총 6개의 자궁목주위인대(paracervical ligaments)가 질주위조직(paracolpium)을 형성한다(그림 11-1-6B).

- 두덩자궁목인대(Pubocervical ligaments): 두덩자궁목인대는 두덩뼈가지 상부와 ATFP로부터 기시하여 질상부 자궁목의 앞쪽 외측에 부착한다. 방광기둥(bladder pillar)이라고도 불린다.

- 기본인대(Cardinal ligaments): 기본인대는 질상부 자궁목의 외측에 부착하는 구조물로서 아랫배혈관뿌리(hypogastric root)와 외측 골반벽에서 기시한다. 인대 내부에는 자궁동맥과 자궁정맥이 지나가며, 자궁동맥 아래로 요관이 주행한다.

- 자궁엉치인대(Uterosacral ligaments): 자궁엉치인대는 질상부 자궁목의 뒤쪽 외측에 부착하는 구조물로서 S2-4 척추뼈막에서 기시한다. 자궁목을 골반 뒤쪽으로 고정시킴으로써 자궁의 전방경사(anteversion)를 유지시키는 역할을 한다.

2) 기능적 지지 복합체(Functional support complex)

(1) 자궁과 질(Uterus and vagina): 3단계 이론

1992년 DeLancey 등에 의해 보고된 바에 의하면, 질을 위에서 아래로 3등분했을 때, 각 단계를 지지하는 서로 다른 지지 결합조직 부착 복합체(connective tissue attachment complex)가 있다.[1] 각 부분에 부착하는 결합

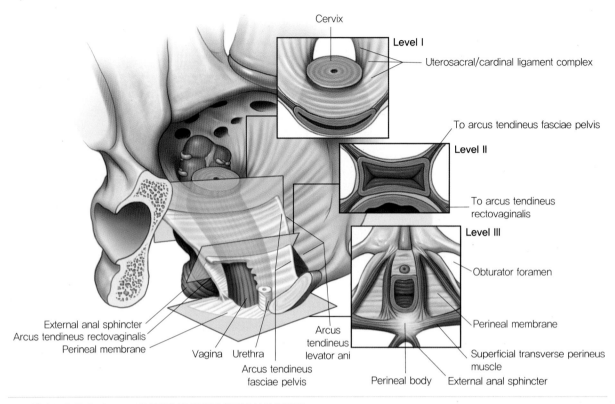

Cervix

Level I
Uterosacral/cardinal ligament complex

To arcus tendineus fasciae pelvis

Level II

To arcus tendineus rectovaginalis

Level III

Obturator foramen

Perineal membrane

External anal sphincter
Arcus tendineus rectovaginalis
Perineal membrane

Vagina Urethra

Arcus tendineus fasciae pelvis

Arcus tendineus levator ani

Superficial transverse perineus muscle

Perineal body External anal sphincter

■ 그림 11-1-7. DeLancey의 3단계 질 지지 결합조직 부착 복합체

조직은 사실상 연속된 구조물로서 상호 영향을 주는(interdependent) 관계이지만, 이 개념은 비교적 명확하게 해당 구조물과 그 구조물들이 지지하는 부위를 각 단계별로 잘 매칭시키고 있어, 최근까지도 골반장기탈출이 있는 환자의 기능적 해부학을 이해하고, 실제 교정 수술에 적용하는 데 있어 매우 유용하다(그림 11-1-7).

① Level I

자궁엉치인대/기본인대 복합체—위에서 언급한 바와 같이, 이 복합체는 질상부 자궁목의 뒤쪽과 외측에 부착하여, 질의 축(axis)을 거의 수평으로 유지하여 항문올림근판 위에 놓이도록 만들고, 자궁목을 궁둥뼈가시(ischial spine)와 같은 높이에 유지시키는 역할을 한다.

• 임상적 연관성 설명: level I 구조물의 손상은 자궁목 탈출(cervical prolapse), 자궁절제 후 질원개

(vaginal vault)탈출, 탈장(enterocele)을 초래한다.

② Level II

궁둥뼈가시 높이에서 ATFP(앞쪽으로)와 arcus tendineus rectovaginalis(뒤쪽으로) 연결되는 질옆 부착부위(paravaginal attachments)이다. 이 구조물의 주요 기능은 직장 바로 위에서 질을 중앙선에 위치시키는 역할이다. ATFP와 arcus tendineus rectovaginalis는 질에 부착하여, 각각 앞쪽 외측 질고랑(vaginal sulci)과 뒤쪽 외측 질고랑을 형성한다. Arcus tendineus rectovaginalis는 사실상 항문올림근의 벽쪽근막으로, 아래로는 샅힘줄중심(perineal body)으로부터 올라오고, 외측으로는 항문올림근을 따라 이어져 ATFP의 중간지점에서 서로 교차한다. 즉, ATFP가 ATLA와 함께 질상부 축이 수평을 유지하게 하는 것에 반하여, 이렇게 arcus tendineus rectovaginalis와 연결된 뒤쪽 외측 질옆 지지구조는 질원위부 축의 수직 방향 유지에 기여한다.

- 임상적 연관성 설명: level II 구조물의 손상은 전후 질탈출을 초래할 수 있다. 또한, 전질벽의 항문올림근 부착부위가 기침할 때 관찰되는 방광목 거상 현상을 담당하기 때문에 이 부위의 손상은 복압성 요실금을 일으킬 수 있다.

③ Level III

삽힘줄중심(perineal body), 샅막(perineal membrane), 얕은/깊은 샅근육(perineal muscles), 골반내근막들로 구성된다. 이 구조물들은 질원위부 1/3과 질입구를 지지하여 정상적인 위치에 유지시키는 역할을 하며, 질 지지 구조물들 중 가장 강한 것으로 생각되어, 융합축(fusion axis)이라고도 불린다.

- 임상적 연관성 설명: level III 구조물의 손상은 요실금, 원위부 직장탈출을 초래할 수 있다. 삽힘줄중심은 질원위부 지지와 항문관 기능에 중요한 기능을 하기 때문에, 샅막으로부터 분리되는 손상이 있을 경우, 샅하수(perineal descent)와 변실금이 초래될 수 있다.

(2) 요도(Urethra)

전통적으로 요도와 방광목은 두덩요도인대(pubourethral ligaments), 샅막, 골반저근육들에 의해 지지되는 것으로 생각되었다. 하지만, 최근에는 이러한 인대구조물에 의해 지지되는 개념보다는, ATFP에서 골반가로막(항문올림근)에 부착되어있는 전질벽 자체가 걸이(sling) 형태로 근위부 요도와 방광기저부를 지지하는 것으로 밝혀졌다.[2]

- 임상적 연관성 설명: 전질벽의 ATFP에의 부착부위 손상은 이러한 근위부 요도 지지의 결손을 초래하여 요도 과운동성(urethral hypermobility)과 함께 전질벽탈출, 복압성요실금을 일으키게 된다.

3) 흔하게 시행되는 비뇨부인과 술기와 연관된 해부학적 구조

(1) 엉치가시인대고정술(Sacrospinous ligament fixation, SSLF)

엉치가시인대는 궁둥뼈가시(ischial spine)에서 기시하여 엉치뼈(sacrum)와 꼬리뼈(coccyx)의 아래 부분으로 이어진다. 사실상 엉치가시인대는 꼬리근(coccygeus)과 기본적으로 같은 구조물로서, 이 둘은 별개가 아니라 꼬리근-엉치가시인대 복합체(coccygeus-sacrospinous ligament complex, C-SSL)로 지칭하는 것이 맞다. C-SSL은 궁둥뼈가시를 찾으면 가장 잘 찾을 수 있고, 이로부터 뒤쪽, 내측 방향으로 납작하고 세모형태의 두터운 조직이 이어진다. 엉치가시인대고정술 시행에 있어서 주의해야 할 가장 중요한 해부학적 구조물은 C-SSL 주변의 혈관과 신경들로서, 아래 나열한 것들이다(그림 11-1-8).

① 음부신경(pudendal nerve)과 음부동정맥(pudendal artery and vein): 궁둥뼈가시의 바로 뒤쪽에 위치한다.

② 궁둥신경(sciatic nerve): 위쪽 외측에 위치

③ 아래볼기혈관(inferior gluteal vessels)과 아랫배정맥총(hypogastric venous plexus): 위쪽에 위치

- 임상적 연관성 설명: 위에 나열한 신경과 혈관들의 손상 위험을 최소화하기 위해서, C-SSL은 궁둥뼈가시로부터 손가락 2개 넓이만큼 내측 지점에서 바늘을 삽입해야 한다.

(2) 자궁엉치인대걸기(Uterosacral ligament suspension, USLS)

자궁엉치인대걸기를 시행할 때, 요관 손상이 가장 우려되는 위험 중 하나이다. 자궁엉치인대와 요관의 주행에 따른 해부학적 거리를 잘 알고 있어야 요관 손상의 위험을 최소화할 수 있다. 한 연구에 의하면, 자궁엉치인대와 요관 사이의 거리는 인대의 중간지점에서 가장 가깝고, 엉치뼈 부근에서 가장 먼 것으로 보고하였다(표 11-1-1).[3]

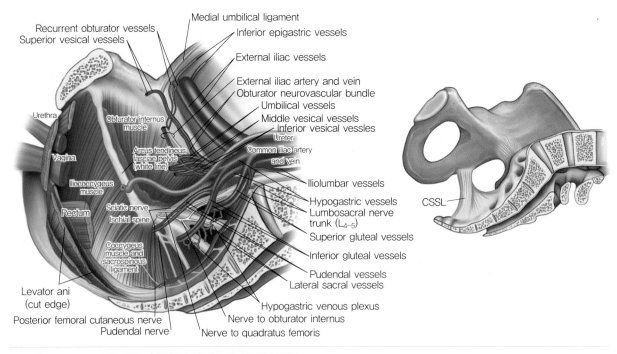

■ 그림 11-1-8. 꼬리근-엉치가시인대 복합체 주위 해부학적 구조

표 11-1-1. 자궁엉치인대의 주행에 따른 요관과의 거리

측정위치	거리, mm	
	좌측	우측
Cervix insertion point	29.5 (27.5-32.5)	33.5 (27.5-48.0)
Midpoint of the ligament	18.5 (15.5-25.5)	21.0 (15.5-23.5)
Sacrum	39.5 (30.0-48.5)	(17.5-61.5)

고식적인 자궁엉치인대걸기는 궁둥뼈가시 레벨에서 인대를 걸었으나, 최근에는 더 높게 더 내측에서 인대에 바늘을 삽입함으로써 질 길이를 더 길게 확보할 수 있고 요관 손상의 위험을 줄일 수 있게 되었다(그림 11-1-9).

(3) 엉치질고정술(Sacrocolpopexy)

엉치질고정술은 apical prolapse 교정술 중 가장 효과가 좋은 술기 중 하나이다. 엉치질고정술 실패의 가장 흔한 원인은 사실 앞세로인대(anterior longitudinal ligament, ALL)로부터의 그물박리(mesh detachment)가 아니라, 질로부터의 그물박리이다. 하지만, 집도의 입장에서 수술

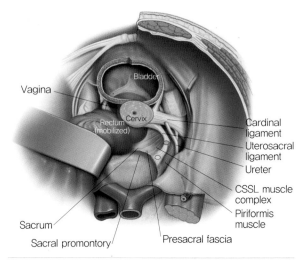

■ 그림 11-1-9. 자궁엉치인대와 요관과의 거리 관계. (blue circle, traditional USLS 부위; yellow circle, high USLS 부위)

을 진행하면서 더 부담스러워서, 해부학적 지식이 좀 더 요구되는 부분은 사실 앞세로인대 부착부위이다. 최근 촉감 피드백이 없는 복강경, 또는 로봇 같은 최소침습수술의 확대로 이 부분의 정확한 해부학적 지식은 더욱 중요하다. 가장 강한 인장력(S1),[4,5] 원래 질의 방향과 가장

흡사한 방향으로 고정(S3-4).[6] 또한 혈관과 신경, 디스크 손상과 같은 합병증의 최소화를 고려하여 정확한 봉합(stitch)의 위치를 결정해야 한다. 현재 권장되는 그물 고정 부위는 엉치뼈곶(sacral promontory) 또는 그 근처다.[7] 참 엉치뼈곶(true sacral promontory)은 S1 앞면에서 가장 위쪽에 위치한 점이다. 하지만, 한 연구에 의하면, 73%의 여성에서 엉치뼈곶으로 생각되는 가장 두드러진 부분은 참 엉치뼈곶이 아니라 추간판(intervertebral disc)이었다.[8] 즉, 앞세로인대 부착 부위가 추간판 위가 되어 추간판염과 같은 합병증 발생이 증가할 우려가 있다. 이를 피하기 위해서, 많은 경우 육안적으로 보기에 가장 두드러지는 부분에서 아래쪽으로 추간판의 길이만큼 약 1.5 cm 내려온 위치에 부착하는 것이 좋다. 이로써 LCIV로부터도 멀어져 혈관 손상으로 인한 출혈 위험도 피할 수 있다. 하지만, 이 움직임으로써 S1 신경뿌리(엉치뼈곶으로부터 약 3 cm 아래, 중앙선으로부터 우측 1.5~2 cm에 위치)에는 오히려 가까워져, S1 신경 손상을 피하기 위한 주의가 필요하다(그림 11-1-10).[7,9]

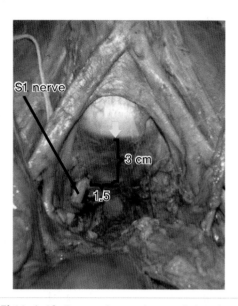

■ **그림 11-1-10.** Presacral space in unembalmed cadaver illustrating average position of the first sacral nerve (S1) relative to the midline of the sacrum and the sacral promontory (yellow arrow).

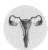

II. 천골가시인대고정술(Sacrospinous liga-
ment fixation, SSLF)

1. 서론

1) 골반장기탈출(Pelvic organ prolapse, POP)

골반장기탈출은 근육이나 신경을 포함한 골발저의 골반지지 조직이 손상을 받아 방광이나 장, 자궁과 같은 골반장기가 적어도 하나 이상 질 밖으로 빠져 나오는 것을 말한다. 골반지지조직의 손상을 일으키는 원인은 분만, 노화, 비만 등 다양하다. 골반장기탈출의 증상은 골반의 압박감, 통증, 질 안쪽으로 이물감이나 돌출감과 같은 증상에서 배뇨, 배변 장애에 이르기까지 다양하게 나타날 수 있다. 그러나 실제 골반구조 지지의 결손을 갖고 있는 대부분의 여성들은 특별한 증상을 호소하지 않는 경우가 많다. 골반장기탈출로 진단받은 환자 중 10~15%만이 최종적으로 수술을 받게 되고 수술 후에도 약 30%에서 재발하는 것으로 알려져 있다.[1] 미국에서는 연간 약 20만 명의 여성들이 골반장기탈출 수술을 받고 있는 것으로 알려져 있으며 국내는 2009~2015년도까지 국민건강보험공단의 자료를 분석한 연구결과에 따르면, 50세 이상 여성에 있어서 약 10만 명당 180명의 유병율을 보이고 있고 수술적 치료를 받은 경우는 10만 명당 89명 정도인 것으로 나타났다.[2] 골반장기탈출은 나이에 따라 유병율이 증가하는데 사회가 고령화되어감에 따라 그 빈도는 늘고 있는 추세이다.

2) 골반장기탈출의 종류(그림 11-2-1)

(1) 전방질벽탈출-방광탈출(방광류, Cystocele)

질 전벽을 통해 방광이 아래로 처지는 것을 말하며 이는 방광을 지지하는 방광-질 결막의 내골반 근막의 가운데 부분 결손으로 인해 방광저부가 밀려내려 오거나 골반근막건궁(pelvic fascia tendinous arch)으로부터 시작되는 방광의 측면 지지조직의 손상으로 인해 발생한다.

(2) 후방질벽탈출-직장탈출(직장류, Rectocele), 탈장(Enterocele)

직장-질 격막의 내골반 근막의 약해진 부분을 통해 질로 직장의 전벽이 탈출되는 것을 말하며 질 후벽 하부 1/2이 결손되면 직장류가, 후벽 상부 1/2이 결손되면 탈장이 발생한다.

(3) 질첨부탈출-자궁탈출(Uterine prolapse), 질원개탈출 (Vaginal vault prolapse)

질을 지지하는 중요한 조직은 항문거근(levator ani muscle)과 주인대-자궁천골인대(cardinal ligament-uterosacral ligament) 복합체인 내골반근막이다. 서 있는 자세에서는 질의 상부 2/3는 항문거근에 의해 거의 수평으로 놓여 안정적이게 된다. 항문거근이 손상되면 내골반근막이 지지력을 대신하게 되는데 시간이 지남에 따라 결국 지지력을 잃게 되어 자궁이 아래로 빠지게 된다. 질첨부탈출은 자궁전체가 빠지는 자궁탈출과 전자궁절제술 후 질 봉합 부위가 빠져나오는 질원개탈출이 있는데 질원개탈출의 빈도는 전자궁절제술 방법과 무관하게 5% 이하로 알려져 있다.

3) 골반장기탈출의 치료법

골반장기탈출의 치료는 페사리, 골반근육운동, 에스트로겐 크림 등의 사용을 통한 보존적, 비수술적 치료와 수술 적 치료로 나뉘게 되는데 수술은 접근 방법에 따라 질식, 개복, 복강경이 있다. 골반장기탈출 수술방법의 선택에 있어 고려해야 할 사항들이 있는데, 우선 탈출부위와 탈출 정도를 평가해 골반장기탈출을 정확히 진단해야 한다. 또한 골반장기탈출의 유발 및 촉진 원인을 분석하고 나이를 비롯한 환자의 캐릭터를 파악하는 것이 중요하다. 2017 ICI (International Consultation on Incontinence)에서는 골반장기탈출의 수술적 치료를 환자의 증상과 캐릭터, 그리고 결손 부위에 따라 분류하였는데, 특히 환자별 권장되는 치료법을 제시하여 수술법

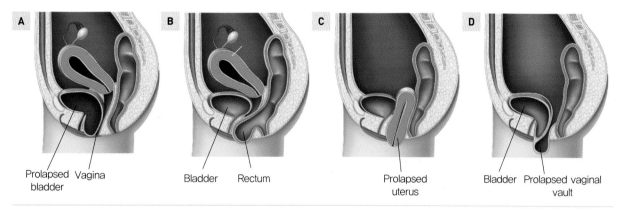

■ **그림 11-2-1. 골반장기탈출의 종류.** A) Cystocle, B) Rectocele, C) Uterine prolapse, D) Vaginal vault
http://www.virm.net/pelvic-floor-exercises-prolapse/img/3e24/pelvic-floor-prolapse-carpet-vidalondon/

의 선택에 있어 근거를 제공하였다.[3] 골반장기탈출 수술을 받은 여성의 약 1/3이 재발이 되는 것으로 알려져 있는 만큼 수술적 치료의 한계를 제대로 인식하고 환자의 증상에 맞는 적절한 치료법에 대한 신중한 고찰이 필요하다(그림 11-2-2).

2. 천골가시인대고정술(Sacrospinal ligament fixation, SSLF)

천골가시인대고정술은 질첨부탈출의 수술적 치료법 중 가장 많이 연구되고 시행된 질식 수술법이다. 천골가시인대는 궁둥뼈가시(ischial spine)에서 엉치뼈(sacrum)와 꼬리뼈(coccyx)의 하부에 걸쳐 있는데 천골가시인대고정술은 일반적으로 질원개를 우측 천골가시인대에 고정하는 것을 말한다. 오른쪽이 선호되는 이유는 대장이 좌측으로 꺾이면서 직장과 연결되는 해부학적 구조의 특성상 수술로 인한 장 손상의 위험성이 낮아질 수 있고 오른손잡이인 경우 천골인대로 접근할 때 수술 시야 확보가 쉽고 봉합이 용이하기 때문이다(그림 11-2-3).[4]

3. 천골가시인대고정술 방법(그림 11-2-4)

수술 전 내진을 통해 환자의 질의 길이가 천골가시인대에 닿을 수 있을 만큼 충분한지를 우선 확인해야 하는데 만일 길이가 충분치 않다면 천골질고정술(sacral colpo-

pexy)과 같은 다른 수술법을 고려해야 한다. 충분한 질의 길이가 확인되면 질 후벽부 상피 내로 식염수를 주입한 뒤 후벽 정중앙선을 따라 절개선을 넣어 질 벽을 열고 질 벽 안쪽을 따라 궁둥뼈가시가 촉지될 때까지 직장 주위 공간을 박리한다. 궁둥뼈가시가 만져지면 엉치뼈의 방향을 따라 연결되어 있는 천골가시인대를 확인할 수 있는데 천골가시인대가 시야에 확인되면 견인기를 사용해 음부 신경혈관 다발과 방광, 직장을 보호한다.

이후 인대를 따라 궁둥뼈가시에서 내측으로 2~3 cm(손가락 두 개 너비) 위치에 첫 번째 비흡수성 봉합사를 위치시키고 첫 번째 위치에서 내측으로 다시 1 cm 간격을 두고 두 번째 봉합사를 위치시킨다. 이때 봉합사는 인대의 중앙부위 아래쪽을 통과하게 되는데 이는 인대의 궁둥뼈가시 쪽, 상부에 위치하고 있는 아래쪽 볼기혈관(inferior gluteal vessels), 음부신경(pudendal nerve)이나 엉치신경(sacral nerve)을 피하기 위해서다. 봉합사를 인대에 고정시킨 후 각각의 봉합사의 한쪽 끝은 뒤쪽 직장 질 근막을 통과하게 하고 다른 쪽은 앞쪽 치골 자궁경부근막(pubocervical fascia)을 통과하게 한다. 이후 봉합사의 한쪽 끝을 질 첨부에 직접 연결하여 끌어당겨 봉합사를 묶어 고정하고 질 벽을 닫아준다.

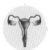

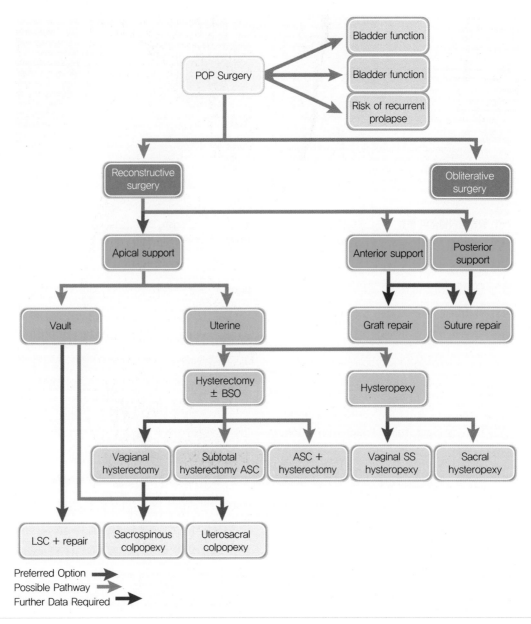

■ 그림 11-2-2. **2017 ICI surgical treatment of vaginal prolapse pathway.** (LSC = laparoscopic sacral colpopexy; ASC = abdominal sacral colpopexy; SS = sacrospinous)

1) 천골가시인대고정술 중 주의사항(그림 11-2-5)

(1) 신경포획(Nerve entrapment)

천골가시인대고정술 시 봉합사에 의한 인대 주위 신경포획을 주의해야 한다. 수술 후 경미한 둔부 통증은 흔하고 대게 수주일 후면 완화되지만 허벅지 뒤쪽으로 방사되는 심한 통증은 좌골신경(sciatic nerve) 포획의 증상일

수 있다. 만일 이런 증상이 발생하면 봉합사를 풀어주는 수술을 해야 한다. 이를 방지하기 위해서는 가급적 바늘이 인대 중앙 부위 아래쪽을 수직으로 관통하도록 해야 하는데 이렇게 하면 주위 신경과 혈관을 피하면서 인대를 통과한 실의 방향이 좌골신경과 나란히 주행하게 되어 신경포획 위험성이 낮아지게 된다.

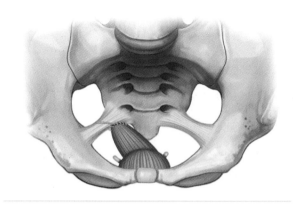

■ 그림 11-2-3. **천골가시인대고정술**

(2) 출혈

천골가시인대고정술은 수술 자체가 신경과 혈관이 모여 있는 좁은 공간에서 이루어지기 때문에 출혈이 발생하는 경우 출혈을 조절하는 것은 어려운 일이다. 수술 중 0.2~2%에서 중대한 출혈이 보고되었는데 주로 아래쪽 둔동맥(inferior gluteal artery)과 그 말단 가지에서 발생하였다.[5]

동영상 11-2-1

동영상 제목   Sacrospinal ligament fixation

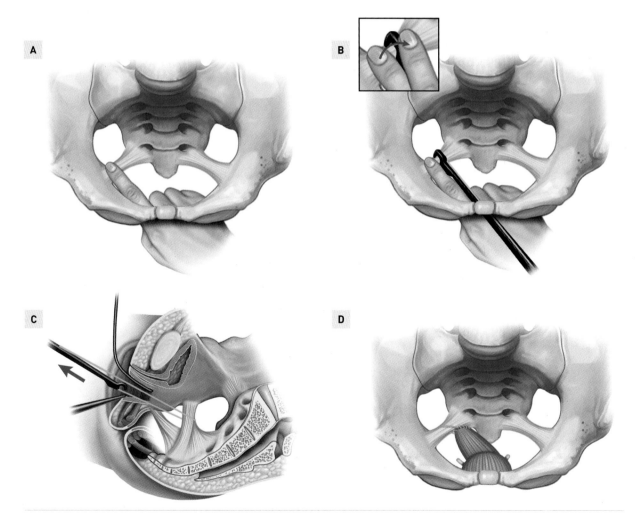

■ 그림 11-2-4. **천골가시인대고정술 방법.** A) Position of the ligament, B) Placement of sutures, C) Lateral view for sutures, D) Top of the vagina hitched (http://www.dralsalihi.com.au/urogynaecology-and-pelvic-floor/vaginal-apical-suspension-surgery-sacrospinous-ligament-fixation)

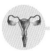

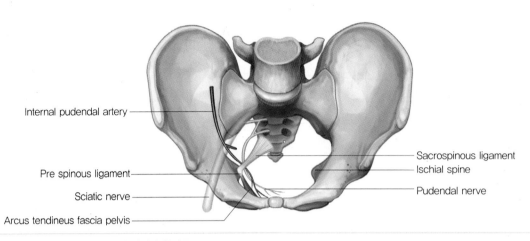

Internal pudendal artery

Pre spinous ligament

Sciatic nerve

Arcus tendineus fascia pelvis

Sacrospinous ligament
Ischial spine

Pudendal nerve

■ 그림 11-2-5. 천골가시인대 주위 신경과 혈관들.
Maher. Vaginal Surgery for Vault Prolapse. Obstet Gynecol 2001

4. 합병증

심각한 합병증은 드물다. 방광염과 같은 감염성 합병증은 가장 흔하게 발생할 수 있지만 대부분 증상이 경미하다. 이밖에 요도꼬임이나 배뇨 문제, 통증, 출혈, 신경손상 등의 합병증이 생길 수 있지만 발생 확률은 대부분 5% 미만으로 높지 않다. 앞서 언급했듯이 수술 후 뒷다리로 방사되는 심한 엉덩이 통증은 신경포획에 의한 증상일 수 있는데 만일 진단 및 치료가 지연되면 영구적인 신경병증이 발생할 수도 있다. 따라서 신경포획이 진단되면 즉시 봉합사를 제거하기 위한 수술을 시행해야 하고 신경포획의 증상을 가릴 수 있는 장기간의 국소마취 사용은 천골가시인대고정술을 받은 환자에게 있어 사용에 주의를 기울여야 한다.[6]

5. 결과

2005년 Beer M. 등이 발표한 리뷰저널에 따르면 천골가시인대고정술 후 골반장기탈출과 관련된 증상의 치료율은 70~98%였다.[5] 천골가시인대고정술 후 질첨부탈출의 재발은 2~19%, 전방질벽탈출의 경우 최대 29%까지 보고되었다. 따라서 질첨부탈출과 함께 전방 자궁 질 벽에 큰 결손이 있는 경우 전방 질 벽을 보다 직접적으로 교정해 줄 수 있는, 예를 들어 개복하 천추질고정술과 같

은 다른 형태의 탈출 교정술이 더 효과적일 수 있다.

6. 장미골근막걸기술(Iliococcygeus fascia suspension)

(그림 11-2-6)

장미골근막걸기술은 질첨부탈출 치료를 위한 또 다른 질식 수술법으로 천골가시인대고정술과 유사하지만, 천골가시인대 대신에 장미골근막을 사용한다는 차이점이 있다. 장미골근막은 직장 외측 및 궁둥뼈가시 앞에 위치하는데 장은 내측으로 견인하고 골반근막건궁 옆 궁둥뼈가시 바로 앞에 봉합을 위치시키고 치골경자궁부근막을 통해 앞쪽으로 빼내고 직장질근막을 통해 동측 뒤로 빼낸다. 봉합을 묶음으로써 양쪽에서 질을 걸어 올릴 수 있다.

Shull(1993) 등에 의하면 이 수술 후 5년간 추적 검사한 결과 다른 골반장기탈출이 약 14%, 질원개탈출의 재발이 5%로 나타나 천골가시인대고정술보다 좀 더 나은 예후를 보고하였다.[7,8] 또한 천골가시인대고정술에 비해 전방질벽탈출의 재발이 적고 음부 신경혈관 다발 손상 가능성이 낮은 장점을 갖고 있다고 생각되지만 이러한 점은 아직까지 명백히 입증되지 않았다. 2001년 Maher CF 등이 시행한 환자−대조군 연구에서 장미골근막걸기술과 천골가시인대고정술 후 약 2년까지 추적 관찰한 결

과, 주관적 성공률은 91% 대 94%로 유사했으나 객관적인 성공률은 53% 대 67%로 천골가시인대고정술에서 더 높게 나타났다.[9] 수술 후 방광탈출의 발생율이나 음부 신경혈관 다발의 손상과 같은 합병증은 두 방법에서 유사했다.

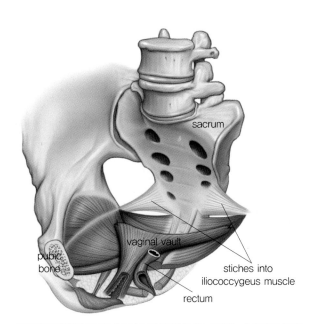

■ 그림 11-2-6. **장미골근막걸기술.** [Iliococcygeus Suspension (A similar procedure called Iliococcygeus suspension involves placing stitches into the fascia or coating of a muscle in the pelvis and to the vaginal vault or cervix in a similar way to the sacrospinous fixation, the outcomes, complications and recovery are similar to sacrospinous fixation) https://www.yourpelvicfloor.org/media/sacrospinous-fixation-english.pdf, IUGA 2011 Sacrospinous Fixation/Ileococcygeus Suspension;A guideline for women]

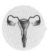

III. 자궁엉치인대지지술(Uterosacral ligament suspension)

1. 질식수술(Vaginal surgery)

1) 개요

자궁엉치인대지지술은 궁둥뼈가시(ischial spine) 수준 또는 그 상부에 위치한 자궁엉치인대와 질첨부를 봉합하여 연결함으로써 질첨부탈출(apical prolapse)을 교정하는 수술방법이다. 1927년 Miller에 의해 처음 소개된 바 있으며,[1] 2000년 이후 Shull 등에 의해 대중화되어 현재는 엉치가시인대고정술(sacrospinous ligament fixation)과 함께 가장 많이 시행되는 질식 질첨부지지술 중 하나이다.[2,3] 엉치가시인대고정술이나 엉덩꼬리지지술(iliococcygeus suspension)과는 달리 복강 내 접근을 필요로 하나, 질 축과 길이를 정상적으로 유지시킬 수 있으며 수술 후 중재를 요하는 신경통이 적게 발생하는 장점이 있다.[4,5] 여러 임상시험을 통해 효과적인 질첨부지지술로 입증된 수술 방법이지만,[3] 해부학적인 근접성으로 인해 요관폐색(최대 11%까지 보고됨)이 발생할 수 있어 수술을 마치기 전에 방광경을 통해 요관폐색이 없는지 확인해야 하며 요관폐색이 의심되는 경우 봉합사를 즉시 제거해야 한다.[4,6]

2) 수술방법

(1) 자궁이 있는 경우 자궁절제술을 시행한 후 자궁엉치인대를 tagging한다. 기존에 이미 자궁이 제거된 상태라면, 질원개(vaginal vault) 양측을 Allis clamps로 잡은 상태에서 scalpel로 절개하고 탈장주머니(enterocele sac)를 질상피와 박리한 후 열어 복강 내 진입이 가능하게 한다.

(2) 장이 내려오는 것을 막기 위해 촉촉한 장 패드 두세 개를 복강 내로 넣고 견인기(retractor)를 이용하여 밀어 올려 수술시야를 확보한다.

(3) 5시 또는 7시 방향의 후질벽(질첨부 쪽) 가장자리

를 Allis clamps로 잡아 당긴 상태로 복강 내로 반대쪽 검지를 넣어 자궁엉치인대를 촉진한 후 long Allis clamp로 잡는다(그림 11-3-1A). 자궁엉치인대는 대개 직장 바로 외측에서 촉진되는데, 이와 같은 방식으로 자궁엉치인대 식별이 용이하지 않은 경우에는 항문을 통해 반대쪽 손가락 검지를 넣어 촉진해 보면 자궁엉치인대의 위치를 쉽게 파악할 수도 있다.

(4) 1~3개의 지연흡수성(1-0 PDS; Ethicon, Somerville, NJ) 또는 비흡수성 봉합사(Prolene 0; Ethicon)를 long Allis clamp로 잡은 자궁엉치인대에 통과시킨 후 tagging한다(그림 11-3-1B). 견고한 질첨부지지를 위해 튼튼한 인대를 잡았는지 확인하는 것이 좋으며, 가장 상위의 봉합은 최소한 궁둥뼈가시 수준의 인대에 위치시켜야 충분한 질 길이를 확보할 수 있다. 또한 재발률을 낮추기 위해 한 쪽당 최소 1개의 봉합사는 비흡수성 봉합사를 사용하도록 권장된다.[7]

(5) Tagging된 봉합사의 끝을 각각 전후질벽(질첨부 쪽)에 통과시킨 후 다시 tagging한다(하위의 자궁엉치인대를 통과시킨 봉합사는 전후질벽 외측으로, 상위의 봉합사는 내측으로 통과되게)(그림 11-3-1B). 지연흡수성 봉합사는 전후질벽의 전층이 포함되게 통과시키며, 비흡수성 봉합사는 봉합사미란(suture erosion)을 방지하기 위해 질상피가 포함되지 않게 통과시켜야 한다.

(6) 봉합사가 통과되지 않은 나머지 질첨부의 전후질벽을 지연흡수성 봉합사(1-0 Vicryl; Ethicon)를 이용하여 닫고, tagging된 봉합사의 매듭을 맨다(그림 11-3-1C).

(7) 방광경으로 양측 요관의 폐색이 없음을 확인한다(필요한 경우 정맥으로 인디고카민 주입 후 관찰).

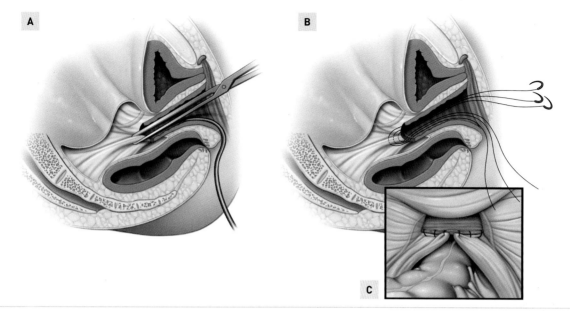

■ 그림 11-3-1. **자궁엉치인대지지술.** A) 궁둥뼈가시 수준의 자궁엉치인대를 long Allis clamp로 잡는다. B) 1~3개의 봉합사를 한쪽 자궁엉치인대에 통과시키고 이후 질첨부의 전후질벽에 통과시킨다. C) 반대쪽도 동일한 방식으로 시행한 후 매듭을 맨다.

2. 복강경 수술(Laparoscopic surgery)

1) 개요

자궁엉치인대지지술은 질식 외에 복식(개복, 복강경 또는 로봇을 이용한 미세침습시술)으로도 시행할 수 있다. 질식방법에 비해 요관의 주행경로를 보다 용이하게 확인할 수 있어 요관폐색 발생의 가능성을 낮출 수 있으며,[8] 시야확보가 보다 용이한 장점으로 인해 자궁절제 없이 자궁을 끌어 올리는 자궁탈출교정술로도 최근 시도되고 있다. 일부 소규모 환자들을 대상으로 한 연구들에서 복강경 또는 로봇을 이용한 자궁엉치인대지지술과 질식 자궁엉치인대지지술 간에 재발 및 합병증 발생률에 있어 유의한 차이가 없는 것으로 보고되고 있다.[8-14]

2) 수술방법

(1) 통상적인 복강경 수술과 마찬가지로 3~4개의 투관침을 삽입하고 기복을 만든다.

(2) 자궁거상기를 이용하여 질원개 또는 자궁을 앞위쪽으로 밀어 올린 상태에서 요관과 자궁엉치인대의 주행경로를 파악하고, 단극성 전기소작기를 이용하여 요관 주행과 평행하게 내측 복막을 절개하여 요관과 자궁엉치인대를 충분히 분리시킨다.

(3) 궁둥뼈가시 수준의 자궁엉치인대에 1~3개의 지연흡수성 또는 비흡수성 봉합사를 통과시킨 후 같은 편 질첨부의 전후질벽을 통과시킨다; 술자에 따라서는 전후질벽만 통과시키지 않고 질원개에 가까운 자궁엉치인대를 먼저 통과시킨 후 전후질벽을 통과시키기는 방식으로 시행하기도 한다. 자궁을 보존한 상태에서 시행할 경우 동일한 방식으로 수술을 시행하되, 봉합사를 전후질벽 대신 자궁경부 뒤쪽의 부착된 자궁엉치인대와 자궁경부를 포함하여 통과시키면 된다.

(4) 반대쪽도 동일한 방식으로 수술을 시행하고, 체내 또는 체외방식으로 매듭을 맨다.

(5) 요관주행방향과 평행하게 절개한 양측 복막 절개 부위를 2-0 또는 3-0 Vicryl (Ethicon)을 이용하여 닫는다.

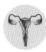

⑹ 방광경으로 양측 요관의 폐색이 없음을 확인한다
　(필요한 경우 정맥으로 인디고카민 주입 후 관찰).

동영상 11-3-1

동영상 제목 Laparoscopic uterosacral ligament suspension
　　　　　　suture erosio

IV. 질식 그물망수술(Vaginal surgery with mesh)

1. 서론

골반장기탈출증의 수술들이 가지고 있는 공통적인 문제점은 재발이다. 수술적인 교정을 한 부위가 다시 빠져나오는 경우야 말로 매우 실망스러운 결과이지만, 그 외에도 다른 부위의 골반장기탈출증이 발생하는 경우도 흔하다. 첨부골반탈출증(apical prolapse)의 경우 천골질고정술(Sacrocolpopexy)이나 천골가시인대고정술(sacrospinous ligament fixation) 등 성공률이 우수한 방안들이 있으나 가장 문제가 되는 부위는 방광류이다. 방광류의 전통적인 교정법인 전방질교정술(anterior colporrhaphy)의 3년 재발률은 거의 40~50%에 이른다.[1] 이런 전방질교정술의 한계를 극복하기 위해 구조물을 이용하여 전방을 강화하기 위한 방법들이 개발되었는데 바로 그물망을 이용한 질식교정술이다.[2] 과거에는 직장류나 첨부탈출증에도 이를 교정하기 위한 그물망을 이용한 질식교정술이 개발되어 사용되었으나 그물망으로 인한 부작용이 대두되면서 다른 대안이 있는 직장류와 첨부탈출증에 있어서 질식그물망수술방법은 거의 사라졌고 이전부터 사용되던 그물망을 이용한 복식교정술(천골질고정술)이나 후방질교정술(posterior colporrhaphy) 등이 행해지고 있다. 여기에서는 아직도 사용이 되고 있는 방광류 단독 혹은 방광류와 첨부가 동반된 경우에 대한 질식 그물망수술법을 중심으로 서술하겠다.

1) 그물망(Mesh)의 종류

합성그물망은 섬유의 구멍 크기(pore size), 단섬유(monofilament)인지 여러 섬유를 꼬아서 만든 복합섬유(multifilament)인지 여부에 따라 아래 네 가지 타입으로 분류하고 있다.[3]

그러나 복합섬유나 구멍의 크기가 작은 섬유의 경우 거대세포(macrophage)가 들어갈 수 없어 염증이 발생할 위험성이 증가하므로 근래의 그물망은 모두 1형 섬유로 만들어진 것을 사용하고 있다.[4] 또한 최근에는 그물망의 부작용을 최소화하기 위해 더욱 부드럽고 단위 면적당 남는 섬유의 양이 적은 그물망을 사용하기 위해 부분 흡수성 섬유로 만든 그물망(partial absorbable mesh)도 개발되어 사용되고 있다(그림 11-4-1).[5]

2) 질식 그물망 수술법(그림 11-4-2)

여러 회사에서 질식 그물망 수술 키트를 상용화했으나 대부분 큰 틀에서의 방법은 같다. 즉 obturator foramen 안으로 그물망의 팔을 관통시켜 방광 아래쪽에 그물망을 위치시키는 것이다. 방광류만을 위한 교정으로는 이런 식으로 4개의 팔을 고정하는 방식을 사용하지만 동시에 첨부를 교정하기 위해서는 천골가시인대고정술의 주행 대로 천골가시인대쪽으로 두 개의 그물망 팔을 더 통과시켜

표 11-4-1. 그물망의 종류

Types	Filament	Pore type	Pore size	Examples
Type I	Mono	Macro	>75	Marlex (CR Bard)
				Prolene (Ethicon)
				Atrium (Atrium Medical)
Type II	Multi	Micro	<10	Gore-Tex (WL Gore)
Type III	Multi	Macromicro	<10-75	Mersilene (Ethicon)
				Teflon (CR Bard)
Type IV	Mono	Submicro	<10	Cellgard
				Silastic

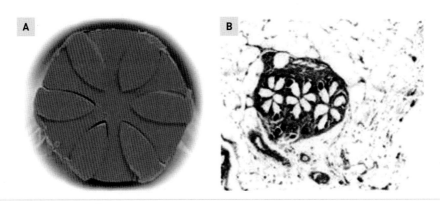

■ 그림 11-4-1. **부분 흡수성 섬유.** A) 단면 B) 조직

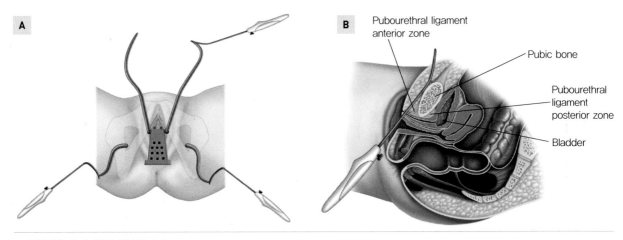

B
Pubourethral ligament anterior zone
Pubic bone
Pubourethral ligament posterior zone
Bladder

■ 그림 11-4-2. **질식 그물망 수술**

추가로 고정을 시키기는 6개의 팔을 이용하는 방법도 사용한다.[6] 전질벽교정술을 팔 4개를 사용하여 교정하는 방법과 팔 2개를 사용하여 교정하는 방법 각각을 비교하여 본 육진성 등의 연구에서는 팔 2개를 사용한 경우가 팔 4개를 사용한 경우보다 상처치유이상반응(wound healing abnormality) 부작용이 더 많음을 보인 바 있다.[7]

(1) 수술 방법
전질벽을 열고 들어가는 것은 전질벽봉합술과 동일하다. 그러나 상처치유이상반응으로 이야기되는 그물망의 노출을 줄이기 위해서는 전질벽봉합술 때보다 좀 더 결합조직을 질벽쪽에 두텁게 남겨두면서 박리해 들어가는 것

이 필요하다. 질벽이 너무 얇아지면서 혈행이 줄어드는 것이 이후 그물망 노출의 위험성이 증가할 것으로 여겨지기 때문이다. 이를 위해서 생리식염수를 이용한 박리술을 사용하는 것이 도움이 된다. 단순한 생리식염수만을 사용할 수도 있고, 출혈을 줄이기 위해 에피네프린을 생리식염수에 희석하여 사용하기도 한다.

전질벽을 열고 방광과 질벽 사이를 박리한 이후에는 계속 안쪽으로 박리를 해 들어가는데 일단 적절한 면을 찾은 이후에는 메스나 가위를 사용하지 않고 손가락을 이용하여 단면을 분리해 들어가는 것만으로도 대부분 박리가 이루어 진다. 이를 통해 obturator membrane 쪽까지 박리를 해 그물망의 투관침과 여기에 연결된 그물망의 팔과 그물망 본체가 들어갈 공간을 확보한다. 이후 obturator foramen을 만져서 투관침이 뚫고 나올 곳을 확인하여 표시한 후 투관침을 통과시켜 그물망의 팔을 고정시킨다. 이때 주의할 사항이 무긴장기법(tension free technique)인데 너무 교정을 확실히 하려고 그물망을 당겨 놓지 말고 힘없이 늘어져 있다는 느낌이 들 정도로 있어야 할 위치에만 위치시켜 놓는 기법이다. 이런 기법이 필요한 이유는 두 가지 정도 인데, 첫 번째로는 수술 후 시간이 흐르면서 그물망 자체가 주위 조직을 당기는 작용이 일어나기 때문에 수술 시 여유 있게 두어도 시일이 흐르면서 당겨지는 부분을 고려해야 하기 때문이고, 두 번째로는 방광에 소변이 차오면서 전질벽이 자연스럽게 조금은 아래로 쳐져 주어야 하는데 이런 여유공간이 필요하기 때문이다. 처음부터 너무 바짝 당겨 놓으면 수술 이후 시일이 흐르면서 조직이 당겨져 노년 여성들에게 흔한 위축성 질염과 함께 복합되어 만성적인 통증을 일으키거나 방광의 소변 저장량을 확보하기 어려워져 빈뇨의 원인이 될 수도 있다.

골반장기탈출증은 방광류만 단독으로 오는 경우보다는 방광류와 첨부탈출증이 같이 동반되는 경우가 많다. 그렇기 때문에 방광류 단독만 교정하는 네 개의 투관침을 사용하는 방법보다는 첨부 지지를 같이 해줄 수 있는 6개의 투관침을 사용하는 경우가 많다. 앞서 서술한 방법대로 방광을 네 개의 투관침으로 교정한 이후, 천골가시인대고정술의 주행대로 직장주위공간을 박리한 이후 2개의 투관침을 각각 항문의 바깥쪽, 뒤쪽으로 3~4 센티미터 떨어진 곳을 통해 위치시켜 고정하게 되는데 이는 양측으로 천골가시인대고정술을 한 것과 유사한 효과를 보이게 된다.

이후 열어놓은 전질벽을 봉합하여 닫으면 수술은 마무리하게 되는데, 그물망 특성상 수술 이후 조직의 위축(contraction)이 발생하므로 늘어난 질벽을 잘라내지 않고 그대로 봉합을 하는 것을 권한다. 그물망이 지지해 주는 것이므로 늘어난 질벽은 그대로 봉합을 하더라도

교정에는 문제가 없기 때문이다.

> **동영상 11-4-1**

동영상 제목 **Vaginal surgery with mesh**

(2) 질식 그물망 수술법의 합병증

① 투관침에 의한 손상

투관침을 전질벽을 통해 방광 아래쪽에서 obturator foramen 방향으로 뚫게 되기 때문에 방광을 뚫게 되는 경우가 있다. 이 경우 혈뇨를 보이게 되는 경우도 있으나 혈뇨 없이 뚫리거나 혈뇨가 잠시 발생한 이후 사라지는 경우도 있기 때문에 주의를 요한다. 가장 좋은 방법은 수술 이후 방광경을 통해 방광 내부를 살펴보는 것이다. 방광을 뚫은 경우는 바로 그쪽 그물망의 팔을 제거해 주면 자연적으로 방광이 아물게 되므로 도뇨관만 일주일간 유지해 주면 된다. 문제가 되는 것은 뒤늦게 발견하게 되는 경우인데, 질식 그물망 수술 이후 반복적으로 방광 염증상이 있거나 혈뇨가 있다면 이를 의심하고 수술적으로 제거해 주어야 한다.

② 그물망 부위의 감염

그물망 부위의 감염은 한번 발생하면 매우 치명적일 수 있다. 최근에는 단모섬유를 이용한 75 um 이상의 큰 구멍을 가지는 1형 섬유를 사용한 그물망을 사용하므로 거의 발생하지 않으나 발생 시에는 치명적일 수 있으므로 수술 시 철저한 무균 준비와 진행이 필요하다.

③ 그물망의 위축(Contraction)

그물망 주위 조직이 상처가 치유되면서 위축 반응이 일어나게 된다. 항상 그물망을 이용한 수술을 할 때는 이 위축 반응이 발생할 것을 염두에 두어야 하며, 이를 이용해서 수술을 한다고 생각하는 것이 좋다. 이를 위해 완전한 교정을 한다고 하기보다는 여분의 공간을 두는 무긴장기법으로 수술을 하는 것이 필요하다.

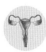

④ 치유이상(Healing abnormality)

그물망이 피부를 뚫고 외부로 노출되는 것을 의미한다. 궤양(erosion)이라고도 초기에는 표현하였으나 병리적으로 올바른 표현이 아니라고 하여 세계비뇨부인과학회(International Urogynecology Association)의 그물망 수술 원탁회의에서 명칭을 치유이상이라고 정정하였다.[8] 물망 수술의 가장 큰 문제점으로 여겨지고 있으며 전체 수술의 1~10%에서 발생한다고 보고하고 있다.[9] 신정호 등의 보고에 의하면 이는 수술자의 숙련도와 연관이 높아 초기 50건의 수술 이후에는 발생이 거의 없다고 보고하고 있다.[10] 위험인자들을 적극적으로 회피해야 하는데,

질식 자궁절제술을 같이 수술하거나 T자형으로 절개를 하는 등 절개부위가 커지는 경우 발생 위험이 높아진다고 보고되고 있다.[11] 또한 고령의 위축성 질염이 심한 경우, 방사선 치료를 받은 경우, 흡연자인 경우, 혈당 조절이 잘 안 되는 당뇨가 있는 경우 위험이 증가하는 것으로 보고되는데 모두들 혈행 장애가 발생할 위험이 높은 경우들이다.[10] 또한 그물망이 남는 양을 줄이기 위해 근래에는 부분흡수성실을 사용한 그물망을 이용해서 수술을 하기도 한다. 그럼에도 불구하고 다양한 사례들이 보고되고 있어 그물망을 이용한 수술법의 가장 큰 장애요인이 되고 있다.

V. 천골질고정술(Sacrocolpopexy)

1. 복강경/로봇 천골질고정술

1) 배경

천골질고정술은 1982년 Lane이 질원개탈출증의 치료로 보고한 이후 질원개탈출증의 수술적 치료에서 가장 견고하며, 장기간의 추적관찰을 통해 효과적인 수술방법으로 인정되고 있다.[1] 이전에는 주로 개복수술로 행해져 왔으나 1994년 Nezhat가 복강경을 이용한 천골질고정술이 시도된 후 복강경을 이용한 천골질고정술이 개복술에 비해 수술시간, 출혈량, 입원기간이 짧다는 장점이 무작위비교연구에서 확인이 되었다.[2] 그러나 복강경을 이용한 천골질고정술이 봉합술기가 어려워 숙달되기 까지 시간이 오래 걸리는 단점으로 인해 널리 보급되지 못하다가 2000년 미국식약청에 의해 da Vinci robot이 승인되어 부인과 수술에 적용되었고 이후 로봇을 이용한 천골질고정술이 도입되어 시행되고 있다. 이러한 천골질고정술은 수술적 접근방법에 따라 수술에 사용되는 그물망(mesh)과 봉합사, 수술 술기 등이 많은 수술자에 의해 다양하게 행해지고 있다.

2) 적응증

천골질고정술은 질첨부의 탈출증, 즉 자궁탈출증과 질원개탈출증의 수술적 치료에 가장 견고한 수술 방법으로 인정되고 있다. 반면에 질식으로 행해지는 수술 방법에 비해 수술시간이 길고 회복기간이 길며 수술 비용이 더 높은 단점을 극복하기 위해 최소침습수술 즉 복강경/로봇 천골질고정술을 적용할 수 있다. 일반적인 천골질고정술의 적응증으로 ① 질의 길이가 짧아 질식으로 질탈출증 수술이 부적절한 경우 ② 자궁 및 부속기 병리 질환을 가지고 있어 질식수술이 적절치 않은 경우 ③ 질탈출증수술 후 재발위험이 높은 경우로, 예를 들어 60세 이하, 자궁질탈출증 3기 또는 4기, 체질량지수가 26 이상인 환자군을 대상으로 복강경/로봇 천골질고정술을

시행할 수 있겠다.[3,4] 그러나 복강경/로봇 수술의 적절한 적응증에 대해서는 대조군 비교연구가 충분하지 않아 명확하게 제시할 수는 없으나, 복강경을 이용한 봉합술기가 어렵고 숙달되기까지 오랜 시간이 걸리는 어려움을 로봇 수술로 극복할 수 있다. 로봇 천골질고정술은 수술자의 숙련도 및 선호도, 환자의 선호도를 바탕으로 적용될 수 있다. 천골질고정술에 사용되는 그물망으로 인해 합병증이 우려되는 경우, 예를 들어 장기간 스테로이드 사용하는 경우 또는 현재 흡연자에서는 신중히 결정되어야 하며, 고령여성에서도 그물망 삽입으로 인한 위험성에 대해 이점과 비교하여 신중하게 결정되어야 한다.

3) 수술 방법

(1) 수술 준비

설사제를 이용하거나 또는 관장을 하여 장을 비우는 과정은 수술과 관련한 이환율을 감소시킨다는 증거는 없으나, 장을 비움으로써 수술 중 구불창자(sigmoid colon)를 좀 더 쉽게 당기고 조작할 수 있게 한다. 수술 30분 전 예방적 항생제를 정맥 투여하여 감염이환율을 감소시킬 수 있다. 환자는 쇄석위로 자세를 취한 다음, 양측 팔은 상체 옆으로 붙여 빠지지 않게 고정을 하고, 트렌델렌버그 자세를 했을 때 환자가 미끄러지지 않도록 침대에 egg-crate foam을 깔거나 어깨걸이패드를 사용한다. 전신마취 후 복부, 골반 회음부, 질 부위를 소독 약제를 이용하여 소독 후 소독포를 씌운 후 도뇨관을 삽입한다.

(2) 투관침 확보

베레스바늘을 이용하여 복강 내 이산화탄소를 채워 기복을 만든 후 투관침을 삽입하는데, 복강경과 로봇 수술에서 투관침을 삽입하는 방법이 달라지기도 한다. 투관침의 위치선정은 수술 시야를 확보하고 수술기구 간의 충돌을 피할 수 있게 확보하여야 하는 만큼 수술 성공을 좌우하는 가장 중요한 스텝이다. 먼저 복강경 천골질

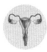

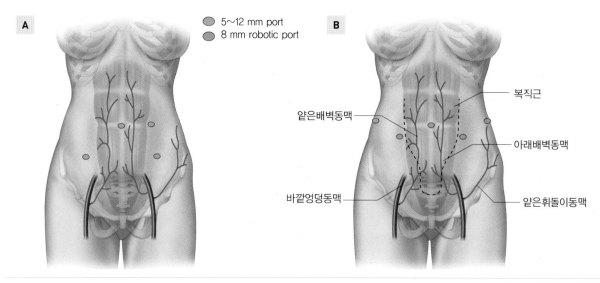

5~12 mm port
8 mm robotic port

복직근

얕은배벽동맥

아래배벽동맥

바깥엉덩동맥

얕은휘돌이동맥

■ 그림 11-5-1. Port 확보. A) 복강경 천골질고정술 port, B) 로봇 천골질고정술 port (Si)

고정술에서 투관침의 구성은 수술자의 선호도에 따라 위치가 달라지기도 하지만 배꼽 부에 카메라 12 mm port, 그리고 좌우 하복부에 12 mm port, 좌측 상복부 늑골밑에 5 mm port를 확보한다(그림 11-5-1). 로봇 천골질고정수술의 port는 수술기계의 모델에 따라 위치가 조금 달라질 수 있지만 먼저 배꼽부위에 카메라 port, 우측 상복부에 카메라 port로부터 가측 8~10 cm, 상방 4 cm 부위에 12 mm port, 우측 하복부에 12 mm port로부터 가측 8~10 cm, 전상부 엉덩뼈 능선(anterior superior iliac crest)으로부터 3 cm 상방 부위에 8 mm port, 좌측 하복부에 카메라 port로부터 가측 8~10 cm 각각 떨어지게 두 개의 8 mm port를 확보한다(그림 11-5-1).

(3) 로봇 천골질고정수술에서 도킹(docking) 및 로봇수술 손기구 장착

환자를 트렌델렌버그 자세로 고정한 후 환자의 측면에서 도킹이 이루어질 때 조작이 좀 더 용이한 장점이 있으며, 우측 8 mm port에는 단극성 전기가위(monopolar scissors), 좌측 8 mm port에는 양극성 PK 해부기구(bi-polar PK dissector) 그리고 끝 좌측 8 mm port에는 조작을 할 수 있는 겸자(cardiere forceps)를 삽입한다. 우

측 상복부 12 mm port를 통해, 조수가 그물망 또는 봉합사를 출입시킬 수 있다.

(4) 천골 전공간(Presacral space) 및 후복막공간 확보

천골 전공간을 확보하기 위해서는 구불창자를 좌측으로 이동시킨다. 우측 요관과 혈관의 주행위치를 확인한 후 천골전 복막을 세로로 열어 우측 골반벽을 따라 절개를 하여 후복막을 열어 그물망이 들어갈 공간을 확보한다(그림 11-5-2). 천골곳(presacral promontory)을 확인 후 세로인대(longitudinal ligament)를 노출시킨다. 이때 정중앙엉치동맥(median sacral artery)과 미세혈관들이 노출되는데 필요하면 양극성 전기겸자로 혈관을 응고시킨다(그림 11-5-3A).

(5) 직장질공간과 방광질공간 확보

EEA sizer(그림 11-5-4)를 질과 직장에 넣어 질원개를 환자의 두부방향 및 전후로 밀어 질을 덮고 있는 복막을 열어 전면의 방광과 후면의 직장으로부터 질원개와 전후 질벽을 박리하여 분리를 한다. 질 하방으로 어디까지 박리해서 내려가야 하는지 여부에 대해서는 정확하게 해부학적 구조물을 들어 정의할 수 없으나, 후질벽박리

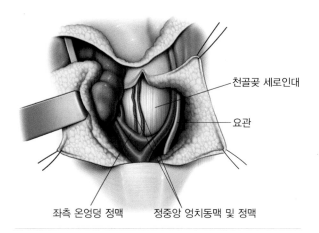

천골곶 세로인대

요관

좌측 온엉덩 정맥   정중앙 엉치동맥 및 정맥

■ 그림 11-5-2. 천골전공간의 해부학적 구조

는 출혈과 직장 손상을 주의하면서 직장질 중격으로부터 박리를 해서 회음부위에서 확인을 하면서 회음체 가까이까지 내려가 박리하는 것을 권하며(그림 11-5-3B), 전질벽 박리 또한 방광 손상을 피하면서 치골경부근막으로부터 4 cm 이상 하방으로 그리고 가능한 가측으로 방

광으로부터 안전하게 박리할 것을 권한다(그림 11-5-3C). 이 때 이전의 수술로 인해 방광과 전질벽의 유착이 심해 박리가 어려운 경우, 방광을 300 mL 정도 생리식염수를 채워 수술적 박리면을 확인한 후 수술을 진행할 수 있다. 질전후벽에 부착되는 그물망 미란의 부작용을 예방하기 위해 질첨부는 복막을 벗기지 않고 그대로 두어 그물망을 부착시키지 않는다.

(6) 질 전후벽에 그물망 부착고정

현재 복강 내에서 사용되는 그물망의 안전성에 대해서는 인정되고 있으며, 추천되고 있는 그물망은 type I polypropylene이 권장된다. 질 전후벽에 각각의 두 개의 띠로 그물망을 부착하여 천골곶에 두 개의 띠를 고정하는 방법과 또는 Y자 모양으로 질 전후벽에 2개의 날개로 부착하여 한 개의 띠로 천골곶에 고정하는 방법이 있다. 이 때, 박리 후 노출되는 질 전후벽은 각 개인

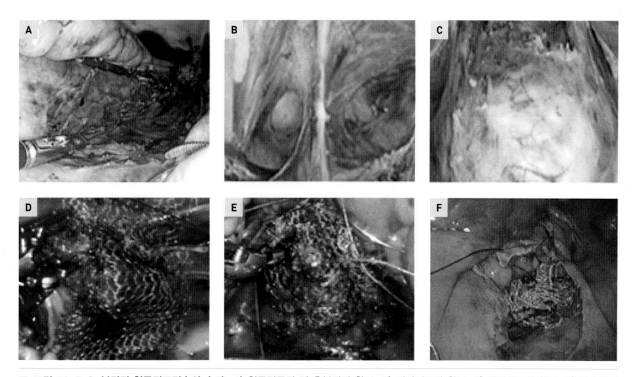

■ 그림 11-5-3. 복강경 천골질고정술의 술기. A) 천골전공간 및 후복막강 확보, B) 직장질공간 확보, C) 방광질공간 확보, D) 질후벽에 메쉬고정, E) 질전벽에 메쉬고정, F) 천골곶 가로인대 메쉬고정/후복막봉합

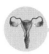

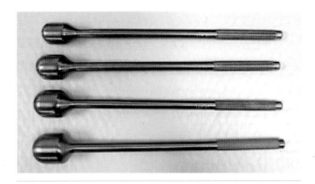

■ 그림 11-5-4. EEA sizer

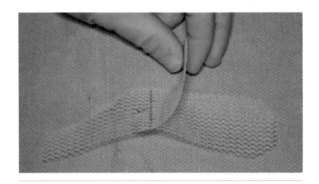

■ 그림 11-5-5. Y자 모양의 메쉬EEA sizer

별로 탈출증의 정도에 따라 길이, 넓이가 다르므로 그에 맞추어 그물망을 다듬은 후 복강 내에 넣기 전에 Y자 모양으로 봉합을 한 후 사용함으로써 수술 시간을 줄일 수 있다(그림 11-5-5). 각각의 질 전후벽에 어떠한 봉합사로 몇 개의 봉합을 넣을 것인지에 대해서도 정답이 없으나, 이물염증반응을 줄이고 견고한 부착을 위해 비 흡수성 monofilament 봉합사인 Prolene, Gore-tex, Ehtibond 봉합사를 사용하며, 수술자에 따라 지연흡수 반응이 일어나는 poliglcaprone (monocryl) 봉합사, 흡수되는 vicryl 봉합사를 사용하기도 한다. 이 때 비흡수성 봉합사를 사용하는 경우, 질 점막을 뚫지 않고 질 벽에만 봉합사를 넣어야 하지만 지연 흡수성 또는 흡수성 봉합사를 사용하는 경우에는 질 두께를 그대로 관통하여 봉합을 할 수 있다. 그물망을 질 전후벽에 평평하게 부착이 되게끔 각각 4~8개의 봉합을 넣을 수 있다(그림

11-5-3D, 3E). 봉합 매듭을 묶는 방법(suture knot tying)이 복강경 수술에서는 knot pusher 기구를 이용하여 체외에서 봉합 매듭을 묶는 방법과 체내에서 개복술과 같은 방법으로 봉합 매듭을 묶는 방법을 모두 사용할 수 있으나 로봇 수술에서는 체내에서 봉합 매듭을 묶는 방법만을 이용할 수 있다.

(7) 천골곶 세로인대에 그물망 고정

질 전후벽에 고정된 그물망을 후복막공간을 통해 천골곶 쪽으로 당기면서 이 때 질 강 내에 있는 EEA sizer를 천골쪽 골반우측으로 밀어 그물망에 과도한 긴장이 가해지지 않게끔 그물망의 길이를 조정을 해서 천골곶 세로인대에 2~3개의 봉합을 넣어 고정을 한다(그림 11-5-3F).

(8) 그물망을 후복막강내에 위치하게끔 복막 봉합

그물망이 복강 내에 위치하여 장미란의 위험을 피하기 위해 복막을 봉합하여 후복막강 내에 그물망이 위치하게 한다(그림 11-5-3F).

(9) 그물망이 방광과 직장으로 침입 여부를 확인

방광 내시경 또는 항문 수지 검사로 그물망이 인근 장기인 방광이나 직장으로 침입하였는지 여부를 확인할 수 있겠으나 의심이 되지 않는 경우에는 생략한다.

동영상 11-5-1

동영상 제목 Robot assisted single-site sacrocolpopexy

4) 치료효과 및 합병증

개복 천골질고정술은 질첨부탈출증의 가장 효과적인 수술방법으로 인정되고 있다. 이러한 개복 천골질고정술 후 장기 추적 관찰 연구에 의하면 재발율이 2년 후 9%, 7년 후 22%였으나 7년 후 수술을 받은 환자의 95%가 재치료를 하지 않았으며 수술만족도가 높아 개복 천골질고정술의 장기 치료효과에 대해서도 견고한 수술방법으

로 인정되고 있다.[4] 수술의 합병증으로는 개복으로 인한 출혈, 감염, 심폐 질환의 이환율이 질식 수술에 비해 높으며, 수술 시에 사용되는 그물망의 합병증으로 수술 7년후 누적 미란율이 10.5%로 보고되어 있다.[5] 그물망 미란 외에도, 그물망이 방광과 장으로 침입하거나, 그물망 감염, 그물망 압출, 골반통 및 요통을 야기할 수 있으며, 장마비, 장폐색, 방광과 장손상의 위험도가 다른 개복 수술에 비해 더 높은 것으로 보고되고 있다.[6]

최소침습수술이 천골질고정술에 도입이 됨에 따라 개복술이 가지고 있는 합병증 즉 출혈, 감염, 통증, 심폐질환, 장폐색과 같은 이환율이 의미 있게 감소를 한다는 연구가 보고되기 시작했다.[7-9] 즉 최소침습수술의 장점인 통증, 출혈, 입원기간 및 회복 기간의 감소로 복강경 또는 로봇 천골질고정술이 개복술에 비해 장점이 더 많은 수술로 여겨지게 되었다.

개복술과 복강경 천골질고정술의 전향적 무작위 대조군 연구결과를 보면 단기간의 추적관찰이기는 하나 두 수술 군간에 수술 성공률은 차이가 없었으며, 복강경 수술군에서 실혈량 감소, 입원기간 및 회복 기간의 단축을 보고하여 복강경 천골질고정수술의 이점이 확인되었다.[10,11]

복강경 천골질고정술과 로봇 천골질고정술을 비교하는 전향적 무작위 대조군 연구를 살펴보면, 수술의 치료 성적이나 합병증은 별 차이가 없으며 최소침습수술의 장점인 출혈, 감염, 회복기간의 단축 효과 또한 확인되었으나 로봇 천골질고정술에서 수술시간이 더 길고 그로 인해 수술비용이 더 높으며, 일부 무작위연구에서는 수술 직후 통증이 로봇 보조 수술에서 더 심해 진통제 사용량이 많은 것을 보고하고 있다.[12-15] 그물망 미란율은 이전의 개복술에 비해 복강경, 로봇 수술에서는 type I polypropylene mesh를 대부분 사용함에 따라 단기간의 추적관찰이기는 하지만 미란율이 2-4% 내외로 보고되고 있다. 이외의 합병증으로 방광손상, 창상감염이 2% 내외로 보고되고 있다. 로봇 천골질고정술을 보고한 13편의 연구를 메타 분석을 한 결과를 보면, 수술성공률

은 98%, 그물망 노출 및 미란율은 4.1%, 그물망 재수술은 1.7%, 질첨부 재수술율은 0.8%, 질전후벽 재수술율은 2.5%로 더 높게 나타났으며, 그물망 미란을 제외한 가장 흔한 합병증은 방광손상 2.8%, 창상 감염이 2.4%로 조사되었다. 숙달되기까지의 learning curve는 10-20예로 조사되었다.[16-18] 현재 최소침습수술로 행해지고 있는 천골질고정술은 개복술에 비해 많은 이점이 있다는 것은 알려져 있지만, 로봇 수술의 긴 수술 시간과 높은 수술 비용에 대해서는 그러한 이점과 단점에 대한 비교 분석은 계속 되어야 할 것이다. 또한 최소침습수술이라고 다른 수술 술기를 적용하는 것이 아니라 개복수술의 정석에 맞추어 시도되어야 할 것으로 생각된다. 또한, 복강경/로봇 천골질고정술의 장기간 추적 관찰한 치료효과와 합병증에 대해서는 현재로서는 알려진 바가 없다. 뿐만 아니라 질식으로 행해지는 골반장기 탈출증수술과의 비교 연구도 없어 앞으로 이러한 분야에 대한 무작위 대조군 연구가 필요하다.

2. 자궁절제 여부에 따른 천골질고정술

자궁질탈출증 환자에서 천골질고정술을 시행을 할 때 수술 전략을 크게 세 가지로 나누어 볼 수 있다. 첫째, 전자궁절제술 후 천골질고정술 둘째, 부분자궁절제술 후 천골자궁경부고정술, 셋째, 자궁을 절제하지 않고 천골자궁고정술을 시행할 수 있다.

1) 전자궁절제술 후 천골질고정술을 할 때

전자궁절제술은 자궁의 양성질환으로 인해 시행되는 복강경 자궁절제술과 동일하다. 질원개를 봉합한 후 방광질공간과 직장질공간을 확보하고 천골전공간을 확보해 그물망을 부착 고정하는 수술 술기도 동일하다. 질원개 부위로 앞, 뒤 1 cm 부위의 질부분에는 그물망 미란과 질원개의 파열을 예방하기 위해 그물망을 부착하지 않는 것이 중요하다.

2) 부분자궁절제술 후 천골자궁경부고정술을 할 때

부분자궁절제술은 자궁의 양성질환으로 인해 시행되는 복강경 부분자궁절제술과 동일하다. 질원개를 봉합한 후 방광질공간과 직장질공간을 확보하고 천골전공간을 확보해 그물망을 부착 고정하는 수술 술기도 동일하다. 남겨놓는 자궁경부에 그물망을 부착 고정하는 것이 중요하므로 경부의 전면과 후면에 봉합사를 넣고 양측의 자궁천골인대에 각각 그물망이 부착되도록 봉합을 넣는 것이 중요하다. 전자궁절제술 후 천골질고정술에 비해 그물망 미란의 위험도가 의미 있게 감소하는 것으로 많은 연구에서 확인되었다.[19]

3) 자궁을 절제하지 않을 때(천골자궁고정술)

자궁탈출증환자에서 자궁보전을 원하는 경우, 자궁을 절제하지 않고 고정을 하는 수술의 치료효과와 안정성에 대해 확립되어 있지는 않다. 그러나 이 경우 질식 또는 복식으로 시도되고 있으며, 최소 침습수술방법으로 자궁을 천골곶 세로인대에 고정하는 수술이 하나의 방법이다. 천골자궁고정술은 전자궁절제술 후 천골질고정술에 비해 수술시간이 짧고 메시 미란율이 낮은 것이 장점이나, 이후에 자궁경부암, 자궁내막암, 출혈, 부인과 양성 질환, 임신의 위험도가 있다. 2017년 Gutman 등이 복강경 천골자궁고정술과 질식으로 그물망을 이용한 자궁고정술 간에 코호트 비교연구결과를 보면, 1년 추적 관찰하여 두 수술 모두 비슷한 치료효과를 보였으며, 수술 전후 합병증, 출혈, 입원 기간에 차이가 없었다고 보고하였다.[20]

(1) 적응증/금기증

자궁절제를 원치 않는 자궁질탈출증 환자에게 적용할 수 있으며, 현재까지의 연구결과, 자궁절제술 후 천골질고정술과의 전향적 무작위 대조군 연구가 없어 적절한 적응증을 제시하기는 어려우므로, 자궁 보전을 원하는 자궁질탈출증환자와 충분한 상담과 검사 과정이 가장 중요하다고 하겠다.

부인암의 위험도가 높은 여성을 검진을 해서 가려내고, 부인암의 평생 이환율이 건강한 여성에서 자궁경부암 위험도가 0.6%, 자궁내막암 위험도 2.7%, 난소암 위험도가 1.4% 임을 환자와 상담할 때 알려주는 것도 중요하다.[21] 가족력상 유전적으로 부인암 위험도가 있는지, 이전에 여성호르몬수용체 양성 유방암 이환력이 있는지, 이전에 자궁내막 생검에서 자궁내막증식증으로 진단받은 과거력이 있는지, 이러한 모든 경우에는 자궁절제 및 양측난소나팔관절제술을 권하여야 한다. 비만은 자궁내막암의 위험도를 증가시키므로 자궁보전의 상대적 금기증이며, 자궁 및 난소에 양성질환이 있는 경우에도 자궁보전의 상대적 금기증이다.[22] 또한 폐경 후 자궁출혈이 있어 자궁내막 생검에서 음성으로 나온 경우에도 예상치 못한 자궁내막암의 위험도가 13% 내외로 알려져 있으므로, 폐경 후 자궁출혈이 있는 자궁질탈출증에서는 자궁절제술을 고려하는 것을 추천한다.[23]

자궁질탈출증에서 자궁경부가 늘어나 탈출증을 보이는 경우에는 수술의 실패율이 11배가 더 높은 것으로 알려져 있으므로 수술 전 면밀한 관찰 검사를 하여 경부의 신장으로 인한 탈출증은 금기증이 되겠다.[24]

(2) 수술방법

자궁에 그물망을 부착 고정하는 술기가 다양하게 보고되고 있다. 자궁경부의 전면부 또는 후면부 중 한군데에만 그물망을 부착 고정하는 술기도 있으며, 전후면부를 다 부착 고정을 하는 술기도 소개되어 있다. 자궁경부의 전후면부를 고정하는 술기 방법은 다음과 같다(그림 11-5-6).

① 그물망준비: 자궁경부 전면에 부착할 그물망은 Y 자 모양으로 자르고 자궁경부 후면에 부착할 그물망은 일자형 띠로 잘라서 준비를 한다.

② 천골전 공간과 후복막터널을 확보한다.

③ 자궁측방으로 무혈공간인 자궁넓은인대를 열어 박리를 한다.

④ 방광질공간과 직장질공간을 확보해서 자궁경부 전

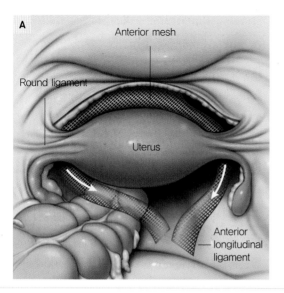
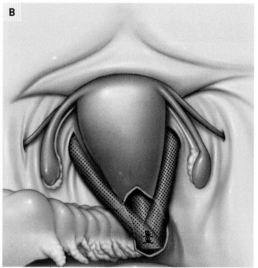

■ **그림 11-5-6. 천골자궁고정술 술기.** A) 자궁경부전면에 메쉬고정, B) 두개의 자궁경부 전후면의 메쉬를 천골곶 가로인대에 고정

후면을 충분히 노출시킨다.

⑤ 자궁경부 후면에 일자형 띠 모양의 그물망을 부착 고정한다.

⑥ Y자 그물망의 몸체부분을 자궁경부의 전면부에 고정을 하고 Y자 그물망의 두 개의 띠를 열어놓은 자궁넓은인대 공간을 통과시킨다(그림 11-5-6A). 수술자에 따라서는, Y자 그물망의 두 개의 띠를 자궁경부 전면을 감싸듯이 해서 부착 고정을 한 후 Y자 그물망의 몸통 부분을 천골전공간으로 고정시키기도 한다.

⑦ 두 개의 자궁경부 전후면의 그물망을 천골곶 세로인대에 고정시킨다(그림 11-5-6B).

(3) 치료효과 및 합병증

천골자궁고정술의 수술 술기가 다양하여 이러한 술기 간의 치료 성적을 비교하는 것은 어려우며, 자궁절제술 후 천골질고정술과 천골질고정술을 비교하는 전향적 무작위 대조군 연구가 현재까지는 없어 명백한 증거를 제시할 수는 없다는 제한점이 있다.

개복 천골자궁고정술과 질식자궁절제술/자궁천골인대질원개고정술을 무작위 대조군 연구를 하여 12개월 추적 관찰한 결과를 보면 두 군 간에 해부학적, 기능적 결과에서 차이가 없는 것으로 보고하고 있다.[25]

전향적 코호트 연구로 개복 천골자궁고정술군과 개복 전자궁절제술과 천골질고정술군을 12개월 추적 관찰한 결과 두 군 모두 해부학적으로 치료 성공율을 보였으며 그물망 미란율이 천골자궁고정술군에서는 발생하지 않았으나 천골질고정술군에서는 8%에서 발생하였다.[26]

후향적 코호트 연구에서 복강경 천골자궁고정술군과 복강경 전자궁절제술과 천골질고정술군을 33개월 추적 관찰한 결과 두 군 모두 그물망 미란이 발생하지 않았으나, 천골질고정술에서 치료성공률이 더 높은 경향을 보였으며 수술 만족도 또한 의미 있게 더 높았다. 또한 천골질고정술에서는 재치료가 일어나지 않았으나 천골자궁고정술군에서 재치료율이 의미 있게 높게 나타났다.[27]

최소침습수술로 행해지는 천골질고정술과 천골자궁고정술을 비교하는 연구가 충분하지 않지만, 지금까지의 연구결과를 종합해보면 천골질고정술군에서는 그물망 미란의 위험도가 높으며, 천골자궁고정술군에서는 재수술율이 더 높은 것으로 보고되고 있다.

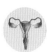
참고문헌

[I. 비뇨부인과 수술을 위한 골반해부학]

1. DeLancey JO. Anatomic aspects of vaginal eversion after hysterectomy. Am J Obstet Gynecol. 1992;166:1717-24; discussion 24-8.

2. DeLancey JO. Structural aspects of the extrinsic continence mechanism. Obstet Gynecol. 1988;72:296-301.

3. Chin K, Smith BC, Maldonado PA, et al. Variability in ureteral distance to uterosacral ligament and uterine vessels with and without cervical traction J Minim Invasive Gynecol 2014;21:S8.

4. Shippey S, Sutter E, Belkoff SM, et al. Sacral mesh pullout strength based on suture location for sacrocolpopexy. Gynecol Obstet Invest. 2012;74:116-9.

5. White AB, Carrick KS, Corton MM, et al. Optimal location and orientation of suture placement in abdominal sacrocolpopexy. Obstet Gynecol. 2009;113:1098-103.

6. Birnbaum SJ. Rational therapy for the prolapsed vagina. Am J Obstet Gynecol. 1973;115:411-9.

7. Florian-Rodriguez ME, Hamner JJ, Corton MM. First sacral nerve and anterior longitudinal ligament anatomy: clinical applications during sacrocolpopexy. Am J Obstet Gynecol. 2017;217:607 e1- e4.

8. Abernethy M, Vasquez E, Kenton K, et al. Where do we place the sacrocolpopexy stitch? A magnetic resonance imaging investigation. Female Pelvic Med Reconstr Surg. 2013;19:31-3.

9. Good MM, Abele TA, Balgobin S, et al. Preventing L5-S1 discitis associated with sacrocolpopexy. Obstet Gynecol. 2013;121:285-90.

[II. 천골가시인대고정술]

1. Olsen AL, Smith VJ, Bergstrom JO, et al. Epidemiology of surgically managed pelvic organ prolapse and urinary incontinence. Obstet Gynecol. 1997;89(4):501.

2. Yuk JS, Lee JH, Shin JH, et al. The prevalence and treatment pattern of clinically diagnosed pelvic organ prolapse: a Korean National Health Insurance Database-based cross-sectional study 2009-2015. Scientific Reports. 2018;8:1334

3. Maher CF, The way forward after the transvaginal mesh decade, Royal Brisbane and Women's Hospital, University of Queensland, Australia, The Obstetricians and Gynecologists 2018;20:7-9

4. Beer M, Kuhn A. Surgical techniques for vault prolapse: a review of the literature. Eur J Obstet Gynecol Reprod Biol. 2005;119(2):144

5. Barksdale PA, Elkins TE, Sanders CK, et al. An anatomic approach to pelvic hemorrhage during sacrospinous ligament fixation of the vaginal vault. Obstet Gynecol. 1998;91(5 Pt 1):715.

6. Pahwa AK, Arya LA, Andy UU. Management of arterial and venous hemorrhage during sacrospinous ligament fixation: cases and review of the literature. Int Urogynecol J. 2016 Mar;27(3):387-91.

7. Shull BL, Capen CV, Riggs MW, et al. Preoperative and postoperative analysis of site-specific pelvic support defects in 81 women treated with sacrospinous ligament suspension and pelvic reconstruction. Am J Obstet Gynecol. 1992;166(6 Pt 1):1764.

8. Shull BL, Capen CV, Riggs MW, et al. Bilateral attachment of the vaginal cuff to iliococcygeus fascia: an effective method of cuff suspension. Am J Obstet Gynecol. 1993;168(6 Pt 1):1669.

9. Maher CF, Murray CJ, Carey MP, et al. Iliococcygeus or sacrospinous fixation for vaginal vault prolapse. Ugoni AM Obstet Gynecol. 2001;98(1):40.

[III. 자궁엉치인대지지술]

1. Miller NF. A new method of correcting complete inversion of the vagina. Surg Gynecol Obstet 1927;44:550-4.

2. Shull BL, Bachofen C, Coates KW, et al. A transvaginal approach to repair of apical and other associated sites of pelvic organ prolapse with uterosacral ligaments. Am J Obstet Gynecol 2000;183:1365-74.

3. Margulies RU, Rogers MA, Morgan DM. Outcomes of transvaginal uterosacral ligament suspension: systematic review and metaanalysis. Am J Obstet Gynecol 2010;202:124-34.

4. Silva WA, Pauls RN, Segal JL, et al. Uterosacral ligament vault suspension: five-year outcomes. Obstet Gynecol 2006;108:255-63.

5. Barber MD, Brubaker L, Burgio KL, et al. Comparison of 2 transvaginal surgical approaches and perioperative behavioral therapy for apical vaginal prolapse: the OPTIMAL randomized trial. JAMA 2014;311:1023-34.

6. Barber MD, Visco AG, Weidner AC, et al. Bilateral uterosacral ligament vaginal vault suspension with site-specific endopelvic fascia defect repair for treatment of pelvic organ prolapse. Am J Obstet Gynecol 2000;183:1402-11.

7. Chung CP, Miskimins R, Kuehl TJ, et al. Permanent suture used in uterosacral ligament suspension offers better anatomical support than delayed absorbable suture. Int Urogynecol J 2012;23:223-7.

8. Rardin CR, Erekson EA, Sung VW, et al. Uterosacral colpopexy at the time of vaginal hysterectomy: comparison of laparoscopic and vaginal approaches. J Reprod Med 2009;54:273-80.

9. Diwan A, Rardin CR, Strohsnitter WC, et al. Laparoscopic uterosacral ligament uterine suspension compared with vaginal hysterectomy with vaginal vault suspension for uterovaginal prolapse. Int

Urogynecol J Pelvic Floor Dysfunct 2006;17:79-83.

10. Maher CF, Carey MP, Murray CJ. Laparoscopic suture hysteropexy for uterine prolapse. Obstet Gynecol 2001;97:1010-4.

11. Medina C, Takacs P. Laparoscopic uterosacral uterine suspension: a minimally invasive technique for treating pelvic organ prolapse. J Minim Invasive Gynecol. 2006;13:472-5.

12. Rosen DM, Shukla A, Cario GM, et al. Is hysterectomy necessary for laparoscopic pelvic floor repair? A prospective study. J Minim Invasive Gynecol 2008;15:729-34.

13. Turner LC, Lavelle ES, Shepherd JP. Comparison of complications and prolapse recurrence between laparoscopic and vaginal uterosacral ligament suspension for the treatment of vaginal prolapse. Int Urogynecol J 2016;27:797-803.

14. Vallabh-Patel V, Saiz C, Salamon C. Subjective and Objective Outcomes of Robotic and Vaginal High uterosacral Ligament Suspension. Female Pelvic Med Reconstr Surg 2016;22:420-4.

[IV. 질식 그물망수술]

1. Weber AM, Walters MR Piedmonte LA, et al. Anterior colporrhaphy: a randomized trial of three surgical techniques, Am J Obstet Gynecol, 2001;185:1299-1304.

2. Altman D, Väyrynen T, Engh ME, et al. Anterior colporrhaphy versus transvaginal mesh for pelvic-organ prolapse, NEJM May 2011;364:1826-1836.

3. Adapted from Cosson M.A mid classification of biomaterials. Int Urogynecol J 2003;14;169-178.

4. Baessler K, Maher CF, Mesh augmentation during pelvic-floor reconstructive surgery: risks and benefits, Curr Opin Obstet Gynecol, 2006;18:560-566.

5. Niesel A, Gramalla O, Rohne A, A preliminary report on the use of a partially absorbable mesh in pelvic reconstructive surgery, Pelviperineology 2008;27:22-25.

6. Toledo LGM, Costa-Matos A, Hwang SM, et al. Anterior six arms prolene mesh for high stage vaginal prolapse: five years follow-up. Int. braz j urol. Rio de Janeiro May/June 2017.

7. Yuk JS, Jin CH, Yi KW, et al. Anterior Transobturator Polypropylene Mesh in the Correction of Cystocele: 2-Point Method vs 4-Point Method, Journal of Minimally Invasive Gynecology, 2012;19:737-741.

8. Haylen BT, Freeman RM, Swift SE, et al. An International Urogynecological Association (IUGA)/International Continence Society (ICS) joint terminology and classification of the complications related directly to the insertion of prostheses (meshes, implants, tapes)

and grafts in female pelvic floor surgery. Int Urogynecol J. 2011;22:3-15.

9. Hinoul P, Ombelet WU, Burger MP, et al. A prospective study to evaluate the anatomic and functional outcome of a transobturator mesh kit (prolift anterior) for symptomatic cystocele repair. J Minim Invasive Gynecol. 2008;15(5):615-20.

10. Shin JH, Yuk JS, Kim YJ, et al. Surgical proficiency decreases the rate of healing abnormalities using anterior transobturator mesh in cystocele women. F1000Res. 2016;5:2662.

11. Abdel-Fattah M, Ramsay I. West of Scotland Study Group: Retrospective multicentre study of the new minimally invasive mesh repair devices for pelvic organ prolapse. BJOG. 2008;115(1):22-30.

[V. 천골질고정술]

1. Lane FE. Modified technique of sacral colpopexy. Am J Obstet Gynecol 1982;142:933.

2. Nezhat CH, Nezhat F, Nezhat C. Laparosocpic sacral colpopexy for caginal vault proalspe. Obstet Gynecol 1994;84:885-8.

3. Maher C, Surgical Treatment of Uterovaginal Prolapse, IV. Committee 15: Pelvic Organ Prolapse Surgery. Incontinence, 6th ed 2017, pages 1874-1886.

4. Nygaard I, Brubaker L, Zyczynski HM, et al. Long-term outcomes following abdominal sacrocolpopexy for pelvic organ prolapse [published erratum appears in JAMA 2013;310:1076] JAMA 2013;309:2016-24.

5. Roovers J, van der Vaart C, van der Bom J, et al. A randomized controlled trial comparing abdominal and vaginal prolapse surgery: effects on urogenital function. BJOG. 2004;111:50-6.

6. Takacs EB, Kreder KJ. Sacrocolpopexy: Surgical technique, outcomes, and complications. Curr Urol Rep 2016;17:90.

7. Cosson M, Bogaert E, Narducci F, et al. Laparoscopic sacral colpopexy :short-term results and complications in 83 patients J Gynecol Obstet Biol Reprod 2000;29:746-50.

8. Wattiez A, Mashiach R, Donoso M. Laparoscopic repair of vaginal vault prolapse. Curr Opin Obstet Gynecol 2003;15:315-9.

9. Akl MN, Long JB, Giles DL, et al. Robotic-assisted sacrocolpopexy: technique and learning curve Surg Endosc 2009;23:2390-4.

10. Freeman RM, Pantazis K, Thomson A, et al. A randomised controlled trial of abdominal versus laparoscopic sacrocolpopexy for the treatment of post-hysterectomy vaginal vault prolapse: LAS study. Int Urogynecol J 2013;24:377-84.

11. Nosti PA, Umoh Andy U, Kane S, et al. Outcomes of abdominal and minimally invasive sacrocolpopexy: a retrospective cohort study. Female Pelvic Med Reconstr Surg 2014;20:33-7.

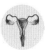

12. Awad N, Mustafa S, Amit A, et al. Implementation of a new procedure: laparoscopic versus robotic sacrocolpopexy Arch Gynecol Obstet 2013;287:1181-6.

13. Cucinella G, Calagna G, Romano G, et al. Robotic versus laparoscopic sacrocolpopexy for apical prolapse: a case-control study G Chir 2016 37:113-7.

14. Anger JT, Mueller ER, Tarnay C, et al. Robotic compared with laparoscopic sacrocolpopexy: a randomized controlled trial [published erratum appears in Obstet Gynecol 2014;124:165]. Obstet Gynecol 2014;123:5-12.

15. Paraiso MF, Jelovsek JE, Frick A, et al. Laparoscopic compared with robotic sacrocolpopexy for vaginal prolapse: a randomized controlled trial. Obstet Gynecol 2011;118:1005-13.

16. Hudson CO, Northington GM, Lyles RH, et al. Outcomes of robotic sacrocolpopexy: a systematic review and meta-analysis. Female Pelvic Med Reconstr Surg 2014;20:252-60.

17. De Gouveia De Sa M, Claydon LS, et al. Robotic versus laparoscopic sacrocolpopexy for treatment of prolapse of the apical segment of the vagina: a systematic review and meta-analysis Int Urogynecol J 2016;27:355-66.

18. Callewaert G, Bosteels J, Housmans S, et al. Laparoscopic versus robotic-assisted sacrocolpopexy for pelvic organ prolapse: a systematic review Gynecol Surg 2016;13:115-23.

19. Rosati M, Bramante S, Conti F.A review on the role of laparoscopic sacrocervicopexy Curr Opin Obstet Gynecol 2014;26:281-9.

20. Gutman RE, Rardin CR, Sokol ER, et al. Vaginal and laparoscopic mesh hysteropexy for uterovaginal prolapse: a parallel cohort study. Am J Obstet Gynecol 2017;216:38.e1-38.

21. Pearce CL, Stram DO, Ness RB, et al. Population distribution of lifetime risk of ovarian cancer in the United States. Cancer Epidemiol Biomarkers Prev. 2015;24:671-6.

22. Frick AC, Walters MD, Larkin KS, Barber MD. Risk of unanticipated abnormal gynecologic pathology at the time of hysterectomy for uterovaginal prolapse. Am J Obstet Gynecol. 2010;202:507e1-4.

23. Parker WH, Feskanich D, Broder MS, et al. Long-term mortality associated with oophorectomy compared with ovarian conservation in the nurses' health study. Obstet Gynecol. 2013;121:709-16.

24. Lin TY, Su TH, Wang YL, Lee MY, et al. Risk factors for failure of transvaginal sacrospinous uterine suspension in the treatment of uterovaginal prolapse. J Formos Med Assoc = Taiwanyizhi. 2005;104:249-53.

25. Roovers J, van der Vaart C, van der Bom J, et al. A randomized controlled trial comparing abdominal and vaginal prolapse surgery: effects on urogenital function. BJOG. 2004;111:50-6.

26. Costantini E, Mearini L, Bini V, et al. Uterus preservation in surgical correction of urogenital prolapse. Eur Urol. 2005;48:642-9.

27. Pan K, Cao L, Ryan NA, et al. Laparoscopic sacral hysteropexy versus laparoscopic sacrocolpopexy with hysterectomy for pelvic organ prolapse. Int Urogynecol J. 2016;27:93-101.

[수술 동영상]

1. 동영상 11-2-1: Sacrospinal ligament fixation
2. 동영상 11-3-1: Laparoscopic uterosacral ligament suspension
3. 동영상 11-4-1: Vaginal surgery with mesh
4. 동영상 11-5-1: Robot assisted single-site sacrocolpopexy

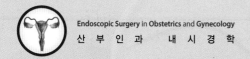
Endoscopic Surgery in Obstetrics and Gynecology
산 부 인 과   내 시 경 학

제 **12** 장

형광영상유도 수술
(Fluorescence Image Guided Surgery)

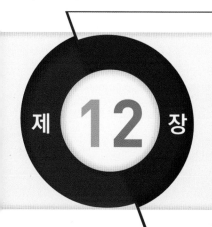

제12장 형광영상유도 수술
(Fluorescence Image Guided Surgery)

김상운, 김태중, 이산희, 주원덕

I. 개론(Introduction)

1. 개요

치료 선택지의 다양화와 확대에도 불구하고 부인과 영역에서, 특히 부인종양 영역에서 많은 경우 병변의 수술적 절제는 통상적으로 치료의 기초가 된다. 수술 전 영상의학검사는 정확한 병기설정 및 수술 범위 계획을 하기 위해 중요하며, MRI, CT 및 PET-CT 등이 사용된다. 기존의 영상의학 검사들의 많은 발전에도 불구하고, 이러한 영상의학검사는 실시간으로 이루어지는 것이 아니기 때문에 수술 당시 실시간으로 이루어지는 의사결정에 한정적으로 사용될 수밖에 없다. 따라서 수술 중 실시간으로 사용되는 보조적 유도 기구 및 형광 영상 기법에 대한 관심이 높아지고 있으며, 특히 병기 설정을 위한 림프절 전이 확인이나 감시림프절 확인 등의 과정에의 적용에 대한 관심이 높다. 형광영상유도 수술(fluorescence image guided surgery, FIGS)은 CT나 MRI 등의 다른 영상의학검사들에 비해 저렴하며, 이동이 편리하고, 수술

장 내로 반입이 용이하다는 장점을 가질 수 있다.[1] 형광영상유도 수술은 또한 다른 영상의학검사들에서 사용되는 전리 방사선이 사용되지 않으며, 승인받은 조영제와 탐지자를 사용한다면 아주 안전하다고 알려져 있다.[2] 12장에서는 부인과, 특히 부인종양 영역에서의 형광영상유도 수술의 현주소 및 적용상황, 향후 발전 방향에 대하여 알아본다.

1) 수술에서의 시각적 길찾기 - 형광영상유도 수술의 임상적 타당성

종양의 완전한 절제는 촉각과 시각을 이용하여 악성 조직과 양성 조직을 구별해내는 집도의의 능력에 달려있다. 그러나 주변 조직으로 침윤하는 악성 조직의 특성은 집도의가 전체 종양을 완전히 제거하는 것을 어렵게 만든다.[3] 주변 조직과의 명확한 구분의 부재, 주요 신경과 혈관 구조물의 침범, 해당질환의 병기 등의 모든 요인들이 종양의 불완전한 절제와 심각한 후유증 및 재발에 관련되어 있다.[4] 형광영상유도 수술은 집도의가 이러한

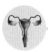

표 12-1-1. 근적외선 형광영상유도 시스템(Currently available NIR Fluorescence imaging system)[8]

Imaging system	Excitation source	Working distance (cm)	Field of view (cm²)	White light illumination of surgical field	NIR-color overlay
Artemis	Laser diode 400-1000 nm, 4 mW/cm²	1.5-25	60	Yes	Yes
FDPM imager	Laser diode 785 ± 10 nm, ‹1.9 mW/cm²	‹76.2	Max 900	No	No
Firefly for robotic surgery	NA	NA	NA	Yes	No
FLARE	LED 745-779 nm, 14 mW/cm²	45	3.7-169.5	Yes	Yes
Fluobeam	Laser 780 nm, 10 mW/cm²	22	80	Yes	No
HyperEye	LED 760 nm, power NS	30-50	78.5	Yes	Yes
Karl Storz high definition fluorescence laparoscope	760 nm	NA	NA	Yes	No
Kit-FLARE	Laser, 660 nm, 760 nm	17.8-33.0	7.5-14.0	Yes	Yes
Mini-FLARE	LED 760 nm, 8.6 mW/cm²	30	100	Yes	Yes
Munich/SurgOptix proto-type camera system	Laser 750 nm, 300 mW	21	1.5-107	Yes	Yes
Photodynamic Eye (PDE)	LED 805 nm	12월 25일	NA	No	No
PINPOINT endoscopic fluorescence imaging	NA	NA	NA	Yes	Yes
SPY	Laser 806 nm, 2.0 W	30	56	No	No

Abbreviations: NA = not available.

악성 조직들을 주위와 구별해내는 것에 대한 하나의 전략을 제공한다.

원발성 종양을 강조하고 잘 보이게 하는 것에 덧붙여서, 형광영상유도 수술은 초기의 복막 병변의 감지에 중요한 역할을 할 수 있으며, 따라서 주변의 주요 장기들과 정상조직들의 의도하지 않은 손상을 줄일 수 있게 한다. 형광을 이용한 초기 복막 병변의 발견은 발견되지 않은 전이를 찾아내기 위한 불필요한 수술을 줄일 수 있게 한다.[5] 신경손상은 종양의 수술적 절제에서의 잠재적 합병증으로, 수술 후 통증이나 기능 손상 등과 같은 후유증을 증가시킨다.[6] 넓은 범위에서 신경가닥을 구별해내고 보존하는 것은 종종 수술시간을 연장시키고 주변 조직 손상을 발생시킬 수 있다. 형광영상유도 수술은 신경가닥을 구별하는 것과 신경이 손상되는 것을 막는 것에 효과가 있다고 밝혀졌다.[7]

2) 조영제(Contrast agent)

형광영상유도 수술에 사용되는 조영제는 크게 가시 염료(visible dye)와 근적외선 염료(near infrared (NIR) dye) 두 범주로 나뉜다. 근적외선 염료(파장이 700–1000 nm)는 빛 투과가 더 잘 되고, 빛의 산란이 더 적으며, 조직 자체의 형광이 근적외선 영역에서는 줄어든다는 점 등에서 가시 염료에 비하여 장점을 가진다. ICG (indocyanine green)이 많이 사용되고 있으며, 그 외 많은 물질들이 형광영상유도 수술의 형광단(fluorophore)으로 사용되고 있다. Henricus 등(2014)은 형광영상유도 수술에서 사용되는 조영제를 소개하였다(표 12-1-1).[8]

3) 기구(Instruments)

전형적인 기구들은 여기부(Excitation, 勵起), 수집부(collection, 蒐集), 전시부(display, 展示) 3종류의 주요 광학 구성요소를 가진다(그림 12-1-1).

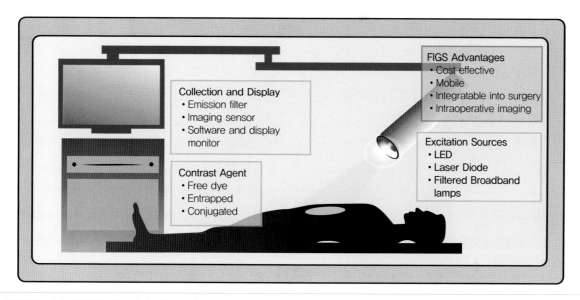

■ 그림 12-1-1. 형광영상유도 수술 기구 모식도[3]

(1) 여기부(Excitation, 勵起)

흔하게 사용되는 여기원(excitation sources, 勵起原)은 레이저 다이오드, 발광 다이오드, 또는 광대역 광선 여과 램프(filtered broadband lamp)이다. 광대역 광선 여과 램프는 비 효율적이어서 영상유도 수술에는 알맞지 않다. 또한 다량의 열을 수술 영역에 방출한다. 따라서 영상유도 수술에서는 발광 다이오드나 레이저 다이오드를 사용하는 것을 선호한다. 그러나 이것들도 각각 고려해야 할 사항들이 있다. 예를 들어 발광 다이오드는 상대적으로 경제적이며, 영상유도 수술에 적합한 효율성을 갖지만 열손실을 고려해야 한다.[9] 레이저 다이오드는 가장 정밀하고 제한된 파장을 사용하지만 안전성이 고려되어야 하며 비용이 비싸다.[10]

(2) 수집부(Collection, 蒐集)

수집부는 영상유도 수술에서 형광단으로부터 전도된 근적외선 신호를 해석을 위해 카메라에 모으는 것에 중대한 역할을 한다. 신호 검출의 민감도는 배경의 신호에 크게 영향을 받는다. 높은 정도의 민감도를 얻기 위해, 형광영상유도 수술 장비는 배경광을 여과하고 최소화하여

야 한다. 수집부의 설계는 장비 제조사마다 다를 수 있다. 예를 들어 다빈치 로봇 시스템에서는 이러한 형광 영상 시각화 시스템을 Firefly Fluorescence Imaging system 이라 부른다.

(3) 전시부(Display, 展示)

Display monitor는 수술영역에서 모아진 근적외선 신호를 나타내는 장비 중 가장 자주 사용되는 형태이다. 최근의 디스플레이 모니터는 근적외선으로부터 온 신호를 수술 영역 바로 옆에 겹쳐 표시해 주기도 한다.

낮은 조영제 농도에서 민감도를 증가시키는 것, 형광 단 농도를 정량화 시키는 것 등등 많은 주제들이 형광영상유도 수술 장비 발전을 위한 관심사이다.[10]

2. 양성 부인과 질환 영역에서의 형광영상유도 수술

형광영상유도 수술은 이미 여러 분야에서 적용되고 있다. 위장관 수술 영역에서 대장암의 간 전이 병변 감지를 향상시키기 위해 쓰이기도 하고,[11] 부인암 영역에서의 예를 들면 자궁경부암이나 자궁내막암에서 감시림프절의 탐지를 위해 사용되기도 한다.[12,13] 산부인과 영역에서

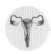

의 형광영상유도 수술의 적용은 양성 부인과 질환보다는 부인암 영역에 더 관심이 집중되어 있다. 하지만 심부침윤성 자궁내막증(DIE, deep infiltrating endometriosis) 수술에의 이용이나 수술 중 주요 구조물(예: 요관) 시각화 등과 같은 부분으로 적용을 확장한 사례들이 보고되고 있으며, 향후 이용 영역 확장에 대한 가능성은 무한히 열려 있다.

1) 주요 해부학적 구조 시각화 - 요관 시각화

요관 손상은 골반 내 장기 수술 시 일어날 수 있는 드물기는 하지만 심각한 합병증으로, 부인과 영역 수술 중 약 0.4~3%에서 일어난다고 보고된 것이 있다. 특히 악성종양 환자이거나 방사선 치료 이후의 환자와 같은 어려운 사례에서 많이 일어난다. 요관 손상을 막기 위해 사전에 예방적으로 요관 내에 카테터를 삽입하는 등 여러 방법이 사용될 수 있다. 그러나 이러한 방법은 그 자체로 요관 손상과 연관될 수 있는 침습적인 방법이다.[14] 정맥 내 또는 역행적 조영제 주입술은 조영제의 관외유출을 보여줄 수 있다.[15] 그러나 결과는 아주 미세할 수도 있고, 손상을 모르고 지나칠 수도 있다. 근적외선 형광은 수술 중 요관손상을 방지하고 인지하는 두 가지 역할 모두에 이용 가능할 수 있다. 메틸렌블루(methylene blue)는 임상적으로 사용 가능한 청색 약품으로, 낮은 용량을 희석한다면 700 nm 근처의 파장에서 형광 발색단의 역할을 할 수 있다.[16] 메틸렌블루는 신장에서 제거되며 따라서 요관을 시각화 하는 데 유용할 수 있다. Verbeek은 인간의 하복부 수술 12례에서 적용한 사례를 최초로 보고하였다.[17] 요관은 메틸렌블루를 적용한 후 10분 이내에 성공적으로 시각화되었으며 이것은 적어도 60분간 지속되었다. 저자는 0.25 mg/kg의 용량을 추천하였다. 이것은 메틸렌블루를 육안으로 확인하기 위한 용량의 7분의 1보다 적다.

2) 자궁내막증(특히, DIE) 수술에서의 형광영상유도 수술

심부침윤성 자궁내막증은 만성골반통, 성교통, 기타 항문 출혈이나 배뇨장애 등 다양한 증상을 야기할 수 있는 질환으로 환자의 삶의 질을 크게 떨어뜨릴 수 있다. 하지만 치료가 쉽지 않고 치료 자체의 합병증과 후유증이 클 수 있다. 예를 들어 직장질중격의 자궁내막증의 경우 호르몬 치료에 잘 듣지 않고, 증상이 있다면 수술적 제거가 추천되는데, 해당 부위 대장의 부분 절제술이 많이 이용되어 온 방법이다.[18] 하지만 이는 그 자체로 장/단기적으로 환자의 삶의 질을 떨어뜨린다. 몇몇 연구자들은 혈관신생이 이러한 DIE의 병인 중 하나라고 보고하였다. 자궁내막증은 혈관내피성장인자(VEGF, vascular endothelial growth factor)를 높은 수준으로 발현한다.[19] 높은 혈관신생 수준을 근거로 하여 수술 중 근적외선형광법을 이용하여 자궁내막증 병변을 발견하는 기법이 보고되고 있다.[20]

3. 악성 부인과 질환 영역에서의 형광영상유도 수술

현재 부인과 영역에서 가장 중점적으로 연구되고 임상적으로 사용되고 있는 것은 자궁경부암, 자궁내막암의 감시림프절 지도이지만 이것은 12-3장에서 자세히 다룬다.

1) 종양의 감지와 경계의 결정

수술의는 형광영상유도 수술을 통해 종양을 더 명확히 발견하고 경계를 한정할 수 있으며, 이는 재발을 감소시키는 데 기여할 수 있다.

2) 신경의 확인

형광영상유도 수술은 주요 신경을 확인하여 중대한 손상을 줄이는 목적으로도 쓰일 수 있다.

3) 전이의 발견

형광영상유도 수술은 원발종양뿐만 아니라 전이된 병변, 특히 전이된 림프절을 발견하는 데 유용하다고 보고

표 12-1-2. 부인암 영역에서 형광영상유도 수술을 이용한 대표적인 임상시험(Representative clinical trials utilizing fluorescence image guided surgery in gynecologic field)

		Objective	Trial identification	Cancer type
Indocyanine green (ICG)	Lymph node detection		NCT02068820	Endometrial
			NCT01562106	Endometrial
			NCT02209532	Endometrial, uterine, cervical
			NCT02131558	Endometrial
			NCT03321448	Cervical
			NCT01818739	Endometrial
			NCT01673022	Endometrial, cervical
			NCT02817334	Breast
			NCT03320772	Cervical
			NCT02419807	Breast
	Tumor detection		NCT02473159	Breast
			NCT02479997	Breast
			NCT02172989	Breast
5-ALA	Tumor detection		NCT01837225	Breast
IRDye800CW	Localization, safety, detection		NCT01508572	Breast
	Signal detection		NCT02583568	Breast
Other	OTL38 safety and detection		NCT03180307	Ovarian
	LUM015 safety and Detection		NCT02438358	Breast
			NCT03321929	Breast

되었다.

4) 빠른 병리진단

병리 의사는 검체의 주변부가 음성인지 확인하기 위해 생체 외 분석(ex-vivo analysis)을 할 때 좀더 빠르고 정확하게 진단을 할 수 있다.

4. 결론

형광영상유도 수술에 대한 새로운 임상시험들이 다수 시행되고 있다(표 12-1-2).[21] 표적 특이 탐촉자 및 근적외선 조영제의 이용은 환자의 안전을 보장하기 위해서 엄격한 평가가 필요하다. 현재의 임상시험들은 조영제, 수술기구, 결합되는 리간드 등 다방면에 대해서 이루어지고 있다.

이러한 발전에도 불구하고, 형광영상유도 수술 영역에는 여전히 많은 발전가능성이 존재한다. Multimodal imaging, Photodynamic therapy, NIR II window, Refinement of imaging probes 등 다양한 분야에서의 이용 가능성이 열려 있으며, 향후 다양한 연구가 필요할 것으로 여겨진다.

II. 형광영상유도 수술의 적용(Application of fluorescence image guided surgery)

1. 외음부암(Vulva cancer)

외음부암은 부인과 악성 종양의 약 5%를 차지하는 질환으로 초기 외음부암의 경우 병변의 완전한 절제가 중요하며 동시에 서혜부 림프절의 전이 여부를 평가하는 것이 향후 치료와 예후에 결정적인 역할을 한다.[1] 서혜부 감시림프절(sentinel lymph node)만 생검한 경우에서 완전 림프절절제술을 시행한 경우보다 다리의 림프 부종과 연조직염(erysipelas) 등의 합병증이 유의하게 감소되는 것으로 보고되면서 외음부암 종괴의 직경이 4 cm 미만인 일측 편평상피세포암의 경우, 서혜부 림프절 전이를 확인하기 위해 감시림프절 생검이 안전하고 적절한 방법으로 여겨진다.[2,3] 감시림프절을 생검하기 위해 방사성 동위원소 99mTechnetium-nanocolloid와 메틸렌블루를 동시에 주입하여 영상장비와 육안으로 감시림프절을 확인하는 것이 현재 표준 요법으로 간주되며 기존 연구

결과를 볼 때 가장 높은 식별율을 보였다.[4] 그러나, 앞에서 사용된 두 물질이 몇 가지 제한점을 가지고 있는데, 메틸렌블루는 감시림프절의 수술 중 림프절이 노출된 상태에서 육안으로 확인이 가능하나 피부나 연부조직을 통해서는 확인이 안 되며 방사성 동위 원소보다 민감도가 낮은 것으로 알려져 있다.[5] 또한, 방사성 동위 원소는 감마선을 감지할 수 있는 영상장비를 사용하여만 탐지가 가능하여 수술 시 외음부 종양 주변의 주입 지점에서 발생하는 높은 배경 신호에 의해 방사선 신호가 방해 받을 수 있어 실시간으로 활용하는 데 한계가 있다.[6] 최근 앞의 단점을 보완하기 위해 감시림프절 탐지의 정확도를 높이고 실시간 수술 중 활용할 수 있는 근적외선 형광 영상이 외음부암 감시림프절 지도화(mapping)에 도입되었다.[7]

외음부암에서 ICG를 주입하여 근적외선 형광 영상을 통해 감시림프절 생검을 시행한 임상연구는 지금까지 환자 총 70명을 대상으로 한 5개의 연구가 보고되었다(표 12-2-1). Crane 등은 외음부암 환자 10명을 대상으로 메

표 12-2-1. 근적외선 형광 영상을 이용한 외음부암 감시림프절 탐지 임상연구[12]

Study	n	Injection	Detection of ≥1 SLN[a]	Total SLN[a]	Fluorescent in vivo	Fluorescent ex vivo	Sens.	NPV	Blue in vivo
Crane[13]	10	1 mL ICG 0.5 mg/Ml	10 (100%)	29	26 (89.7%)	28 (96.6%)	100%	100%	21 (72.4%)
Hutteman[14]	9	1.6 mL of 500, 750 or 1000 μM ICG:HAS	9 (100%)	14	14 (100%)	14 (100%)	100%	100%	11 (78.6%)
Schaafsma[15]	24	1.6 mL of 500 μM ICG:HAS or 500 μM ICG	19 (79.2%)	35	35 (100%)	35 (100%)	100%	100%	27 (77.1%)
Matheron[16]	15[b]	ICG-99m Tc nanocolloid	14 (93.3%)	46	44 (95.7%)	46 (100%)	100%	100%	24 (64.9%)[c]
Verbeek, un-published data[d]	12	ICG-99m Tc nanocolloid	12 (100%)	21	21 (100%)	21 (100%)	100%	100%	13 (61.9%)
Total	70		64 (91.4%; 84.9-98.0)	145	140 (96.6%; 93.6-99.5)	144 (99.3%; 98.0-100)	100%	100%	96 (70.6%; 62.9-78.3)

Abbreviations: ICG = indocyanine green; HAS = human serum albumin; Tc = technetium; Sens. = sensitivity; NPV = negative predictive value.

[a] Lymph nodes were appointed as SLNs in case they were radioactive and/or blue.

[b] Fourteen patients with vulvar cancer and one patient with melanoma of the vulva were included

[c] Nine SLNs were harvested in two patients where no blue dye was injected prior to SLN mapping.

[d] Thirty-six patients were analyzed, including 24 patients from the study by Schaafsma[15]

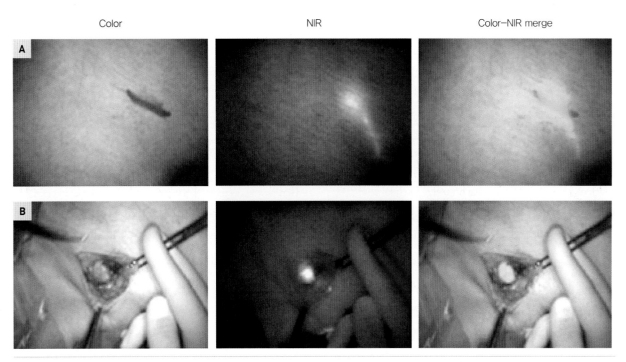

Color	NIR	Color–NIR merge

■ **그림 12-2-1. 메틸렌블루를 주입하여 실시간 수술 시야와 ICG를 주입하여 보이는 형광 영상.**[13] A) Percutaneous visualization, B) SLA resection

틸렌블루 1 ml와 ICG 1 ml (0.5 mg/ml)를 혼합하여 수술 전 외음부 종양부위에 주입하였다. 같은 환자를 대상으로 수술 전 ^{99m}Tc–nanocolloid를 사용하여 29개의 감시림프절을 검출하였는데, 이중 26개는 ICG를 이용하여 근적외선 형광이미지에서도 검출되었고, 메틸렌블루에 의해서는 21개만이 파란색으로 염색되어 검출됨을 보고 하였다. 연구자는 근적외선이 침투할 수 있는 깊이가 지방조직에 의해 제한될 수 있기 때문에 체질량 지수가 25 kg/m^2 미만인 환자에게 ICG 주입한 근적외선 형광 영상을 시행하도록 제안하였다.[8] Hutteman 등은 체질량 지수가 높은 경우에도 정확도를 높이기 위해 ICG와 인간혈청알부민(Human serum albumin, HSA)을 결합하여 ICG 단독과 비교해 보았으나 유의한 차이는 없다고 보고하였다.[9] 이후 ICG를 이용한 실시간 형광 영상의 정확도를 향상시키기 위한 연구가 지속되고 있으며 ICG와 HAS의 적절한 혼합비율을 찾거나 기존 방사선 동위원소와 ICG를 결합하는 등의 나노파티클(nanoparticle)을 이용하여 이전 감시림프절 생검의 표준 방법을 대체하려는 노력이 시도되고 있다.[10,11] NIR 형광 영상은 외음부암의 감시림프절을 생검하는 데 메틸렌블루보다 우수하며 방사선 동위원소인 ^{99m}Tc–nanocolloid를 이용한 경우와 비슷한 정확도를 가진다. 하지만 근적외선 형광 영상의 조직 침투 깊이가 약 8 mm로 제한되기 때문에 정확한 감시림프절의 탐지를 위해 수술 전 방사선 동위원소를 이용한 검사(scintigraphy, lymphangiography 등)가 도움이 될 수 있다(그림 12-2-1).

2. 자궁경부암과 자궁내막암

감시림프절의 생검은 초기암에서 광범위 림프절절제술의 부작용을 피하기 위해 시작되었으며 유방암이나 외음부암에서 먼저 시행되었다. 이후 자궁경부암 FIGO 1기 환자를 대상으로 감시림프절 생검은 광범위 림프절절제술을 대체할 수 있다는 연구가 발표되었다.[14] 앞선 연구에 따르면 자궁경부암 또는 자궁내막암의 초기에서 전통적

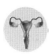

인 방법인 메틸렌블루와 방사선 동위원소를 병용하여 시행한 감시림프절 생검의 민감도는 유방암 감시림프절 생검과 비교하여 84~92%인 것으로 나타났다.[15-19] 덧붙여, 위의 두 가지 물질을 이용한 양측 골반 감시림프절의 식별율(identification rate)은 62~77%이었다. 메틸렌블루 주입 시 골반 외로 유출 되거나 연부조직에 정체되는 경우가 있어 골반강 내의 림프절 탐지 시 근적외선 형광 영상이 실시간 감시림프절 생검에 이용되기 시작하였다. Crane 등은 자궁경부암 환자 10명을 대상으로 ICG를 주입하여 형광 영상을 실시간으로 확인, 감시림프절 생검의 타당성을 입증하기 위한 연구를 시행하였다. 형광으로 염색된 림프절을 감시림프절로 생검한 후 골반 림프절절제술을 시행하였는데, 10명 중 6명(60%)에서 근적외선 형광 영상으로 림프절이 탐지되었으며 총 9개의 감시림프절이 검출되었다. 림프절절제술로 적출된 197개의 림프절 중에는 11개에서 형광 염색을 보였다. 감시림프절의 전이는 1명(11%)에서 발견되었고 위음성을 보이는 감시림프절은 없었다.[20] Van der Vorst 등은 ICG가 좀더 림프절에 특이적으로 결합하도록 ICG와 HAS의 혼합물을 제작하여 자궁경부암 환자에게 투여하였으며, 9명의 환자에서 총 31개의 감시림프절을 획득하였으며 위음성인 경우는 없었다. 2명의 환자에서 림프절 전이가 관찰되었고 형광으로 염색된 감시림프절이 발견되어 민감도 100%, 음성 예측치(negative predictive value) 100%로 효과적이었음을 보고하였다.[21] Schaafsma 등도 ICG와 HSA의 혼합물을 주입한 경우와 ICG단독으로 주입한 경우를 무작위로 두 집단으로(n=18) 나누어 비교하였으나 두 군 간의 유의한 차이는 없었다. 이 연구들을 통해 저자들은 근적외선 형광 영상이 실시간 수술 시 메틸렌블루에 비해 조직에 염색되는 정도가 개선되어 민감도가 높아질 수 있으며, 결국 방사성 동위원소와 ICG를 결합한 물질이 감시림프절 탐지를 향상시킬 수 있다고 주장하였다.[22]

Rossi등은 da Vinci 로봇 시스템을 사용하여 자궁경부암과 자궁내막암 환자를 대상으로 ICG를 주입한 후

형광 영상을 획득하여 감시림프절 생검을 시행하였다. 20명의 환자에서 17명(85%)가 성공적으로 확인되었으며 1개의 감시림프절이 위음성으로 보고되어 로봇 시스템을 이용한 감시림프절 생검이 효과적일 수 있음을 보고하였다.[23] Holloway 등은 자궁내막암 환자를 대상으로 로봇 수술을 시행하여 메틸렌블루를 주입한 경우와 ICG를 주입하여 획득한 형광 영상의 경우를 비교하여 감시림프절 검출률이 각각 77%와 97%로 ICG를 주입한 경우가 유의하게 높은 것으로 보고하였다. 또한 Rossi 등의 추가 연구로 자궁내막암 환자에서 자궁경부에 ICG를 주입한 경우와 자궁경을 통해 자궁내막의 기저부에 주입한 경우를 비교하였는데, 자궁경부에 주입한 경우 감시림프절 생검의 검출율이 유의하게 높음을 확인하였다 (82% vs 33%, p=0.027).[24]

자궁경부암과 자궁내막암에서 감시림프절을 생검을 위한 ICG주입은 위의 연구들을 통해 타당성이 입증되었다. 여러 연구들을 종합해보면 전통적인 골반 림프절절제술에 비해 민감도는 84%이며 음성예측치는 95.2%로 메틸렌블루를 이용한 감시림프절 생검보다 우수한 방법이라고 할 수 있다. 앞으로 더 깊은 조직 침투와 림프절에 특이적으로 결합하여 정확도를 높이기 위해 ICG와 혼합하여 사용할 수 있는 물질들이 활발히 연구될 것으로 보인다.

3. 난소암

진행성 난소암의 특성 중 복강 내 작은 종괴의 전이를 수술 전 영상 검사로 정확히 확인하기 어렵거나 수술 시 수술자의 시야에 작은 종괴의 전이를 평가하기 어려운 경우가 있을 수 있다. 이상적인 방법을 찾기 위해 몇몇 연구자들이 난소암의 전이를 정확히 평가하기 위해 수술 중 실시간 근적외선 형광 영상을 획득하는 연구를 시행하였다.

van Dam 등은 암세포가 엽산 수용체(folate receptor, FR)를 정상 세포보다 많이 발현한다는 점에 착안하여

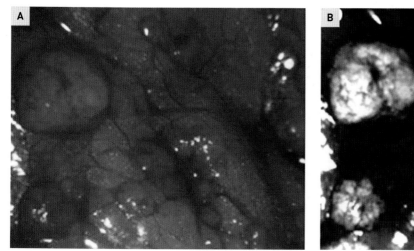
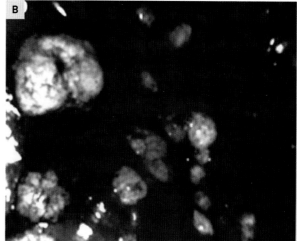

■ **그림 12-2-2.** A) 난소암 환자 복강 내 전이 모습, B) 형광 영상[25]

FR-α에 특이적으로 결합하는 형광 나노입자를 제작하여 진행성 난소암 환자에서 복강 및 장간막에 전이된 작은 종양들에 대한 형광 영상을 획득하였다(그림 12-2-2). 10명의 환자를 대상으로 종양감축술을 시행하기 전 정맥으로 앞서 언급한 특수 형광물질을 주입하여 실시간 형광 영상을 획득하려 하였다. 10명 중 4명이 난소암으로 확진되었으며 엽산 수용체가 양성인 환자에서만 형광

영상을 얻을 수 있어 결론적으로 3명의 환자에서 영상을 획득할 수 있었다. 연구자는 양성 종양인 경우 1 mm 미만의 종괴도 형광 영상으로 시각화할 수 있었다고 보고하였다.[25] 이 연구는 인간을 대상으로 한 첫 연구로 보다 정확한 영상을 획득할 수 있는 나노입자의 개발이 활발히 이루어지고 이를 환자에게 적용할 수 있는 기틀이 마련된 것에 큰 의의가 있다.

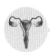

Ⅲ. 형광영상유도 감시림프절 수술(Fluorescence image guided sentinel lymph node surgery)

복강경 또는 로봇을 이용한 부인암 수술에서 림프절 전이 여부를 판별하는 것은 예후 예측이나 추가 치료 필요성 결정 등에 필수적이다. 하지만 복강경을 통한 전체 림프절절제술은 수술의 난이도가 높고 수술 후 합병증의 위험도 높은 반면에 전이가 없는 1기 암의 경우 전체 림프절을 절제하는 것은 치료적, 진단적 의의가 매우 낮다. 따라서 자궁경부암 자궁내막암 복강경 수술 시에 감시림프절 생검[sentinel lymph node (SLN) biopsy]이 그 대안으로 자리잡고 있다. 감시림프절 생검의 방법으로써 복강경 시술이 로봇 수술에 비해 우월하다는 증거는 없으나,[1] 한국의 많은 부인종양학자들이 복강경 시술에 많은 경험이 있기 때문에, 기계 도입의 가격 측면에서 로봇 수술에 비해 도입하기가 쉽다고 볼 수 있다. 복강경을 이용한 감시림프절 생검에 이용할 수 있는 다양한 tracer와 기계가 시판 중이지만 국내에서 발표된 연구 논문들을 종합하면 ICG를 자궁경부 또는 자궁 체부에 주사한 이후 PINPOINT® imaging system (Novadaq Technologies, Inc., Toronto, ON, Canada), KARL STORZ (GmbH & Co. KG, Tuttlingen, Germany) 등의 기계를 사용하여 근적외선을 감지하여 림프절의 위치를 실시간 파악하여 생검을 진행하는 추세로 파악된다.[2-5]

1. 자궁경부암 관련 연구

자궁경부암 수술에서 감시림프절 절제는 대체로 유용하다고 판단되나 아직 결론을 내릴 수 있는 정도는 아니라고 하겠다.[6] 139명의 환자가 포함된 프랑스 연구에서 감시림프절 절제의 민감도는 92%, 음성예측치가 98%로 보고한 바 있다. 그러나 이 연구에서 거짓 음성을 보였던 두 환자 중에 한 명의 mapping되지 않은 골반의 림프절에서 악성 전이가 발견되어, 만일 감시림프절 mapping 과정이 실패한다면 그 부분에 완전 림프절절제술을 시행해야 한다는 의견이 제시되었다. 자궁경부암 수술 과정에서 림프절 mapping 및 생검을 받은 1181명의 환자가 포함된 문헌 고찰에서 92.3%에서 림프절이 관찰되었고, 악성 림프절 전이 발견의 민감도는 93%로 조사되었다. 주목해야 할 사항은, 종양의 크기가 2 cm 이하인 경우로 한정하였을 때에는 발견율은 95.4% 민감도는 100%까지 보인 반면 종양 크기가 2 cm 초과인 경우에서는 보다 낮은 발견율(80.1%)과 민감도(89.3%)를 보였다는 사실이다.[7]

2. 자궁내막암 관련 연구

자궁내막암 수술에서 감시림프절 생검은 점점 더 주요 시술로 자리잡고 있다. NCCN 가이드라인에서는 수술 전 영상 검사에서 종양이 자궁에 국한되어 보이는 자궁내막암의 경우 감시림프절 생검을 권유하고 있다.[8] 이런 경우에 자궁내막암의 수술 방법은 우선적으로 복강경이나 로봇 수술 같은 최소침습수술이 우선적으로 고려될 것이고 따라서 출판된 연구들 대부분에서 복강경 내지 로봇 수술로 감시림프절 지도화 및 생검이 시행된 것을 알 수 있다. 25개의 연구들을 대상으로 분석한 메타연구에서 자궁내막암 수술 시 감시림프절 생검이 89~93%의 민감도를 보인 것으로 나타났다. 그러나 감시림프절 생검과 기존의 림프절절제술을 비교하여 치료 성적을 비교하는 무작위 연구는 아직 없는 것으로 보인다.[9] 비록 로봇 수술의 경우이기는 하나, 관련해서 시행한 가장 대규모의 다기관 전향적 연구에서는 임상적 병기가 1기로 판단되는 340명의 자궁내막암 환자가 포함되었는데, 이 연구에서 하나의 림프절이라도 성공적인 mapping된 경우는 86%였고 악성 림프절 전이 발견의 민감도는 97.2%였다.[10]

3. Tracer 주사 방법

자궁경부암에서 기원하는 림프의 흐름을 검출하기 위해

- Exploration of whole pelvic and abdominal cavity
- Peritoneal washing cytology
- Ligation of bilateral salpinx at fimbria portion
- ICG injection on the bilateral uterine cornus
- Paraaortic sentinel lymph node sampling
- Paraaortic lymphadenectomy if indicated
- ICG injection on the uterine cervix
- Pelvic sentinel lymph node sampling
- Pelvic lymphadenectomy if indicated
- Total hysterectomy with BSO

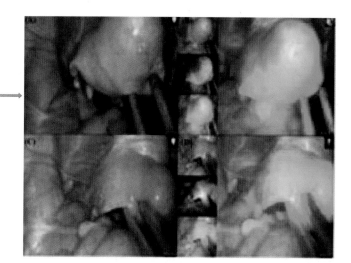

■ 그림 12-3-1. 자궁내막암 수술에서 감시림프절 tracer 주입 시의 Two-step sentinel lymph node mapping strategy[5]

가장 일반적으로 tracer(예, 1.25 mg/mL ICG)를 경부 입구 기준으로 3시와 9시 방향 경부의 실질(1 cm 깊이)과 표면에 각각 1 ml씩, 도합 4 ml 주사한다. 반면 자궁내막암 수술의 경우 주사 부위와 tracer의 양에 대해 이론의 여지가 있다.[11,12] 연구에 따라 주사 위치가 자궁경부, 자궁근육층, 그리고 자궁경을 이용한 자궁내막 등으로 다양하기 때문이다.[13-17] 26개의 연구를 분석한 메타 연구에서 자궁경부 주사가 다른 방법에 비하여 높은 발견율을 보인다고 보고한 바 있으나,[9] 이 경우 자궁체부에서 대동맥 주변 림프절로 흐르는 림프의 흐름을 반영하지 못할 것이라는 반론도 있다. 이에 대해 자궁 체부와 경부에 각각 tracer를 주입하는 연구에서 대동맥 주변 림프절 흐름에 대해 86% (43/50)의 발견율을 보인다는 보고도 있다(그림 12-3-1).[5] 이는 자궁경부 tracer 주입의 기존 대규모 연구 결과(23%, 81/340)에 비해 매우 높은 수치이나,[18] 환자 수가 한정되어 있는 만큼 앞으로의 후속 연구가 필요한 실정이다.

4. Ultrastaging 관련 사항

한편, 감시림프절을 ultrastaging을 통해 분석하면 림프절의 미세 전이까지 보다 더 정밀하게 진단할 수 있다는

사실이 발표된 바 있다.[19] 그러나 ultrastaging으로 확인된 감시림프절의 미세전이가 예후에 어떠한 임상적 의의가 있는지는 조사된 바 없어 향후 연구가 필요하다. 대부분의 기관에서 본인들만의 프로토콜을 가지고 있는 것으로 파악된다. 미국 Memorial Sloan-Kettering Cancer Center에서는 일단 일반적인 방법으로 hematoxylin and eosin (H&E) 염색을 한 후에 만일 악성 소견이 없다면 이 지점에서 인접한 두 방향으로 각각 5 μm 섹션으로 2차례 더 섹션하여 H&E 염색과 anticytokeratin AE1:AE3을 이용한 면역조직화학 염색을 시행하는데, 이 두 지점은 파라핀 블록에서 서로 50 μm 이상 떨어진 곳이어야 한다(그림 12-3-2).[20] 국내에서는 이와 같은 프로토콜이 발표된 바는 아직 없는데, ultrastaging에 대한 수가가 마련되지 않는다면 추가적인 검사가 일반화되기는 어려워 보인다.

동영상 12-3-1 https://youtu.be/oKcZMdLYfVA

제목 Two step sentinel lymph node mapping_1st step: Paraaortic Sentinel lymph node

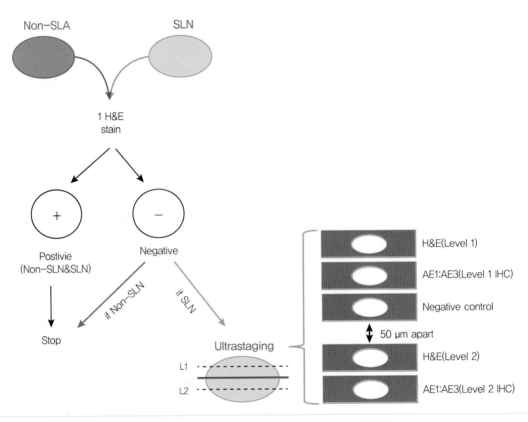

■ **그림 12-3-2.** Memorial Sloan-Kettering Cancer Center의 감시림프절 ultrastaging 알고리즘[66]

동영상 12-3-2 https://youtu.be/evpgge7_2FA

제목 Two-step sentinel lymph node mapping_2nd step: Pelvic Sentinel lymph node

동영상 12-3-3 https://www.youtube.com/watch?v=LLdMYqsYY5M

제목 Sentinel lymph node mapping & Fluorescence image with DaVinci

동영상 12-3-4 https://youtu.be/yBVlrENol9k

제목 Single port laparoscopic fluorescence image guided paraaortic lymphadenectomy in endometrial cancer

설명 da Vinci Xi로 시행한 감시림프절생검 영상이다. 환자는 52세, 산과력 2-0-3-2이며, 자궁경부암 IB1 진단되어 로봇(da Vinci Xi) 광범위 자궁절제술, 양측난소난관절제술 및 감시림프절생검을 시행하였다. 왼쪽의 lymphatic mapping시에 cardinal ligament의 림프관이 두껍게 관찰되며 감시림프절의 가능성이 있어 biopsy 시행하였고, 이 부위에서는 최종적으로 림프절은 확인되지 않았다. 또한 external iliac area에서 관찰된 감시림프절(크기가 가장 큰 것)에서는 림프절이 확인되었고 전이소견은 보이지 않았다. 오른쪽에는 감시림프절이 1개 관찰되었고 여기서 림프절 1개가 최종 조직검사에서 확인되었으며 이 또한 전이소견 보이지 않았다.

■ 참고문헌

[I. 개론]

1. Hill TK, Mohs AM. Image-guided tumor surgery: will there be a role for fluorescent nanoparticles? Wiley Interdisciplinary Reviews: Nanomedicine and Nanobiotechnology 2016;8:498-511.

2. Zhang RR, Schroeder AB, Grudzinski JJ et al. Beyond the margins: real-time detection of cancer using targeted fluorophores. Nature Reviews Clinical Oncology 2017;14:347.

3. Olson MT, Ly QP, Mohs AM. Fluorescence Guidance in Surgical Oncology: Challenges, Opportunities, and Translation. Molecular Imaging and Biology 2018;1-19.

4. Orosco RK, Tsien RY, Nguyen QT. Fluorescence imaging in surgery. IEEE reviews in biomedical engineering 2013;6:178-187.

5. Liberale G, Vankerckhove S, Caldon MG et al. Fluorescence imaging after indocyanine green injection for detection of peritoneal metastases in patients undergoing cytoreductive surgery for peritoneal carcinomatosis from colorectal cancer. Annals of surgery 2016;264:1110-1115.

6. Gibbs-Strauss SL, Nasr KA, Fish KM et al. Nerve-highlighting fluorescent contrast agents for image-guided surgery. Molecular imaging 2011;10:7290.2010. 00026.

7. Hussain T, Nguyen LT, Whitney M et al. Improved facial nerve identification during parotidectomy with fluorescently labeled peptide. The Laryngoscope 2016;126:2711-2717.

8. Handgraaf HJ, Verbeek FP, Tummers QR et al. Real-time near-infrared fluorescence guided surgery in gynecologic oncology: a review of the current state of the art. Gynecologic oncology 2014;135:606-613.

9. Gioux S, Kianzad V, Ciocan R et al. High-Power, Computer-Controlled, Light-Emitting Diode-Based Light Sources for Fluorescence Imaging and Image-Guided Surgery. Molecular imaging 2009;8:7290.2009. 00009.

10. DSouza AV, Lin H, Henderson ER et al. Review of fluorescence guided surgery systems: identification of key performance capabilities beyond indocyanine green imaging. Journal of biomedical optics 2016;21:080901.

11. Keller DS, Ishizawa T, Cohen R, et al. Indocyanine green fluorescence imaging in colorectal surgery: overview, applications, and future directions. The Lancet Gastroenterology & Hepatology 2017;2:757-766.

12. Rossi EC, Ivanova A, Boggess JF. Robotically assisted fluorescence-guided lymph node mapping with ICG for gynecologic malignancies: a feasibility study. Gynecologic oncology 2012;124:78-82.

13. Jewell EL, Huang JJ, Abu-Rustum NR et al. Detection of sentinel lymph nodes in minimally invasive surgery using indocyanine green and near-infrared fluorescence imaging for uterine and cervical malignancies. Gynecologic oncology 2014;133:274-277.

14. Kuno K, Menzin A, Kauder HH et al. Prophylactic ureteral catheterization in gynecologic surgery. Urology 1998;52:1004-1008.

15. Brandes S, Coburn M, Armenakas N, et al. Diagnosis and management of ureteric injury: an evidence-based analysis. BJU international 2004;94:277-289.

16. Ashitate Y, Lee BT, Laurence RG et al. Intraoperative Prediction of Post-Operative Flap Outcome using the Near-Infrared Fluorophore Methylene Blue. Annals of plastic surgery 2013;70:360.

17. Verbeek FP, van der Vorst JR, Schaafsma BE et al. Intraoperative near infrared fluorescence guided identification of the ureters using low dose methylene blue: a first in human experience. The Journal of urology 2013;190:574-579.

18. Meuleman C, Tomassetti C, D'hoore A et al. Surgical treatment of deeply infiltrating endometriosis with colorectal involvement. Human Reproduction Update 2011;17:311-326.

19. Sevket O, Sevket A, Molla T et al. Somatostatin analogs regress endometriotic implants in rats by decreasing implant levels of vascular endothelial growth factor and matrix metaloproteinase 9. Reproductive Sciences 2013;20:639-645.

20. Guan X, Nguyen MTA, Walsh TM, et al. Robotic single-site endometriosis resection using firefly technology. Journal of minimally invasive gynecology 2016;23:10-11.

21. Tipirneni KE, Warram JM, Moore LS et al. Oncologic procedures amenable to fluorescence-guided surgery. Annals of surgery 2017;266:36-47.

[II. 형광영상유도 수술의 적용]

1. Siegel R, Naishadham D, Jemal A. Cancer statistics, 2013. CA Cancer J Clin 2013;63:11-30.

2. Van der Zee AG, Oonk MH, De Hullu JA et al. Sentinel node dissection is safe in the treatment of early-stage vulvar cancer. J Clin Oncol 2008;26:884-889.

3. Oonk MH, van Hemel BM, Hollema H et al. Size of sentinel-node metastasis and chances of non-sentinel-node involvement and survival in early stage vulvar cancer: results from GROINSS-V, a multicentre observational study. Lancet Oncol 2010;11:646-652.

4. Hassanzade M, Attaran M, Treglia G et al. Lymphatic mapping and sentinel node biopsy in squamous cell carcinoma of the vulva: systematic review and meta-analysis of the literature. Gynecol Oncol

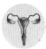
2013;130:237-245.

5. Meads C, Sutton AJ, Rosenthal AN et al. Sentinel lymph node biopsy in vulval cancer: systematic review and meta-analysis. Br J Cancer 2014;110:2837-2846.

6. El-Ghobashy AE, Saidi SA. Sentinel lymph node sampling in gynaecological cancers: techniques and clinical applications. Eur J Surg Oncol 2009;35:675-685.

7. Vahrmeijer AL, Hutteman M, van der Vorst JR et al. Image-guided cancer surgery using near-infrared fluorescence. Nat Rev Clin Oncol 2013;10:507-518.

8. Crane LM, Themelis G, Arts HJ et al. Intraoperative near-infrared fluorescence imaging for sentinel lymph node detection in vulvar cancer: first clinical results. Gynecol Oncol 2011;120:291-295.

9. Hutteman M, van der Vorst JR, Gaarenstroom KN et al. Optimization of near-infrared fluorescent sentinel lymph node mapping for vulvar cancer. Am J Obstet Gynecol 2012;206:89.e81-85.

10. Matheron HM, van den Berg NS, Brouwer OR et al. Multimodal surgical guidance towards the sentinel node in vulvar cancer. Gynecol Oncol 2013;131:720-725.

11. Brouwer OR, Buckle T, Vermeeren L et al. Comparing the hybrid fluorescent-radioactive tracer indocyanine green-99mTc-nanocolloid with 99mTc-nanocolloid for sentinel node identification: a validation study using lymphoscintigraphy and SPECT/CT. J Nucl Med 2012;53:1034-1040.

12. Handgraaf HJ, Verbeek FP, Tummers QR et al. Real-time near-infrared fluorescence guided surgery in gynecologic oncology: a review of the current state of the art. Gynecol Oncol 2014;135:606-613.

13. Verbeek FP, van der Vorst JR, Schaafsma BE et al. Intraoperative near infrared fluorescence guided identification of the ureters using low dose methylene blue: a first in human experience. J Urol 2013;190:574-579.

14. van de Lande J, Torrenga B, Raijmakers PG et al. Sentinel lymph node detection in early stage uterine cervix carcinoma: a systematic review. Gynecol Oncol 2007;106:604-613.

15. Veronesi U, Paganelli G, Viale G et al. A randomized comparison of sentinel-node biopsy with routine axillary dissection in breast cancer. N Engl J Med 2003;349:546-553.

16. Ansari M, Rad MA, Hassanzadeh M et al. Sentinel node biopsy in endometrial cancer: systematic review and meta-analysis of the literature. Eur J Gynaecol Oncol 2013;34:387-401.

17. Lecuru F, Mathevet P, Querleu D et al. Bilateral negative sentinel nodes accurately predict absence of lymph node metastasis in early cervical cancer: results of the SENTICOL study. J Clin Oncol 2011;29:1686-1691.

18. Ballester M, Dubernard G, Lecuru F et al. Detection rate and diagnostic accuracy of sentinel-node biopsy in early stage endometrial cancer: a prospective multicentre study (SENTI-ENDO). Lancet Oncol 2011;12:469-476.

19. Cibula D, Abu-Rustum NR, Dusek L et al. Bilateral ultrastaging of sentinel lymph node in cervical cancer: Lowering the false-negative rate and improving the detection of micrometastasis. Gynecol Oncol 2012;127:462-466.

20. Crane LM, Themelis G, Pleijhuis RG et al. Intraoperative multispectral fluorescence imaging for the detection of the sentinel lymph node in cervical cancer: a novel concept. Mol Imaging Biol 2011;13:1043-1049.

21. van der Vorst JR, Hutteman M, Gaarenstroom KN et al. Optimization of near-infrared fluorescent sentinel lymph node mapping in cervical cancer patients. Int J Gynecol Cancer 2011;21:1472-1478.

22. Schaafsma BE, van der Vorst JR, Gaarenstroom KN et al. Randomized comparison of near-infrared fluorescence lymphatic tracers for sentinel lymph node mapping of cervical cancer. Gynecol Oncol 2012;127:126-130.

23. Rossi EC, Ivanova A, Boggess JF. Robotically assisted fluorescence-guided lymph node mapping with ICG for gynecologic malignancies: a feasibility study. Gynecol Oncol 2012;124:78-82.

24. Holloway RW, Bravo RA, Rakowski JA et al. Detection of sentinel lymph nodes in patients with endometrial cancer undergoing robotic-assisted staging: a comparison of colorimetric and fluorescence imaging. Gynecol Oncol 2012;126:25-29.

25. van Dam GM, Themelis G, Crane LM et al. Intraoperative tumor-specific fluorescence imaging in ovarian cancer by folate receptor-alpha targeting: first-in-human results. Nat Med 2011;17:1315-1319.

[III. 형광영상유도 감시림프절 수술]

1. Sinno AK, Varma S, Tanner EJ. Updates in Sentinel Lymph Node Mapping in Gynecologic Cancer. Current Obstetrics and Gynecology Reports 2018;7:28-38.

2. Choi HJ, Kim TJ, Lee YY et al. Time-lapse imaging of sentinel lymph node using indocyanine green with near-infrared fluorescence imaging in early endometrial cancer. J Gynecol Oncol 2016;27: e27.

3. Lee IO, Lee JY, Kim S et al. Sentinel lymph node mapping with indocyanine green in vaginal cancer. J Gynecol Oncol 2017;28: e29.

4. Kim JH, Kim DY, Suh DS et al. The efficacy of sentinel lymph

node mapping with indocyanine green in cervical cancer. World J Surg Oncol 2018;16:52.

5. Eoh KJ, Lee YJ, Kim H-S et al. Two-step sentinel lymph node mapping strategy in endometrial cancer staging using fluorescent imaging: A novel sentinel lymph node tracer injection procedure. Surgical Oncology 2018;27:514-519.

6. Hauspy J, Beiner M, Harley I et al. Sentinel lymph nodes in early stage cervical cancer. Gynecol Oncol 2007;105:285-290.

7. Rob L, Robova H, Halaska MJ et al. Current status of sentinel lymph node mapping in the management of cervical cancer. Expert Rev Anticancer Ther 2013;13:861-870.

8. NCCN Clinical Practice Guidelines in Oncology: Uterine Neoplasms (Version 2.2018). 2018.

9. Kang S, Yoo HJ, Hwang JH et al. Sentinel lymph node biopsy in endometrial cancer: meta-analysis of 26 studies. Gynecol Oncol 2011;123:522-527.

10. Rossi EC, Kowalski LD, Scalici J et al. A comparison of sentinel lymph node biopsy to lymphadenectomy for endometrial cancer staging (FIRES trial): a multicentre, prospective, cohort study. Lancet Oncol 2017;18:384-392.

11. Frumovitz M, Levenback CF. Is lymphatic mapping in uterine cancer feasible? Ann Surg Oncol 2008;15:1815-1817.

12. Robison K, Holman LL, Moore RG. Update on sentinel lymph node evaluation in gynecologic malignancies. Curr Opin Obstet Gynecol 2011;23:8-12.

13. Palomba S, Falbo A, Mocciaro R et al. Laparoscopic treatment for endometrial cancer: a meta-analysis of randomized controlled trials (RCTs). Gynecol Oncol 2009;112:415-421.

14. Tozzi R, Malur S, Koehler C, Schneider A. Analysis of morbidity in patients with endometrial cancer: is there a commitment to offer laparoscopy? Gynecol Oncol 2005;97:4-9.

15. Sonoda Y, Zerbe M, Smith A et al. High incidence of positive peritoneal cytology in low-risk endometrial cancer treated by laparoscopically assisted vaginal hysterectomy. Gynecol Oncol 2001;80:378-382.

16. Niikura H, Okamura C, Utsunomiya H et al. Sentinel lymph node detection in patients with endometrial cancer. Gynecol Oncol 2004;92:669-674.

17. Mais V, Peiretti M, Gargiulo T et al. Intraoperative sentinel lymph node detection by vital dye through laparoscopy or laparotomy in early endometrial cancer. J Surg Oncol 2010;101:408-412.

18. Rossi EC, Kowalski LD, Scalici J et al. A comparison of sentinel lymph node biopsy to lymphadenectomy for endometrial cancer staging (FIRES trial): a multicentre, prospective, cohort study. Lancet Oncol 2017.

19. Frumovitz M, Ramirez PT, Levenback CF. Lymphatic mapping and sentinel lymph node detection in women with cervical cancer. Gynecol Oncol 2008;110: S17-20.

20. Kim CH, Soslow RA, Park KJ et al. Pathologic ultrastaging improves micrometastasis detection in sentinel lymph nodes during endometrial cancer staging. Int J Gynecol Cancer 2013;23:964-970.

[수술 동영상]

1. 동영상 12-3-1: Two step sentinel lymph node mapping_1st step: Paraaortic Sentinel lymph node: https://youtu.be/oKcZMdLYfVA

2. 동영상 12-3-2: Two-step sentinel lymph node mapping_2nd step: Pelvic Sentinel lymph node: https://youtu.be/evpgge7_2FA

3. 동영상 12-3-3: Sentinel lymph node mapping & Fluorescence image with DaVinci: https://www.youtube.com/watch?v=LLdMYqsYY5M

4. 동영상 12-3-4: Single port laparoscopic fluorescence image guided paraaortic lymphadenectomy in endometrial cancer: https://youtu.be/yBVlrENol9k

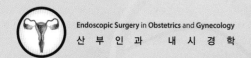

Endoscopic Surgery in Obstetrics and Gynecology
산 부 인 과   내 시 경 학

제 **13** 장

기타 최소침습수술
(Other Endoscopic Surgery)

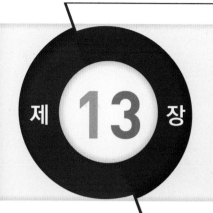

제13장 기타 최소침습수술
(Other Endoscopic Surgery)

이정원, 김도균, 김희승, 박정열, 임명철, 장석준

I. 심부침윤성자궁내막증(Deep infiltrative endometriosis, DIE)

1. 서론

자궁내막증은 자궁강 내 자궁내막조직인 자궁내막샘과 지질(endometrial gland and stroma)이 자궁강 밖에 존재하는 것으로 정의되고,[1] 통증과 난임이 주된 증상이다. 특히 이번 장에서 다루게 된 심부침윤성자궁내막증의 경우, 기존 약물로는 조절되지 않는 골반 깊은 곳의 병변 위치와 연관된 특징적인 통증을 가진다. 이제까지의 선행 연구들은 DIE를 단순히, 복막 하 5 mm 이상의 깊이까지 병변이 침투하는 것으로 정의하고 있다.[2] DIE는 병변의 복막 하 연부조직인 근육, 신경, 혈관, 그리고 결합조직, 골반장기인 방광, 직장, 요관 등으로 병변이 다양하게 침범하며, 극심한 통증과 장기의 기능적인 저하를 동반하기도 한다. 그리고 만성적인 염증반응을 통해 유착, 병변 주위 복막 하 결합조직의 섬유화, 주변 근층의 비대로 병변의 형태가 매우 다양하게 표현된다. 따

라서, DIE 진단, 치료 경험이 많은 임상의사라 하더라도, 수술하기 전 임상소견만으로 병변을 모두 예측하고 제거하기는 힘든 질병이다. 또한 DIE는 증상 발현 후 진단까지 평균 5~11년이 소요될 정도로 진단이 어려우며,[3] 정확한 수술 전 DIE의 범위, 깊이, 주변 장기 침범 여부의 조사 없이 시행한 수술에서 병변을 모두 제거하지 못하기에, 재발이라기보다 잔류 병변으로 인하여 수술 후, 통증이 지속되는 경우가 많기 때문에 신중한 접근이 요구된다.

병리조직학적으로 DIE가 난소나 복막의 자궁내막증과 다른 점은 자궁내막조직이 침범한 조직주변의 평활근(smooth muscle)의 과도한 발달과 섬유화로 일반적인 선근증의 초음파 소견인 고음영의 점상반점(spot)과 주변의 기존 자궁근층보다 저음영의 근층소견과 유사한, 저음영의 불규칙한 덩어리 소견이나, 판상 내에 고음영의 점상반점(hyperechogenic spot within hypoechogenic irregular mass or plate)소견을 가지기에, 심부선근종성 결절(deep adenomyotic nodule)이라 표현되기도 한다.[4]

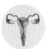

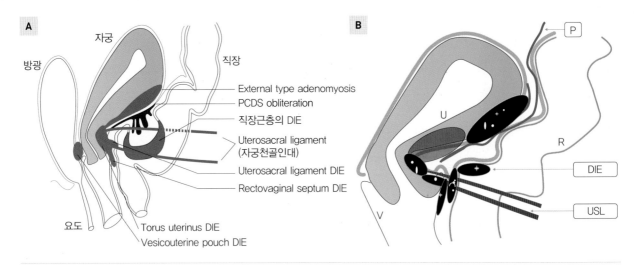

■ **그림 13-1-1. 심부자궁내막증 병변 모식도.** A) 심부자궁내막증 병변 모식도, B) 초음파, 자기공명영상검사상 병변소견을 단순화한 모식도. 고음영(하얀) 점상 소견은 자궁내막증 병변을 의미하고 저음영(검은) 타원형은 병변주위의 평활근 비대 및 섬유화를 의미한다. 직장 전벽의 근층, 자궁천골 인대, 자궁후벽의 근층, 질벽까지 병변이 관찰된다. 자궁경부 전경 및 자궁본체 후굴을 관찰할 수 있으며, 파란 실선은 자궁후벽 맹낭주위의 복막 유착으로 인한 맹낭 폐쇄를 의미한다. (U-자궁, R-직장, V-질, P-복막(peritoneum), DIE-심부침윤성자궁내막증 병변, USL-자궁천골 인대)

흔히 병변을 모두 제거하지 못하는 이유는 1) 심한 유착으로 박리 중 주변 장기의 손상 우려와 기술적인 어려움으로 병변으로 접근이 힘들고, 2) 병변이 자궁후벽의 장막에서부터 근층까지 침범하여, 자궁내막과 결합 또는 연결지역(Junctional zone)과 연관성 없는 외부형 선근증(external type adenomyosis) 형태로 존재하게 되면, 기존 선근증과의 감별이 힘들어 제거하지 않기 때문이다.[5] 또한 3) 주변장기인 요관 및 직장 그리고 혈관주위로 진행된 병변은 수술적 처치의 난이도가 높고, 수술 후 합병증 발생 시 의료법상, 논란의 소지가 될 가능성이 있기 때문에, 산부인과 의사가 수술을 시행하기에 어려움이 있어 완전한 병변의 제거가 힘든 경우가 많다.[6] 그러므로 골반의 혈관, 신경학에 대한 사전 이해가 반드시 필요하다.

그림 13-1-1은 DIE의 가장 흔한 발병 장소인 Pouch of Douglas을 중심으로 자궁천골인대, 자궁경부 후벽, 질벽, 직장 전벽의 심부선근종성 결절의 병변을 아래, 모식도로 묘사하였다. DIE는 복강경 시진만으로는 유착 뒤에 숨겨진 병변의 위치 및 범위를 예측할 수 없으며,

수술 전 정확한 영상 진단이 있어야 병변의 완전한 제거가 가능하다는 점을 유의하여야 한다. 모식도에서 관찰되는 병변들은 유착으로 가려진 상태로 복강경 하 시진에서는 알 수 없는 병변들로 수술 전 질초음파검사와 골반 MRI 검사를 통해 알 수 있다.

본론에서는 정확한 진단을 위해 필수적인 환자의 증상, 임상소견과 초음파검사 및 MRI에서 DIE 병변의 정확한 확인이 가능하도록 골반의 주요 DIE 침범부위인 질, 자궁천골인대, 직장 질간 격벽, 방광, 직장 및 구불창자(sigmoid colon)의 정상, 비정상 초음파 소견을 동영상 및 본문에서 소개하며, 완전한 병변의 제거를 위한 수술방법 및 주의 사항에 대한 내용을 담아 정리하였다.

2. 역학

1) 유병율

미국 및 영국 독일에서 발생하는 자궁내막증의 유병율은 가임기 여성의 5~15%, 난임 여성의 경우 20~48%, 진통제 등 약물에 반응하지 않는 만성 골반통 및 생리통을 가진 여성의 경우 70%를 차지하고 있다.[7] 독일의 경우만

보더라도, 자궁내막증 발병율이 매년 4만 명 이상으로, 가임기 여성질환 중 가장 흔한 질병 중 하나이다.[8] DIE의 유병율은 대략 가임기 여성의 1% 이상, 전체 자궁내막증 환자의 10~20%로 추정되며,[9] 최근 임상의사 및 환자의 병에 대한 지식과 진단율의 향상으로 DIE의 유병률은 크게 증가한 것으로 보고된다.

2) 원인 및 위험인자

DIE의 주요 병태 생리는 자궁내막조직의 자궁 외 골반강 특히 복막 하 심부조직으로의 침범, 그리고 증식과 생리주기에 따른 출혈과 염증 반응으로 인한, 주변조직의 섬유화 및 근육세포의 과도한 비대이다.[10] 병변의 자궁내막세포에서는 estrogen 및 progesterone 수용체가 있어 가임기 여성의 호르몬에 반응하는 것으로 추측된다.[11] 임상적 연관 인자를 살펴보면 난임, 만성 골반통, 미산부, 짧은 월경주기, 긴 월경기간, 월경과다, 이른 초경, 자궁내막증 가족력, 폐쇄성 자궁기형, 낮은 체질량지수 등이 있다.[12] 그 외, 각 개인의 면역학적 상태 환경적 요인, 식이 관련 등 다양한 원인을 추정하고 있지만, 명확한 원인은 아직까지 밝혀져 있지 않다.

3. 증상 및 기전

DIE의 주된 증상은 기존 진통제 및 호르몬 치료에 반응하지 않은 통증으로 생리 중 또는 특정 생리 기간에 발생되는 생리통, 성교통, 배변통, 만성 골반통, 요통, 배뇨통, 빈뇨 등이다. 또한, 자궁출혈이 흔하며, 혈뇨, 배변 시 출혈과 함께 난임의 원인이 될 수 있다.[13]

통증의 기전은 정확히 알려지지 않았으나, 활성화된 대식세포(macrophage)에서 생산된 성장인자, cytokine, 출혈, 신경 자극 때문이라고 생각된다. 구체적으로, 이소성 자궁내막세포는 골반강 내 자멸과정의 이상 및 면역성 저하로 인하여 생존한 후, 복막에 착상한 뒤, 침투하여 혈관 신생 및 estrogen을 생산하게 되고, 이로 인하여, 자궁내막 조직이 증식되고 침투하는 과정이 반복되면서, 주변복막 하 병변 주위 조직의 신경 생성 및 염증 중재 및 매개 물질이 생산된다. 신생 신경세포 및 기존의 신경세포의 감작, 증폭작용의 영향으로 과도한 통증이 발생하는 것으로 추정된다.[14] 특히 DIE 병변은 난소 및 복막의 자궁내막증 병변보다는 신경성장인자(nerve growth factor, NGF)의 밀도가 높은 것으로 확인되며 통증의 강도도 더 심하다.[15] 밀도가 높은 NGF가 심한 통증을 일으키며, 신경조직에 대한 화학주성물질(chemotaxin)효과가 있어 신경조직이 풍부한 자궁천골인대, 직장 전벽, 자궁경부 후벽, 직장 질간에 주로 심부선근종성 결절 형태의 DIE가 발생하는 이유가 될 것이라고 추정된다.[16]

4. 발병 위치

DIE는 자궁을 기준으로 골반 후방에 주로 발생된다. 단독으로 자궁 직장 사이 맹낭의 주변조직에 발생되는 경우가 70~90%를 차지하며, 골반 전방의 방광의 병변이 동반되는 경우가 10~30%를 차지하지만, 방광주위 복막이나 방광 근층에 단독으로 발생하는 경우는 거의 없다고 보고되고 있다.[17] 대부분의 병변은 골반에 위치하고 있으며, 전체 골반 병변의 93.4%는 골반의 자궁기준 후방 구역에서 발생되고 특히 자궁천골인대에서 가장 흔히 발견되고 있다.[18] 자궁천골인대는 전방으로는 자궁경부의 후벽과 질의 후벽에서 직장의 측벽을 지나, 후방으로는 제 1, 2, 3천골의 전방까지 위치하고 있다.[19] 양측 자궁천골인대가 자궁경부 후벽에서 연결되는 부위인 torus uterinus, posterior cul-de-sac을 중심으로 질의 후벽과 직장의 전벽, 측벽에서 발생하며 맹낭의 폐쇄가 동반되며 특징적인 증상을 야기한다.

5. DIE의 2가지 난제

1) 지연된 진단

극심한 통증을 가진 DIE임에도 난소의 자궁내막종이 동반되지 않으면, 증상 발현 후 진단까지 5~11년이라는 긴

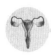

시간이 소요된다.[20] DIE는 직장 질간 내진 검사만으로는 병변의 위치, 범위 그리고 깊이를 파악하기는 어렵다. 예를 들어 자궁천골인대의 직경 3 cm 이상의 병변도 단지 50%에서 내진을 통한 진단이 가능하다. 이러한 이유로, 골반 진찰에서 이상소견이 없어도 자궁내막증을 배제할 수 없는 것이다.[21]

2) 높은 재발율

자궁내막증 수술 후, 재발율은 2년 뒤 20.5% 5년 뒤 40~50%로 보고되고 있다.[22] 이는 재발이라기보다는 병변의 완전한 제거가 이루어지지 않았기 때문이다. 가장 흔한 잔존하는 병변은 자궁 기준 골반 후방구역의 맹낭 폐쇄 뒤에 숨겨진 자궁천골인대, 질벽, 직장전벽, 자궁경부 후벽의 병변이다. 특히 DIE의 경우, 심한 유착과 주변장기 손상 위험으로 병변으로 접근자체를 포기하는 경우가 흔하기에 실질적인 재발율은 더 높을 것으로 추정된다.

6. DIE의 문제 해결방법

수술 전 환자의 골반 병변을 정확히 진단하고 준비한 경우가 아니라면, 수술 중 경험하는 심한 유착으로 인한 냉동골반의 박리는 시도하지 않는 것이 옳다. DIE를 진단 치료하는 임상의사는 2개의 시각을 가져야 한다. 복강경 하 시진으로는 유착과 복막의 정형적 혹은 비정형적 병변을 관찰할 수 있어야 하고, 유착 뒤 또는 복막 하에 위치한 DIE 병변의 범위와 깊이는 시진만으로 예측할 수 없기에, 내진, 질초음파검사 및 골반 MRI 검사를 통해, 복막 DIE의 위치, 범위 그리고 깊이, 주변 장기인 직장, 결장, 요관, 방광 등의 동반된 병변을 볼 수 있는 영상의학적 시각을 가지고 있어야 하며 연관된 임상과와 협진도 준비되어 있어야 한다. DIE의 가장 흔한 병변 형태인 심부선근종성 결절은 현미경적으로는 이미 1900년대 초에 확인되었다.[23] 자궁절제술 후, 검체에서 자궁후벽 장막측에 치우친 두꺼워진 병변이 병리조직학적 소견

으로 자궁내막 및 junctional zone과 연관된 전형적인 선근증과 다름을 확인하였지만, 그 의미는 오랜 시간 동안 잊혀졌다. 그러나, 수술 전, 고해상도 영상 검사기술인 질식 초음파 검사, 골반 MRI 검사를 시행하면서, 외부형 선근증의 원인이 자궁의 장막에 착상한 후, 근층으로 침범한 DIE일거라는 생각을 할 수 있게 되었다. 388명의 자궁내막증 환자들 중, 외부형 선근증이 동반된 DIE를 수술한 경우가 100명에 이른다는 보고가 있다.[24] 동반되는 외부형 선근증은 기존 선근증과는 영상진단에서 다른 소견을 보이며 항상 DIE가 동반되었기에, DIE의 다른 형태라는 것을 알 수 있다.[25] 이는 외부형 선근증을 제거하여도, 자궁내막과 정상 근층의 보존이 가능하며, 통증 호소도 줄어든다는 보고가 있다.[26] 이에 기존의 revised ASRM 분류방식으로는 포함되지 않는 복막 하 그리고 유착 뒤의 DIE 병변 위주의 새로운 분류법의 필요성이 제기되었고, 새로운 방식을 통해 더 좋은 수술 전 진단 및 수술적 결과를 이끌어 낼 수 있을 것이다.[27-28]

1) 복막 하 DIE 병변 위주 분류시스템의 도입

Carl von Rokitansky의 최초의 자궁내막증의 설명 이후, Thomas Stephen Cullen, Johannes Pfannenstiel, 그리고 Lockyer등은 1918년 해부학적 병변의 위치에 따라 자궁내막증을 분류하고자 하는 시도가 있었다.[29] 이후 Acosta등이 1973년 새로운 분류법을 소개하였고 독일에서는 병변을 internal, external 그리고 extragenital endometriosis로 구분하기도 하였다.[30-31] American Fertility Society (AFS)는 1979년 난임과 연관된 유착과 난소 자궁내막종 및 복막표면의 자궁내막증 병변의 정도를 분류하는 AFS score을 소개하였고, 그 후 1985년 the revised AFS, 1997년 revised American Society for Reproductive Medicine (r-ASRM)으로 발전된 분류법이 소개되었다.[32-33] 이후에도 Chapron, Martin등에 의해 새로운 자궁내막증 분류시스템이 소개되었다.[34]

하지만 기존의 r-ASRM 분류법은 난임과 연관된 난

소의 병변, 골반 내 복막의 병변, 그리고 골반의 유착만을 평가하고 있고, 복막 하 조직 및 다른 장기에 침투한 DIE는 설명하지 못하고 있다. 이를 보완하고자 심한 통증의 원인인 복막 하 DIE 병변과 골반 내 인접 장기에 침투한 병변을 설명한 ENZIAN score가 소개되었는데 이는 기존의 r-ASRM의 분류법을 보완할 DIE의 분류에 효과적인 수단으로 평가되고 있다.[35-36]

ENZIAN분류시스템은 골반을 3구역으로 분류하고 있다(그림 13-1-2).

(1) Compartment A

자궁을 기준으로 후방의 골반의 Douglas 맹낭으로부터 수직면의 구역이다. 질후원개의 질벽의 병변과 자궁후벽의 병변이 포함된다(E1a, E2a, E3a, E4a).

(2) Compartment B

자궁천골 인대를 포함하는 수평면의 구역으로, 자궁천골 인대의 병변, 자궁방 결합조직(parametria)과 골반 측벽이다(E1b, E2b). E3b는 요관의 병변으로 인한 수신증이 없는 자궁방 결합조직의 병변침투이다. E4b는 골반 측벽과 요관의 병변으로 인한 수신증이 있는 완전한 자궁방 결합조직의 병변 침투이다.

(3) Compartment C

자궁을 기준으로 후방의 소화기관인 직장 및 S결장까지 진행한 경우다. 직장 질간 격벽(rectovaginal septum)의 병변은 E1c, 직경 1 cm 미만의 장의 병변은 E2c, 직경 1~3 cm까지의 장의 병변은 E3c, 3 cm 이상인 경우, 직장의 협착(stenosis)을 동반하는 경우 E4c라 하였다.

2) 통증 지도 만들기

그림 13-1-3은 통증지도 구성 요소들을 소개하는 모식도이다.

3) 골반 내 병변 위치와 연관된 특징적인 통증(Site specific pain)[38]

DIE는 극심한 생리 중 하복통, 성교통, 밑이 빠질 것 같은 통증(bearing down sense or pain), 배변통, 요통, 다리 저림 또는 배뇨통, 생리중 배변 장애(설사, 변비), 회음부 통증, 만성 골반통이 있을 경우 반드시 진단 목록에 포함시켜야 한다. 주요한 증상과 연관된 DIE 병변의 위치를 정리하면 표 13-1-1과 같다.

그 외에도, 직장 전벽 및 측벽의 병변은 배변통, 만성 골반통과[39] 배변통과 성교통이 자궁후방의 posterior cul-de-sac주위의 DIE를 의미하는 증상이라는 연구도 있다.[40] 생리통의 심한 정도가 DIE 병변이 질벽, 직장 벽에 있거나, 난소 및 난관의 유착과 상관관계가 있다고 보고되기도 한다.[41]

4) 특징적인 임상 검사 소견(Specific physical examination)[42]

(1) 후굴 고정된 자궁, 동통을 동반한 질후원개의 질후벽 및 자궁천골 인대 결절
(2) 동통성 직장 질간 격벽의 결절
(3) 질경을 통한 자궁경부 후벽주변의 질벽의 결절 관찰

질 내 시진은 후원개의 질벽, 자궁천골인대의 병변을 진단하는 데 도움이 된다.[43] 특히, 생리 중에 실시하는 임상검사가 그 외 기간의 검사보다 골반의 자궁내막증 진단이 정확하다.[44] 혈장 및 소변의 CA 125측정은 DIE의 진단 및 관리에 도움이 되지 않는다.[45] 2000명의 생리 중 통증 및 난임환자를 대상으로 혈중 CA 125검사 후, 진단 복강경 수술에서의 조직검사에서 낮은 진단 정확도를 가진다는 보고가 있다.[46]

7. 영상 진단

환자의 증상과 임상 검사소견에서 DIE가 의심되는 경우에는, 질초음파 및 직장초음파검사와 골반 MRI 검사를

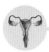

A • cul-de-sac
• vagina

E1a=isolated nodule the pouch of Douglas

B • uterosacral ligamnet
• cardinal ligament

E1b=isolated nodule<1 cm from the ulterine sacral ligament (USL)

E1bb=bilateral infiltration of the USL

C • bowel, rectum
• rectosigmoid

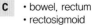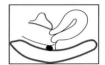

E1b=isolated nodule in the rechovaginal space

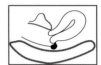

E2a=infiltration of the upper third of the vagina

E2b=infiltration of the USL>1 cm

E2bb=bilateral

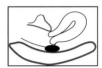

E2c=infiltration of rectum<1 cm

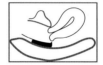

E3a=infiltration of the middle part of the vagina

E3b=infiltration of the cardinal ligament (without ureterohydronephrosis)

E3bb=bilateral

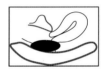

E3c=infiltration of the rectum 1~3 cm without stenosis

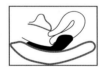

E4a=infiltration of uterus and/or lower third of the vagina

and/or lower third of the vagina

E4b=infilration of the cardinal ligament to pelvic side wall and/or ureterohydronephrosis

cardinal ligament to pelvic side wall and/or ureterohydronephrosis

E4bb=bilateral

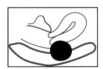

E4c=infilration of the rectum>3 cm and/or rectal stenosis infiltration of the rectum>3 cm and/or rectal stenosis

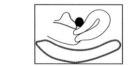

EA=adenomyosis uteri

FO=other locations

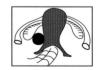

FB=deep infiltration of the bladder

FU=ureteral infiltration (intrinsic)

FI=intestinal infiltration (other side than rectum or sigmoid)

■ 그림 13-1-2. DIE 병변의 ENZIAN classification[37]

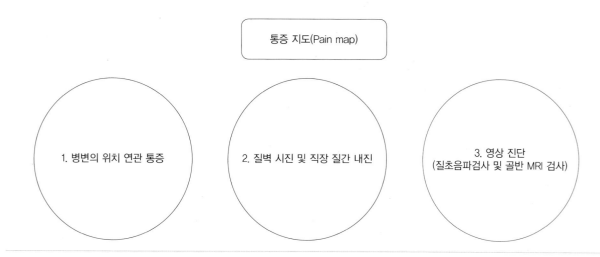

■ **그림 13-1-3.** 통증지도(Pain map)을 만들기 위한 3가지 구성요소(모식도).

표 13-1-1. 증상과 연관된 DIE 병변의 위치

특징적인 증상	연관된 병변의 위치
배변통(Dyschezia)	질벽(Vaginal) DIE, 직장(Rectal) DIE
성교통(Dyspareunia)	질벽(Vaginal) DIE, 자궁천골 인대(Uterosacral ligament) DIE
배뇨통 및 빈뇨(Dysuria and frequency)	방광(Bladder) DIE
만성 골반통	자궁후벽 맹낭폐쇄, 소화기관의 DIE

통해 병변의 범위를 정확하게 예측할 필요가 있다. 복강경 수술을 집도할 때, 심한 유착으로 병변이 보이지 않는 경우도 있다. 특히 복막 하 병변은 시진만으로 예측할 수 없기 때문에 수술 전 정확한 병변의 범위를 예측하는 작업은 성공적인 수술의 필수 조건이라 할 수 있다.

질식 초음파 검사는 환자의 병력과 특징적인 증상뿐만 아니라 많은 초음파 진단 경험을 가진 의사를 통해 DIE의 진단율을 향상시킬 수 있다.[47] DIE를 의심할 수 있는 증상을 가진 경우, 질초음파검사는 DIE 병변의 범위와 위치를 파악하는 데 1차영상 진단법으로 사용된다.[48] 질초음파 검사(TVS: transvaginal sonographic exam)로 골반강 내 DIE 병변을 확인한 후에, 복강경 하 수술 중 병변을 확인한 결과 76~97%의 정확도를 가진 것으로 보고되고 있다. 이중에 질벽의 병변이 가장 낮은 76%의 정확도를 보이며, 방광의 병변 및 Pouch of Douglas의 폐쇄는 가장 높은 정확도인 97%로 조사되었

다.[49] 난소 자궁내막종의 질식 초음파 소견에는 ground glass appearance의 음영소견을 보이고 악성을 의심할 만한 돌기모양의 결절 또는 증가된 혈류소견은 보이지 않는다.[50] 질식 초음파 검사로 진단된 난소 자궁내막종을 가진 여성은 단독 병변인 경우는 매우 드물고, 더 많은 골반 및 소화기관의 자궁내막증 병변이 동반되어 있음을 의미한다.[51] 직장 및 S자 결장의 DIE 병변의 임상적인 의심은 질식 초음파로 확진이 가능하지만[52] 자궁천골인대, 질벽, 직장 질간 격벽의 병변은 정확하게 진단할 확률이 그보다는 낮다.[53]

MRI 검사는 모든 복막 하 DIE 병변을 발견하고 병변의 범위를 집도의에게 제공할 수 있어 유용하다.[54] MRI 검사로 소화기관인 직장 및 대장의 병변 진단의 정확성은 질식 및 직장 초음파 검사와 비슷하지만, 자궁천골인대 및 질벽의 병변 진단의 정확성은 더 높다고 보고되고 있다.[55-56] 수술 전 반드시 선행되어야 할 것은 수술 담당

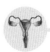

집도의사와 영상의학과 의사가 환자의 증상과 임상 소견 및 영상 소견에 대해 의견교환을 하는 것으로 이를 통해 놓치기 쉬운 병변에 대한 정보를 얻을 수 있다.[57]

1) 초음파검사[58]

(1) 초음파검사 전 환자의 준비

최소 6시간 전부터 금식이 필요하다. 그리고 하루 전 대장 내 변 제거를 위해 완하제, 설사제를 사용하며, 한 두 시간 전, 간단하고 빠른 관장을 실시한다. 이는 직장 및 S자형 결장의 병변을 확인을 위한 준비이다. 방광은 비울 필요가 없다.

(2) 질초음파검사를 통해 평가되어야 하는 DIE 병변의 4가지 구성요소

① 자궁과 자궁부속기인 난소 난관의 평가(선근증 및 난소 자궁내막종 유무)
② 초음파 검사상 probe의 압박에 의한 동통이 있는 부위의 병변 평가 및 난소 유동성의 평가(Site specific tenderness and ovarian mobility)
③ 자궁경부와 직장 사이 맹낭인 Douglas pouch의 폐쇄소견인 sliding sign 평가
④ 자궁경부기준으로 전방 및 후방의 병변인 방광과 직장의 DIE 결절의 평가

여기서 주의해서 관찰하여야 할 부위는 방광, 요관, 직장, S자 결장, 자궁천골인대, 자궁경부 후벽, 자궁의 sliding sign, 그리고 난소 난관의 유동성이다.

(3) 복부 초음파 검사

일반적인 DIE 및 자궁, 주변장기의 상태를 확인하는 초음파 검사 과정이다. 양측 신장을 확인한다. 이는 DIE에 의한 요관의 협착으로 인한 수신증을 확인하기 위해서이다.

우 하복부의 맹장 회장 충수돌기를 관찰하고, S자 결장의 DIE 병변 유무를 확인한다. 대부분의 경우 병변이 있을 경우, 장의 근층에 저 음영의 두꺼워진 불규칙한 판 모양의 결절이 관찰된다.

방광과 자궁의 전체적인 모양을 확인한다.

(4) 질초음파검사

① Vaginal probe 준비

정확한 질식 초음파검사를 위해 검사 전 probe에 콘돔 모양의 투명성 비닐 낭을 덮기 전 투명한 vaginal gel을 3~5 cc, 비닐 낭을 입힌 후에도 투명한 vaginal gel을 도포함으로써 probe가 닿는 질벽과 probe 사이에 투명대가 형성되어 질벽의 병변을 확인하는 데 도움이 된다.[59]

② 검사

Probe는 질 입구 후방의 perineal body에서 시작한다. 최초 anal verge (burden), 전후 질벽, 요도를 확인한다. 이후 probe을 질후벽의 anal verge에서 시작하여 자궁경부 후방의 질 후원개까지 전후 질벽과 직장근층을 확인하며 천천히 진행한다.

③ 역동적인 검사방법으로서의 초음파검사의 장점 (Sonographic exam as dynamic test)

항상 의심되는 부위를 압박하면서 동통이 있는지를 환자와 대화를 하면서 검사를 진행할 수 있고, 유착이 의심되면 검사자의 한 손으로 복부의 자궁을 누르면서 유착을 판단하기 위해 sliding sign 유무를 판단할 수 있다.[60]

④ Pouch of Douglas의 자궁천골인대 및 양측 자궁천골인대 사이의 자궁경부 후벽의 연결 부위인 torus uterinus을 확인한 다음, 검사자의 한쪽 손으로 자궁을 압박하면서 자궁경부와 직장 전벽 사이의 sliding sign 유무를 확인한다. 그 과정 중에 자궁의 굴곡상태를 확인해야 한다. 왜냐하면, 자궁경부가 전경(anteverted)되어 있

고 자궁체부가 후굴(retroflexed)된 것은 DIE을 가진 자궁의 특징적인 모양이기 때문이다. Question Mark sign도 흔히 관찰된다. 주로 외부형 선근증과 DIE가 동반된 경우, 또는 DIE만 있는 경우에 관찰되는 소견이다. 자궁의 연결부위를 확인한 후, 손상유무를 판단하고 고 음영의 spot과 저 음영의 근층발달 소견을 보이는 선근증이 동반되어 있는지 확인한다.

⑤ 양측 난소의 자궁내막종 유무도 확인해야 한다. 황체화된 난소낭종의 출혈과 자궁내막종의 감별은 도플러 검사를 통해 낭종 주위에 혈류분포가 많이 발달되어 있다면 황제화된 출혈성 난소낭종일 가능성이 높다. 또한 복부 자궁압박을 통한 난소 유동성 및 유착 유무 및 정도를 확인한다.

⑥ 직장과 구불창자의 병변 유무를 확인한다. 병변이 있을 경우 항문에서 자궁경부까지의 직장의 길이는 대략 8 cm이므로 이것을 기준으로 다시 병변까지의 거리를 측정한 후 항문으로부터 몇 cm 위치에 병변이 있는지를 알 수 있다. 이는 향후 수술적 처치에서 매우 중요한 정보가 된다. 왜냐하면, 직장의 병변이 anal verge에 가까울수록 segmental resection후 leakage 위험성이 높기 때문이다.

⑦ 자궁전방과 방광 사이의 유동성은 압박을 통해 알아내어 vesicouterine pouch의 유착 유무를 알고, 방광의 병변도 확인한다. 방광으로의 요관의 개구부에서 시작하여 역으로 요관의 주행경로를 파악한다. 자궁경부의 장 축을 기준으로 하는 longitudinal plane에서 probe을 좌우로 움직여, 양측의 요관을 식별하고, 연동운동으로 요관을 재확인한다. 왜냐하면 진행된 DIE에서 요관의 확장가능성이 있어 확실히 구분하여 수술 시 대비해야 하기 때문이다. Transverse plane에서 방광과 자궁을 확인하고 vaginal probe을 좌우로 이동하면서 원인대

(round ligament)의 병변 유무도 관찰할 필요가 있다.

(5) 초음파검사의 조사항목 및 소견: 초음파 검사로 확인할 골반 내 3구역(3 compartment based on position of vaginal probe)

① 전방 질원개 방향의 질식 초음파 검사할 때, 확인할 사항들(Anterior fornix position probe)
- 방광(Bladder)
- 자궁전방 장막(Anterior uterine serosa)
- 방광자궁 주머니(Vesicouterine pouch)
- 요관(Ureter)
- 전방에 위치한 난소(Anteriorly positioned ovaries)
- 자궁과 방광 사이의 미끄럼 흔적(Sliding sign between uterus and bladder)

② 경부 중심의 질초음파검사할 때, 확인할 사항들(Cervix middle position probe)
- 자궁(Uterus)
- 자궁경부의 전경 및 자궁본체의 후굴(Anteverted cervix and retroflexed uterine body): 직장 질간 맹낭 폐쇄를 유발하는 DIE로 인한 특징적인 자궁의 자세이다
- 선근증의 유무(Presence or absence of adenomyosis)
- 선근증의 유형 분류(External type or internal type of adenomyosis)-question mark sign[61]

③ 후방 질원개 방향의 질초음파검사할 때, 확인할 사항들(Posterior fornix position probe)
- 자궁경부 후벽(Rectocervical area close up)
- 자궁직장 간 맹낭(Posterior cul-de-sac)
- 직장(Rectum)
- 구불창자(Sigmoid colon)
- 자궁후방에 위치한 난소(Posterior positioned ovary)
- 질벽, 직장 질간 격벽I(Rectovaginal septum vaginal

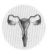

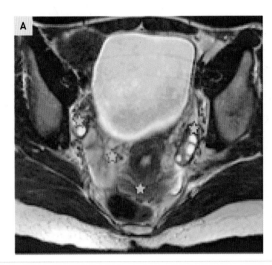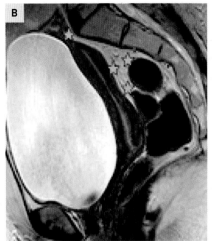

■ **그림 13-1-4. 정상 골반 MRI 소견.** 난소, 방광, 직장, 방광자궁간 격벽, 직장질간격벽, 자궁천골인대 등 DIE이 흔히 침범하는 부위를 별표로 표시함

wall)

특히 질초음파검사 시, 특히 주의해서 관찰할 부분은 가장 흔하게 발병하는 위치인 자궁후방의 맹낭인 Pouch of Douglas 주위의 자궁경부 후벽, 질벽, 자궁천골인대, 그리고 직장 전벽 등이다. 따라서 정상 질벽, 직장, 자궁천골인대, 그리고 자궁경부 후벽에 대한 충분한 지식이 필요하다. 정상 복부 및 질초음파검사 사진과 동영상은 다음 링크를 참조하면 된다.[62]

2) 골반 MRI의 판독

(1) 정상 골반 MRI소견(그림 13-1-4)

(2) 비정상 MRI소견[63] (그림 13-1-5)

① 자궁경부와 직장 전벽 사이의 맹낭 폐쇄(Posterior cul-de-sac obliteration)

② 자궁경부, 체부의 후벽, 직장 전벽의 고음영의 자궁내막조직의 출혈로 인한 점상 또는 미세 낭을 둘러싸는 저음영의 근육비후 및 섬유화(Hyperintense variable hemorrhagic endometrial implant with hypointense periendometrial implant area

fibrosis and smooth muscle hypertrophy),

③ 자궁후벽과 직장사이 fat line인 white line의 소실은 유착을 의미한다.
  - 자궁경부비후(Torus uterinus), 자궁천골 인대의 비후

④ 직장 전벽의 DIE 병변: Mushroom cap sign

⑤ 난소 자궁내막종

⑥ 전경된 자궁경부(Anteverted cervix)와 후굴된 자궁체부(retroflexed uterine body), 자궁천골 인대(uterosacral ligament)와 자궁융기(torus uterinus)의 비후(thickening)

⑦ 난관 혈종(Hematosalpinx)

⑧ 당겨 올라간 질천장(Elevated vaginal fornix): 질후벽 상부 1/3의 당겨짐과 질천장의 자궁협부(uterine isthmus)로의 당겨 올라감.

⑨ Uterine serosal plaques-low intermediate signal with punctuate hemorrhagic foci

⑩ 외부형선근증(External type adenomyosis)
  - 자궁내막, 연결부위와의 연관성이 없는 장막쪽의 선근증 병변

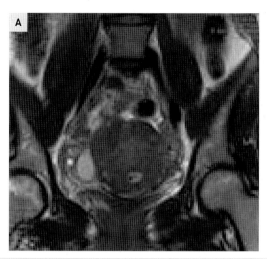
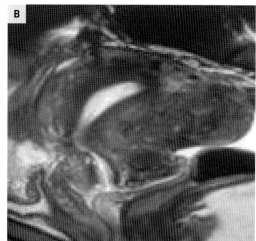

■ **그림 13-1-5. 비정상 MRI소견.** 외부형선근증이 동반된 심부자궁내막증

8. 치료: 완전한 병변의 제거

DIE의 수술치료는 복강경 수술을 하는 것이 빠른 회복과 작은 흉터보다 경미한 수술 후 통증, 해상도 높은 복강경 scope의 발달로 깊고 좁은 골반 병변의 수술 시야 확보 등 개복수술보다 많은 장점이 있다. DIE의 수술적 치료는 약물치료보다 수술 후 6~12개월 뒤 통증호전에 효과적이다.[64] 특히 약물치료에 반응하지 않는 DIE 병변은 수술적 제거가 필수적이다.

수술 시, 병변의 전기적 소작과 절제의 두 가지 방법은 복막의 병변치료에는 동등하게 효과적이나, DIE의 경우는 전기적 소작보다는 반드시 병변의 완전한 절제를 원칙으로 해야 한다.[65] DIE의 수술 치료에 대한 많은 연구 논문을 검토해보면 수술 후 통증과 삶의 질은 현저히 개선되었고, 합병증은 0~3%, 재발율은 5~25%였다.[66] 병변의 완전한 절제를 통한 수술치료가 효과적이며, 많은 환자들이 수술 후 정상적인 삶을 향유하고 있다.

DIE 수술 적응증은 다음과 같다.
- 약물치료에 반응하지 않는 특징적인 통증을 가진 환자
- 골반 방광, 요관, 소화기관, 신경 등을 침투하여 기능적인 장애를 동반하는 환자
- 동반된 난소의 자궁내막종이 직경 3 cm 이상 이거나, 악성종양과의 감별을 요하는 환자
- DIE와 난임의 연관성이 높은 환자
- 난소 염전 또는 난소 파열 등 응급수술을 요하는 환자

주의할 점은 DIE가 진단되었지만 증상이 없는 경우에는 수술을 시행하지 않는다는 것이다. 또한 수술적 치료보다는 내과적 약물 치료가 우선되는 선택이어야 한다.[67] 수술의 성공을 위해 수술 전 호르몬 치료를 하는 것은 권고되지 않는다. 다만 수술을 기다리는 환자가 극심한 통증을 완화시키길 원한다면 사용할 수 있다.[68]

DIE 수술술기의 원칙은 1) 유착을 모두 박리하여 정상적인 골반 해부학적 상태를 복원하고 2) 모든 자궁내막증 병변을 제거하며 3) DIE 병변 주위 섬유화된 조직도 함께 제거하는 것이다. DIE 병변 주위의 섬유화된 조직을 제거해야 하는지에 대해서는 이견이 있다. 섬유화된 주변조직에도 자궁내막증 병변과 여성호르몬 수용체(estrogen progesterone receptor)가 발견되었기 때문에 제거해야 한다고 주장하기도 한다. 반대로, 절제된 경계

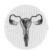

면에 섬유화된 조직은 남겨두고 수술을 마무리 하는 좀 더 보존적인 치료를 하자는 주장도 있다. 이는 주변 신경 및 혈관, 그리고 주변장기 손상을 우려하기 때문으로 생각된다. 하지만 DIE의 재발 감소를 위해 모든 남아있는 현미경적 자궁내막세포들까지 제거되어야 할 필요는 없다는 주장이, DIE 병변의 일부(시각적으로 확인 가능하거나 초음파 검사 소견상 병변이 있지만 유착으로 시진으로는 확인되지 않은 병변)를 남겨두는 불완전한 수술을 하라는 의미는 아니다.[69] 그러므로 환자의 증상이 유착 및 섬유화와 연관이 있는지, 수술 시 제거하는 것이 옳은지는 수술 집도의의 판단에 맡기는 것이 옳다고 생각한다.[70]

가장 어려운 수술은 이전 수술에서 DIE 병변을 남겨둔 경우이다. 마찬가지로 난임시술인 In Vitro Fertilization (IVF)술기 중, DIE 병변을 통과하여 난자를 채취한 경우도 수술진행이 매우 힘들다. 그 이유는 병변을 불완전하게 제거하거나 병변을 자극하는 것은 도리어 병변을 재활성화시켜, 염증과 유착을 더욱 심화시키기 때문이다. 이러한 유착이 심한 병변을 가진 환자의 경우, 집도의는 예상되는 수술의 어려움과 오랜 수술시간을 각오해야 한다. 예를 들면 ischial spine에 유착된 병변, 직장 및 S 결장에 침투된 병변, 이전 수술 및 IVF 시술로 인한 유착이 동반되는 경우에는 수술 시간이 4~5시간을 초과하여 집도의사의 판단력을 흐릴 수 있으니 각별히 유의해야 한다.[71] 따라서 수술 시, 위험을 알리고, 의논할 수 있는 경험 많은 수술조수가 함께 참여하는 팀이 중요하다.

효과적인 수술을 집도하기 위해서는 예를 들어, 수술 중 출혈의 제거 동안에도 골반 강 기복형성을 유지하고 시야를 확보할 수 있는 분당 20 liter 이상의 가스 투입이 가능한 high flow insufflator가 필요하다. 자궁거상기는 자궁의 조작을 위해 그리고 자궁절제술 또는 질벽병변 제거 동안, 가스가 새나가는 것을 방지하기 위해 필요하다. 높은 해상도의 복강경 기구 역시 성공적 수술을 위

한 필수조건이다.

1) 수술의 순서

(1) 복강경 하 시진
복강 내 수술 시작 전 관찰할 사항은 자궁을 기준으로 전방인 방광 및 복막, 자궁, 후방인 자궁후벽 및 자궁경부, 자궁천골인대, 원인대, 직장, 난소, 난소하방의 복막 그리고, 골반의 측벽, 맹장, 회장, 충수돌기, 골반 및 복강의 유착부위, 상복부의 간 및 횡경막까지 병변이 있는지 확인한다.

(2) 시야확보
① 난소의 복벽 고정
난소의 경우 해당 측 골반의 복벽에 고정하여 난소하 복막 박리 및 제거 과정에서 복막하 요관 및 혈관의 안전한 박리를 가능하게 한다. 유착된 난소 또는 자궁내막종을 가진 난소의 경우, 이러한 박리 및 고정은 필수적이다.

② 자궁의 거상
자궁거상기를 이용하는 방법과, 성경험이 없는 여성의 경우, 자궁본체를 봉합사를 가진 큰 바늘로 관통 후, 체외로 견인하여 자궁후벽의 병변들의 시야를 확보하는 방법도 가능하다. 병변이 자궁천골인대, 자궁경부 후벽에 유착되어 있는 경우, 장과 자궁사이의 중간지역에 유착된 남아있는 병변은 자궁거상기를 통해 자궁을 들어 올림으로써 확인 가능하다.

③ 직장 probe (Rectal probe)
자궁후벽과 직장 사이의 Pouch of Douglas의 병변은 심한 유착과 직장의 병변이 동반되는 경우가 있기 때문에, 직장 및 주변 신경, 혈관, 요관 손상을 방지할 안전한 박리를 위해 필요하다.

④ 질후원개의 질벽 조작

Spatula, 술자의 손가락, ring forcep 등 다양한 기구를 이용하여 rectovaginal avascular space, plane을 확인하고 박리하는 것이 수술과정에서 필요할 수 있다.

(3) 병변의 제거 전 유착 및 주변 조직 및 장기의 박리

성공적인 수술을 위해서는 수술조수의 적절한 도움이 필요하다. 왜냐하면, 복막 및 혈관 요관, 직장 및 S자형 결장을 복강경용 기구로 손상을 주지 않고, 잡아서 견인할 수 있는 traction의 강도를 알아 수술을 안정적으로 마무리 할 수 있도록 도움을 주기 때문이다. 따라서 수술 중 이에 대한 대화가 필요하다.

박리에 사용되는 기구는 전기적 열에너지를 사용하는 unipolar or bipolar electrical scissor, hook, forcep, harmonic scalpel 등 다양하다. 복막 박리 시 술자와 조수는 traction and counter traction을 통해 조직을 평행하게 들어주어 박리 중, 복막하 중요 혈관이나 장기 손상을 방지하여야 한다. 술자는 전기적 열에너지를 가진 기구 사용 시, 필요한 최소한의 전기적 열에너지만 주변에 전달되도록 유의해야 한다. 복막을 들어 복막 아래 혈관 및 장기의 손상을 피하면서 박리를 위한 절개를 하도록 주의한다. 정확히 복막의 절단면을 자르면서 주변 장기 손상이 없도록 하기 위한 전기적 열에너지의 강도는 술자의 경험과 선호도에 따라 정해진다

박리는 대부분의 경우, S자형 결장과 골반 측벽의 복막 사이 우측 pelvic brim에서부터 시작한다. 동시에, 유착된 난소를 골반의 측벽에서 박리하고 복벽에 고정하여 시야 및 공간 확보를 하는 것이 필수적이다. 또한, 충분히, S자형 결장의 생리학적인 유착을 박리하여, 과도한 트렌델렌버그 자세 없이도 골반 시야 확보가 용이하게 한다. 박리는 골반의 avascular plane을 정확히 알고 그 공간을 따라서 병변이 집중된 곳으로 진행한다. Para-vesical space, pararectal space, rectovaginal space가 대표적인 공간이다.

제거될 병변과 연관되어 있거나 가까이 있을 때 양측 요관은 박리하여 확인하여야 한다. 요관주위를 박리할 때 요관으로 진행되는 혈관은 가능하면 보존하며, 경우에 따라 ureter tunnel까지 박리하는 경우도 있다.

병변의 후방 경계를 박리한다. Ischial spine, ischio-sacral ligament에 심하게 유착된 경우 조절하기 힘든 과도한 출혈위험성 때문에 박리는 조심스럽게 이루어져야 한다. 직장 병변을 제거하기 위해 pararectal space는 완전히 박리시켜 주변 신경과 혈관을 확인한 뒤 병변으로부터 박리한다. Segmental resection의 경우, retrorectal space의 박리 또한 필요하다.

이러한 과정은 장의 병변을 제거하기 전에 완결되어야 한다.

(4) 각 장기 별 병변 제거

① 난소의 자궁내막종

직경 3 cm 이상의 경우 수술적 제거를 권하며, 자궁내막종 절제술이 자궁내막종의 천공 및 전기적 응고보다 자궁내막종 관련 통증 감소에 효과적이다.[72] 또한, CO_2 laser을 이용한 증기요법보다 자궁내막종 절제술이 재발률 감소에 효과적이다.[73] 양측 난소 자궁내막종의 절제술 후 조기 폐경의 위험도가 2.4% 보고되고 있다.[74] 따라서 조심스러운 박리 및 지혈이 필요하며, 특히 혈관분포가 많은 ovarian hilum에서의 자궁내막종 박리가 힘들 경우에, 그 부분은 최소한의 양극성 전기적 소작만으로 마무리할 수도 있다.[75]

② 자궁천골인대의 DIE

이것은 집도의가 가장 흔히 발견하는 DIE발병 위치이다. 또한 자궁천골인대가 위치하는 주변 조직과 장기에 병변들이 침범하여 더 깊고 크게 진행된다. 집도의가 복강경 수술 시 시진만으로 병변을 판단하여, 병변 주위의 박리를 소홀히 한다면 병변이 남게 될 가능성이 높다. 수술 전 내진 및 질식 초음파, 골반 MRI 검사를 통

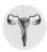

해, 복막하 DIE 병변이 진단되면, 병변 제거 전, 자궁천골 인대 병변 해당 부위의 pararectal space, rectovaginal space 박리 및 공간 확보, 요관과 자궁천골 인대 사이의 박리, 양측 inferior hypogastric nerve, 요관 및 deep uterine vein의 아래 아래아랫배신경얼기(inferior hypogastric nerve plexus), 골반 내장신경(pelvic splanchnic nerve)의 박리 및 확인도 필요할 경우가 있다. 이러한 작업들이 선행된 후, DIE 병변을 제거한다. 병변 주위의 섬유화된 연결조직 또한 제거하도록 한다. 이는 병변의 존재가능성도 있고, 섬유화에 의한 주변 신경의 견인이 통증을 유발하는 하나의 원인일 수 있기 때문이다.

③ 자궁경부 후벽융기의 DIE (Torus uterinus DIE)

양측 자궁천골인대와 이를 연결하는 자궁경부 후벽으로 역시 병변이 흔히 발생하는 위치이다.

또 다른 의미는 병변이 자궁경부와 체부의 장막하 근층까지 침투해 외부형 선근증 또는 심부 선근증 결절로 진행되는 시작점이기도 한다. 따라서 이에 대한 충분한 이해와 수술 전 확인이 없다면, 병변을 남길 가능성이 높은 위치이다. 또한 자궁체부의 근층까지 침범한 경우, 이를 제거하기에 부담을 느껴, 남기는 경우도 있다.

④ 장의 DIE

DIE는 대부분 직장 질간 격벽을 중심으로 발생한다. 따라서 직장 전벽으로의 병변 발생 가능성은 상당하며 발견 시 이에 대한 적절한 처치가 필요하다. 전체 DIE 환자의 20~30%에서 발견되기에 반드시 이에 대한 진단 방법 및 치료 방법에 대한 숙고가 필요하다. 박리과정은 장의 근층뿐만 아니라 점막까지 이루어지는 경우도 있어, 장에 천공이 발생할 수 있다. 그래서 전층의 박리는 점막까지 병변이 확인된 경우에만 하는 것이 적절하다고 생각된다. 장의 근층을 박리할 경우 열손상을 방지하기 위해 cold scissor를 사용하길 권장한다. 장의 병변 박리를 위해 과도하게 지혈하는 것은 피해야 한다. 또한 장

점막의 병변은 제거 후 즉각적으로 봉합하여 장의 천공 시간을 최소화해야 한다. 병변의 장의 장막, 근층, 점막 등, 침투 정도, 병변의 크기에 따라, 또한 병변이 한 곳에만 있는지, 여러 곳에 있는지(unifocal or multifocal), 장 둘레의 50% 이상에 병변이 있어 협착이 심한 경우인지, 항문으로부터 병변의 거리가 어느 정도인지를 고려한 후 수술 방법을 결정해야 한다. 수술 방법은 shaving technique, discoid resection, segmental resection이 있다. 직장의 segmental resection경우 합병증을 간과할 수 없다. 수술 후 합병증은 13.9%이며 재수술 등을 요하는 합병증은 4.6%였다는 보고가 있다.[76] 직장 대장 등의 소화기관 병변의 경우 shaving technique, discoid resection 수술방법으로는 잔존 병변이 남을 수 있고 segmental resection으로는 높은 빈도의 합병증 발생으로 삶의 질을 저하시킬 수 있다. 이러한 상황에서 치료의 효과와 합병증 및 후유증을 신중히 고려하여 판단하여야 한다. 장의 병변이 아닌 수술 중 장 근층의 손상은 running transverse suture로 봉합하고, 직장 전층의 결함은 두 겹의 봉합이 필요하다.

⑤ 방광의 DIE

요로계 침범의 약 90%의 방광 침범이다. DIE의 방광침범은 주로 방광위 복막의 자궁내막증이나 자궁 앞벽의 자궁선근증결정(adenomyotic nodule)이 방광으로 직접 침범하거나, 뮐러씨관의 잔유물(remnants of the Mullerian ducts)에서 발생할 수 있다. 방광의 DIE인 경우 대부분 빈뇨, 요절박, 배뇨곤란 등의 방광자극증상을 나타낸다. 요관의 DIE인 경우 증상은 드물게 나타나며, 요폐증상이나 무증상의 신기능 감소를 보일 수 있다. 방광과 요관이 함께 침범되는 경우도 있으나 드물게 보이며 약 13.6%의 빈도로 보고되고 있다.[77] 요관 침범의 경우 대부분 원위부 요관이 침범되며, 방광 침범의 경우보다 직장이나 구불결장의 침범을 함께 보이는 경우가 더 많다. 요관 침범의 경우 직장이나 구불결장의 침

범이 85%의 경우에 동반되나, 방광 침범의 경우는 50% 정도에서 직장이나 S자 결장의 침범이 동반된다. 내과적 치료는 종종 증상 호전을 가져오지만, 치료를 중단하는 경우 대부분에서 재발을 보인다. 따라서, 증상을 보이는 방광의 DIE의 경우 수술적 치료를 시행하게 된다. DIE의 방광침범은 주로 방광 밖의 병변이 침범해 들어오는 경우이기 때문에 방광경 검사에서 잘 보이지 않을 수 있으며, 방광경을 통한 절제로는 완전 절제가 어렵다. 따라서, 대부분의 경우 부분 방광절제술을 시행하게 된다. 물론, 두 가지 수술 술기를 함께 시행할 수도 있다. 방광 침범에 대한 수술적 치료의 목표는 병변의 완전제거이며, 완전제거가 이루어진 경우 그렇지 못한 경우에 비하여 재발율이 낮음이 보고되었다.[78] 병변이 interureteric ridge에서 2 cm 이내에 위치한 경우에는 ureteral catheter를 삽입한 후 수술하는 것이 도움이 될 수 있다. 대부분의 연구에서 방광의 부분절제는 장기간 증상의 호전을 보이면서 합병증의 발생이 낮은 만족스러운 치료 결과를 보였다. 복강경 수술을 이용한 방광 및 요관 침범에 대한 수술적 치료도 그 빈도가 증가하고 있다. 최근에 18개 연구에 포함된 700례의 요관 침범을 가진 DIE을 포함한 메타분석결과, 요관침범에 치료를 위하여 ureterolysis는 86.7%에서 필요하였고, ureteral resection은 13.3%에서 필요하였다. 수술 중 요관 손상은 1~24%에서 발생하였고, 주요 합병증은 3.2%에서 발생하였으며, 개복수술로의 전환은 3~7%에서 필요하였다. 방광 침범에 대한 수술적 치료로서 방광 부분절제 및 detrusor muscle의 partial-thickness excision을 복강경 수술로 시행한 결과들이 많은 연구들에서 보고되었다. 대부분의 연구에서 낮은 합병증 발생율과 높은 치료 효과를 보였으며,[79] 병변의 완전절제를 시행할 경우 증상의 완전 소실 및 낮은 재발율을 보고하였다. 숙련된 술자의 경우 방광이나 요관 침범이 예상되는 상황이라면 복강경 수술이 우선 고려되어야 하겠다.

⑥ 요관의 DIE

수신증을 일으키는 요관의 병변은 80%는 외부 병변의 압박에 의한 것이다. 나머지 20%는 요관근층에 병변이 있는 경우로 구분하며 전체 요관 자궁내막증의 빈도는 1% 미만으로 보고된다.[78] 수술적 치료는 병변의 위치 및 범위에 따라, 요관 주변의 병변 제거만으로 치료될 수도 있고, 요관 근층의 병변은 관련 요관 절제술 후, end to end ureteral anastomosis with double J catheter insertion 또는 neocystoureterostomy를 시행할 수도 있다.[80]

⑦ 질벽의 자궁내막증

대부분의 재발은 질후원개(posterior fornix)의 질벽에서 발생하기 때문에, 질벽 DIE 병변의 경우에는 수술 시 완전한 제거가 필요하다. 질벽의 병변을 제거하기 위해 질을 직장으로부터 박리하는데, 이때 자궁경부로 진입하는 것을 피한다. 질벽의 박리는 질후원개(posterior fornix)를 확인가능한 spatula 같은 기구가 있다면 더 용이하다. 작은 자궁내막증의 낭성병변이 보이면 질의 점막 조직에 가깝다는 것을 의미하며 질벽 천공 시 봉합한다.

(5) 골반 내 확인

골반과 상복부의 관찰을 통해 병변의 잔존 유무, 출혈 유무를 확인하는 작업이 필수적이다. 또한, 장이나 방광의 병변을 제거하는 수술과정이 없었다 하더라도 방광 및 직장의 천공, 약해진 근층을 확인하기 위해, methylene blue를 이용하여 손상부위를 확인하는 작업을 반드시 시행한다.

(6) 통증 조절을 위한 골반의 신경치료

통증 조절을 위한 골반의 신경치료인 laparoscopic uterosacral nerve ablation (LUNA)은 효과가 없는 것으로 보고된다.[81] Presacral neurectomy는 DIE 수술적 치료 후 보조적인 통증 조절을 위한 효용성은 있다. 특히 골반 중앙의 통증이 심한 경우 효과적이다.[82]

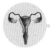

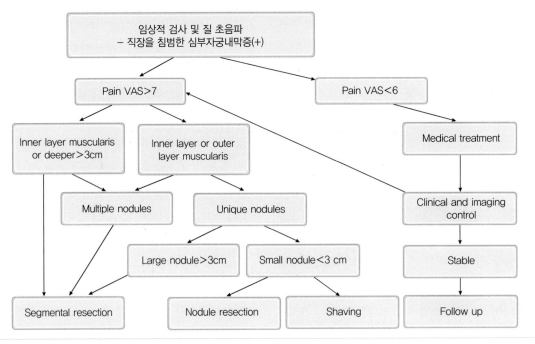

■ 그림 13-1-6. 소화기관(직장 및 구불창자)의 DIE의 치료 지침

(7) 자궁내막증 관련 통증치료를 위한 자궁절제술

자궁내막증 관련 만성 골반통을 가진 환자에서 자궁절제술은 효과적이나 일부 환자에서는 그렇지 않았다. 이러한 경우 자궁내막증이 통증이 주원인인지와, 동반된 소견인지에 대한 감별이 필요하다. 난소를 보존할 경우, 통증이 재발할 위험이 그렇지 않은 경우보다 8배나 높다는 보고도 있기 때문에 임신을 원치 않고, 다른 보존적인 치료법에도 효과적이지 않다면 난소절제술을 시행할 수도 있다.[83]

2) 수술관련 숙고 사항

(1) 소화기관의 DIE 절제술

장의 discoid excision이나 segmental resection은 논쟁거리이다. 구불창자의 절제술 후 leakage는 1% 미만이며, 장기간의 합병증 및 부작용은 거의 발생하지 않는다. 그러나 하부 직장의 절제술 후 leakage는 15% 이상이며, 장, 방광기능저하, 부부관계 시의 문제를 각각 30%, 30%, 그리고 40% 동반한다.[84] 전 세계적으로 보고된 자

궁내막증으로 인한 장의 절제술은 2000건 이상이다. 그러나 명확한 수술 적응증은 기록되어 있지 않으며, 절제된 장의 길이도 5~25 cm까지 다양하다. 또한 수술시간도 최대 8시간까지 기록되어 있다. 그러나 수술 후 성생활 등의 삶의 질 저하와 연관된 기록은 현재까지 없다.[85] 그림 13-1-6은 장에 침범한 DIE의 수술 지침을 소개한 것이다.[86]

(2) 재발 최소화를 위한 수술 술식

임상에서 가장 많이 겪게 되는 곤란한 상황은 병변의 완전한 제거가 이루어지지 않아 재발되는 것이다. 이는 이전 수술방식이 무엇이었나에 따라 다르다.[87] 난소의 자궁내막종의 수술 방식 중 낭종절제술이 배액 및 병변의 전기응고술보다 재발율이 낮다고 보고되고 있다.[88] 또한 얼마나 자궁내막증 병변을 완벽히 제거했나에 따라 재발율이 차이가 있다.[89] 난임과 연관된 유착 및 복막표면의 병변을 기준으로 한 분류시스템으로는 통증의 수술 전후를 예측하기 어렵다. r-ASRM 분류방식으로 분류 후,

표 13-1-2. 복강경 복막절제술 및 DIE 병변의 제거 원칙

범위(range of pelvic peritonectomy)
- Upper limit - upper adhesion line between rectum and posterior surface of uterus.
- Lower limit - clean avascular rectovaginal space
- Lateral limit - ovarian ligament, infundibulopelvic ligament
- Medial limit - Lateral margin of rectum

적응증
- Stage 4 severe advanced endometriosis
- DIE with posterior cul-de-sac complete obliteration
- DIE diagnosed by TVS, MRI (cannot detect by inspection)
- Recurred or not completely removed residual DIE

수술한 경우 DIE 병변을 제거하지 못해 36%에서 부가적인 수술이 필요했다는 보고도 있다.[90] DIE 병변을 가진 환자를 복막하 병변의 범위 및 깊이에 따라 분류하고 광범위하게 복막 및 병변을 제거한 경우에만, 확연한 통증의 감소가 있었다.[91] 특히 가장 흔한 DIE 병변인 양측 자궁천골인대 및 직장 질간 격벽의 병변에서, posterior cul-de-sac 전체 복막 및 복막하 병변을 제거하는 광범위 절제술을 시행한 결과 통증의 확연한 감소 및 재발율의 감소가 있다는 보고가 있다.[92] 자궁과 직장사이의 맹낭을 중심으로 DIE이 발병한 경우의 수술 범위와 적응증을 표 13-1-2에 요약하였다.

(3) 난임과 연관된 DIE의 수술적 치료

Stage III/IV EMS인 난임 여성은 자연 임신율 향상을 위해 기대요법 대신 수술을 고려할 수 있다. 특히 난소 자궁내막종이 3 cm 이상일 경우 수술적 치료를 권고한다. 난소 자궁내막종 수술은 낭종절제술이 배액 및 병변의 전기응고술보다 자연 임신율이 높다.[93] 반면 인공수정술이 예정인 자궁내막종 난임 환자의 경우 낭종절제술을 먼저 하는 것은 임신율 향상에 도움이 되지 않는다. 그러므로 이러한 환자들은 통증이 있거나, 난자 채취가 어려운 경우에만 절제술을 먼저 고려하는 것이 좋다.

극심한 통증이 동반된 경우에는 수술적 치료가 우선이다. 단 유착을 최소화하는 출혈의 최소화, 전기적 열사용 및 봉합 등 골반 내 조직의 조작을 최소화하는 것을 원칙으로 한다. 현재까지 revised ASRM 분류에 의한 stage 1, 2의 자궁내막증은 수술 후 임신이 증가하였다.[94]

DIE의 경우 환자의 통증 치료에 매우 효과적이나 수정율 향상이 있는지는 논쟁이 되고 있다.[95] 진행된 DIE 환자에서의 수술적 치료는 기대적 관리보다는 자연임신의 효과가 높다는 보고가 있다.[96] 그러나 수술 전, 후 자연임신을 원하는 경우에는 호르몬 치료는 도움이 되지 않는다.[97]

(4) 수술 후 유착방지

많은 유착 방지를 위한 barrier, fluid, pharmacologic agent가 있으며 다음과 같다. Oxidised regenerated cellulose (Interceed), polytetrafluoroethylene surgical membrane (Gore-Tex), fibrin sheet, sodium hyaluronate and carboximethycellulose combination (Seprafilm), polyethylene ovide and carboxymethlcellulose gel (Oxiplex), steroid, dextran, icodextrin 4% (Adept), hyaluronic acid product and polyethylene glycol hydrogel (SprayGel). 이들에 대한 유착 방지 효과에 대한 객관적인 조사는 드물지만, 최근 Oxidised regenerated cellulose (Interceed)가 자궁내막증 수술 후 유착 방지에 효과적이라는 보고가 있다.[98]

3) 장기 절제를 포함하는 수술

(1) Sigmoid or rectal resection for DIE

DIE은 자궁내막증의 가장 심각한 형태이며, 종종 직장과 S자 결장을 침범한다. 자궁내막증이 장을 침범하는 경우는 3.8~37% 정도로 보고되어 있으며, 소장부터 항문까지 어느 부위든 침범이 가능하지만, 직장과 S자 결장이 가장 흔히 침범된다. 한 보고에 따르면, 장을 침범한 전체 자궁내막증 중에서, 직장과 직장결장연결부위 (rectosigmoid junction)를 침범한 경우가 65.7%, S자 결장을 침범한 경우가 17.4%, caecum과 ileocecal junction

을 침범한 경우가 4.1%, 맹장을 침범한 경우가 6.4%, 소장을 침범한 경우가 4.7%, 대망을 침범한 경우가 1.7%로 보고되었다. 직장과 S자 결장을 침범한 경우, 설사, 배변곤란, 배변통, 복통 등의 증상을 나타낸다. 직장과 S자 결장을 침범한 DIE의 치료는 어려우며, 내과적인 치료는 증상을 줄여주는 역할을 할 뿐 질환을 완치하지는 않는다. 가장 효과적인 치료는 침범된 직장과 S자 결장의 부분절제(segmental resection)이다.

직장과 S자 결장을 침범한 DIE의 수술적 치료는 다양하게 이루어질 수 있다. 장막만 침범된 경우라면 병변을 얇게 벗겨내는 shaving을 할 수도 있고, 조금 더 깊이 침범된 병변에 대해서는 장천공을 일으키지 않으면서 superficial excision을 시행할 수도 있다. 점막까지 침범된 경우에는 병변의 크기가 작다면 full-thickness disc excision을 시행할 수 있다. 이보다 더 광범위한 병변의 경우에는 segmental resection이 필요하다. 이러한 수술 기법의 선택은 장침범의 깊이 및 크기, 시술자의 수술술기 및 기호 등에 의해 이루어진다.

최근까지 발표된 49건의 연구에서 DIE으로 직장과 S자 결장의 부분절제를 시행받은 2036명의 환자를 포함한 메타분석에서 이러한 수술의 결과가 보고되었다. 수술 후 심각한 합병증으로, rectovaginal fistula가 2.7%, anastomotic leakage가 1.5%, abscess가 0.34% 보고되었다. 수술 후 자궁내막증 관련 통증의 감소는 대부분의 연구에서 보고되었고, 삶의 질 또한 대부분의 연구에서 수술 후 향상되었음이 보고되었다. 임신율은 연구에 따라서 23~57%로 보고되었고, 4년 내 누적임신율은 58~70%로 보고되었다. 수술 후 2년 이상이 경과한 시점에서 자궁내막증의 재발율은 5~25%였으며, 대부분의 연구에서 10%로 보고하였다.

복강경 수술 기구와 수술 술기의 발전에 따라서, 직장 및 S자 결장을 침범한 DIE의 수술적 치료에 복강경 수술을 이용하는 경우가 늘고 있다. 최근의 메타분석 연구는 6개 연구에서 보고한 복강경 수술을 이용한 직장 및

S자 결장 절제수술(n=823) 혹은 full-thickness discoid resection (n=207)을 시행받은 1147명의 환자 중 19례는 로봇 수술이었다. 개복수술로의 전환은 2.2%에서 필요하였으며 수술 부위는 직장이 810례로 가장 많았고, S자 결장 11례, 직장 및 S자 결장이 46례였고, 나머지에서는 보고되지 않았다. 수술 후 합병증은 8.7%에서 보고되었는데, anastomotic leakage가 25%, rectovaginal fistula가 18%, 출혈이 13%에서 발생하였다. 수술 후 자궁내막증 관련 통증이 완전히 사라진 경우는 29%였고, 통증 호전을 보인 경우는 70%였으며, 1%만이 통증의 개선이 없었다고 하였다. 수술 후 증상의 재발은 9.8%에서 보고되었다. 최근까지 보도된 많은 연구 결과들에서 복강경 수술을 이용한 sigmoid and rectal resection이 안전하고 가용성이 뛰어난 것으로 알려졌다. 따라서, DIE의 수술적 치료에서도 sigmoid and colon resection이 예상되는 상황이라면 복강경 수술이 우선적으로 고려되어야 한다.

(2) Bladder and ureter resection for DIE

DIE의 요로계 침범은 매우 드물게 일어나며, 자궁내막증의 1~2%에서 나타난다. 요로계 침범의 약 90%의 방광 침범이다. DIE의 방광침범은 주로 방광위 복막의 자궁내막증이나 자궁 앞벽의 자궁선근증결절(adenomyotic nodule)이 방광으로 직접 침범하거나, 뮐러씨관의 잔유물(remnants of the Mullerian ducts)에서 발생할 수 있다. 방광의 DIE인 경우 대부분 빈뇨, 요절박, 배뇨곤란 등의 방광자극증상을 나타낸다. 요관의 DIE인 경우 증상은 드물게 나타나며, 요폐증상이나 무증상의 신기능 감소를 보일 수 있다. 방광과 요관이 함께 침범되는 경우도 있으나 드물게 보이며 약 13.6%의 빈도로 보고되고 있다. 요관 침범의 경우 대부분 원위부 요관이 침범되며, 방광 침범의 경우보다 직장이나 S자 결장의 침범을 함께 보이는 경우가 더 많다. 요관 침범의 경우 직장이나 S자 결장의 침범이 85%의 경우에 동반되나, 방광 침범의 경우는 50% 정도에서 직장이나 S자 결장의 침범이 동반

된다.

내과적 치료는 종종 증상 호전을 가져오지만, 치료를 중단하는 경우 대부분에서 재발을 보인다. 따라서, 증상을 보이는 방광의 DIE의 경우 수술적 치료를 시행하게 된다. DIE의 방광침범은 주로 방광 밖의 병변이 침범해 들어오는 경우이기 때문에 방광경 검사에서 잘 보이지 않을 수 있으며, 방광경을 통한 절제로는 완전 절제가 어렵다. 따라서, 대부분의 경우 부분 방광절제술을 시행하게 된다. 물론, 두 가지 수술 술기를 함께 시행할 수도 있다. 방광 침범에 대한 수술적 치료의 목표는 병변의 완전제거이며, 완전제거가 이루어진 경우 그렇지 못한 경우에 비하여 재발율이 낮음이 보고되었다. 병변이 interureteric ridge에서 2 cm 이내에 위치한 경우에는 ureteral catheter를 삽입한 후 수술하는 것이 도움이 될 수 있다. 대부분의 연구에서 방광의 부분절제는 장기간 증상의 호전을 보이면서 합병증의 발생이 낮은 만족스러운 치료 결과를 보였다.

요관은 자궁내막증의 요로계 침범 중 두 번째로 흔한 부위이다. 요관 침범의 경우 치료의 목적은 요폐쇄의 해소와 신기능 보존 및 재발 방지이다. 내과적인 치료는 자궁내막증 조직의 감소는 가져올 수 있으나 자궁내막증 침범으로 인해 진행된 조직의 섬유화 및 요폐쇄 현상은 해소하지 못한다. 또한, 치료를 중단한 경우 대부분 증상의 재발을 가져오게 된다. 따라서, 증상이 있거나 요폐쇄의 소견이 보이는 경우에는 수술적 치료를 시행하여야 한다.

수술적 치료 술기는 침범된 길이가 3 cm 미만인 경우나 iliac vessel 보다 상부 요관이 침범된 경우, 그리고 요폐쇄를 보이지 않는 경우에는 유착요관박리술을 고려할 수 있으며, 침범된 길이가 3 cm보다 길거나, iliac vessel보다 하부 요관이 침범된 경우, 그리고 요폐쇄를 보이는 경우에는 요관 절제술을 시행하는 것이 바람직하다. 요관 절제술의 경우 복원수술은 상황에 따라서 ureteroureteral anastomosis, ureteral reimplantation 혹

은 psoas hitch를 고려할 수 있다.

복강경 수술을 이용한 방광 및 요관 침범에 대한 수술적 치료도 그 빈도가 증가하고 있다. 최근에 18개 연구에 포함된 700례의 요관 침범을 가진 DIE을 포함한 메타분석결과, 요관침범에 치료를 위하여 유착요관박리술은 86.7%에서 필요하였고, 요관 절제술은 13.3%에서 필요하였다. 수술 중 요관 손상은 1~24%에서 발생하였고, 주요 합병증은 3.2%에서 발생하였으며, 개복수술로의 전환은 3~7%에서 필요하였다. 방광 침범에 대한 수술적 치료로서 방광 부분절제 및 배뇨근의 부분절제를 복강경 수술로 시행한 결과들이 많은 연구들에서 보고되었다. 대부분의 연구에서 낮은 합병증 발생율과 높은 치료 효과를 보였으며, 병변의 완전절제를 시행할 경우 증상의 완전 소실 및 낮은 재발율을 보고하였다. 숙련된 술자의 경우 방광이나 요관 침범이 예상되는 상황이라면 복강경 수술이 우선 고려되어야 하겠다.

4) 수술 후 환자의 관리

항생제는 질벽이 천공된 경우 한 번의 주사처방이 주어지나, 장의 전층이 절제되는 경우에는 7일간의 처방이 주어진다. 장의 근층만 손상된 경우 한 겹의 봉합술이, 전층이 결손된 경우 두 겹의 봉합술이 필요하며, 2~3일간의 금식 후 죽을 먹도록 권장한다. DIE 수술은 특히 병변이 크고 직장 측벽의 pararectal space를 깊이 침투하여 방광과 연관된 골반 내 비장 신경의 손상 가능성이 높아지면 방광 기능저하라는 합병증이 발생할 수 있기에 주의해야 한다.[100]

방광 내 소변의 저류는 수주 내에 해결되나, 드물게 9개월이 지나 회복되기도 한다. 영구적인 방광 기능 손상을 방지하기 위해 양측의 병변 중 한쪽의 일부 병변을 남겨 양측의 신경 모두가 손상되지 않도록 하는 판단을 할 수도 있다. 배뇨장애를 호소하는 경우에는 수술 시 손상 받은 정도에 따라 충분한 기간 동안의(2~7일간) 도뇨장치를 해야 하며 이후 자가 배뇨 훈련 후 퇴원하도

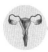

록 한다.

진행된 DIE 수술은 요관 및 장의 손상 및 절제술 가능성이 높아 1주간 주의 깊게 관찰할 필요가 있다. 그 시기 동안 대부분의 요관 천공이나 장 천공이 발생하기 때문이다. 특히 장의 천공은 치명적이어서 즉각적인 진단 및 치료가 필요하다. 장 천공 확인을 위한 복부 CT가 도움이 되지만 무엇보다도 의심되는 경우 즉각적인 진단 복강경 수술을 주저하지 않았으면 한다. 천공 후 24시간 이내라면 장 천공 부위의 봉합 및 복강 내 세척으로 마무리될 수 있지만, 아직은 의미 있는 수준의 경험은 아니다. 24시간이 경과한 경우, 인공항문형성술을 한다.

요관 천공의 경우 복강경 직접 천공부위를 보면서 Double J stent를 적절히 삽입해야 하고 봉합이 필요할 수 있다. 복강경하 시진 없이 stent를 삽입한 경우 50%이상의 경우에서 요관 천공이 치료되지 않았다. 반드시 복강경하 시진 중 stent을 삽입하도록 주의한다.[101]

또 다른 합병증으로는 직장질간누공(rectovaginal fistula), 요관질간누공(ureterovaginal fistula)의 발생이다. 방광질간(vesicovaginal), 요관질간(ureterovaginal) 누공은 복강경 수술로 즉각적인 치료가 가능하지만, 직장질간누공은 최소 6주 후, 누공의 자연적인 닫힘이 이루어졌는지 확인 후 남아 있다면 질식봉합 또는 복강경 봉합이 이루어져야 한다. 강조할 내용은 DIE 수술 후 환자는 매우 엄격하게 근접관리되어야 하며, 출혈, 감염, 요관 및 장의 천공, 직장질간, 요관질누공 등의 합병증은 조기의 복강경 수술로 치료해야 한다. 그러나 2주 이상 지나서 합병증이 발생 시 15일에서 45일 사이에 재수술을 하는 것의 위험성과 환자의 상태를 고려하여 결정해야 하며 가능하다면 피한다.

5) 수술 후 결과

수술환자의 대부분에서(80~90%) 통증이 사라졌고, 자연 임신율은 50~60%였다. 이러한 결과를 얻기 위해서는 DIE 병변의 크기 위치 범위를 수술 전에 정확히 알고, 수술 중 유착 박리 및 광범위한 병변의 절제가 전제조건이 되어야 한다. 한편 수술 후 유착은 예상보다 심했다. r-ASRM 분류를 바탕으로 한 복강경하 유착 박리 및 병변의 절제술 후 재발율은 수술 후 2년 뒤, 5년 뒤 21. 5%, 40~50%로 보고되고 있다.[102]

9. 결론

DIE는 진단도, 치료도 어렵다. 그러나, 항상 환자의 통증과 연관된 병변은 있다는 믿음을 가지고, 질병을 깊이 이해하도록 노력하며 위에서 언급한 수술 전 검사법인 질초음파검사와 골반 MRI 검사 및 해석에도 익숙해지면 난소 자궁내막종이 동반되지 않는다 하더라도 진단이 가능할 것이다. DIE를 연구하는 선생님들이 함께 모여 골반신경, 혈관의 해부학에 익숙해지도록 공부하며, 다양한 사례들의 수술적 치료 경험을 공유하는 시간을 가지고 꾸준히 연구해 나간다면, 자신의 수술적 치료에 대한 신뢰도 커질 것이라 생각한다. 수술적 치료의 숙달이 힘들어서인지, 미국도 브라질도 제대로 진단되지 않은 DIE 환자가 많을 것으로 추정되지만, 이를 진단하고 수술적으로 치료하는 선생님들은 매우 적다. 한국의 경우도, 정확한 진단 및 수술이 필요한 DIE 환자가 많을 것으로 생각되기에 앞으로 더욱 연구 노력이 필요한 분야이다. 이제까지 원인 모르는 생리통이나 만성골반통으로 여겼던 많은 DIE 환자들의 고통을 해결해줄 수 있는 새로운 여성질환의 영역이다.

II. 망절제술(Omentectomy)

1. 해부 구조

1) 망(Omentum)

망(omentum)은 크게 대망(greater omentum)과 소망(lesser omentum)으로 구분되는데, 소망은 간과 위의 소만곡(lesser curvature of the stomach)을 연결하며 십이지장 상단 2 cm까지 연결된다. 소망은 간 좌엽의 후방(posterior)에 위치하며 간의 정맥관인대(ligamentum venosum)의 틈새(fissure)와 간문(porta hepatis)에 연결되어 있다. 소망은 두층의 복막으로 구성되어 있으며 간위인대(hepatogastric ligament), 혹은 간십이지장인대(hepatoduodenal ligament)로도 불린다. 간위인대를 구성하는 두 층 사이로는 간문맥(portal vein), 간동맥(hepatic artery), 담관(bile duct)이 위치하고 있으며 이들은 간위인대의 자유변(free edge)을 따라 주행한다. 간문맥은 전형적으로 간동맥과 총담관(common bile duct)의 후방에 위치한다.

대망은 위의 대만곡(greater curvature of the stomach)과 횡행결장(transverse colon)에 앞치마와 같이 걸려 있으며 두 층의 혈관과 지방 조직으로 구성된다. 각각의 지방층은 두 층의 복막층을 가지고 있다; 따라서 대망은 총 4개의 복막층을 갖게 되며, 그 사이에 잠재적인 공간을 가지고 있다. 대망은 위의 대만곡과 횡행결장, 비장, 횡경막과 연결된다. 하지만 길이와 지방조직의 양은 개인 간의 차이가 있을 수 있다. 위결장인대(gastrocolic ligament)는 위와 횡행결장을 이어주는 대망의 일부분이다. 위비장인대(gastrosplenic ligament)는 위결장인대의 좌측에 위치하며 위와 비장을 연결하고 있다.

대망과 소망은 위, 간의 미상엽(caudate lobe), 그리고 횡행결장간막(transverse mesocolon)과 함께 작은복막주머니(lesser sac)의 전벽(anterior wall)을 구성하고 있다. 작은복막주머니는 췌장의 전방과 십이지장의 후복막 부위에 위치한 해부학적공간이다. 윈슬로 대망공(epiploic foramen of Winslow)은 Morison's pouch에서 작은복막주머니로 연결되는 해부학적 창으로, 이 윈슬로 대망공의 경계는 간십이지장인대의 가장자리와, 대정맥과 간의 경계가 되는 복막, 대정맥을 덮는 복막, 십이지장이다. 작은복막주머니는 전형적으로 췌장으로로 접근하거나 전체 대망절제수술을 시행함으로써 접근 가능하다. 이를 위한 가장 쉬운 방법은 위결장인대를 위장으로부터 절제하거나, 대망의 후면(posterior leaf)을 횡행결장으로부터 절개하는 것이다.

2) 망의 혈관계(Vasculature of the omentum)

대망은 좌우측의 위대망동맥(gastroepiploic artery)으로부터 형성되는 위대망동맥궁(gastroepiploic arcade)의 여러 혈관 가지(branch)에서 혈류 공급을 받고 있다. 우측 및 좌측 위대망동맥은 각각 위십이지장동맥(gastroduodenal artery)과 비장동맥(splenic artery)에서 기시된다. 위대망동맥은 우측, 중간, 좌측 대망동맥(omental artery)를 공급하고 있으며, 이들은 망의 후면(posterior leaf)으로 주행한다.

2. 망에 대한 수술

망의 전체 또는 부분을 절제하는 것은 일반적으로 난소암 종양감축수술 술기의 한 부분이다. 진행성 난소암의 경우 대망전이가 흔하며, 큰 사이즈의 omental cake을 종종 볼 수 있다. 이러한 대망 종양은 많은 경우에 횡행결장에 유착된 경우가 흔하다. 하지만 대부분의 경우 횡행결장에서 대망 조직을 벗겨내는 것이 가능하므로 유착된 경우라 하더라도 망을 횡행결장에서 벗겨내는 시도가 중요하다.[1-4]

1) 망절제술(Omentectomy)

결장하망(infracolic omentum)에만 종양 침윤이 있는 경우에는 횡행결장으로 연결된 대망 후엽(posterior leaf)의 reflection 경계부위를 절개해나가면서 망절제술을 시작할 수 있다. 이때 횡행결장을 꼬리 방향(caudal direc-tion)으로 돌리면 아래쪽의 위결장인대(inferior gastro-colic ligament)를 노출시킬 수 있다. 이러한 방법을 통해 결장하망을 오른창자굽이(hepatic flexure)에서 비장굴곡(splenic flexure)까지의 횡행결장으로부터 분리할 수 있다. 양측 망의 혈관 가지들은 clamp를 이용하여 분리하고 결찰한다. 주요 혈관 사이의 망혈관가지(epiploic vas-cular pedicle)와 중간 망동맥과 망정맥(middle omental artery and vein)은 순차적으로 분리, 결찰하여 완전히 절제한다. 혈관 가지들을 다루는 데에 있어서는 ligat-ing dividing stapler (LDS) 또는 혈관 결찰 기구(vessel-sealing device, e.g., LigaSure™, harmonic scalpel, thunderbeat etc.)를 이용할 수 있다. 만약 망조직이 전복벽에 유착되어 있는 경우에는 종양 침윤 부위 주변을 절개하여 후방 곧은 근막(posterior rectus sheath)을 곧은 근(rectus muscle)으로부터 분리하고 대망과 함께 일괄절제(en bloc resection) 할 수 있다.

만약 종양침윤 정도가 심할 경우에는 위결장 인대절제를 포함하여 전대망절제술(total omentectomy)을 시행한다. 이 술기는 결장하망절제술(infracolic omentec-tomy)과 유사하게 횡행결장과 대망 후면부의 경계를 절개하면서 시작할 수 있다. 이를 통해 작은복막주머니로 들어갈 수 있으며 공간을 넓게 만들고, 대망을 오른창자굽이에서 비장굴곡까지의 횡행결장으로부터 분리한다.

위결장인대는 후면의 중간 결장 동맥(middle colic ar-tery)이 포함된 횡행결장의 장간막(transverse mesocolon)부터 조심스럽게 분리한다. 가장 적절한 절개면은 횡경막결장인대(phrenocolic ligament), 비장결장인대(spleno-colic ligament)를 절개한 후 비장굴곡을 mobilizing하고 위 대만곡의 좌측 바닥면에서 시작하여 찾을 수 있다.

위결장인대가 횡행결장의 장간막에서 완전히 분리되

고 작은복막주머니가 적절히 노출되면 위대망동맥궁에서 기시된 혈관가지를 분리 결찰함으로써 망조직을 위대만곡으로부터 절제할 수 있다. 만약 종양이 위의 대만곡으로 침윤된 경우에는 좌측 위동맥(left gastric artery)에서 위의 대만곡으로 위벽의 혈관 네트워크를 통해 적절한 혈류를 공급하므로 위그물막 혈관계는 희생할 수 있다.

결찰부위가 위벽을 누르는 경우에는 관통봉합(trans-fixion stitch)을 통해 결찰부위를 안정화시킬 수 있다. 전대망절제술 시행 후에는 위의 팽만과 결찰부위의 풀림을 방지하기 위해 수술직후에는 일시적으로 위를 감압시키는 것이 바람직하다.

만약 작은복막주머니가 부분적으로 막혀있다면 윈슬로우 구멍을 통해 접근이 가능하다. 이 구멍을 통해 촉지 함으로써 불명확한 절개면을 여는 데 도움을 받을 수 있다. 때로 대망의 omental cake으로 인해 절개면을 찾기 힘들고 횡행, 상행, 또는 하행결장으로부터 망조직을 절제하기 힘든 경우가 있을 수 있다. 이러한 경우에는 망과 침윤된 결장을 일괄절제(en bloc resection)하는 것이 바람직하다. 만약 이 또한 힘들다면, 비장굴곡을 절개하고 작은복막주머니로 접근하는 것이 바람직하다. 종양이 때로 비장굴곡까지 확장되어 있는 경우에는 이 방법이 힘들 수 있으며, 접근 시 비장이 손상될 수 있으므로 수술의는 망조직이 비장으로 연결되어 있는 구조를 충분히 숙지할 필요가 있다.

위와 같은 수술 기법을 이용한 로봇 망절제술에 대한 수술 동영상을 첨부한다.

동영상 13-2-1 https://youtu.be/bVdrta3DLZM

동영상 제목 **Robot assisted omentectomy**

III. 비디오 내시경 서혜부 림프절절제술
(Video endoscopic inguinal lymphadenectomy)

1. 외음부암 개요

외음부암(vulvar cancer)은 미국 여성에서 발생하는 전체 암종의 0.4%, 부인암의 3~5%를 차지하는 드문 암이며, 외음부암의 경우 매년 6,190명이 새로이 진단받고, 1,200명이 이 질환으로 사망하고 있다.[1] 이는, 인구 100,000명의 여성당 2.5명의 발생과 0.5명의 사망에 해당한다. 한국 여성에서는 2013년 136명이 외음부암으로 진단 받았으며(전체 암종의 0.1%), 연령표준화유병율은 인구 100,000명의 여성당 2.2명으로 보고되었다. 여성의 평생 외음부암 발생율은 약 0.3%이고 65세 이상의 고령 여성에서 호발한다.[2]

외음부암 전체의 5년 생존율은 71.0%으로 보고되고 있다. 진단 당시 원발부위에 국한된 경우가 59%, 국소 전이를 동반한 경우가 30%, 원격 전이를 동반한 경우가 6%이며, 각각의 5년 생존율은 86.3%, 53.3%, 18.6%이다. 외음부암의 발생 위험인자로 인유두종바이러스(HPV), 자궁경부암 또는 자궁경부전암병변의 병력, 인간면역결핍 바이러스(HIV) 감염으로 인한 후천성면역결핍 상태, 흡연, 지속적인 외음부 가려움증 또는 작열감 등이 알려져 있다.

2. 외음부암 치료

외음부암 치료에 있어 수술은 중추적 역할을 한다. 근치적 외음부 절제술과 양측 서혜부 림프절 및 골반 림프절 절제술은 외음부암의 생존율을 향상시켰으나, 상처 파열, 림프부종, 감염, 비뇨기 또는 성적 기능 장애와 같은 심각한 수술 후 합병증을 초래하였다. 방사선치료는 림프절전이가 확인된 경우 수술 후 요법으로 또는 수술적 절제가 불가능한 경우 일차치료로서 고려될 수 있다. 진행성 외음부암의 경우 동시항암화학방사선치료가 효과적이다.[3]

1) 서혜부 림프절절제술

서혜부 림프절절제술(inguinal lymph node dissection)은 외음부암의 수술적 치료 일환으로 시행된다. 1912년 Basset 에 의해 처음 소개된 이래, 기존의 고식적인 서혜부 림프절절제술은 서혜부 피부를 절개하여 얕은 서혜부 림프절(superficial inguinal lymph nodes)과 깊은 서혜부 림프절(deep inguinal lymph nodes)을 일괄절제로 제거하게 된다.

얕은 서혜부 림프절은 대퇴부 안쪽의 대퇴 혈관을 덮고 있는 Camper's fascia 밑에 위치하고 있다. 얕은 서혜부 림프절은 위쪽으로는 inguinal ligament, 바깥쪽은 sartorius muscle, 안쪽은 adductor longus muscle 경계로 둘러싸여 있다.

깊은 서혜부 림프절은 대퇴 정맥 안쪽과 cribriform fascia 밑에 위치하고 있다. 깊은 서혜부 림프절 중 가장 위쪽-inguinal ligament의 아래에 위치하는 림프절은 Cloquet's node라고 불리는데, 이것은 외장골 림프절의 끝단으로 간주할 수 있다.

2) 비디오 내시경 서혜부 림프절절제술

기존의 고식적인 서혜부 림프절절제술의 주요한 합병증으로 수술 후 상처의 파열, 림프낭종 및 림프부종 발생이 있다. 이들 합병증은 30~50%까지 보고되고 있다. 이를 감소시키기 위한 대안으로, 내시경을 이용한 서혜부 림프절절제술이 개발되었다.

2003년 Bishoff 등이 음경암에서 내시경을 이용한 서혜부 림프절절제술을 최초로 발표한 바 있으며,[4] 2006년 브라질의 Tobias-Machado 등이 음경암 환자의 서혜부에 직접 투관침을 삽입하고 CO_2 가스를 주입하여 복강경 수술 기구를 진입시켜 "비디오 내시경 서혜부 림프절절제술(video endoscopic inguinal lypmhadaenectomy, VEIL)"의 개념을 소개하였다.[5]

외음부암에서는 2011년 Xu 등이 최초로 복강경을 이용한 서혜부 림프절절제술을 발표하였다.[6] 하지만 이것은

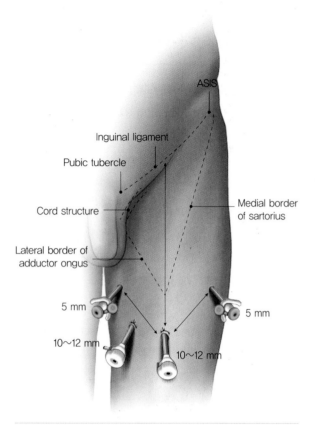

■ 그림 13-3-1. 비디오 내시경 서혜부 림프절절제술 기구 삽입 위치

VEIL과 다르게 복강으로 진입하는 것이었고, 외음부암에서 진정한 의미의 VEIL은 Naldini 등이 2014년 최초로 발표하였다.[7]

구체적인 VEIL의 수술 방법은 다음과 같다: 환자의 자세는 기존의 고식적인 서혜부 림프절절제술 때와 동일하다. 환자의 대퇴부 피부에 지표들을 표기함으로써 내시경 투관침 삽입 시 유용하게 사용한다. 먼저, anterior superior iliac spine과 pubic tubercle을 연결하여 역삼각형의 한 변이 된다. 그 다음, sartorius muscle의 안쪽 경계와 adductor longus muscle의 바깥쪽 경계를 각각 선으로 그어 만나는 지점을 역삼각형의 꼭지점으로 삼는다. 이 꼭지점으로부터 3 cm 원위부를 내시경 카메라를 삽입하기 위한 투관침 위치로 하여 피부절개를 한다(그림 13-3-1). 손가락을 이용하여 Scarpa's fascia 밑의 피하

지방 층을 박리한다. 내시경 카메라 투관침을 삽입하고 CO_2를 15 mmHg 압력으로 주입한 후 두 개의 투관침을 각각 카메라 투관침 안쪽과 바깥쪽에 위치시킨다. 추가적인 투관침을 카메라 투관침과 안쪽 투관침 사이에 위치시킬 수 있다. 이후 복강경 기구를 넣어 Camper's fascia 깊이에서 inguinal ligament 위치까지 박리를 시행한다. 박리 중 saphenous vein을 확인하게 된다. Inguinal ligament 아래 쪽의 얕은 서혜부 림프절을 절제한 후, 대퇴근막(fascia lata) 아래 쪽으로 더 들어가 대퇴정맥 안쪽에 위치한 깊은 서혜부 림프절을 절제한다. 절제된 림프절 검체는 endobag에 담아 카메라 포트를 통해 제거한다. 지혈 후 폐쇄 흡입 배액관을 거치시킨 후 수술을 마치게 된다.[8]

2015년 Liu 등이 발표한 체계적 문헌고찰 연구는 총 9개 연구, 138명의 외음부 환자를 대상으로 249건의 VEIL 결과를 분석하였다. 수술 후 상처의 파열, 림프낭종, 림프부종은 각각 1.2%, 0.4%, 3.6%의 환자에서 발견되었는데, 이는 매우 낮은 수치들로 VEIL의 안전성과 함께 기존의 고식적인 서혜부 림프절절제술 대비 합병증의 감소를 시사하였다.[9]

한국에서는 서울대학교 의과대학 김희승, 이마리아 교수 연구팀이 외음부암에서의 VEIL 비디오 논문을 2017년 Gynecologic Oncology 저널에 발표한 바 있다.[10]

3) 서혜부 감시 림프절 생검술

서혜부 감시 림프절 생검술은 기존의 고식적인 서혜부 림프절절제술의 수술 후 합병증을 감소시키기 위한 또 하나의 대안이다.[11] 이것은 조기 외음부 암 중 25~35% 만이 림프절 전이를 동반하며, 이들만이 서혜부 림프절 완전 절제술로부터 혜택을 받을 것이라는 근거에 기반한다.

감시 림프절은 종양으로부터 배출되는 림프액을 직접적으로 받아들이는 최초의 림프절이다. 감시 림프절의 위치는 시술 전 염료 또는 방사선 동위 원소를 주입함으로써 시각화할 수 있다. 서혜부 감시 림프절을 먼저 절제

하여 조직학적으로 전이여부를 확인하게 되는데, 전이가 없으면 다른 서혜부 림프절들 또한 전이가 없을 것으로 간주하여 림프절절제술을 생략하게 된다. 따라서, 선택된 외음부 환자들에게 불필요한 서혜부 림프절절제술을 면하여 이로 인한 합병증을 줄일 수 있게 된다.[12-14]

이와 같은 서혜부 감시 림프절 생검술을 내시경 수술(VEIL)과 접목하여 시행할 수 있다. 한국에서는 서울대학교 의과대학 김희승 교수 연구팀이 외음부암에서의 로봇 서혜부 감시 림프절 생검 비디오 논문을 2018년 Surgical Oncology 저널에 발표한 바 있다.[15]

3. 결론

위에서 기술한 바와 같이, 복강 내 장기가 아닌 타 부위에 발생하는 암의 치료에 있어 내시경 및 로봇과 같은 최소침습수술을 시행할 수 있다. 특히, 외음부암의 경우 비디오 내시경 서혜부 림프절절제술이 개발되어 실제 임상 현장에 성공적으로 활용되고 있다. 이러한 내시경 수술 기술의 급속한 발전은 수많은 의사들의 용기와 독창성이 있었기에 가능하였다. 미래의 내시경 수술 기술은 지금보다 더욱 발전할 것이 자명하다.

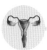
Ⅳ. 복강경 골반장기적출술(Laparoscopic pelvic exenteration)

1. 골반장기적출술(Pelvic exenteration)의 역사 및 개요

전골반장기적출술(total pelvic exenteration, TPE)은 직장, 방광, 그리고 생식기관을 광범위하게 절제하는 수술 방법이다.[1] 1948년에 진행성 골반 악성물의 말기 병변에 대한 완화 목적(palliative way)으로 Brunschwig Alexander에 의해 처음 소개되었다. 도입 당시에는 수술에 대한 합병증 및 부작용이 많았으며 생존율도 좋지 않았다. 그 이후로 골반장기적출술에 대한 많은 경험이 축적되었고, 수술 기술 및 수술 기구의 점진적인 향상으로 잘 선택된 부인암 환자의 치료에서 중요한 역할을 하게 되었다. 현재 골반장기적출술은 다른 치료 방법이 없는 환자들에게 선택적으로 시행할 수 있는 수술적 치료로 받아들여지고 있다. 사망률과 이환율이 꾸준히 개선되고, 5년 생존율이 향상되어 이 수술에 대한 적용이 꾸준히 늘고 있다. 골반장기적출술을 시행받을 환자들을 잘 선별하면, 재발율과 생존율 측면에서 매우 좋은 성적을 보일 수 있고, 장기 생존까지 가능한 것으로 보고되고 있다.[2]

질환의 범위에 따라서 방광 및 자궁을 절제하는 전방골반장기적출술(anterior pelvic exenteration)이나 자궁 및 직장을 절제하는 후방골반장기적출술(posterior pelvic exenteration)으로 수술법을 분류하기도 한다. 질환의 골반 깊이에 다른 침범의 범위가 달라질 수 있는데, 항문거상근(levator ani)을 기준으로 항문거상근 상부 골반장기적출술(supra-levator pelvic exenteration)과 항문거상근 하부 골반장기적출술(infra-levator pelvic exenteration)으로 분류하기도 한다.

2003년, Pomel은 재발성 자궁경부암을 치료하기 위한 복강경 전골반장기적출술(laparoscopic total pelvic exenteration, LTPE)의 첫 사례를 보고하면서 복강경 수술의 실현 가능성과 안전성에 대해 보여주었다.[3,4] 그 이후로 복강경 전골반장기적출술은 경험이 풍부한 복강경 센터에서 연속적으로 수행되면서, 코호트 연구에서 복강경 골반장기적출술이 선택된 환자에서 안전하고 효과적으로 시행될 수 있음이 입증되었다.[3]

Martinez는 골반장기적출술의 개복술과 복강경 수술을 비교한 연구를 발표하였고, 수용 가능한 수준의 합병증을 보고하였다.[5] 복강경 수술 그룹에서 보다 많은 재수술을 시행하였지만, 저자에 의하면 이는 복강경 수술이 불가능한 VRAM (Vertical Rectus Abdominis Musculocutaneous) flap을 사용하여 회음 혹은 질 재건술에서 비롯된 합병증 등 복강경 수술과 무관한 술기와 관련된 재수술이었다.[5,6] 수술 후 수술명, 수술 시간, 입원 기간, 단기 이환율 및 생존율에 관한 몇 가지 고무적인 결과가 있으며, 현재 임상결과가 축적되고 있다. 따라서, 이러한 임상결과를 기반으로 수술기술의 향상 및 수술 기구의 발달과 더불어 복강경 골반장기적출술은 점차 그 적응증이 넓어질 것으로 사료된다.

또한 로봇을 이용한 골반장기적출술의 사례들이 소수 발표되고 있다.[7,8] 복강경을 이용한 골반장기적출술과 비교했을 때 인체공학적 접근 및 통증과 출혈 감소, 수술 및 회복 시간 단축 등과 같은 몇 가지 장점들이 보고되고 있다. 요루전환술(urinary diversion) 시행을 위해서 작은 절개를 통한 개복술(mini-laparotomy)을 이용하고 있지만, 앞으로 더 발전된 기술로 향상된 수술 결과를 보일 것으로 기대되고 있다.

2. 복강경 전골반장기적출술(Laparoscopic total pelvic exenteration)수술 술기

전골반장기적출술은 일반적인 부인과 수술과는 달리 대량의 장기 절제가 요구되는 시술이다. 하지만, 대부분의 수술이 그러하듯, 수술 전 예상되는 사항에 대해 충분히 대비를 하면 안전하고 환자에게 도움이 되는 수술이 될 수 있을 것이다. 일반적으로 복강경 전골반장기적출술시 수술 전 고려해야 할 항목(preoperative preparation)은 표 13-4-1과 같다.

표 13-4-1. 복강경 전골반장기적출술 시 수술 전 고려해야 할 항목(Preoperative preparation)

1. 모든 환자들은 수술 전에 조직학적 진단이 확정되어야 함(preoperative biopsy confirmed)
2. 초음파, CT, MRI, PET-CT 등을 이용한 이미지 검사를 통해서 질병의 상태(stage) 및 종양의 침범 범위(extent of the tumor)를 확인해야 함
3. 수술 전 금기를 제외한 환자의 신체적 컨디션 평가(evaluation of physical condition)
4. 수술 전 장준비(bowel preparation)
5. 필요한 경우 정신과적 상담을 통한 신체 이미지 변화에 다른 수술 후 정신과적 합병증 최소화 및 수술 후 원활한 일상생활 복귀 도움
6. 수술 전 장루, 요루 관리에 대한 교육
7. 환자와 보호자들의 수술동의서(informed consent)

복강경 전골반장기적출술 수술의 단계는 다음과 같다.

1) 단계 1: 투관침 위치

트렌델렌버그 자세를 유지하고, 구불결장(sigmoid colon)과 직장(rectum)을 수술할 때에는 우측으로 기울여서(Rt. Lateral tilting, 30도) 하면 도움이 된다.

2) 단계 2: 직장 주위 공간 박리 및 S결장 절제

처음에는 직장의 뒤쪽과 옆쪽을 박리한다(posterior and lateral wall of rectum). 직장구불결장(rectosigmoid)의 우측 바깥쪽 복막을 monopolar device나 Harmonic이나 Ligasure와 같은 energy device를 이용하여 절개한다. 직장구불결장의 뒷공간(posterior space)에 접근한 뒤에, 아래창자간막동맥(inferior mesenteric artery, IMA)이 나올 때까지 박리를 시행한다. 아래창자간막혈관들을 결찰하고 절제한다. 왼쪽 바깥쪽 복막도 우측과 같은 방법으로 수술을 시행한다. 구불결장이 잘 박리되면 구불결장을 절제한다(Endo-GIA이용). 직장 뒤쪽(retrorectal space) 공간은 항문올림근(levator ani muscle)까지 박리하고, 직장의 바깥쪽(lateral wall)은 움직임이 자유스러워진다.

3) 단계 3: 방광 주위공간 박리 및 내장골 혈관 박리 및 필요시 결찰

방광과 요관 주위 조직을 박리 후 방광과 요관을 노출시킨다. Superior vesical artery를 결찰하고 Harmonic을 이용하여 자른다. 그리고 방광의 가쪽 인대들을 Ligasure를 이용하여 자른다. 항문올림근(levator ani muscle)에 도달할 때까지 박리를 해야 한다.

4) 단계 4: 자궁주위조직 절제

5) 단계 5: 레치우스강 박리

요막관(urachus)을 자르고 Retzius 공간으로 들어간다.

6) 단계 6: 배정맥 콤플렉스(Dorsal vein complex) 결찰 후 요도 절제

배정맥 콤플렉스를 결찰한 후 요관과 요도를 자른다.

7) 단계 7: 질 절제

8) 단계 8: 질직장격막 박리술

9) 단계 9: 항문 복합 및 외음부 절제술

항문을 봉합하고 항문주위로 방추형 절개(fusiform incision)를 시행한다. 항문올림근 위치까지 궁둥항문오목(ischiorectal fossa)을 박리한다.

10) 단계 10: 절개된 조직 제거

복강경 수술 주머니를 이용하여 절제된 조직을 제거하고 fusiform incision을 봉합한다.

11) 단계 11: 요루 및 장루 설치를 위한 복부 절개

요로전환술(urinary diversion)과 장루술(colostomy)을 시행하기 위해 4 cm 정도의 배꼽절개를 시행한다.

위와 같은 단계로 시행한 로봇 전골반장기적출술 수술 동영상을 첨부한다(동영상 13-4-1).

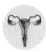

동영상 13-4-1 https://youtu.be/J1leghj3pjE

동영상 제목 Robot assisted anterior pelvic exenteration

3. 결론

최소침습수술기법을 이용한 복강경 혹은 로봇 골반장기적출술은 수술 시행이 가능하며, 개복수술의 합병증 감소 결과를 보이고 있다. 개복수술과 달리 수술 접근 방향의 제한이 있고, 특히 방사선 치료로 해부학적 구조물의 확인이 어려울 수 있다. 따라서, 적절한 환자 선별이 필수적이며, 비뇨기과 및 외과와의 협진 수술에 대한 준비로 복강경 및 로봇수술과 같은 최소침습수술의 장점을 골반장기적출술에서도 적용할 수 있을 것으로 사료된다.

■■ 참고 문헌

[I. 심부침윤성자궁내막증]

1. Sampson, J.A. Metastatic or Embolic Endometriosis, due to the Menstrual Dissemination of Endometrial Tissue into the Venous Circulation. Am J Pathol, 1927. 3(2):93-110.

2. Koninckx PR, Martin DC. Deep endometriosis: a consequence of infiltration or retraction or possibly adenomyosis externa? Fertil Steril 1992;58:924-8.

3. Ruth Hadfleld, Helen Mardon, David Barlow et al. Delay in the diagnosis of endometriosis: a survey of women from the USA and the UK Human Reproduction vol.11 no.4 pp.878-880, 1996

4. Cornillie FJ, Oosterlynck D, Lauweryns JM, et al. Deeply infiltrating pelvic endometriosis: histology and clinical significance. Fertil Steril 1990;53:978-83.

5. Chapron, C. and Dubuisson, J.B. Laparoscopic treatment of deep endometriosis located on the uterosacral ligaments. Hum. Reprod.1996:11.

6. Kamina, P. Anatomie Gyne tricale. 4. Paris: Maloine Âcologique et obstetricale. 4. Paris: Maloine SA. 1984:298.

7. Ferrero S, Arena E, Morando A, et al. Prevalence of newly diagnosed endometriosis in women attending the general practitioner. Int J Gynaecol Obstet 2010;110:203-7.

8. Schweppe, KW. Endometriosis is one of the most common gynecological diseases in women of reproductive age. The estimated incidence in Germany is currently 40,000 new diseases per year Endometriose - Eine Erkrankung ohne Lobby. Zentralbl Gynäkol. 2003;125:233.

9. Koninckx PR. Biases in the endometriosis literature. Illustrated by 20 years of endometriosis research in Leuven. Eur J Obstet Gynecol Reprod Biol 1998;81:259-71.

10. Clement PB: History of gynecological pathology, IX, Dr. John Albertson Sampson. 1921. Int J. Gynecol. Pathol 2001;20:86-101.

11. Leyendecker G, Kunz G, Mall G. The pathophysiology of endometriosis and adenomyosis: tissue injury and repair. Arch Gynecol Obstet 2009;4:752-62

12. Peterson CM, Johnstone EB, Hammoud AO, et al. Risk factors associated with endometriosis: importance of study population for characterizing disease in the ENDO Study. Am J Obstet Gynecol. 2013;208(6): 451.e1-451.11.

13. Fauconnier A, Chapron C. Endometriosis and pelvic pain: epidemiological evidence of the relationship and implications. Human Reproduct Update 2005;11:595-606.

14. Stratton P, Berkley KJ. Chronic pelvic pain and endometriosis: translational evidence of the relationship and implications. Hum Reprod Update. 2011;17(3):327-46.

15. Anaf V, Simon P, El Nakadi I, et al. Hyperalgesia, nerve infiltration and nerve growth factor expression in deep adenomyotic nodules, peritoneal and ovarian endometriosis. Hum Reprod. 2002;17(7):1895-900.

16. Yamamoto, M. and Iseki, S. Nerve growth factor receptor (NGFR)-like immunoreactivity in the perineural cells of the adult rat peripheral cells: normal appearance and response to nerve section. Kaibogaku Zasshi.,1992;67:642-9.

17. Cornillie FJ, Oosterlynck D, Lauweryns JM, et al. Deeply infiltrating pelvic endometriosis: histology and clinical significance. Fertil Steril. 1990;53(6):978-83.

18. Chapron C. Deeply infiltrating endometriosis: pathogenetic implications of the anatomical distribution. Human Reproduction 2006;21:1839-45.

19. Netter, Atlas of Human Anatomy, 371 (4th Edition)

20. Ballard K, Lowton K, Wright J. What's the delay? A qualitative study of women's experiences of reaching a diagnosis of endometriosis. Fertility and Sterility 2006;86:1296-301.

21. Koninckx PR, Meuleman C, Oosterlynck D, et al. Diagnosis of deep endometriosis by clinical examination during menstruation and plasma CA-125 concentration. Fertil Steril 1996;65:280-7.

22. Vignali M, Bianchi S, Candiani M, et al. Surgical treatment of deep endometriosis and risk of recurrence. J Minim Invasive Gynecol. 2005;12:508-13.

23. Füth, H. Beitrag zur Kasuistik der Adenomyome des Uterus. Zentralblatt für Gynaekologie. 1903;26:626

24. Setubal A. External type adenomyosis. European Society of Radiology 2016.

25. Kishi Y, Suginami H, Kuramori R, et al. Four subtypes of adenomyosis assessed by magnetic resonance imaging and their specification. Am J Obstet Gynecol 2012;207:114.e1-7.

26. Kishi Y, Yabuta M, Taniguchi F. Who will benefit from uterus-sparing surgery in adenomyosis-associated subfertility? Fertil Steril.2014;102:802-807.

27. American Society for Reproductive Medicine. Revised American Society for Reproductive Medicine classification of endometriosis. Fertil Steril.1997;67:817-21.

28. Yong PJ, Sutton C, Suen M et al. Endovaginal ultrasound-assisted pain mapping in endometriosis and chronic pelvic pain. J Obstet Gynaecol. 2013;33(7):715-9.

29. Lockyer C. A new classification of adenomyoma. In: ed. Fibroids

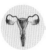

and allied Tumors. London, UK: Macmillan, 1918.

30. Acosta AA, Buttram VC, Besch PK, et al. A proposed classification of pelvic endometriosis. Obstet Gynecol. 1973;42:19-25.

31. Albrecht, H. Biologie und Pathologie des Weibes. Bd IV Berlin-Innsbruck-München-Wien: Urban & Schwarzenberg, ; 1955.

32. The American Fertility Society. Classification of endometriosis. Fertil Steril. 1979;32:633-4.

33. The Revised American Fertility Society. Classification of endometriosis. Fertil Steril. 1985;43:351-2.

34. Chapron C. Anatomical distribution of deeply infiltrating endometriosis: surgical implications and proposition for a classification. Hum Reprod. 2003;18:157-61.

35. Tuttlies F, Keckstein J, Ulrich U, et al. ENZIAN Score. Eine Klassifikation der tiefen infiltrierenden Endometriose. Zentralbl Gynäkol. 2005;127:275-81.

36. Dietmar Haas, Radek Chvatal, Alwin Habelsberger, et al. Comparison of revised American Fertility Society and ENZIAN staging: a critical evaluation of classifications of endometriosis on the basis of our patient population Comparison of revised AFS and ENZIAN staging 2011;95.

37. www.endometriose-sef.de/dateien/ENZIAN_2013_web.pdf

38. Fauconnier A, Chapron C, Dubuisson JB, et al. Charles Chapron, M.D.Relation between pain symptom and the anatomic location of deep infiltrating endometriosis. Fertil Steril. 2002;78(4):719-26.

39. Fauconnier A, Chapron C, Dubuisson JB, et al. Relation between pain symptom and the anatomic location of deep infiltrating endometriosis. Fertil Steril. 2002;78(4):719-26.

40. Chapron C, Barakat H, Fritel X. et al. Presurgical diagnosis of posterior deep infiltrating endometriosis based on a standardized questionnaire. Hum Reprod 2005;20:507-13.

41. Chapron C, Fauconnier A, Dubuisson JB, et al. Deep infiltrating endometriosis: relation between severity of dysmenorrhoea and extent of disease. Hum Reprod. 2003;18(4):760-6.

42. Bazot M, Lafont C, Rouzier R et al. Diagnostic accuracy of physical examination, transvaginal sonography, rectal endoscopic sonography, and magnetic resonance imaging to diagnose deep infiltrating endometriosis. Fertil Steril 2009;92:1825-33.

43. Bazot M, Lafont C, Rouzier R et al. Diagnostic accuracy of physical examination, transvaginal sonography, rectal endoscopic sonography, and magnetic resonance imaging to diagnose deep infiltrating endometriosis. Fertil Steril 2009;92:1825-33.

44. Koninckx PR, Meuleman C, Oosterlynck D et al. Diagnosis of deep endometriosis by clinical examination during menstruation and plasma CA-125 concentration. Fertil Steril 1996;65:280-7.

45. Muyldermans M, Cornillie FJ, Koninckx PR. CA125 and endometriosis. Hum Reprod Update 1995;1:173-87.

46. Mol BW, Bayram N, Lijmer JG et al. The performance of CA-125 measurement in the detection of endometriosis: a meta-analysis. Fertil Steril 1998;70:1101-8.

47. Hudelist G, Oberwinkler KH, Singer CF et al. Combination of transvaginal sonography and clinical examination for preoperative diagnosis of pelvic endometriosis. Hum Reprod 2009;24:1018-24.

48. Carneiro MM, Filogônio ID, Costa LM, et al. Clinical Prediction of Deeply Infiltrating Endometriosis before Surgery: Is It Feasible? A Review of the Literature. Biomed Res Int. 2013;2013:564153.

49. Exacoustos C, Malzoni M, Di Giovanni A et al. Ultrasound mapping system for the surgical management of deep infiltrating endometriosis Fertil Steril. 2014;102(1):143-150.

50. Van Holsbeke C, Van Calster B, Guerriero S et al. Endometriomas: their ultrasound characteristics. Ultrasound Obstet Gynecol 2010;35:730-40.

51. Redwine DB. Ovarian endometriosis: a marker for more extensive pelvic and intestinal disease.Fertil Steril. 1999 Aug;72(2):310-5.

52. Hudelist G, English J, Thomas AE et al. Diagnostic accuracy of transvaginal ultrasound for non-invasive diagnosis of bowel endometriosis:systematic review and meta-analysis. Ultrasound Obstet Gynecol 2011;37:257-63.

53. Bazot M, Thomassin I, Hourani R et al. Diagnostic accuracy of transvaginal sonography for deep pelvic endometriosis. Ultrasound Obstet Gynecol 2004;24:180-5.

54. Bazot M, Daraï E. Sonography and MR imaging for the assessment of deep pelvic endometriosis. Journal of Minimally Invasive Gynecology J Minim Invasive Gynecol 2005;12(2):178-85.

55. Bazot M, Lafont C, Rouzier R et al. Diagnostic accuracy of physical examination, transvaginal sonography, rectal endoscopic sonography, and magnetic resonance imaging to diagnose deep infiltrating endometriosis. Fertil Steril 2009;92(6): 1825-33.

56. Abrao MS, Gonçalves MO, Dias JA Jr, et al. Comparison between clinical examination, transvaginal sonography and magnetic resonance imaging for the diagnosis of deep endometriosis. Hum Reprod. 2007;22(12):3092-7.

57. Ballester M, Santulli P, Bazot M, et al. Preoperative evaluation of posterior deep-infiltrating endometriosis demonstrates a relationship with urinary dysfunction and parametrial involvement. J Minim Invasive Gynecol. 2011;18(1):36-42.

58. Guerriero S, Condous G, van den Bosch T, et al. Systematic

approach to sonographic evaluation of the pelvis in women with suspected endometriosis, including terms, definitions and measurements: a consensus opinion from the International Deep Endometriosis Analysis (IDEA) group. Ultrasound Obstet Gynecol. 2016;48(3):318-32.

59. Reid S, Lu C, Hardy N, Casikar I, et al. Office gel sonovaginography for the prediction of posterior deep infiltrating endometriosis: a multicenter prospective observational study. Ultrasound Obstet Gynecol. 2014;44(6):710-8.

60. Menakaya U, Reid S, Infante F et al. Systematic Evaluation of Women With Suspected Endometriosis Using a 5-Domain sonographically based approach. J Ultrasound Med. 2015;34(6):937-47.

61. Hudelist G, English J, Thomas AE et al. Diagnostic accuracy of transvaginal ultrasound for non-invasive diagnosis of bowel endometriosis: systematic review and meta-analysis. Ultrasound Obstet Gynecol 2011;37:257-63.

62. Kim dogyun at Youtube. https://www.youtube.com/channel/UCeFbiF13IHnkL8LXQ2uUzCg

63. Thalluri AL, Knox S, Nguyen T. MRI findings in deep infiltrating endometriosis: A pictorial essay. J Med Imaging Radiat Oncol. 2017;61(6):767-773.

64. Crosignani PG, Vercellini P, Biffignandi F et al. Laparoscopy versus laparotomy in conservative surgical treatment for severe endometriosis. Fertil steril 1996;66:706-711.

65. Healey M, Ang WC, Cheng C. Surgical treatment of endometriosis: a prospective randomized double-blinded trial comparing excision and ablation. Fertil Steril 2010;94:2536-2540.

66. Wright J, Lotfallah H, Jones K, et al. A randomized trial of excision versus ablation for mild endometriosis. Fertil Steril 2005;83:1830-6.

67. Meuleman C, Tomassetti C, D Hoore A, et al. Surgical treatment of deeply infiltrating endometriosis with colorectal involvement. Hum Reprod Update 2011b;118:292-8.

68. Nicholas Leyland et al Endometriosis: Diagnosis and Management : SOGC CLINICAL PRACTICE GUIDELINE ; Journal of Obstetrics and Gynaecology Canada Volume 32, Number 7 volume 32, numéro 7 July • juillet 2010.

69. Furness S, Yap C, Farquhar C, et al. Pre and post-operative medical therapy for endometriosis surgery. Cochrane Database Syst Rev 2004:CD003678.

70. Koninckx PR1, Ussia A, Adamyan L, et al. Deep endometriosis: definition, diagnosis, and treatment. Fertil Steril. 2012;98(3):564-71.

71. Seckin, T. The Doctor Will See You Now: Recognizing and Treating Endometriosis. 2016.

72. Schonman R, De CC, Corona R, Soriano D, et al. Accident analysis: factors contributing to a ureteric injury during deep endometriosis surgery. Br J Obstet Gynaecol 2008;115:1611-5.

73. Hart RJ, Hickey M, Maouris P et al. Excisional surgery versus ablative surgery for ovarian endometriomata. Cochrane Database Syst Rev 2008.

74. Carmona F, Martínez-Zamora MA, Rabanal A et al. Ovarian cystectomy versus laser vaporization in the treatment of ovarian endometriomas: a randomized clinical trial with a five-year follow-up. Fertil Steril 2011;96:251-4.

75. Busacca M, Riparini J, Somigliana E et al. Postsurgical ovarian failure after laparoscopic excision of bilateral endometriomas. Am J Obstet Gynecol 2006;195:421-5.

76. ESHRE guideline. surgical treatment of ovarian endometrioma

77. Donnez O, Roman H. Choosing the right surgical technique for deep endometriosis: shaving, disc excision, or bowel resection? Fertil Steril 2017;108:931-942.

78. Kondo W, Bourdel N, Tamburro S et al. Complications after surgery for deeply infiltrating pelvic endometriosis. BJOG 2011;118:292-8.

79. Palla VV, Karaolanis G, Katafigiotis I et al. Ureteral endometriosis: A systematic literature review. Indian J Urol. 2017;33(4): 276-82.

80. Cavaco-Gomes J, Martinho M, Gilabert-Aguilar J, et al. Laparoscopic management of ureteral endometriosis: A systematic review. Eur J Obstet Gynecol Reprod Biol.2017;210:94-101.

81. M. Andou, H. Kanao, T. Nagase, et al. Laparoscopic Boari Flap-Psoas Hitch Method for Extensive Ureteral Endometriosis. J Minim Invasive Gynecol 2011;18.

82. Daniels J, Gray R, Hills RK, et al. LUND Trial Collaboration. Laparoscopic uterosacral nerve ablation for alleviating chronic pelvic pain: a randomized controlled trial. JAMA 2009;302:955-61.

83. Zullo F, Palomba S, Zupi E, et al. Long-term effectiveness of presacral neurectomy for the treatment of severe dysmenorrhea due to endometriosis. J Am Assoc Gynecol Laparosc 2004;11:23-8.

84. Martin DC. Hysterectomy for treatment of pain associated with endometriosis. J Minim Invasive Gynecol 2006;13:566-72.

85. Ret Davalos ML, De Cicco C, D'Hoore A, et al. Outcome after rectum or sigmoid resection: a review for gynecologists. J Minim Invasive Gynecol 2007;14:33-8.

86. De Cicco C, Corona R, Schonman R, et al. Bowel resection for deep endometriosis: a systematic review. Br J Obstet Gynaecol 2011;118:285-91.

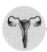
87. Abrão MS, Petraglia F, Falcone T et al. Deep endometriosis infiltrating the recto-sigmoid: critical factors to consider before management. Hum Reprod Update. 2015;21(3):329-39.

88. Guo SW. Recurrence of endometriosis and its control. Hum Reprod Update. 2009;15(4):441-61.

89. Alborzi S, Morntalham M, Parsanezhad ME, et al. A prospective, randomized study comparing laparoscopic ovarian cystectomy versus fenestration and coagulation in patients with endometrioma. Fertil Steril. 2004;82:1633-7.

90. Fedele L, Bianchi S, Zanconato G et al. Long term follow-up after conservative surgery for bladder endometriosis. Fertil Steril 2005;83:1729-33.

91. Abbott J, et al. The effect and effectiveness of laparoscopic excision of endometriosis; a prospective study with 2-to-5 year follow up. Obstet Gynecol Surv 59:197-9.

92. S. Banergee. K.D Ballard. D.P. Lovell. J. Wright. Deep and superficial endometriotic disease: the response to radical laparoscopic excision in the treatment of chronic pelvic pain. Gynecol Surg 2006;3:199-205.

93. Redwine DB. Laparoscopic en bloc resection for treatment of obliterated cul-de-sac in endometrisosis. J Reprod Med. 1992;37(8):695-8.

94. Hart RJ, Hickey M, Maouris P and Buckett W. Excisional surgery versus ablative surgery for ovarian endometriomata. Cochrane Database Syst Rev 2008:CD004992.

95. Marcoux S, Maheux R, Bérubé S. Laparoscopic surgery in infertile women with minimal or mild endometriosis. Canadian Collaborative Group on Endometriosis. N Engl J Med 1997;337:217-22.

96. Capron C, Fritel X, Dubuisson JB. Fertility after laparoscopic management of deep endometriosis infiltrating the uterosacral ligaments. Hum Reprod 1999;14:329-32.

97. Vercellini P, Pietropaolo G, De Giorgi O et al. Reproductive performance in infertile women with rectovaginal endometriosis: is surgery worthwhile? Am J Obstet Gynecol 2006b; 195:1303-10.

98. Hughes E, Brown J, Collins JJ, et al. Ovulation suppression for endometriosis for women with subfertility. Cochrane Database Syst Rev 2007:CD000155.

99. Ahmad G, Duffy JM, Farquhar C, et al. Barrier agents for adhesion prevention after gynaecological surgery. Cochrane Database Syst Rev 2008:CD000475.

100. Ballester M, Chereau E, Dubernard G, et al. Urinary dysfunction after colorectal resection for endometriosis: results of a prospective randomized trial comparing laparoscopy to open surgery. Am J Obstet Gynecol 2011;204:303.e1-6.

101. De Cicco C, Schonman R, Craessaerts M, et al. Laparoscopic management of ureteral lesions in gynecology. Fertil Steril 2009;92:1424-7.

102. Guo SW. Recurrence of endometriosis and its control. Hum Reprod Update. 2009;15(4):441-61.

[II. 망절제술]

1. Lee JY, Kim HS, Chung HH, et al. The role of omentectomy and random peritoneal biopsies as part of comprehensive surgical staging in apparent early-stage epithelial ovarian cancer. Ann Surg Oncol 2014;21:2762-2766.

2. Ben Arie A, McNally L, Kapp DS, et al. The omentum and omentectomy in epithelial ovarian cancer: A reappraisal. Part I—Omental function and history of omentectomy. Gynecol Oncol 2013;131:780-783.

3. Arie AB, McNally L, Kapp DS, et al. The omentum and omentectomy in epithelial ovarian cancer: A reappraisal: Part II—The role of omentectomy in the staging and treatment of apparent early stage epithelial ovarian cancer. Gynecol Oncol 2013;131:784-790.

4. Zivanovic O, Eisenhauer EL, Zhou Q, et al. The impact of bulky upper abdominal disease cephalad to the greater omentum on surgical outcome for stage IIIC epithelial ovarian, fallopian tube, and primary peritoneal cancer. Gynecol Oncol 2008;108(2):287-292.

[III. 비디오 내시경 서혜부 림프절절제술]

1. 미국 National Cancer Istitute. Surveillance, Epidemiology, and End Results Program. Available at: https://seer.cancer.gov/statfacts/html/vulva.html.

2. 보건복지부. 국가암등록사업 연례 보고서(2013년 암등록 통계). 2015.

3. Berek & Novak's Gynecology 15th ed. Lippincott Williams & Wilkins. p1435-43.

4. Bishoff JT BJ, Teichman JM. Endoscopic subcutaneous modified inguinal lymph node dissection (ESMIL) for squamous cell carcinoma of the penis. J Urol. 2003;169:78.

5. Tobias-Machado M, Tavares A, Molina WR Jr, et al. Video endoscopic inguinal lymphadenectomy (VEIL): initial case report and comparison with open radical procedure. Arch Esp Urol. 2006;59(8):849-52.

6. Xu H, Wang D, Wang Y, et al. Endoscopic inguinal lymphadenectomy with a novel abdominal approach to vulvar cancer: description of technique and surgical outcome. J Minim Invasive Gynecol. 2011;18(5):644-50.

7. Naldini A, Rossitto C, Morciano A, et al. The first leg video endoscopic groin lymphadenectomy in vulvar cancer: A case report. Int J Surg Case Rep. 2014;5(8):455-8.

8. Sánchez A, Sotelo R, Rodriguez O, et al. Robot-assisted video endoscopic inguinal lymphadenectomy for melanoma. J Robot Surg. 2016;10(4):369-72.

9. Liu CE, Lu Y, Yao DS. Feasibility and Safety of Video Endoscopic Inguinal Lymphadenectomy in Vulvar Cancer: A Systematic Review. PloS one. 2015;10(10):e0140873.

10. Kim HS, Lee M. Gynecol Oncol. Video endoscopic inguinal lymphadenectomy (VEIL) for vulvar cancer. 2017;144(1):225-226.

11. Wrightson WR, Wong SL, Edwards MJ, et al. Complications associated with sentinel lymph node biopsy for melanoma. Ann Surg Oncol. 2003;10(6):676-80.

12. Sawicki S, Romanowicz G, Wydra D, et al. The usefulness of sentinel lymph node detection in vulvar cancer - a short communication. Nucl Med Rev Cent East Eur. 2010;13(2):81-3.

13. Ennik TA, Allen DG, Bekkers RL, et al. Effects of previous surgery on the detection of sentinel nodes in women with vulvar cancer. Int J Gynecol Cancer. 2011;21(9):1679-83

14. Covens A, Vella ET, Kennedy EB, et al. Sentinel lymph node biopsy in vulvar cancer: Systematic review, meta-analysis and guideline recommendations. Gynecol Oncol. 2015;137(2):351-61.

15. Kim SI, Kim R, Seong J, et al. Robot-assisted inguinal sentinel lymph node biopsy in primary yolk sac tumor of the vulva. Surgical Oncology. 2018;27(3):520.

[IV. 복강경 골반장기적출술]

1. Brunschwig A. Complete excision of pelvic viscera for advanced carcinoma; a one-stage abdominoperineal operation with end colostomy and bilateral ureteral implantation into the colon above the colostomy. Cancer. 1948;1:177-83.

2. Yoo HJ, Lim MC, Seo SS, et al. Pelvic exenteration for recurrent cervical cancer: ten-year experience at National Cancer Center in Korea. Journal of gynecologic oncology. 2012;23:242-50.

3. Pomel C, Castaigne D. Laparoscopic hand-assisted Miami Pouch following laparoscopic anterior pelvic exenteration. Gynecologic oncology. 2004;93:543-5.

4. Pomel C, Rouzier R, Pocard M, et al. Laparoscopic total pelvic exenteration for cervical cancer relapse. Gynecologic oncology. 2003;91:616-8.

5. Martinez A, Filleron T, Vitse L, et al. Laparoscopic pelvic exenteration for gynaecological malignancy: is there any advantage? Gynecologic oncology. 2011;120:374-9.

6. Puntambekar S, Rajamanickam S, Agarwal G, et al. Laparoscopic posterior exenteration in advanced gynecologic malignant disease. Journal of minimally invasive gynecology. 2011;18:59-63.

7. Gupta N, Mohling S, McKendrick R, et al. Perioperative outcomes of robotic hysterectomy with mini-laparotomy versus open hysterectomy for uterus weighing more than 250 g. Journal of robotic surgery. 2018.

8. Iavazzo C, Gkegkes ID. Robotic technology for pelvic exenteration in cases of cervical cancer. International journal of gynaecology and obstetrics: the official organ of the International Federation of Gynaecology and Obstetrics. 2014;125:15-7.

[수술 동영상]

1. 동영상 13-1-1: Laparoscopic resection of deep infiltrating endometriosis: https://www.youtube.com/channel/UCeFbiF13IHnkL8LX-Q2uUzCg

2. 동영상 13-2-1: Robot assisted omentectomy: https://youtu.be/bVdrta3DLZM

3. 동영상 13-4-1: Robot assisted anterior pelvic exenteration: https://youtu.be/J1Ieghj3pjE

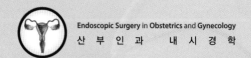

제 **14** 장

태아경
(Fetoscope)

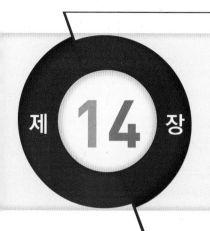

제14장 태아경
(Fetoscope)

박중신, 이승미, 김선민, 박지윤, 박찬욱, 김병재, 전종관

I. 개론(Introduction)

태아경은 경피적 접근법(percutaneous approach)으로 임신부의 자궁 내에 삽입하는 내시경이다. 1970년대에는 태아경검사가 진단적 목적으로 사용되기도 하였으나 1980년대 이후 초음파 기술의 발달로 태아의 형태학적 이상의 진단에는 초음파가 주로 사용되고, 태아경은 태아 기형의 치료(하부요로폐쇄, 선천가로막탈장, 척수막탈출증, 양막띠 증후군 등) 또는 단일융모막 쌍둥이의 합병증인 쌍태아간 수혈증후군에서 레이저응고술(laser coagulation)을 위한 치료적 목적으로 주로 사용되고 있다.[1] 태아경은 복식 초음파 유도하에 진행되며, 태아경의 삽입 및 시술 중 태아경의 위치를 추적 관찰하기 위해 초음파를 이용한다.

1. 기구

태아경 시 고려되어야 할 요소는 태아경의 직경, 길이, 적용범위 및 시야각, 그리고 태아경 내의 이미지

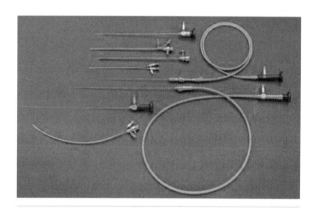

■ **그림 14-1-1. 태아경 세트.**
(KARL STORZ SE & CO. KG 제공)

및 광 전송 기술이다. 1.2~2.3 mm의 직경, 25 cm 이상의 길이, 0°의 화각을 가진 섬유 내시경이 주로 사용된다(그림 14-1-1).[2] 태아경 집(sheath)은 곧은 형태의 태아경 집(straight sheath)과 곡선 형태의 태아경 집(curved sheath)으로 나누어지는데 전자는 자궁 뒤쪽 태반을 관찰하기 적합하고 후자는 자궁 앞쪽 태반을 관찰하는 데 적합하다. 태아경 집에는 카메라를 삽입할 수 있을 뿐

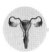
아니라 레이저(laser fiber), 겸자, 가위 등 시술 장비를 필요에 따라 삽입하여 사용할 수 있다.

2. 태아경의 합병증(Complication after fetoscopy)

1) 조기양막파수(Premature rupture of membrane)

가장 흔한 합병증 중 하나인 조기양막파수는 태아경 삽입 개수 및 태아경의 직경 등과 연관되어 있다. 태아경의 직경이 굵을수록, 삽입하는 태아경의 개수가 많을수록 조기양막파수의 위험이 증가한다. 하나의 포트(one-port)로 하는 경우 조기양막파수의 위험성은 6~10%, 다수의 포트(multi-port)인 경우 40~60%까지 증가된다고 알려져 있다.[2,3]

2) 조기진통(Preterm labor)

조기진통은 태아경의 한 합병증으로 잘 알려져 있다. 태아경에 의한 태아 수술에서는 개방 태아 수술(open fetal surgery)에 비해서는 조기진통의 발생 위험이 낮지만 여전히 합병증으로 남아있다. 원인으로는 기저 태아 기형이 조기진통과 연관이 있는 경우, 시술 이후 태아 또는 산모의 감염 및 염증반응 등이 있다.

3) 융모양막분리(Chorioamniotic membrane separation)

흔한 부작용으로 5~36%에서 보고되고 있다. 임신 23주 이전에 시술을 하는 경우 더 빈번히 일어나는 것으로 알려져 있으며 조기양막파수와 태아사망의 위험이 증가한다.[4-7]

4) 기타

그 외, 태반조기박리(abruptio placentae)는 1~8%로 보고되고 있고 이는 자궁내 태아사망을 초래할 수 있다.[5,7,8] 태아경 삽입 시 자궁벽 출혈에 의한 양막공간 내 출혈은 시술 시 시야 확보를 어렵게 할 수 있다.

II. 태아경 레이저 응고술(Fetoscopic laser coagulation)

1. 레이저 치료의 적응증 및 결과

1) 적응증

태아경 레이저 응고술은 단일융모막 쌍태아에서 발생하는 쌍태아간 수혈증후군의 치료 방법 중 가장 선호되는 치료법이다. 쌍태아간 수혈증후군은 단일융모막 이양막 쌍태아에서 1) 양수의 최대 수직 깊이가 2 cm 미만의 양수과소증이 있는 태아와 2) 양수의 최대 수직 깊이가 8 cm 초과인 양수과다증이 있는 태아가 있을 때 진단할 수 있다.[1] 쌍태아간 수혈증후군은 1999년에 제안된 Quintero staging system에 따라 5 단계로 분류할 수 있으며, 미국모체태아의학회(Society for Maternal-Fetal Medicine, SMFM)에서는 2013년 임상 가이드라인을 통해 임신 26주 이전에 진단된 Quintero stage 2-4 단계의 쌍태아간 수혈증후군 산모에게 태아경 레이저 응고술을 권고하고 있다.[1,2] Quintero stage 1의 경우, 레이저 치료군과 기대요법 시행군 간의 전체 생존율(overall survival)이 두 군 모두 약 86%로 차이가 없어 태아경 레이저 응고술이 권고되지 않는다.[1,3-8]

2) 태아경 레이저 응고술 치료 결과

태아경 레이저 응고술 후 주산기 예후와 신경발달학적 예후는 다양한 연구를 통해 보고되고 있다. 태아경 레이저 응고술 후 전체 생존율은 일반적으로 약 50~70%로 알려져 있으며, 시술 후 센터별 태아 생존율은 표 14-2-1과 같다.[1,9] 또한 태아경 레이저 응고술과 함께 이전부터 시행하여오던 양수감축술의 치료 결과를 비교하기 위한 연구가 다양하게 이루어져 왔다. 표 14-2-2와 같이, 양수감축술과 태아경 레이저 응고술을 비교한 대표적인 무작위 연구 중 하나인 Eurofetus trial에서는 주산기 생존율(perinatal survival)이 태아경 레이저 응고술 군에서 더 높은 반면(57% 대 41%, p=0.02), 미국아동건강인간발달국립연구소(NICHD)에서 후원하여 진행된 NICHD trial에서는 주산기 생존율이 태아경 레이저 응고술 군과 양수감축술 군에서 유의한 차이가 없었다(55% 대 40%, p=0.18).[10,11] 이러한 다른 생존율에 대한 결과에도 불구하고, 표 14-2-3과 같이 쌍태아간 수혈증후군 단계에 상관 없이 태아경 레이저 응고술 후 태아

표 14-2-1. 태아경 레이저 응고술 후 태아 생존율

	대상자수(명)	최소 1명 생존율(%)	2명 생존율(%)	총생존율(%)
Cincotta et al., 2009[12]	100	85	66	-
Yang et al., 2010[13]	30	83	60	
Morris et al., 2010[14]	164	85	38	
Chang et al., 2012[15]	44	80	50	
Rustico et al., 2012[16]	150	74	41	
Halvorsen et al, 2012[17]	142			47[a]
Ek et al., 2012[18]	66	76[b]	48[b]	
Peeters et al., 2013[19]	340	86	59	77
Teoh et al., 2013[20]	49	86	51	
Stirnemann et al, 2013[21]	507	78	46	
Has et al., 2014[22]	85	58	26	
Diehl et al., 2017[23]	1019	87	63	

[a] 1개월 생존율, [b] 생존출생아

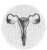

표 14-2-2. 태아경 레이저 응고술 군 및 양수감축술 군의 무작위 배정 비교 연구

	평균 분만주수(주)	쌍태아 중 적어도 1명이상 생존수	총주산기사망수
Eurofetus trial[10]			
레이저 치료군(n=72 pregnancy, n=144 twins)	33.3*	76% (55/72)[a]	44% (63/144) [a, +]
양수감축술 치료군[C] (n=70 pregnancy, n=140 twins)	29*	56% (36/70)[a]	61% (86/140) [a, +]
NICHD trial[11]			
레이저 치료군(n=20 pregnancy, n=40 twins)	30.5	65% (13/20)[b]	55% (22/40)[b]
양수감축술 치료군(n=20 pregnancy, n=40 twins)	30.2	75% (15/20)[b]	40% (16/40)[b]

* p<0.01; + p=0.01; [a] 생후 6개월 기준; [b] 생후 30일 기준; [c] 양수감축술 치료군 중 16% (11명)은 21~25주 사이 자의로 임신중절 시행함.

표 14-2-3. 태아경 레이저 응고술 후 장기 신경발달학적 예후

연구명	대상자수	평가시기	정상발달(%)	부발달장애(%)	주발달장애(%)
Sutcliffe et al., 2001[24]	66	36개월까지	-	-	9
Banek et al., 2003[25]	89	44개월까지	78	11	11
Graef et al., 2006[26]	167	39개월	86.8	7.2	6.0
Lenclen et al., 2009[27]	88	24개월	88.6	6.8	4.6
Lopriore et al., 2009[28]	278	24개월	82	-	18
Salomon et al., 2010[29]	73	72개월까지	82	0	12
Maschke et al., 2011[30]	256	36개월	78-87	7-11	6-11

가 생존한 경우, 최소 22개월 후 정상 신경 발달 비율은 78~89%였다. Cochrane review에서도 마찬가지로 태아경 레이저 응고술이 양수감축술에 비하여 사산 및 주산기 사망을 포함한 전체 사망률을 증가 또는 감소시키지는 않으나 추후 신경학적 발달 예후를 향상시키므로 태아경 레이저 응고술을 쌍태아간 수혈증후군에서 고려하여야 한다고 권고하고 있다.

2. 태아경 레이저 응고술의 방법

태아경 레이저 응고술은 쌍태아간 수혈증후군의 가장 중요한 치료 방법으로, 과거에 사용하였던 양수감축술, 사이막 절개술, 기대요법이 아닌 병태생리학적 기전에 기반한 방법이다. De Lia 등이 1990년대에 도입한[31] 이후로 개복을 통해 자궁노출 후 태아경을 삽입하였던 방법에서 초음파 유도를 통해 경피적으로 접근하는 방법으로 발전하게 되었다.

우선 면밀한 초음파 검사를 시행하여 태아경 집의 삽입 위치를 정하여야 한다. 이를 위해 태반의 위치, 쌍태아간 양막의 위치, 탯줄 부착부위의 위치를 확인해야 하며, 적절하게 삽입하여 태아경을 통해 태아간 양막을 잘 확인할 수 있으며 태아간 양막 부착 부위를 따라가는 움직임의 폭을 최소화하고 혈관 적도면을 더 잘 볼 수 있도록 한다.[32] 다음과 같은 원칙으로 태아경 집의 삽입 위치를 정한다(그림 14-2-1).[33]

 – 태반과 태아의 손상을 최소화
 – 수혈아의 양막강을 통과
 – 이상적으로는 공혈아의 장축에 수직으로 삽입
 – 두 탯줄을 잇는 가상의 선에 일치

시술을 시작하기 전 국소 마취, 척추 마취 또는 경막외마취를 시행하고[34] 태아경을 삽입할 위치에 피부 절개 후 초음파 유도하에 태아경 집을 삽입한다. 이후 태아경을 삽입하여 태반의 혈관을 확인한다. 이때 다른 보조자가 지속적으로 초음파 추적을 하며 태아경의 위치를 보

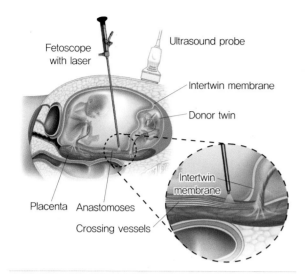

■ 그림 14-2-1. 태아경 레이저 응고술 모식도

여주게 되며, 이를 통해 태아경을 통해 확인되는 태반, 탯줄, 태아의 관계를 파악할 수 있다.

태아경을 삽입한 이후 부 통로를 통해 레이저를 삽입한다. 이후 태아경을 이용하여 태반의 표면을 관찰하며 동맥-정맥, 정맥-정맥, 동맥-동맥 문합을 찾아 각 혈관이 시작되는 부분을 확인한다. 문합 혈관의 확인은 태아간 양막 삽입 부위의 전체를 따라가면서 확인하여야 하고 레이저 치료를 하기 위해서는 혈관이 눈으로 잘 보여야 한다. 레이저는 Nd:YAG laser 또는 diode laser가 사용되고, 태반 표면으로부터 1 cm 정도 떨어진 위치에서 비 접촉 테크닉을 이용하여 조사하며 20-60 watt 정도의 세기로 1~3초 정도 조사한다. 레이저와 혈관 사이의 각도가 90도를 이룰 때 가장 효과적인 응고를 기대할 수 있다.[35,36]

태반이 앞쪽에 있을 경우에는 전체 태반의 부위를 확인하는 것과 혈관 적도면을 보기가 어려워 불충분한 응고술을 시행하기 쉽고 불충분하게 응고된 경우에는 쌍태아간 수혈증후군이 재발하거나 한 태아로부터 발생한 출혈이 태아간 혈관 연결에 영향을 주어 태아 사망이 발생할 수도 있다. 또한 탯줄 시작부위를 확인하기 어려워 태반혈관의 손상이나 출혈을 유발할 수 있고 태아경

의 삽입을 너무 측면에서 하게 되면 산모의 혈관이나 장과 같은 주변 구조물의 손상을 일으킬 수도 있다. 이러한 문제를 줄이기 위해 만약 태반이 앞쪽에 위치한 경우에는 유연성 태아경(flexible fetoscope)을 사용하거나 곡선 형태의 태아경 집(curved sheath)을 사용하여 시술하는 것이 도움이 될 수 있다.[37]

혈관을 응고하는 방법에는 비선택적 혈관 응고술과 선택적 혈관 응고술 및 솔로몬 테크닉이 있다. 비선택적 혈관 응고술은 태아간 막을 통과하는 모든 혈관을 응고하는 방법이고 선택적 혈관응고술은 태아 사이의 문합이 확인된 혈관을 선택적으로 응고하는 것이다. 비선택적 혈관 응고술은 불필요하게 많은 응고와 함께 공혈아의 태반 영역이 감소되어 태아 사망의 위험이 커질 수 있어, 선택적 혈관 응고술을 시행하는 것이 태아의 생존율을 높일 수 있다는 보고가 있다.[38] 이 외에도 솔로몬 테크닉은 선택적 혈관응고를 시행한 후 수혈아와 공혈아의 혈관 주위 영역을 물리적으로 분리시키기 위해 응고된 문합 부위 사이의 태반 표면을 응고시키는 것이다(그림 14-2-2).[39] 2014년 slaghekke 등이 시행한 무작위 시험 결과에 따르면 솔로몬 테크닉을 사용한 것이 쌍태아간 수혈증후군의 재발은 감소시켰지만 주산기 사망률과 심각한 신생아 이환율에서는 선택적 혈관 응고술과 비교하였을 때 큰 차이는 없어 아직 어떠한 테크닉이 더 우월하다는 결론은 없는 상태이다.[40]

레이저를 통한 응고를 모두 마친 후 초음파로 확인하였을 때 적절한 양수양이 될 때까지 태아경 집을 통해 양수감축술을 시행한다. 이후 초음파를 추적 관찰하여 쌍태아간 수혈증후군이 재발하는지 여부를 확인한다.[34,41]

태아경을 통해 레이저 응고술을 시행하는 동영상을 첨부한다.

동영상 14-2-1 https://youtu.be/TqwAhedWiEA

제목 **Fetoscope**

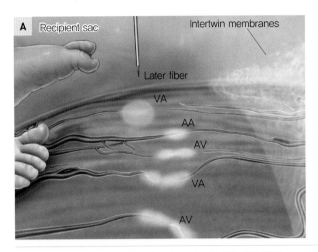
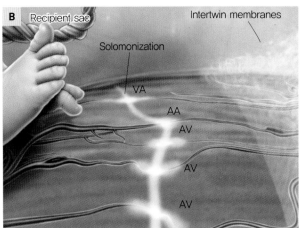

■ 그림 14-2-2. 선택적 혈관 응고술과 솔로몬 테크닉 모식도

Ⅲ. 태아경을 이용한 다른 시술(Others)

태아경은 앞서 설명한 바와 같이 쌍태아간 수혈증후군에서 레이저 응고술을 위해 주로 사용된다. 이 밖에도 태아경을 이용한 최소침습수술(minimally invasive fetal surgery)에 대한 관심이 높아지면서 다른 여러 분야에서 태아경을 이용하고 있다.[1-4]

1. 양막띠증후군(Amniotic band syndrome)
1) 양막띠증후군의 특징

양막띠증후군은 생존출생아 중 1/3,000~1/15,000의 확률로 발생하는 드문 주산기 합병증이지만 탯줄의 조임(cord strangulation)으로 인한 태아 사망 또는 선천성 팔, 다리 기형 또는 상실을 초래할 수 있으며, 협착띠(constriction bands)로 인한 혈류방해로 인한 허혈(ischemia) 등이 발생할 수 있다.[5,6]

2) 자궁 내 양막띠 박리(Intrauterine release of amniotic bands)

1997년 처음으로 양막띠로 인한 팔, 다리의 허혈을 치료하기 위해 시행 된 자궁 내 양막띠 박리에 대한 2개의 증례가 발표된 이후로 다른 여러 연구들이 보고되며, 양막띠 박리로 자궁 내 태아 사망을 예방할 수 있다는 견해가 뒷받침되었다.[2,5] 그리고 병인에 관계없이 양막띠의 자궁 내 박리에 대한 경험이 증가하고 있으며, 이 치료가 태아의 팔, 다리의 기능과 형태를 보존 또는 회복시키는 데 도움이 될 수 있다는 연구들이 발표되고 있다.[6-10]

최근 2013년도에 Javadian 등이 이에 대한 14개의 증례를 보고하였다. 포트는 단일 포트(single-access-port) 또는 두 개의 포트(two-access-ports)를 사용하였고, 태아경(직경 2~4 mm)을 사용하였다. 수술은 직접 양막띠를 보면서 레이저(laser), 가위를 이용한 박리를 시행하였다. 수술 후 약 50%의 증례에서 태아의 팔, 다리의 기능이 수술로 보존되었다. 다만, 주산기 합병증(perinatal complications) 중 수술 중 합병증으로는 양막 내 출혈(intra-amniotic bleeding), 자궁벽 출혈(uterine wall bleeding), 효과적이지 못한 장비로 인한 시술의 실패가 보고되었으며, 시술과 관련된 수술 후 합병증은 수술 후 양막과 융모막의 분리(chorioamniotic separation)가 보고 되었다.[5,10] Husler MR 등이 2009년 발표한 다른 연구에서는 태아의 팔, 다리에 도플러(doppler) 또한 같이 측정하였고, 말단의 도플러 결과들이 수술 후 동맥의 도플러 흐름이 좋아지는 이점이 있었다고 보고하였다.[9]

2. 선천성 가로막탈장(Congenital diaphragmatic hernia)
1) 선천성 가로막탈장의 특징

선천성 가로막탈장은 태아 가로막 결손으로 인해, 흉강 내로의 복부 내장의 탈출이 생기는 질환으로, 폐 및 폐 혈관계의 비정상적인 발달 및 폐 고혈압이 있을 수 있으며, 이로 인해 지속적인 태아 순환 및 호흡 부전이 발생할 수 있다. 3,000~4,000명의 출생 중 약 1명에서 발생하며, 생존율은 약 50~60% 정도이다. 신생아 치료의 발전에도 불구하고, 선천성 가로막탈장을 가진 영아의 사망률은 20~30%로 남아 있다.[2, 11-13]

2) 태아내시경 기관 폐쇄술(Fetal endoscopic tracheal occlusion, FETO)

선천성 가로막탈장에 대한 태아 치료의 목표는 폐의 퇴화를 막고, 자궁 내 폐 성장을 촉진시키는 것이다. 몇 가지 연구에서 선천성 고위기도 폐쇄(congenital high airway obstruction) 또는 후두 폐쇄증(laryngeal atresia)을 가진 태아가 과형성 폐(hyperplastic lungs)로 태어난다는 사실이 확인되었으며, 이를 근거로 자궁 내 기관 폐쇄술이 선천성 가로막탈장(congenital diaphragmatic hernia)을 가진 태아의 폐 성장을 촉진시킬 것이라는 가설을 세웠고, 이를 동물실험으로 증명하였다. 이후 여러 과정을 통하여 현재 태아경을 통한 태아경 풍선 기관 폐쇄술

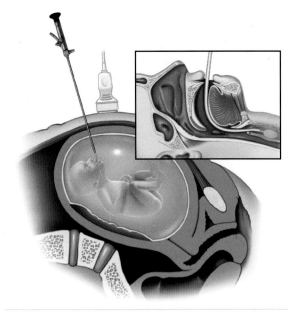

■ 그림 14-3-1. 태아경 풍선 기관 폐쇄술의 모식도

(fetoscopic balloon tracheal occlusion)이 발전하게 되었다.[2,14-20]

태아경 풍선 기관 폐쇄술(그림 14-3-1)은 일반적으로 임신 26주에서 30주 사이에 시행된다. 초음파 유도하에 투관침이 경피적 접근을 통해 양막강 안으로 들어가고 태아 내시경이 태아 입에 삽입되어 태아 기관으로 들어가게 된다. 기관용골(carina)이 보이면, 풍선을 팽창시켜 기관분기부의 근위부(proximal)에 위치시킨다. 정확한 배치가 초음파에서 확인되면 기구를 제거한다.[21]

다기관 유럽 연구에 따르면 이 수술을 통해 왼쪽에 선천성 가로막탈장이 있는 태아에서는 생존율이 24.1%에서 49.1%로 증가하였으며, 오른쪽 선천성 가로막탈장이 있는 경우는 0%에서 35.3%로 증가한 것으로 나타났다. 최근 211명의 산모가 포함된 5가지 연구를 분석한 메타분석에 따르면 태아경 풍선 기관 폐쇄술을 시행한 경우 그렇지 않은 군에 비해 생존확률이 약 13배 높아진다고 보고하였다.[22,23] 이렇듯 많은 연구들이 진행 중이며, 아직까지는 미국에서 태아경 풍선 기관 폐쇄술은 임상시험에서만 시행되고 있다.[11]

3. 척수수막탈출증(Meningomyelocele)
1) 척수수막탈출증의 특징

척수수막탈출증 또는 척추이분증(spina bifida)은 신경관(neural tube)의 불완전한 폐쇄로 척수의 일부가 노출되는 질환으로, 척추를 따라 어느 곳에서나 발생할 수 있지만 요추에 흔하게 발생한다.[2] 합병증에는 운동 이상 및 체성 감각 이상이 있는 신경학적 결손이 있을 수 있고, 자율 신경계의 손상이 있을 경우 대장 및 방광 기능을 저해할 수 있으며, 척수수막탈출증 환자의 거의 대부분에서 아놀드-키아리 II 기형(Arnold-Chiari II malformation)이 발병한다. 척수수막탈출증은 주산기 사망률이 낮지만 신경학적 이상으로 인한 장기적 예후는 심각하며 성인이 되기 전 환자의 30%가 사망한다고 보고되고 있다.[2,24]

2) 내시경 척수수막탈출증의 복원
(Endoscopic meningomyelocele repair)

척수수막탈출증(meningomyelocele)의 태아 치료는 신경학적 손상에 대한 "2회 타격(2-hit)" 가설에 근거한다. 태아가 자궁에 있는 동안 두 번째 손상은 노출된 신경의 외상이다. 태아수술은 노출된 구조물에 2차 손상이 발생하기 전에 치료하는 것을 목표로 한다.[2,25-26]

최근 여러 연구들에 따르면 다음과 같은 수술 기술이 보고되고 있다. 3~4개의 5 mm 투관침을 초음파 유도하에 양막강(amniotic cavity) 안에 위치시킨 후, 양수의 일부를 제거한 후 부분 양막 안에 이산화탄소를 주입하여 시술 전반에 걸쳐 시야를 확보한다. 기형이 있는 부분은 바늘 전극(needle electrode)으로 박리하며, 태아 신경기원판(neural placode)은 수술 기구(microscissors 및 micrograsper)를 사용하여, 주변 조직에서 박리한다. 병변에 따라 신경 조직을 1개 이상의 테프론(teflon) 및 콜라겐 패치(collagen patch)로 덮고, 연속봉합(continuous suture)을 사용하여 피부를 봉합한다(그림 14-3-2).[2,27-30]

미국 국립 보건원은 태아 수술의 이점을 엄격하게 평

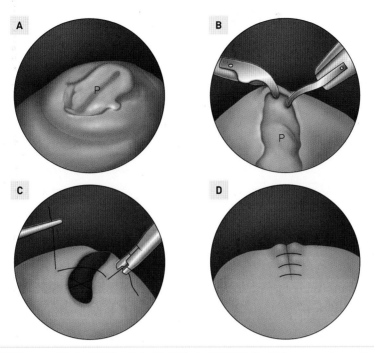

■ **그림 14-3-2. 내시경하 척수수막탈출증의 복원.** 내시경을 통해 병변을 확인 한 뒤(A) microscissors를 통해 병변을 제거하고(B), biocellulose patch를 위치시키고, 연속봉합(continuous suture)을 사용하여 피부를 봉합(C,D)하고 있다. P; 태아 신경기원판(neural placode)

가하기 위해 다기관 무작위 임상 시험을(Management of Myelomeningocele Study; MOMS) 시행했으며, 임신 19~26주에 태아 척수수막탈출증의 복원술을 시행한 군과 태어난 후에 복원한 군(conventional postnatal repair)을 비교하였다. 태아 척수수막탈출증의 복원은 1년 내 발생하는 뇌수종(hydrocephalus)에 대한 뇌실 내 션트(ventriculoperitoneal shunting)의 필요성을 감소시켰고, 30개월째 걸을 수 있는 능력을 포함하여 운동기능을 향상시켰다.[26,29]

그럼에도 불구하고 이 질병의 병적 상태는 여전히 심각했으며 출생 전 수술 환자 중 40%가 션트 치료를 하였다. 또한 출생 전 수술 군에서 산모의 합병증으로 양막파열(membrane rupture) (46%), 융모양막 분리(chorioamniotic membrane separation) (26%), 태반조기박리(placental abruption) (6%)가 있었다. 이런 점들을 개선하고자 하는 시도가 현재도 진행 중이다.[2, 28-30]

■■ 참고문헌

[I. 개론]

1. Joseph JA, Anthony MV, Leslie I. Operative obstetrics, 3rd ed. United Kingdom: Taylor and Francis. P. 143, 2006.

2. Deprest JA, Gratacos E. Obstetrical endoscopy. Current Opinion in Obstetrics and Gynecology 1999, 11(2):195-203.

3. Gratacós E, Deprest J. Current experience with fetoscopy and the Eurofoetus registry for fetoscopic procedures. European Journal of Obstetrics and Gynecology and Reproductive Biology 2000, 92(1):151-159.

4. Sydorak RM, Hirose S, Sandberg PL, et al. Chorioamniotic membrane separation following fetal surgery. Journal of perinatology 2002, 22(5):407.

5. Yamamoto M, El Murr L, Robyr R, et al. Incidence and impact of perioperative complications in 175 fetoscopy-guided laser coagulations of chorionic plate anastomoses in fetofetal transfusion syndrome before 26 weeks of gestation. American Journal of Obstetrics & Gynecology 2005, 193(3):1110-1116.

6. Egawa M, Hayashi S, Yang L, et al. Chorioamniotic membrane separation after fetoscopic laser surgery for twin-twin transfusion syndrome. Prenatal diagnosis 2013, 33(1):89-94.

7. Habli M, Bombrys A, Lewis D, et al. Incidence of complications in twin-twin transfusion syndrome after selective fetoscopic laser photocoagulation: a single-center experience. American Journal of Obstetrics & Gynecology 2009, 201(4):417. e411-417. e417.

8. Rustico M, Lanna M, Faiola S, et al. Fetal and maternal complications after selective fetoscopic laser surgery for twin-to-twin transfusion syndrome: a single-center experience. Fetal diagnosis and therapy 2012, 31(3):170-178.

[II. 태아경 레이저 응고술]

1. Society for Maternal-Fetal M, Simpson LL. Twin-twin transfusion syndrome. Am J Obstet Gynecol 2013;208:3-18.

2. Quintero RA, Morales WJ, Allen MH et al. Staging of Twin-Twin Transfusion Syndrome. Journal of Perinatology 1999;19:550-555.

3. Bebbington MW, Tiblad E, Huesler-Charles M et al. Outcomes in a cohort of patients with Stage I twin-to-twin transfusion syndrome. Ultrasound Obstet Gynecol 2010;36:48-51.

4. Meriki N, Smoleniec J, Challis D, et al. Immediate outcome of twin-twin transfusion syndrome following selective laser photocoagulation of communicating vessels at the NSW Fetal Therapy Centre. Aust N Z J Obstet Gynaecol 2010;50:112-119.

5. Rossi AC, D'Addario V. Survival outcomes of twin-twin transfusion syndrome stage I: a systematic review of literature. Am J Perinatol 2013;30:5-10.

6. Stamilio DM, Fraser WD, Moore TR. Twin-twin transfusion syndrome: an ethics-based and evidence-based argument for clinical research. American Journal of Obstetrics and Gynecology 2010;203:3-16.

7. Rossi AC, D'Addario V. The Efficacy of Quintero Staging System to Assess Severity of Twin-Twin Transfusion Syndrome Treated with Laser Therapy: A Systematic Review with Meta-Analysis. American Journal of Perinatology 2009;26:537-544.

8. O'Donoghue K, Cartwright E, Galea P, et al. Stage I twin-twin transfusion syndrome: rates of progression and regression in relation to outcome. Ultrasound in Obstetrics & Gynecology 2007;30:958-964.

9. Roberts D, Gates S, Kilby M, et al. Interventions for twin-twin transfusion syndrome: a Cochrane review. Ultrasound Obstet Gynecol 2008;31:701-711.

10. Senat MV, Deprest J, Boulvain M et al. Endoscopic laser surgery versus serial amnioreduction for severe twin-to-twin transfusion syndrome. N Engl J Med 2004;351:136-144.

11. Crombleholme TM, Shera D, Lee H et al. A prospective, randomized, multicenter trial of amnioreduction vs selective fetoscopic laser photocoagulation for the treatment of severe twin-twin transfusion syndrome. Am J Obstet Gynecol 2007;197:396 e391-399.

12. Cincotta RB, Gray PH, Gardener G et al. Selective fetoscopic laser ablation in 100 consecutive pregnancies with severe twin-twin transfusion syndrome. Australian and New Zealand Journal of Obstetrics and Gynaecology 2009;49:22-27.

13. Yang X, Leung TY, Ngan Kee WD et al. Fetoscopic laser photocoagulation in the management of twin-twin transfusion syndrome: local experience from Hong Kong. Hong Kong Med J 2010;16:275-281.

14. Morris RK, Selman TJ, Harbidge A et al. Fetoscopic laser coagulation for severe twin-to-twin transfusion syndrome: factors influencing perinatal outcome, learning curve of the procedure and lessons for new centres. BJOG 2010;117:1350-1357.

15. Chang YL, Chao AS, Chang SD et al. Short-term outcomes of fetoscopic laser surgery for severe twin-twin transfusion syndrome from Taiwan single center experience: demonstration of learning curve effect on the fetal outcomes. Taiwan J Obstet Gynecol 2012;51:350-353.

16. Rustico M, Lanna M, Faiola S et al. Fetal and maternal complica-

tions after selective fetoscopic laser surgery for twin-to-twin transfusion syndrome: a single-center experience. Fetal diagnosis and therapy 2012;31:170-178.

17. Halvorsen CP, Ek S, Dellgren A et al. Survival and neonatal outcome after fetoscopic guided laser occlusion (FLOC) of twin-to-twin transfusion syndrome (TTTS) in Sweden. J Perinat Med 2012;40:533-538.

18. Ek S, Kublickas M, Bui TH et al. Establishing a national program for fetoscopic guided laser occlusion for twin-to-twin transfusion syndrome in Sweden. Acta Obstet Gynecol Scand 2012;91:1196-1200.

19. Peeters SH, Van Zwet EW, Oepkes D et al. Learning curve for fetoscopic laser surgery using cumulative sum analysis. Acta Obstet Gynecol Scand 2014;93:705-711.

20. Teoh M, Walker S, Cole S, Edwards A. 'A problem shared is a problem halved': success of a statewide collaborative approach to fetal therapy. Outcomes of fetoscopic laser photocoagulation for twin-twin transfusion syndrome in Victoria. Aust N Z J Obstet Gynaecol 2013;53:108-113.

21. Stirnemann JJ, Nasr B, Essaoui M et al. A nomogram for perioperative prognostic risk-assessment in twin-twin transfusion syndrome. Prenat Diagn 2013;33:103-108.

22. Has R, Kalelioglu I, Corbacioglu Esmer A et al. Stage-related outcome after fetoscopic laser ablation in twin-to-twin transfusion syndrome. Fetal Diagn Ther 2014;36:287-292.

23. Diehl W, Diemert A, Grasso D et al. Fetoscopic laser coagulation in 1020 pregnancies with twin-twin transfusion syndrome demonstrates improvement in double-twin survival rate. Ultrasound Obstet Gynecol 2017;50:728-735.

24. Sutcliffe AG, Sebire NJ, Pigott AJ et al. Outcome for children born after in utero laser ablation therapy for severe twin-to-twin transfusion syndrome. BJOG 2001;108:1246-1250.

25. Banek CS, Hecher K, Hackeloer BJ, Bartmann P. Long-term neurodevelopmental outcome after intrauterine laser treatment for severe twin-twin transfusion syndrome. Am J Obstet Gynecol 2003;188:876-880.

26. Graef C, Ellenrieder B, Hecher K et al. Long-term neurodevelopmental outcome of 167 children after intrauterine laser treatment for severe twin-twin transfusion syndrome. Am J Obstet Gynecol 2006;194:303-308.

27. Lenclen R, Ciarlo G, Paupe A et al. Neurodevelopmental outcome at 2 years in children born preterm treated by amnioreduction or fetoscopic laser surgery for twin-to-twin transfusion syndrome: comparison with dichorionic twins. Am J Obstet Gynecol 2009;201:291 e291-295.

28. Lopriore E, Ortibus E, Acosta-Rojas R et al. Risk factors for neurodevelopment impairment in twin-twin transfusion syndrome treated with fetoscopic laser surgery. Obstet Gynecol 2009;113:361-366.

29. Salomon LJ, Ortqvist L, Aegerter P et al. Long-term developmental follow-up of infants who participated in a randomized clinical trial of amniocentesis vs laser photocoagulation for the treatment of twin-to-twin transfusion syndrome. American Journal of Obstetrics and Gynecology 2010;203.

30. Maschke C, Diemert A, Hecher K, Bartmann P. Long-term outcome after intrauterine laser treatment for twin-twin transfusion syndrome. Prenat Diagn 2011;31:647-653.

31. De JL, Cruikshank DP, Keye JW. Fetoscopic neodymium: YAG laser occlusion of placental vessels in severe twin-twin transfusion syndrome. Obstetrics and Gynecology 1990;75:1046-1053.

32. Chalouhi G, Essaoui M, Stirnemann J et al. Laser therapy for twin-to-twin transfusion syndrome (TTTS). Prenatal diagnosis 2011;31:637-646.

33. Ville Y, Hecher K, Gagnon A et al. Endoscopic laser coagulation in the management of severe twin-to-twin transfusion syndrome. BJOG: An International Journal of Obstetrics & Gynaecology 1998;105:446-453.

34. Akkermans J, Peeters SH, Klumper FJ et al. Twenty-five years of fetoscopic laser coagulation in twin-twin transfusion syndrome: a systematic review. Fetal diagnosis and therapy 2015;38:241-253.

35. Ville Y, Hyett J, Hecher K, Nicolaides K. Preliminary experience with endoscopic laser surgery for severe twin-twin transfusion syndrome. New England Journal of Medicine 1995;332:224-227.

36. Kim E, Jun JK. Fetoscopic Laser Coagulation: Treatment of Twin-To-Twin Transfusion Syndrome. The Korean Journal of Ultrasound in Obstetrics and Gynecology 2011;13:139-147.

37. Huber A, Baschat A, Bregenzer T et al. Laser coagulation of placental anastomoses with a 30° fetoscope in severe mid-trimester twin-twin transfusion syndrome with anterior placenta. Ultrasound in Obstetrics & Gynecology 2008;31:412-416.

38. Quintero R, Comas C, Bornick P et al. Selective versus non-selective laser photocoagulation of placental vessels in twin-to-twin transfusion syndrome. Ultrasound in obstetrics & gynecology 2000;16:230-236.

39. Ruano R, Rodo C, Peiro J et al. Fetoscopic laser ablation of placental anastomoses in twin-twin transfusion syndrome using 'Solomon technique'. Ultrasound in Obstetrics & Gynecology 2013;42:434-439.

40. Slaghekke F, Lopriore E, Lewi L et al. Fetoscopic laser coagulation of the vascular equator versus selective coagulation for twin-to-twin transfusion syndrome: an open-label randomised controlled trial. The Lancet 2014;383:2144-2151.

41. Morris R, Selman T, Harbidge A et al. Fetoscopic laser coagulation for severe twin-to-twin transfusion syndrome: factors influencing perinatal outcome, learning curve of the procedure and lessons for new centres. BJOG: An International Journal of Obstetrics & Gynaecology 2010;117:1350-1357.

[III. 태아경을 이용한 다른 시술]

1. Harrison MR. The unborn patient: the art and science of fetal therapy. Saunders,2001.

2. Graves CE, Harrison MR, Padilla BE. Minimally invasive fetal surgery. Clinics in perinatology 2017.

3. Deprest JA, Flake AW, Gratacos E et al. The making of fetal surgery. Prenatal diagnosis 2010;30:653-667.

4. Estes JM, MacGillivray TE, Hedrick MH et al. Fetoscopic surgery for the treatment of congenital anomalies. Journal of pediatric surgery 1992;27:950-954.

5. Javadian P, Shamshirsaz A, Haeri S et al. Perinatal outcome after fetoscopic release of amniotic bands: a single-center experience and review of the literature. Ultrasound in Obstetrics & Gynecology 2013;42:449-455.

6. Sentilhes L, Verspyck E, Eurin D et al. Favourable outcome of a tight constriction band secondary to amniotic band syndrome. Prenatal Diagnosis: Published in Affiliation With the International Society for Prenatal Diagnosis 2004;24:198-201.

7. Soldado F, Aguirre M, Peiró JL et al. Fetoscopic release of extremity amniotic bands with risk of amputation. Journal of Pediatric Orthopaedics 2009;29:290-293.

8. Quintero R, Morales W, Phillips J et al. In utero lysis of amniotic bands. Ultrasound in Obstetrics and Gynecology 1997;10:316-320.

9. Hüsler MR, Wilson RD, Horii SC et al. When is fetoscopic release of amniotic bands indicated? Review of outcome of cases treated in utero and selection criteria for fetal surgery. Prenatal Diagnosis: Published in Affiliation With the International Society for Prenatal Diagnosis 2009;29:457-463.

10. Richter J, Wergeland H, DeKoninck P et al. Fetoscopic release of an amniotic band with risk of amputation: case report and review of the literature. Fetal diagnosis and therapy 2012;31:134-137.

11. Cunningham FG, Leveno KJ, Bloom SL et al. Williams Obstetrics. McGraw Hill,2018.

12. Tovar JA. Congenital diaphragmatic hernia. Orphanet journal of rare diseases 2012;7:1.

13. Deprest JA, Nicolaides K, Gratacos E. Fetal surgery for congenital diaphragmatic hernia is back from never gone. Fetal diagnosis and therapy 2011;29:6-17.

14. Harrison MR, Adzick NS, Flake AW et al. Correction of congenital diaphragmatic hernia in utero: VI. Hard-earned lessons. Journal of pediatric surgery 1993;28:1411-1418.

15. Harrison MR, Adzick NS, Bullard KM et al. Correction of congenital diaphragmatic hernia in utero VII: a prospective trial. Journal of pediatric surgery 1997;32:1637-1642.

16. DiFiore JW, Fauza DO, Slavin R et al. Experimental fetal tracheal ligation reverses the structural and physiological effects of pulmonary hypoplasia in congenital diaphragmatic hernia. Journal of pediatric surgery 1994;29:248-257.

17. Kitano Y, Kanai M, Davies P et al. BAPS Prize—1999: Lung growth induced by prenatal tracheal occlusion and its modifying factors: A study in the rat model of congenital diaphragmatic hernia. Journal of pediatric surgery 2001;36:251-259.

18. Harrison MR, Adzick NS, Flake AW et al. Correction of congenital diaphragmatic hernia in utero VIII: Response of the hypoplastic lung to tracheal occlusion. Journal of pediatric surgery 1996;31:1339-1348.

19. VanderWall KJ, Skarsgard ED, Filly RA et al. Fetendo-clip: a fetal endoscopic tracheal clip procedure in a human fetus. Journal of pediatric surgery 1997;32:970-972.

20. Harrison MR, Albanese CT, Hawgood SB et al. Fetoscopic temporary tracheal occlusion by means of detachable balloon for congenital diaphragmatic hernia. American journal of obstetrics and gynecology 2001;185:730-733.

21. Ruano R, Ali RA, Patel P et al. Fetal endoscopic tracheal occlusion for congenital diaphragmatic hernia: indications, outcomes, and future directions. Obstetrical & gynecological survey 2014;69:147-158.

22. Al-Maary J, Eastwood MP, Russo FM et al. Fetal Tracheal Occlusion for Severe Pulmonary Hypoplasia in Isolated Congenital Diaphragmatic Hernia. Annals of surgery 2016;264:929-933.

23. Jani J, Nicolaides KH, Gratacos E et al. Severe diaphragmatic hernia treated by fetal endoscopic tracheal occlusion. Ultrasound in Obstetrics and Gynecology 2009;34:304-310.

24. Saadai P, Farmer DL. Fetal surgery for myelomeningocele. Clinics in perinatology 2012;39:279-288.

25. Paek BW, Farmer DL, Wilkinson CC et al. Hindbrain herniation

develops in surgically created myelomeningocele but is absent after repair in fetal lambs. American journal of obstetrics and gynecology 2000;183:1119-1123.

26. Yoshizawa J, Sbragia L, Paek BW et al. Fetal surgery for repair of myelomeningocele allows normal development of the rectum in sheep. Pediatric surgery international 2003;19:162-166.

27. Bruner JP, Richards WO, Tulipan NB, Arney TL. Endoscopic coverage of fetal myelomeningocele in utero. American journal of obstetrics and gynecology 1999;180:153-158.

28. Adzick NS, Thom EA, Spong CY et al. A randomized trial of prenatal versus postnatal repair of myelomeningocele. New England Journal of Medicine 2011;364:993-1004.

29. Kohl T. Percutaneous minimally invasive fetoscopic surgery for spina bifida aperta. Part I: surgical technique and perioperative outcome. Ultrasound in Obstetrics & Gynecology 2014;44:515-524.

30. Pedreira DA, Zanon N, Nishikuni K et al. Endoscopic surgery for the antenatal treatment of myelomeningocele: the CECAM trial. American journal of obstetrics and gynecology 2016;214:111. e111-111. e111.

[수술 동영상]

1. 동영상 14-2-1: Fetoscope: https://youtu.be/TqwAhedWiEA

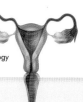

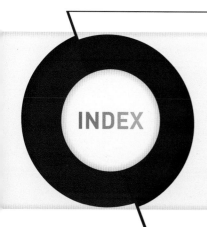

INDEX 찾아보기

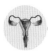

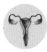
영문

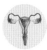

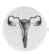

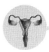